TRAITÉ

DE

MÉDECINE LÉGALE.

III

PREMIÈRE PARTIE.

Les juges d'instruction ne doivent confier les expertises médico-légales qu'à des hommes éclairés et probes. La défense ne trouvera jamais un appui solide en sollicitant la coopération de la mauvaise foi, de l'ignorance et même du demi-savoir

IMPRIMÉ CHEZ PAUL RENOUARD,
Rue Garancière, n. 5.

TRAITÉ

DE

MÉDECINE LÉGALE

PAR

M. ORFILA,

Doyen et Professeur de la Faculté de Médecine de Paris,
Membre du Conseil royal de l'Université, du Conseil général des hospices,
du Conseil académique, du Conseil de Salubrité,
Docteur en Médecine de la Faculté de Madrid,
Commandeur de la Légion-d'Honneur, de l'ordre de Charles III et du Cruzeiro, Officier de
l'ordre de Léopold, Médecin consultant de S. M. le Roi des Français, Membre
correspondant de l'Institut, Membre de l'Académie royale de Médecine,
de la Société d'émulation, de Chimie médicale, de l'Université de Dublin, de Philadelphie,
de Hanau, des diverses Académies de Madrid, de celles de Cadix, de Séville,
de Barcelone, de Murcie, des îles Baléares, de Berlin, de Belgique, de Livourne, etc.,
Président de l'Association des médecins de Paris.

QUATRIÈME ÉDITION,

REVUE, CORRIGÉE ET CONSIDÉRABLEMENT AUGMENTÉE,

CONTENANT EN ENTIER LE

TRAITÉ DES EXHUMATIONS JURIDIQUES

PAR MM. ORFILA ET LESUEUR.

AVEC PLANCHES.

TOME TROISIÈME. — PREMIÈRE PARTIE.

PARIS.

LABÉ, ÉDITEUR, LIBRAIRE DE LA FACULTÉ DE MÉDECINE,
PLACE DE L'ÉCOLE-DE-MÉDECINE, 4.
1848.

TRAITÉ

DE

MÉDECINE LÉGALE

DE L'EMPOISONNEMENT.

Législation relative à l'empoisonnement.

« Est qualifié empoisonnement tout *attentat à la vie* d'une personne,
« par l'effet de substances qui *peuvent* donner la mort plus ou moins
« promptement, de *quelque manière* que ces substances aient été em-
« ployées ou administrées, *et quelles qu'en aient été les suites* » (Code
« pénal, art. 301).

« Tout coupable d'assassinat, de parricide, d'infanticide et d'empoi-
« sonnement, sera puni de mort » (*Ibid.* art. 302).

« Celui qui aura occasionné à autrui une maladie ou incapacité de tra-
« vail personnel en lui administrant volontairement, de quelque manière
« que ce soit, des substances qui, *sans être de nature à donner la mort,*
« sont nuisibles à la santé, sera puni d'un emprisonnement d'un mois à
« cinq ans, et d'une amende de seize francs à cinq cents francs ; il pourra
« de plus être renvoyé sous la surveillance de la haute police pendant
« deux ans au moins et dix ans au plus (*Ibid.* art. 317, § 1, 2, 3 et 4).
« Si la maladie ou incapacité de travail personnel a duré plus de vingt
« jours, la peine sera celle de la réclusion (*Ibid.* § 5). Si le coupable a
« commis, soit le délit, soit le crime spécifié aux deux paragraphes ci-
« dessus envers un de ses ascendans, tels qu'ils sont désignés à l'art. 312 ;
« il sera puni au premier cas, de la réclusion, et au second cas des tra-
« vaux forcés à temps. » (*Ibid.* § 6).

L'article 301 du Code pénal a reçu dans ses applications des
interprétations diverses qui n'ont pas toujours été conformes à
l'esprit qui l'a dicté. Il est aisé de voir, d'après son dispositif,
qu'il ne saurait y avoir crime d'empoisonnement sans la réunion
de deux conditions, savoir l'*attentat à la vie*, c'est-à-dire la

III.   1

volonté de porter atteinte à la vie d'une personne et la *qualité* nuisible de la substance qui doit être de *nature* à pouvoir donner la mort. La première de ces conditions n'a jamais, que je sache, été l'objet d'une difficulté ; toujours le législateur a exigé qu'il y eût volonté de tuer de la part de celui qui administrait le toxique, et il a constamment supposé que le crime était *prémédité*, parce qu'il était impossible de ne pas voir une *préméditation* réelle dans l'achat ou la préparation de la substance vénéneuse, dans sa mixtion avec d'autres substances, etc. Mais il n'en a pas été de même pour ce qui concerne la deuxième condition : ici les uns ont pensé avec raison qu'en parlant de substances qui *peuvent* donner la mort, la loi n'avait eu égard qu'à la *nature toxique* de ces substances, tandis que d'autres ont cru qu'il s'agissait à-la-fois et de la *nature* vénéneuse de ces substances et de la *dose* à laquelle elles étaient administrées. Suivant ces derniers, alors même qu'il y aurait eu préméditation et ferme volonté de tuer par une substance de *nature* à occasionner la mort, si cette matière n'avait été donnée qu'à une *dose incapable* d'amener celle-ci, le crime d'empoisonnement n'était pas consommé, et l'art. 301 devait rester sans application. Je ne saurais assez m'élever contre une pareille interprétation de l'art. 301, ni blâmer assez les magistrats qui, s'adressant aux experts, leur demandent si la quantité de poison qu'ils ont pu recueillir était ou non *suffisante* pour donner la mort, ou bien s'ils pensent, d'après la proportion de toxique découvert par eux, que la quantité de celui qui a été administré pouvait détruire la vie ; à plus forte raison devrai-je blâmer sévèrement les experts qui, de *leur propre mouvement* et sans y être provoqués, vont au-devant de la question, l'agitent et viennent, tantôt armés d'une quantité assez notable de poison extrait des matières suspectes, dire qu'il y en avait assez pour tuer ; tantôt, lorsqu'ils ont à peine pu recueillir quelques traces de toxique, affirmer que celui-ci n'a pas pu déterminer la mort. Tout cela est absurde ; les magistrats qui posent de pareilles questions n'ont pas bien saisi l'esprit de l'art. 301 ; ils ont oublié les arrêts rendus en 1812 et en 1814 par la Cour de cassation, arrêts dans lesquels le vide de leurs prétentions est mis à nu, et ils n'ont pas surtout cherché dans l'art. 317 le véritable sens des mots *qui peuvent donner la mort*, insérés dans l'art. 301. Quoi de plus clair, en effet, que cette phrase de l'art. 317, promulgué en 1832 : « Si les sub- « stances, sans être de *nature* à donner la mort, sont cepen- « dant nuisibles à la santé, etc., » cela ne signifie-t-il pas évi- demment que le législateur, en rédigeant l'art. 301, a entendu par les mots substances *qui peuvent donner la mort*, que ces substances devraient être de *nature* à pouvoir occasionner celle- ci sans s'inquiéter en aucune façon de la dose à laquelle ces sub- stances avaient été administrées. Quant aux experts qui vont au- devant de la question, je me bornerai à dire qu'ils ignorent les élémens les plus simples du problème, car ils soulèvent une difficulté qu'il leur est souvent impossible de résoudre, comme je l'ai démontré dans un mémoire inséré dans le n° d'avril 1845 des *Annales d'hygiène et de médecine légale* et comme je le ferai voir à la fin de ce volume en reproduisant les argumens qui font la base de mon travail (1).

J'aborde maintenant un certain nombre de questions impor- tantes que fait naître la lecture de l'art. 301 du Code pénal : 1° *Si une substance vénéneuse de nature à pouvoir donner la mort est administrée à dessein ou involontairement avec une matière qui neutralise ou annulle ses propriétés toxi- ques, l'empoisonneur à qui je supposerai la volonté de tuer, commet-il le crime d'empoisonnement et est-il passible de la peine infligée par l'art.* 302? Non, certes ; car ici, par le fait, la substance définitivement administrée à la personne qui avait été choisie pour victime, n'est pas de nature à donner la mort ; ainsi, qu'avant de faire prendre 30 grammes d'acide sul-

___

(1) Indépendamment des deux opinions bien tranchées dont je viens de parler, il en est une troisième qui, à la vérité, jusqu'à présent n'a été mise en avant que par M. Devergie. On pourra juger avec quelle légèreté procède mon confrère, en lisant les citations suivantes, qui se contredisent les unes les autres :

1° « Il importe peu que la substance vénéneuse ait été administrée *à une dose* « *capable de donner la mort*, il suffit que par sa *nature* elle eût des qualités délé- « tères suffisantes pour causer la mort » (t. III, p. 3).

2° « Il importe que les médecins et les chimistes *apprécient les doses* auxquelles « les substances vénéneuses peuvent donner la mort » (p. 4).

3° « Le magistrat peut adresser aux médecins la question suivante : A quelle « *dose* telle substance est-elle capable de donner la mort ? » (p. 6).

1.

furique concentré, on mêle cet acide avec une quantité suffisante de chaux vive ou carbonatée pour saturer tout l'acide, on ne donnera en réalité que du sulfate de chaux, sel qui n'est pas de nature à occasionner la mort : c'est dans ce sens qu'ont été constamment rendus les arrêts de la Cour de cassation, comme on peut le voir par l'exemple suivant : Un individu administre à sa femme du vin contenant de l'acide *sulfurique ;* les débats établissent que ce mélange a cessé d'être vénéneux ; le mari est acquitté ; le ministère public se pourvoit en cassation ; la Cour suprême rejette le pourvoi (1).

2° *Si un mélange qui n'est pas actuellement vénéneux peut le devenir au bout de quelque temps, l'individu qui administre ce mélange lorsqu'il est déjà délétère et de nature à donner la mort, est-il passible de la peine infligée par l'art.* 302? Sans contredit, s'il est prouvé qu'il y a eu volonté de tuer. Ainsi, du cuivre en poudre fine mélangé avec du vin aigre étendu d'eau avalé à l'instant même où la mixtion a été opérée, n'est point de *nature* à occasionner la mort ; au contraire, après plusieurs heures d'exposition de ces deux matières à l'air, il se sera produit de l'acétate de bioxyde de cuivre qui est de *nature* à donner la mort.

3° *Si l'on applique sur une plaie, avec l'intention de tuer, une substance qui est de nature à donner la mort et que celle-ci survienne, a-t-on commis le crime d'empoisonnement ?* Évidemment oui ; car l'art. 301 dit explicitement qu'il importe peu que le toxique ait été employé de telle ou de telle autre manière. Et ici je ne saurais assez m'élever contre la distinction adoptée par M. Devergie, entre les poisons qui sont absorbés et ceux qui ne le sont pas ; *il n'y aura pas empoisonnement,* dit mon confrère, *si le poison n'est pas du genre de ceux qui peuvent être absorbés,* parce que dans cet état il

---

(1) Il ne faudrait pas induire de cet arrêt que l'acide sulfurique perd constamment ses principes toxiques quand il est mélangé au vin ; loin de là, il conserve une grande énergie s'il n'est pas trop dilué par le vin. Son défaut d'action sur l'économie animale ne peut être admis qu'autant qu'il a été tellement étendu par le vin qu'il constitue une sorte de *limonade sulfurique* ou une boisson un tant soit peu plus acide.

n'est pas capable de causer la mort. Je demanderai d'abord si, en établissant cette distinction, M. Devergie a suffisamment réfléchi aux embarras qu'il suscitait aux experts chargés de résoudre ces sortes de questions ; comment s'y prendront-ils, dans certaines circonstances, pour savoir si le toxique est du genre de ceux qui sont absorbés ; mon confrère ne doit pas ignorer que le problème est quelquefois si difficile que l'expert serait forcé de déclarer son impuissance. D'ailleurs, ne sait-on pas que certaines substances vénéneuses, telles que les acides irritans concentrés, peuvent, étant appliqués sur des plaies, occasionner quelquefois la mort, non pas par le fait de leur absorption, mais bien par suite de leur action caustique qui détermine une inflammation grave, profonde ou étendue de la peau ou de quelques organes importans, tels que l'œil ; ainsi, dans le système que je combats, un individu aurait la volonté d'en tuer un autre, il jetterait sur les yeux quelques grammes d'acide sulfurique concentré ; une ophthalmie des plus intenses avec délire, etc., amènerait la mort au bout de vingt-quatre ou quarante-huit heures et il faudrait répondre au magistrat : *la mort n'ayant pas été le résultat de l'absorption, il n'y a pas eu crime d'empoisonnement.* Cela ne soutient pas le plus léger examen. Et qu'on ne dise pas que, pour renverser l'opinion de M. Devergie, je cite à tort l'exemple des acides concentrés, lesquels, d'après mes propres expériences, *peuvent être absorbés ;* car, dans l'espèce, il faudrait être insensé pour admettre que la mort aurait été le fait de l'absorption plutôt que de l'action caustique et brûlante de ces acides. Au reste, dans la même page, quelques lignes plus bas (*voy.* Devergie, tome III, page 3), mon confrère réduit lui-même sa proposition au néant, lorsqu'il dit, à l'occasion d'une certaine quantité d'acide sulfurique concentré qui aurait été jetée à la figure d'une femme et qui aurait amené la mort, *que ce mode d'application ne s'oppose pas à ce que l'action soit considérée comme un empoisonnement,* si la personne avait l'intention de porter atteinte à la vie.

4° *Si un homme de l'art, dans le but de soulager ou de guérir un malade, administre des doses tellement fortes de substances qui sont de nature à occasionner la mort, que celle-ci survient, y a-t-il crime d'empoisonnement ?* A coup sûr, non, car il n'y avait pas ici volonté de tuer ; mais le médecin *peut, dans certains cas*, être passible des peines prononcées par l'article 317 du Code pénal ; ainsi, dans le département d'Ille-et-Vilaine, un homme de l'art prescrit 4 *grammes de cyanure de potassium* en potion ; le malade meurt peu de temps après avoir pris une cuillerée du médicament ; le médecin est condamné à l'emprisonnement et à l'amende, parce qu'il est reconnu que la dose prescrite est soixante-dix ou quatre-vingts fois plus considérable que celle qui doit être ordonnée. Dans la Dordogne, un de nos confrères, fort habile d'ailleurs, a le malheur de formuler d'une manière un peu confuse, un médicament contenant du sulfate de quinine et de l'acétate de morphine ; ce dernier sel est livré à une dose insolite et le malade meurt empoisonné : le médecin est condamné. Par contre il est des cas où l'homme de l'art, tout en ayant prescrit de fortes doses d'un médicament qui a occasionné la mort du malade, n'est passible d'aucune peine. Je me bornerai à citer deux exemples : il est parfaitement avéré aujourd'hui qu'il peut être très avantageux pour la guérison de certaines maladies de prescrire 1, 2 ou 3 grammes d'émétique par jour ; le médecin juge opportun d'agir de la sorte, et le malade meurt empoisonné ; dans un autre cas, on applique sur un cancer de la face de la pâte arsénicale à la dose habituellement employée ; l'opéré succombe à un empoisonnement par l'acide arsénieux ; dans ces espèces il n'y a ni ignorance, ni imprudence, ni faute grave de la part du médecin ; on pourrait dire tout au plus qu'il s'est trompé ; il y a eu peut-être erreur de diagnostic ; la médication suivie n'était peut-être pas indiquée ou bien le malade était dans des conditions tellement spéciales que la science la plus circonspecte et la plus réservée devait échouer.

De l'empoisonnement, considéré sous le point de vue médico-légal.

Le médecin consulté par le magistrat sur un cas d'empoisonnement doit toujours avoir présente à l'esprit cette sentence de

Plenck: *Unicum signum certum dati veneni est notitia botanica inventi veneni vegetabilis, et analysis chemica inventi veneni mineralis* (Elementa medicinæ et chirurgiæ forensis. *Viennæ*, 1781, page 36). L'auteur dont il s'agit aurait dû ajouter *seu notitia zoologica inventi veneni animalis.* En effet, pour *affirmer* qu'il y a eu empoisonnement, l'homme de l'art doit démontrer l'existence du poison à l'aide d'expériences chimiques rigoureuses, ou de certains caractères botaniques ou zoologiques. S'il ne peut pas y parvenir et qu'il ait cependant observé des symptômes et des altérations organiques, semblables à ceux que produisent les substances vénéneuses, il peut établir la *probabilité* de l'empoisonnement. Les circonstances du procès qui ne se rattachent pas à l'art de guérir, quelque importantes qu'elles puissent paraître aux magistrats, ne sauraient être prises en considération par le médecin, dont le jugement doit être exclusivement fondé sur les connaissances médicales. Sans doute ces circonstances, jointes aux dépositions des gens de l'art, seront quelquefois de nature à faire naître dans l'esprit du jury la conviction du crime : le juré prononcera alors *affirmativement*, tandis que le médecin sera réduit à élever des soupçons ou à établir des probabilités : ce serait méconnaître son devoir que de s'écarter d'un pareil principe. L'exemple suivant peut être regardé comme une preuve irrécusable de cette assertion. — Une personne achète 4 grammes d'acide arsénieux en poudre, le mêle avec 60 grammes de sucre, fait bouillir le mélange avec du café pendant dix minutes, et, après avoir filtré la décoction, l'administre à un individu, qui ne tarde pas à éprouver des accidens graves ; la matière des vomissemens est soustraite par celui qui a donné le breuvage. *Ces faits sont mis hors de doute par les dépositions de plusieurs témoins.* Les secours de l'art sont impuissans, et le malade expire au bout de quelques heures. Le médecin chargé de rédiger le rapport déclare avoir observé des symptômes et des altérations de tissu, semblables à ceux qu'aurait développés l'acide arsénieux ; mais comme il lui a été impossible d'analyser les matières vomies, et que les recherches faites pour découvrir le poison dans le cadavre ont été infructueuses, il conclut qu'il ne peut affirmer que l'individu soit mort empoisonné, quoique l'empoisonnement lui paraisse probable. Je ferai voir, en parlant des maladies qui simulent l'empoisonnement, que l'homme de l'art ne peut pas se dispenser de mettre une pareille réserve dans ses conclusions. Cependant le jury reconnaît unanimement la culpabilité de l'accusé, tant les circonstances du procès, qui ne se rattachent pas à la médecine, sont propres à faire naître la conviction du crime !

Ainsi, pour *affirmer* qu'il y a eu empoisonnement, l'homme de l'art doit démontrer l'existence du poison à l'aide d'*expériences chimiques rigoureuses*, ou de certains caractères botaniques ou zoologiques. Je n'adopterai pourtant pas l'opinion de M. Devergie, qui dit : « Qu'il est en médecine légale un principe *qui ne souffre pas d'exception* : c'est que toutes les fois qu'on constate la présence d'un poison métallique, il *faut en extraire le métal*, comme la preuve irrécusable de l'*exactitude* des précipités que l'on a obtenus » (art. CUIVRE, *Dictionnaire de médecine et de chirurgie pratiques*) (1). En effet, l'adoption d'un précepte aussi absolu pourrait avoir les conséquences les plus fâcheuses dans plusieurs cas de médecine légale : admettons, par exemple, qu'un expert *ait parfaitement reconnu, à l'aide des réactifs convenables,* qu'un empoisonnement a eu lieu par la potasse, la soude, la baryte ou la chaux, par le sulfure de potassium, par le chlorure de baryum, et par d'autres poisons métalliques, que je pourrais citer, et qu'il n'ait pas extrait le métal de ces composés, soit parce qu'il n'avait pas à sa disposition une forte pile électrique, ou un autre appareil compliqué, soit parce que, n'ayant pas une grande habitude des expériences chimiques, il n'a pas cru devoir tenter l'extraction du métal, soit enfin parce qu'il est certain d'avoir parfaitement reconnu le poison, seulement à l'aide des réactifs, il devra, d'après le système de l'auteur, ne pas conclure à l'empoisonnement !!! Et comment faisions-nous donc, il y a quelques années, avant de savoir que ces poisons étaient essentiellement formés par des métaux ; con-

---

(1) L'auteur a sans doute voulu dire de la *nature métallique* des précipités, au lieu de l'*exactitude*.

fondions-nous alors la potasse, la soude, la baryte, la chaux, etc., avec d'autres corps, et ne les reconnaissions-nous pas aussi bien qu'aujourd'hui? Je puis choisir d'autres exemples. On retirera de l'estomac d'un individu que l'on croit avoir succombé à un empoisonnement, un liquide bleu, qui, étant évaporé, fournira des cristaux rhomboïdaux ou prismatiques de même couleur, solubles dans l'eau, et dont la dissolution précipitera par la potasse, l'ammoniaque, l'arsénite de potasse, l'acide sulfhydrique et le cyanure jaune de potassium et de fer, comme les sels de bioxyde de cuivre, et l'on ne pourra pas affirmer que c'est effectivement un de ses sels, parce qu'on n'en a pas retiré le cuivre! Mais si ce n'est pas un sel de cuivre, qu'est-ce que cela peut être dans l'état actuel de la science? Rien. D'ailleurs, pourquoi faudrait-il absolument retirer un des élémens d'un poison métallique, que l'on peut très bien reconnaître sans cela, tandis qu'on ne le fait pas pour une foule d'autres poisons? Exige-t-on, par exemple, pour caractériser l'acide chlorhydrique, l'ammoniaque, etc., qu'on en retire le chlore ou l'azote? Non certes. Donc la thèse de M. Devergie n'est pas soutenable; elle ne peut avoir pour résultat que d'augmenter les difficultés, déjà trop grandes, de la toxicologie, et de faire que des experts, qui auront *parfaitement reconnu* certaines substances vénéneuses métalliques, n'osent pas se prononcer affirmativement, parce qu'ils n'en auront pas retiré les métaux, et mettent ainsi les magistrats dans l'impossibilité de punir un crime qui n'est pourtant que trop réel (1).

(1) Dans son *Traité de médecine légale*, publié deux ans après (tome iii, p. 17, 2ᵉ édition), M. Devergie, reconnaît qu'il a été trop loin et qu'il aurait fallu dire : « il faut *autant que possible* en extraire le métal ; mais il n'en attaque pas moins les motifs que j'ai fait valoir pour l'amener à se rétracter. Parmi les raisons par trop futiles qu'il met en avant, il en est une qu'il sera curieux de consigner ici. « Quatre personnes, dit-il, examinant la couleur d'un précipité, pourront lui trouver « quatre couleurs différentes, tandis qu'il n'y a qu'un cuivre, c'est le cuivre rouge « avec ses autres caractères physiques ; que ce cuivre, isolé de cette liqueur bleue, « a plus de valeur que les dix précipités que l'on peut y faire naître au moyen des « réactifs, puisque sur ces dix précipités il n'y en a qu'un ou deux qui soient pro- « pres au sel cuivreux. » A cela je répondrai qu'il n'est pas vrai de dire que l'on pourra trouver quatre couleurs différentes à l'oxyde *bleu* de cuivre hydraté, à l'arsénite de cuivre *vert*, au cyanure ferroso-cuivrique brun *marron* et au sulfure de cuivre *brun foncé* (on voit déjà qu'il ne s'agit pas de dix précipités, mais bien de

L'assertion de M. Devergie, pour être inattaquable, devrait être ainsi conçue : « Il est en médecine légale un principe qui ne souffre pas d'exception : c'est que toutes les fois qu'on cherche à constater la présence d'un poison métallique, *et que ce poison ne peut pas être reconnu à l'aide des réactifs, et sans en extraire le métal*, il faut procéder à la séparation de celui-ci. » Ainsi, lorsque le poison ne présentera pas avec les réactifs les caractères qu'il doit fournir, et dont l'ensemble suffit pour le distinguer des autres corps, on devra le réduire à l'état métallique. Le sel de cuivre que j'ai cité tout-à-l'heure comme exemple d'un poison que l'on pourrait reconnaître sans en extraire le métal, s'il était tellement masqué par des liquides colorés qu'il fût impossible d'y faire naître les précipités qu'il fournit avec les réactifs dans son état de pureté, même après avoir cherché à décolorer la liqueur par le charbon animal, etc., devrait être traité de manière à ce qu'il donnât le cuivre métallique.

Mais, objectera-t-on, comment savoir dans quels cas les poisons ne peuvent pas être reconnus à l'aide des réactifs, et qu'il faut en extraire le métal? La chimie seule peut l'apprendre, et l'on sait combien il serait téméraire de se livrer à des opérations qui ont pour objet la recherche des poisons, sans être versé au moins dans la partie théorique de cette science.

quatre). Je défie aucune des quatre personnes mentionnées plus haut d'apercevoir autre chose dans l'espèce que du *bleu*, du *vert*, etc. Mais je vais plus loin et je dis que si cela était, M. Devergie devrait renoncer à jamais à répondre à un magistrat qui le consulterait sur une question d'empoisonnement ; en effet, admettons pour un instant qu'à la suite d'une expertise ce médecin ait retiré du *cuivre*, de l'*arsenic*, de l'*antimoine*, etc.; que fera-t-il; se bornera-t-il à dire : Voici trois métaux que je reconnais à leurs caractères physiques? Non, certes; il devra, sous peine de passer pour un homme étranger à la science, traiter ces métaux par l'acide azotique, etc., pour obtenir des liqueurs acides ou salines *qu'il sera forcé* de mettre en contact avec les réactifs précités, s'il s'agit d'un sel de cuivre, ou avec d'autres réactifs, si le métal obtenu était de l'arsenic ou de l'antimoine. La couleur des précipités recueillis l'*autorisera* à conclure qu'il y a du cuivre, de l'arsenic, etc. Vous voyez donc qu'en définitive, vous êtes *obligé* de recourir à ces réactifs et à ces précipités dont vous sembliez ne pas vouloir tout-à-l'heure, parce que, disiez-vous, *quatre personnes pourraient trouver quatre couleurs différentes à chacun de ces précipités*. D'ailleurs, si vous ajoutez si peu de foi à l'action de ces réactifs, pourquoi dites-vous à la page 15 du tome III : « Ici la substance vénéneuse sera recon-« nue à l'aide de *précipités diversement colorés* qu'elle formera avec *certains réac-« tifs.* » Jamais inconséquence fût-elle poussée plus loin?

Le docteur Christison a émis une opinion très différente, de celle de M. Devergie, que je ne saurais partager non plus. S'il est vrai, dit-il, que l'on ne puisse pas établir d'une manière générale que les symptômes seuls soient suffisans pour affirmer qu'il y a empoisonnement, du moins peut-on le faire dans certains cas, lorsque, par exemple, les poisons donnent lieu à des symptômes remarquables et distincts de ceux que l'on observe dans les maladies spontanées; ces substances vénéneuses seraient les *acides concentrés*, l'*acide oxalique*, l'*acide arsénieux*, le *sublimé corrosif*, la *noix vomique*, etc. Voici, par exemple, comment l'auteur s'exprime à l'occasion de l'acide oxalique : « Si une personne, immédiatement après avoir pris une dissolution d'un sel cristallisé, ayant une saveur acide franche et forte, éprouve un sentiment de [brûlure d'abord dans la gorge, puis dans l'estomac, des vomissemens de matières souvent sanguinolentes; si le pouls est imperceptible, si l'abattement est excessif, et si la mort arrive au bout d'une demi-heure, ou même au bout de vingt, quinze ou dix minutes, je ne vois pas ce qui pourrait s'opposer à ce que l'on conclût que l'acide oxalique a été la cause de la mort; il n'existe aucune maladie spontanée qui commence aussi brusquement, et qui se termine aussi vite : aucun autre poison cristallisé ne produit les mêmes effets » (*On poisons*, page 154, édition de 1829). Cette opinion, comme on pourra en juger, diffère notablement de celle qu'avait adoptée le même auteur dans le Mémoire qu'il a publié conjointement avec le docteur Coindet. « Les symptômes, dit-il, ne peuvent tout au plus que faire soupçonner l'empoisonnement par l'acide oxalique. Chacun d'eux peut manquer tour-à-tour; *et lors même qu'ils existeraient tous*, on peut toujours trouver des signes *plus certains* par l'autopsie cadavérique et l'analyse chimique » (*Archives générales de médecine*, tome II, page 276; *Mémoire de MM. Christison et Coindet*). Je pourrais augmenter les citations, et présenter au lecteur des remarques faites par le docteur Christison à chacun des articles des poisons déjà indiqués; mais je m'en abstiendrai, parce que je suis convaincu qu'il y aurait de graves inconvéniens à admettre le principe qu'il a émis en dernier lieu, et, que, d'ailleurs les bases sur lesquelles il s'appuie ont la plus grande analogie avec ce que je viens de rapporter à l'occasion de l'acide oxalique. Il suffira d'affirmer, pour réfuter une assertion aussi dangereuse, qu'il n'existe peut-être pas un seul cas d'empoisonnement déterminé par les substances désignées par le docteur Christison, qui ne puisse être assez bien simulé par une maladie autre que l'empoisonnement ; il peut arriver aussi que l'ensemble des symptômes attribués à un de ces poisons, par le savant médecin anglais, soit déterminé, sinon par une autre substance vénéneuse, du moins par un mélange de deux ou de trois d'entre elles.

Je ne saurais quitter ce sujet sans réfuter une observation faite par M. Devergie à l'occasion de la valeur respective de l'analyse chimique, des symptômes et des lésions de tissu pour déterminer s'il y a eu ou non empoisonnement. J'avais établi que *pour affirmer qu'il y a eu empoisonnement, il fallait avoir trouvé le toxique.* Voici comment s'exprime mon critique. « Ce principe tend à faire regarder comme secondaires les « symptômes et les altérations pathologiques qui accompagnent « l'introduction de la matière vénéneuse dans l'économie, ce qui, « dans beaucoup de circonstances, aurait les inconvéniens les plus « graves ; *car il pourrait conduire* à regarder comme suffi-« sant que l'on eût, comme dans l'exemple suivant, trouvé dans « l'estomac une matière vénéneuse, pour affirmer l'existence de « l'empoisonnement. » Ce raisonnement aura droit de surprendre quiconque a des idées saines de logique. Comment, parce que j'établis qu'il faut *nécessairement* avoir trouvé du poison pour *affirmer* qu'il y a eu empoisonnement, cela implique *nécessairement* qu'il ne faut avoir égard qu'à cet élément de la question? Non certes, ce qu'il faut déduire *nécessairement* et *seulement* du principe posé, c'est que l'on n'*affirmera* pas si l'on n'a pas trouvé le toxique. Voyons si mon confrère a été plus heureux en énonçant la proposition suivante : « La démonstra-« tion de l'existence d'un poison est une des preuves les plus « importantes de l'empoisonnement, mais on ne saurait *affir-« mer* que l'empoisonnement a eu lieu, qu'autant qu'à la décou-« verte chimique du poison viendraient se joindre les symptômes « et les altérations morbides qui coïncident ordinairement avec

« ce poison. D'où il suit que les symptômes et les altérations
« morbides *sont aussi nécessaires à l'affirmation de l'em-*
« *poisonnement, que le poison lui-même* » (tome III, p. 16).
Ainsi voilà les symptômes et les lésions de tissu occupant le
même rang que la présence du poison, pour décider si l'empoisonnement a eu lieu ; quant à moi, tout en assignant à ces symptômes et à ces lésions un rang *secondaire*, j'ai constamment
voulu qu'on en tînt grand compte, comme on peut le voir dans
mes écrits, mais je n'ai jamais commis la faute de les considérer
comme des élémens ayant la même valeur que celui qui est
fourni par l'existence du poison. La prétention de M. Devergie
peut sans effort être réduite à néant ; je ne choisirai pour cela
qu'un seul exemple, mais il sera péremptoire. Vingt personnes
sont empoisonnées par l'acide arsénieux ; *chez toutes on constate la présence du toxique,* tandis que les symptômes qu'elles
éprouvent et les altérations cadavériques que l'on décèle présentent des variétés infinies et par le nombre et par le caractère
des symptômes et des lésions. Ici le malade ressemble à un individu atteint du choléra asiatique ; là, c'est un homme qui,
plusieurs heures après l'ingestion du poison, éprouve tout-
à-coup une syncope, sans autre phénomène précurseur, et
succombe ; plus loin nous voyons des malades atteints de pustules à la peau, de délire, de syncopes, de douleurs articulaires,
de vomissemens abondans et réitérés, etc., tandis que d'autres
n'offrent que quelques-uns de ces symptômes, ou bien les éprouvent tous à un degré infiniment moindre. Quant aux lésions des
tissus, en ne nous arrêtant qu'au canal digestif, ici nous voyons
des ecchymoses, deux, trois ou plusieurs eschares, voire même la
perforation, là c'est une rougeur vive, étendue et uniforme ; plus
loin c'est une simple injection vasculaire, et quelquefois même
celle-ci manque. Après cela, je demanderai à M. Devergie ce
qu'il entend par *les symptômes et les altérations morbides
qui coïncident ordinairement avec l'existence d'un poison,*
élément nécessaire, suivant lui, pour décider qu'il y a eu empoisonnement. Je n'ai pas besoin d'insister davantage pour faire
sentir le vide et le danger de pareilles prétentions.

De combien de difficultés la solution du problème qui a pour objet la recherche des poisons n'est-elle pas hérissée! D'une part, les substances vénéneuses parfaitement connues sont en très grand nombre et les expériences qu'il faut faire pour déterminer leur nature sont souvent très délicates, surtout lorsque ces substances sont combinées avec des corps qui les masquent ou les décomposent : d'une autre part, l'empoisonnement peut être la suite de l'absorption d'une matière vénéneuse, qui peut être inaccessible à nos moyens d'investigation ; quelquefois même, en supposant que l'on opère sur une partie du poison absorbé ou sur toute autre portion, la quantité sur laquelle on peut agir est extrêmement petite, ce qui augmente la difficulté de l'opération ; enfin, combien de fois des maladies simulant l'empoisonnement par leurs symptômes, et par les altérations de tissu qu'elles déterminent, ne viennent-elles pas compliquer la solution de cette question importante ?

Il me semble que ce sujet, pour être traité convenablement, doit être divisé en trois sections. Dans la première, j'exposerai les notions préliminaires sur l'empoisonnement, considéré sous le point de vue médico-légal ; la seconde traitera des poisons en particulier ; enfin, la troisième comprendra les généralités sur l'empoisonnement, et les préceptes qui doivent servir de base dans la rédaction des *rapports* sur cette branche de la médecine légale.

PREMIÈRE SECTION. — Notions préliminaires sur l'empoisonnement, considéré sous le point de vue médico-légal.

On donne le nom d'*empoisonnement* (*veneficium, toxicatio*) à l'ensemble des effets produits par les poisons appliqués sur une ou plusieurs parties du corps des animaux. On emploie également ce mot pour désigner l'*action d'empoisonner*. Le mot *poison* (*toxicum, venenum, virus*) a été tour-à-tour défini *une cause de maladie ; un agent capable d'occasionner une mort plus ou moins violente, lorsqu'il est introduit dans l'estomac ; tout corps nuisible à la santé de l'homme, mais dont l'action n'est pas mécanique*, etc. La définition suivante, empruntée à Gmelin, paraît préférable. On doit considérer comme

poison *tout corps qui détruit la santé, ou anéantit entièrement la vie, lorsqu'il est pris intérieurement, ou appliqué
de quelque manière que ce soit sur un corps vivant, et à petite dose.*

M. Devergie, qui a adopté cette définition, quoi qu'il en dise,
blâme toutefois l'expression de *corps vivant*, à laquelle il substitue les mots *corps de l'homme*, se fondant sur ce que telle
matière est vénéneuse pour un animal et ne l'est pas pour
l'homme. Moi qui sais qu'une définition n'est réellement bonne
que lorsqu'elle embrasse tous les cas, je me garderai bien
d'imiter cet auteur, et au lieu de ne l'appliquer qu'à l'homme,
je l'étendrai à tous les êtres vivans; qu'importe que telle substance vénéneuse pour tels animaux ne le soit pas pour d'autres?
Elle sera un poison pour les premiers et nullement pour les derniers, tandis qu'une autre substance pourra être vénéneuse pour
ceux-ci et ne pas l'être pour d'autres. La discussion placée sur
ce terrain donne évidemment tort à M. Devergie, dont la définition n'embrasse qu'un seul cas.

Voyons ce que l'on doit entendre par *petite dose*. Je sais
que l'on administre tous les jours à l'homme sain ou malade quelques milligrammes de bichlorure de mercure, d'une préparation
arsenicale soluble, d'opium, de strychnine, etc., comme médicament, sans qu'il en résulte le moindre accident. Ce n'est donc
pas à des doses aussi minimes que ces substances sont vénéneuses; il faut nécessairement, pour que ces matières produisent des
effets nuisibles, qu'elles soient données à des doses moins faibles,
qui varieront considérablement suivant la nature de la substance,
l'âge et la constitution de l'individu, etc. Ainsi l'on peut établir que
dans la grande généralité des cas, 20 centigrammes de bichlorure
de mercure ou d'une préparation arsenicale soluble, 1 gramme
d'opium, et 10 à 12 centigrammes de strychnine, occasionneront
un empoisonnement souvent mortel; tandis qu'il faudra plusieurs
grammes d'iode et 40 ou 50 grammes d'azotate de potasse pour
déterminer un effet aussi funeste. On voit donc qu'ici il n'y a
rien d'absolu, et que l'on ne saurait fixer d'une manière précise
ce que l'on entend par *petite dose*. Je dirai encore, relativement à ces quantités, qu'il n'est pas rare de voir des malades,

placés ,dans des conditions particulières, supporter sans accident des doses considérables d'une substance vénéneuse, tandis qu'à des doses beaucoup moins fortes ces mêmes substances produiraient des effets fâcheux chez les mêmes individus *à l'état normal*. Je pourrais citer les effets du tartre stibié dans les phlegmasies des poumons, du chlorure de baryum, de l'azotate de potasse, etc., dans d'autres affections. S'aviserait-on de dire que ces substances vénéneuses ne sont pas délétères pour l'homme, parce qu'elles ne l'empoisonnent pas, même à des doses très fortes? Non certes; on se contentera d'établir que ces matières, réellement vénéneuses dans la grande généralité des cas, ne le sont pas aux mêmes doses dans certaines conditions.

Les poisons sont tirés des trois règnes de la nature; c'est ce qui a suggéré l'idée de les ranger en trois classes, savoir : les *poisons minéraux*, les *poisons végétaux*, et les *poisons animaux*. Je crois devoir adopter la classification suivante : 1° *poisons irritans*; 2° *poisons narcotiques*; 3° *poisons narcotico-âcres*; 4° *poisons septiques*. Certes, cette classification, dont l'idée est empruntée à Vicat, est loin d'être exempte de reproches; mais, dans l'état actuel de la science, elle me paraît devoir être préférée à celles qui ont été proposées par Guérin, Anglada, Giacomini, etc.

A. *Tous les poisons n'agissent pas avec la même énergie.* Il en est qui, étant administrés à très petite dose, déterminent la mort de l'homme et des animaux les plus robustes presque instantanément (l'acide cyanhydrique concentré, l'upas tienté, la strychnine); d'autres, au contraire, ne manifestent leurs effets qu'au bout d'un certain temps, même lorsqu'ils sont employés à assez forte dose, et doivent être considérés comme peu actifs; tels sont le sulfate de zinc, le *sedum acre*, etc.; il en est que l'on peut classer entre les deux extrêmes dont je parle, par rapport à leur intensité : tels sont la coloquinte, le garou, etc.

Si les poisons sont introduits dans le canal digestif, leur action sera d'autant plus grande, les autres circonstances étant les mêmes, que ce canal sera plus vide.

Les substances susceptibles d'empoisonner l'homme n'agissent pas de même sur toutes les espèces d'animaux; néanmoins on

peut établir, sans craindre de se tromper, que tout ce qui est vénéneux pour l'homme l'est également pour les chiens ; à la vérité,
il faudra souvent administrer à ceux-ci une dose de poison plus
forte ou plus faible, pour déterminer un effet donné, que celle
qu'il faut employer pour produire le même résultat chez l'homme;
les auteurs qui ont avancé, contre cette proposition, que l'acide
arsénieux, dont l'action funeste à l'espèce humaine est si généralement connue, n'agissait sur les chiens que comme un hyperca-
thartique, se sont évidemment trompés ; d'où il résulte que l'é-
tude de l'empoisonnement chez l'homme peut être singulièrement
perfectionnée par les expériences faites sur cette espèce d'animaux. La partie médico-légale de l'empoisonnement est particulièrement redevable des progrès qu'elle a faits dans ces derniers temps aux expériences chimiques auxquelles on a soumis
les matières contenues dans le canal digestif des chiens empoisonnés.

Les poisons n'ont pas besoin, pour déterminer des accidens
graves, d'être introduits dans l'estomac par la bouche. Injectés
sous forme de lavement dans le gros intestin, plusieurs d'entre
eux peuvent donner naissance aux symptômes de l'empoisonnement. Quelques-uns agissent avec énergie, lorsqu'on les applique sur la membrane muqueuse de la bouche, du nez, de l'œil, du
vagin, et sur l'orifice du l'utérus. Il en est qu'il suffit de mettre en
contact avec la peau pour qu'ils développent une inflammation,
la suppuration, et par suite tous les symptômes qui caractérisent
l'empoisonnement. On observe les mêmes phénomènes lorsqu'on
les applique sous la peau. Quelquefois cet effet peut être le résultat de frictions prolongées, ou de l'application d'un emplâtre,
ou de tout autre médicament externe, dans la composition duquel
entre une substance vénéneuse. Mais c'est surtout lorsqu'on fait
agir certains poisons sur les tissus séreux et veineux que l'on remarque combien ils sont énergiques.

L'action des poisons sur l'homme varie singulièrement, suivant
leur nature. Il en est qui, tout en étant absorbés, irritent, enflamment et détruisent les parties sur lesquelles ils ont été appliqués, puis déterminent des effets que l'on peut regarder comme
étant le plus souvent produits par la portion absorbée, mais qui

peuvent aussi, du moins en partie être attribués à une réaction sympathique. D'autres agissent à peine, ou n'agissent pas du tout sur les tissus avec lesquels ils sont en contact, mais ils sont absorbés, et vont exercer leur influence délétère sur le système nerveux et sur les organes de la circulation, de la respiration, de la digestion, etc.

B. *L'absorption des poisons est mise hors de doute par les expériences suivantes* : 1° MM. Tiedemann et Gmelin ont reconnu dans le sang des veines mésaraïques de plusieurs chiens du cyanure de potassium et de fer, du sulfate de potasse, ou de l'acétate de plomb, qu'on leur avait fait avaler ; 2° le sang de la veine splénique des chiens qui avaient pris du cyanure de potassium et de fer, ou de l'acétate de plomb, contenait évidemment des traces de l'une ou de l'autre de ces substances ; le sang tiré de la même veine, chez des chevaux à qui on avait donné du sulfate de fer, du cyanure de mercure ou du chlorure de barym, renfermait également ces substances ; 3° on trouva aussi dans le sang de la veine-porte des préparations analogues, que l'on avait administrées à des chiens et à des chevaux (*Recherches sur la route que prennent certaines substances pour passer de l'estomac et des intestins dans le sang* (*Traduction de Heller*, Paris, 1821) ; 4° M. Fodéra introduisit dans la vessie d'un chien une sonde bouchée ; le pénis fut lié, pour empêcher l'urine de couler sur les parties latérales de la sonde. Il injecta dans l'estomac une solution de quelques grains de cyanure de potassium et de fer, et il déboucha fréquemment la sonde, pour recevoir sur du papier joseph l'urine qui en sortait. Il fit tomber sur ce papier une goutte d'une solution de sulfate de fer, et une autre d'acide chlorhydrique, pour faire ressortir la couleur. Dans une expérience, le cyanure fut reconnu dans l'urine dix minutes après son injection dans l'estomac, et dans une autre expérience, cinq minutes après. Les animaux furent ouverts sur-le-champ, et on trouva le cyanure dans le sérum du sang tiré de la portion thoracique de la veine cave inférieure, dans les cavités droite et gauche du cœur, dans l'aorte, le canal thoracique, les ganglions mésentériques, les reins, les articulations, la membrane muqueuse des bronches. Il est évident que dans cette expérience le sel avait été conduit

jusqu'à la vessie par les voies circulatoires ordinaires ; 5° Woehler a trouvé dans l'urine des chiens et des chevaux, de l'iode, du
foie de soufre, de l'azotate de potasse, du sulfocyanure de potassium, de l'acide oxalique, de l'acide tartrique et de l'acide citrique
qu'il leur avait administrés (*Expériences sur le passage des
substances dans l'urine. Journal des progrès des sciences
et institutions médicales,* 1er volume, année 1827) ; 6° les acides
arsénieux, les arsénites et les arséniates solubles, le tartre stibié,
les sels solubles de cuivre introduits dans l'estomac ou appliqués
à l'extérieur passent dans le sang et sont portés dans tous nos
tissus comme je l'ai démontré en 1839. J'ai prouvé depuis que
l'iode, la potasse, la baryte, et les sels solubles qu'elle fournit, le
foie de soufre, l'azotate de potasse, les acides minéraux, tels que
l'acide sulfurique, l'acide azotique, l'acide chlorhydrique, etc.,
l'ammoniaque, le chlorhydrate d'ammoniaque, l'eau de javelle,
les sels de plomb, de mercure, d'or, d'argent, etc., sont dans le
même cas (*Mémoires de l'Académie royale de médecine,*
tome VIII, année 1840, et *Journal de Chimie médicale,* année
1842) ; 7° l'application d'une ligature au-dessus du point qu'occupe une plaie empoisonnée de l'un des membres, ou même une
compression suffisamment énergique exercée sur la circonférence
de cette même plaie, suffisent pour empêcher l'effet du poison, et
pour calmer les accidens qui ont déjà commencé à se développer,
mais avec une intensité assez faible pour n'avoir pas encore com-
promis la vie de l'animal. Dans une expérience, on a même vu
que, par la compression avec la main seule, on a pour ainsi dire
rappelé à la vie un lapin empoisonné par la strychnine, et dont la
mort eût été certaine, si, par un moyen aussi simple, on ne s'était
opposé à l'absorption du poison. Il est aisé de prouver que l'arrêt
de l'empoisonnement ne dépend pas de la paralysie des nerfs qui
avoisinent la plaie, mais du défaut d'absorption (Bouillaud, *Archives générales de médecine,* tome XII).

D'autres poisons sont encore évidemment absorbés, quoique
leur existence dans le sang et dans nos viscères n'ait pas été constatée, soit parce qu'on ne les a pas cherchés, soit parce que les
moyens employés pour les déceler étaient insuffisans, soit enfin
parce que les expériences n'ont pas été tentées en temps opportun.

2.

Les faits propres à appuyer cette dernière assertion ne sont pas rares : 1° on retire de l'arsenic ou de l'antimoine des viscères d'un animal empoisonné par une préparation arsénicale ou par le tartre stibié, si l'on agit à une *certaine* époque de la maladie ; plus tard on ne découvre plus un atome de ces métaux dans les mêmes vicères, tandis que l'on peut en retirer de l'urine ; 2° M. Lassaigne injecta 2 grammes d'acétate de morphine dans la veine crurale d'un chien et 1 gramme 60 centigr. dans la veine jugulaire d'un cheval. Le sel ne fut point retrouvé dans le sang retiré d'une saignée pratiquée sur le chien, non plus que dans le sang obtenu de la jugulaire du cheval opposée à celle qui avait subi l'injection ; cette dernière saignée avait été faite *cinq quarts d'heure* après l'introduction du poison. Dans une expérience analogue, la saignée avait été pratiquée *dix minutes* après l'injection : alors on put découvrir la morphine dans l'extrait alcoolique du sang (1).

On peut juger de la *rapidité* avec laquelle les poisons sont absorbés et s'assurer de la réalité de l'absorption par les recherches intéressantes que le docteur Blake a publiées dans l'*Edinburgh journal* de janvier 1840. Déjà le professeur Héring, de Stuttgard, avait tenté plusieurs expériences sur cet objet avec du cyanure de potassium et avait obtenu des résultats analogues (V. *Journ. des Progrès,* tome IIe, année 1828) : 1° quatre grammes d'ammoniaque concentrée sont injectés avec 20 grammes d'eau dans la veine d'un chien ; pendant ce temps on tenait tout auprès et au-dessous de ses narines une baguette de verre qu'on venait de plonger dans l'acide chlorhydrique très fort ; à peine quatre secondes s'étaient écoulées depuis l'introduction de la première goutte de la solution d'ammoniaque dans les veines, que déjà on remarquait la présence de cet alcali dans l'air expiré aux vapeurs blanches abondantes qui se dégageaient autour de la baguette de verre imbibée d'acide chlorhydrique. En quatre secondes, l'ammoniaque avait donc passé de la veine jugulaire dans les cavités droites du cœur, et de là dans les capillaires pulmonaires, et enfin avait traversé toute l'étendue des voies aériennes.

2° L'*upas antiar,* l'acide arsénieux, l'acide oxalique, l'infusion

---

(1) *Journ. de Pharm.,* avril 1824. Mémoire de M. Lassaigne.

de tabac, injectés en solution dans les veines, arrêtent les mouvemens du cœur dans l'espace de sept à quatorze secondes.

3° Des expériences semblables faites avec la noix vomique et avec d'autres poisons d'une grande énergie ont prouvé qu'il s'écoulait toujours entre le moment où le poison est mis en contact avec l'économie animale, et celui où commencent les premiers accidens, un intervalle au moins de douze ou quinze secondes, intervalle qui suffit pour expliquer la transmission des principes vénéneux par la circulation, sans qu'on ait besoin d'admettre l'action du système nerveux pour expliquer cette transmission. Mais l'auteur va plus loin encore et démontre par une autre série d'expériences que plus la partie du système vasculaire dans laquelle on introduit le poison est près des centres nerveux, plus son action est rapide ; et cela se conçoit, puisqu'en injectant dans l'aorte un poison qui agit sur les centres nerveux, la distance qu'il doit parcourir pour parvenir à ces centres est beaucoup moindre que quand on l'injecte dans le système veineux. Ainsi on fait arriver dans l'aorte, au moyen d'un tube introduit dans l'artère axillaire, 25 centigrammes de *woorara* dissous dans 8 grammes d'eau ; les premiers symptômes de l'action du poison se développent au bout de sept secondes, tandis qu'il faut vingt secondes si la dissolution a été injectée dans la veine jugulaire.

4° De la strychnine injectée dans la veine jugulaire est arrivée très promptement aux extrémités capillaires des artères coronaires. Ce transport s'est opéré chez le cheval en seize secondes, chez le chien en dix, chez le lapin en onze et chez le poulet en six (*ibid.*, janvier 1841).

5° Le simple contact du poison avec une large surface ne produit pas d'*action générale*, tant que le poison n'est pas entré dans la grande circulation. Après avoir ouvert l'abdomen d'un chien, on lui pratiqua la ligature des vaisseaux qui traversent le foie, puis on lui injecta dans l'estomac, par une ouverture faite aux parois abdominales, 12 grammes d'acide cyanhydrique de Scheele. *Dix minutes* se passent sans qu'on observe le plus léger effet. Alors on retire la ligature appliquée sur la veine-porte, et au bout d'*une minute* l'effet du poison commence à se manifester. La ligature est aussitôt réappliquée, mais l'animal allait périr si on n'eût eu recours à la respiration artificielle. Au bout de huit minutes ce chien était assez bien pour respirer sans ce secours ; on retire encore une fois la ligature, et l'animal meurt deux minutes après (*ibid.*, janvier 1840).

Voici quelques autres résultats relatifs à ce sujet :

1° Les émissions sanguines favorisent l'absorption des poisons.

2° On peut établir d'une manière générale que l'*absorption* d'une substance vénéneuse soluble dans l'eau ou dans un autre liquide est beaucoup plus rapide lorsqu'elle est employée dissoute que dans le cas où elle est solide ; ainsi la dissolution d'extrait aqueux d'opium déterminera des effets funestes peu de minutes après son application sur le tissu cellulaire de la cuisse, tandis que le même extrait solide et à la même dose agira beaucoup plus lentement.

3° On se tromperait pourtant si l'on niait l'absorption d'un certain nombre de poisons peu solubles ; en effet, l'acide arsénieux, dont la solubilité dans l'eau est si peu marquée, est absorbé avec rapidité, car il suffit d'en appliquer 15 ou 20 centigrammes à l'état solide sur le tissu cellulaire sous-cutané d'un chien assez fort pour déterminer la mort au bout de quelques heures.

4° L'absorption des poisons appliqués à l'extérieur est en général plus considérable dans les parties qui contiennent un plus grand nombre de vaisseaux absorbans lymphatiques et veineux. Cependant il est des cas dans lesquels le lieu sur lequel ils sont appliqués n'influe en aucune manière sur l'énergie de cette fonction ; que l'on mette 25 centigrammes d'acide *arsénieux* sur le tissu cellulaire du dos ou de la partie interne de la cuisse d'un chien, la mort aura lieu dans l'un et l'autre cas au bout de trois, quatre ou six heures ; il arrivera même que le chien sur le dos duquel le poison aura été appliqué périra plus vite, tout étant égal d'ailleurs ; au contraire, la même dose de sublimé corrosif occasionnera la mort au bout de quinze à vingt-quatre heures, si on a mis ce sel en contact avec le tissu cellulaire de la cuisse, tandis que l'animal vivra six ou sept jours si le sel a été appliqué sur le dos.

5° L'absorption de certaines substances vénéneuses a lieu sans qu'elles soient immédiatement en contact avec les tissus des animaux ; ainsi le sel ammoniac (chlorhydrate d'ammoniaque), d'après les expériences de M. Smith, est absorbé lorsqu'on l'introduit dans un sachet de linge que l'on applique sur le tissu cellulaire de la partie interne de la cuisse d'un chien. Il en est de même de l'acide arsénieux, etc.

6° Il est des substances vénéneuses qui sont entièrement absorbées, et dont on ne trouve aucune trace lorsque après la mort on examine attentivement les parties sur lesquelles elles avaient été appliquées. Il en est au contraire un très grand nombre dont l'absorption n'est que partielle, et que l'on retrouve en grande partie sur le lieu où elles avaient été posées. Ainsi, que l'on applique sur le tissu cellulaire 8 grammes d'une poudre végétale vénéneuse, il pourra se faire qu'après la mort de l'animal il en reste encore 5, 6 ou 7 grammes : il semble qu'il n'y ait eu d'absorbé que la partie active. Dans d'autres circonstances, lorsqu'on applique, par exemple, sur le tissu cellulaire la partie éminemment vénéneuse d'une poudre végétale, la totalité n'est pas absorbée, parce que la vie est promptement détruite, et que l'absorption cesse avec elle.

7° On peut empêcher l'absorption de plusieurs substances vénéneuses, et peut-être de toutes celles qui sont appliquées à l'extérieur, en employant une pompe aspirante (sorte de ventouse) que l'on fait agir sur toute la surface de la plaie sur laquelle on a mis le poison. Le docteur Bary, médecin anglais, a lu à l'Académie royale de médecine, dans le courant d'août 1825, un mémoire intéressant sur cet objet, dans lequel il établit que des animaux soumis à l'influence de la strychnine et de l'acide cyanhydrique à des doses suffisantes pour les faire périr, ne meurent pas, et se rétablissent même assez promptement, si l'on applique la ventouse à temps et qu'on la laisse agir au moins pendant une demi-heure. Ces expériences, dont les résultats sont exacts, portent l'auteur à croire, non-seulement que la ventouse pompe la partie du poison qui n'a pas été absorbée, mais encore une portion de celui qui est déjà dans les vaisseaux veineux et lymphatiques, celle, par exemple, qui avoisinerait la plaie. Quoi qu'il en soit de cette dernière opinion, je pense qu'il serait utile de déterminer sur un plus grand nombre de substances vénéneuses, et notamment sur le venin de la vipère, les diverses époques de l'empoisonnement auxquelles il est encore possible d'empêcher l'absorption. Le traitement de la morsure de reptiles venimeux et des animaux enragés peut être singulièrement perfectionné par les travaux ultérieurs qui pourraient être faits à cet égard.

C. *Il existe des poisons solides, liquides et gazeux.* Ces derniers sont souvent l'écueil de l'expert chargé de faire un rapport sur l'empoisonnement; en effet, il est possible que l'on ait fait inspirer à l'individu dont on a détruit la vie un gaz irritant ou septique dont il est impossible de déterminer la présence après la mort; quelquefois cependant la nature de ce gaz peut être rigoureusement appréciée, par exemple, lorsque l'individu a été empoisonné dans une atmosphère insalubre, et que l'on peut soumettre à des expériences chimiques le gaz qui constitue cette atmosphère. En général, il est beaucoup plus facile de découvrir le poison, s'il est solide ou liquide; la difficulté est encore moins grande si la substance vénéneuse appartient au règne minéral. Voici, relativement aux poisons inorganiques, des préceptes qu'il ne faut jamais perdre de vue. *a* Les poisons solides ou liquides dont il s'agit, administrés sans mélange d'aucun autre corps, peuvent ne pas avoir été employés en entier : alors le médecin parviendra facilement à les reconnaître en les soumettant aux expériences chimiques que je décrirai avec soin. *b* S'ils ont été mêlés avec d'autres poisons, avec des substances alimentaires, ou avec des liquides colorés, et qu'ils n'aient pas été employés en entier, on devra, pour les découvrir procéder à des expériences chimiques d'un autre genre, que j'indiquerai par la suite : c'est parce que les auteurs de médecine légale n'ont pas eu connaissance de ce fait qu'ils ont avancé tant d'erreurs graves dans leurs écrits. On a de la peine à concevoir que Fodéré ait nié dans l'article Toxicologie du *Dictionnaire des sciences médicales,* que la plupart des poisons minéraux mêlés à des liquides colorés fournissent, avec les réactifs, des précipités d'une couleur différente de ceux qu'ils donnent lorsqu'ils sont purs. «Je puis affirmer, dit-il, et c'est ce dont mes auditeurs sont témoins tous les ans, qu'il n'est pas exact de dire que les réactifs sont sans action sensible et *identique* sur les liqueurs colorées, telles que le café, qui contiennent des poisons métalliques (page 404). » S'il en est ainsi, je demanderai à Fodéré pourquoi il se rétracte, quelques pages plus loin, en établissant : 1° que l'eau de chaux précipite en jaune orangé l'acide arsénieux mêlé au thé, au café, au sang (page 405), tandis qu'elle précipite en blanc, si l'acide n'a pas été mélangé ; 2° que la potasse, la soude, l'ammoniaque, le cyanure de potassium et de fer, et les carbonates *agissent autrement* sur le sublimé corrosif mêlé de vin, de bouillon ou de café, que sur le même poison pur (p. 406); 3° que l'ammoniaque et l'acide sulfhydrique ne peuvent servir de liqueur d'épreuve pour reconnaître les sels cuivreux qui ont été mêlés au café, au vin rouge, parce qu'ils donnent des résultats trompeurs (p. 407). Fodéré a encore été induit en erreur en annonçant que j'avais dit que les réactifs étaient sans action sensibles sur les liqueurs colorées contenant des poisons métalliques en dissolution. *c.* S'il est impossible de se procurer les restes du poison, on doit nécessairement analyser les matières vomies ou rendues par les selles ; et si l'individu a succombé, il faut, lorsqu'on n'a pas découvert le poison dans les substances contenues dans le canal digestif, soumettre les tissus de ce canal et le foie à des expériences particulières, dont l'objet principal est de détruire ou de séparer la matière organique, et de mettre à nu le poison, s'il existe. *d.* Les moyens chimiques auxquels on a recours dans la solution de la question qui m'occupe sont assez énergiques pour qu'on puisse reconnaître les plus petites quantités des poisons minéraux et de quelques poisons végétaux.

D. *On peut singulièrement éclairer l'histoire de l'empoisonnement chez l'homme, en faisant des expériences sur les animaux vivans.* J'ai tellement insisté sur ce fait dans mes premiers écrits que je suis parvenu à déraciner les nombreux préjugés qui existaient à cet égard. Personne ne conteste aujourd'hui que les expériences faites sur les chiens *dans le dessein de déceler les substances vénéneuses* qui leur auraient été administrées, ne soient immédiatement applicables à l'homme ; ainsi lorsqu'on a appris, à l'aide d'expériences tentées sur ces animaux, comment on découvre l'arsenic, l'antimoine, le plomb, la morphine, etc., dans leur foie ou dans leur canal digestif, on agit de la même manière sur le foie et sur le canal digestif de l'homme, sans craindre de commettre la moindre erreur. Personne ne conteste non plus que s'il est prouvé qu'*une substance vénéneuse est dénaturée ou décomposée par un agent chimique, dans le canal digestif d'un chien, au point de n'être plus nuisible à l'économie animale, il en sera de même chez l'homme;* ainsi l'azotate d'argent et les sels solubles de baryte ne déterminent aucun effet délétère chez les chiens, si l'on administre peu de temps après l'empoisonnement une quantité suffisante de chlorure ou de sulfure de sodium; on peut être certain que l'on obtiendra les mêmes résultats chez l'homme, et cela doit être dès que la décomposition des sels d'argent et de baryte a lieu au moment même où ces toxiques éprouvent le contact du chlorure ou du sulfure de sodium; qu'importe alors que la décomposition s'opère dans l'estomac de l'homme ou d'un chien ou dans un vase inerte? Il est vrai que pour ce qui concerne l'étude *de l'action des poisons sur l'économie animale,* on ne peut pas dire que les toxiques agissent absolument de la même manière sur l'homme et sur tous les *animaux;* ainsi énoncée cette proposition serait beaucoup trop générale, parce qu'il est des animaux qui avalent impunément certaines substances qui sont très vénéneuses pour d'autres, et que, dans quelques cas, telle substance tout en étant toxique pour plusieurs sortes d'animaux, détermine ici des symptômes qui ne sont pas précisément les mêmes que ceux qu'elle développe ailleurs; *mais on peut affirmer* qu'il n'existe pas un corps qui soit toxique pour *l'homme,* qui ne le soit pas *pour le chien,* et que les poisons agissent de la même manière chez les chiens que chez l'homme; en effet ils donnent lieu à des symptômes et à des lésions de tissu du même ordre, quoique dans certains cas on n'observe pas chez les chiens empoisonnés par un toxique, *tous* les symptômes que ce même toxique déterminerait chez l'homme. On conçoit, pour ce qui concerne les effets que produisent les poisons sur les facultés intellectuelles, qu'il puisse y avoir de légères différences sans importance réelle. Tout ce que l'on a écrit pour infirmer cette proposition est sans valeur : ainsi il n'est pas exact de dire, comme l'a imprimé Virey, que l'acide arsénieux qui tue l'homme avec tant d'énergie, peut être avalé à forte dose et sans inconvénient par les chiens ; il est également faux que la noix vomique soit un poison pour ces derniers animaux, et qu'elle ne le soit pas pour l'homme.

Ici se présente une question importante : est-il utile, est-il nécessaire lorsqu'on cherche à étudier l'action des poisons sur les chiens, pour appliquer à l'homme les données fournies par les expériences que l'on aura tentées, que ces expériences aient été faites *en liant l'œsophage* pour empêcher les substances vénéneuses d'être vomies, et n'y a-t-il pas des inconvéniens à agir ainsi ? Les personnes qui jugent les choses superficiellement et qui n'ont jamais tenté des expériences comparatives, avec ou sans ligature de l'œsophage, n'ont pas hésité à proscrire cette ligature, à laquelle elles ont attribué une gravité qu'elle n'a pas et qu'il est absurde de lui accorder. On peut s'en assurer aisément en la pratiquant comme je l'ai fait, sur des centaines de chiens ; on verra que si, après avoir détaché ce canal musculo-membraneux, on le lie, l'animal n'éprouvera aucun accident notable pendant les vingt-quatre premières heures ; si alors on détache le lien et que l'on ne prive l'animal ni d'alimens ni de boissons, il sera promptement revenu à l'état normal et l'on ne tardera pas à voir la plaie se cicatriser. Je suppose nécessairement que l'opération ait été habilement pratiquée, car si l'opérateur est un maladroit, les suites pourraient être tout autres. Que penser maintenant de l'assertion inqualifiable du professeur *Giacomini* de Padoue qui s'exprime ainsi : « Avec 4 grains de « tartre stibié dissous dans l'eau, Magendie tua les chiens quand « il leur lia l'œsophage. Il pense que les chiens qui éprouvèrent « des vomissemens réitérés furent sauvés à cause de ces vomisse- « mens qui n'eurent pas lieu chez les autres, *mais nous croyons* « *au lieu de cela que la différence des résultats doit être* « *attribuée à l'influence dangereuse de la ligature de l'œ-* « *sophage* » (*Traité physiologique expérimental des secours thérapeutiques*, t. v, p. 335). Cette assertion est tellement étrange dans la bouche d'un homme qui écrit sur la matière médicale et sur la thérapeutique et qui ne devrait, par conséquent, pas ignorer à ce point quelle est l'action de l'émétique sur l'économie animale, que j'aurais pu croire à une faute typographique, si malheureusement je n'avais pas trouvé dans plusieurs pages du volumineux traité d'où elle est extraite, bien d'autres propositions tout aussi extraordinaires. M. *Devergie* s'est également élevé contre la ligature de l'œsophage, qui, suivant lui, ne doit inspirer que fort peu de confiance; mais les motifs qu'il a mis en avant pour justifier son opinion, ne valent même pas la peine d'être combattus; si ce médecin eût essayé comparativement sur des chiens l'action d'un certain nombre de poisons donnés aux mêmes doses, et qu'il eût lié l'œsophage de quelques-uns d'entre eux, il eût vu que l'action des toxiques n'était aucunement modifiée, et il se serait bien gardé de se ranger parmi les adversaires de cette opération. De son côté, et ceci paraîtra fabuleux, M. *Rognetta* est venu dire devant la Cour d'assises de Riom que si les chiens empoisonnés par l'acétate de plomb *avaient des selles*, cela dépendait de ce qu'on leur avait pratiqué la ligature de l'œsophage (Compte rendu de l'affaire Pouchon par M. Orfila, p. 136, année 1843). On ne pousse pas plus loin l'ignorance des faits.

Après avoir réfuté en peu de mots tout ce qui a été dit sur les dangers de la ligature de l'œsophage, je ferai ressortir brièvement les avantages qu'elle présente et qui la rendent indispensable. S'agit-il de savoir si une substance peut ou non occasionner la mort, si cette substance est de nature à déterminer promptement des vomissemens et qu'on ne lie pas l'œsophage des animaux auxquels elle aura été administrée, elle pourra être vomie en entier. Peu après avoir être prise, et au bout de quelques minutes, les animaux pourront être guéris, tandis qu'ils auraient pu succomber si l'on ne se fût opposé à l'expulsion du toxique moyennant la ligature de l'œsophage. Il en sera de même lorsqu'on voudra étudier l'action des poisons introduits dans l'estomac. S'agit-il d'étudier l'action neutralisante d'un agent chimique sur un toxique? si les animaux sont libres de vomir, qu'ils vomissent et qu'ils soient guéris, comment pourra-t-on conclure que le rétablissement de la santé est plutôt dû à l'ingestion du contre-poison, qu'à l'expulsion tout entière du poison par le vomissement? Si, au contraire, l'œsophage eût été lié après l'administration du toxique et de la substance présumée être son antidote, et que l'animal eût vécu alors qu'il n'aurait point vomi, on serait en droit de conclure que les effets délétères du poison ont été annihilés par l'agent chimique employé comme contre-poison. L'importance de la ligature de l'œsophage, lorsqu'on se propose d'éclairer la partie thérapeutique d'un empoisonnement, est telle que l'on peut affirmer que cette branche de la médecine n'est cultivée avec succès que depuis l'année 1814, époque où pour la première fois j'ai pratiqué cette opération dans le but de déterminer quels étaient les antidotes d'un certain nombre de toxiques.

E. *Les expériences tentées sur des animaux vivans, auxquels on administrerait des matières suspectes ou des matières vomies par des personnes que l'on croirait avoir été empoisonnées, donnent-elles des résultats tels que l'on puisse en tirer parti pour décider que ces matières sont réellement vénéneuses?*

On a pensé pendant long-temps que, parmi les différens moyens employés pour constater l'existence de l'empoisonnement, celui qui consistait à faire avaler à des chiens le liquide trouvé dans l'estomac des individus que l'on croyait morts empoisonnés, méritait la préférence sur tous les autres. Si l'animal succombe, disait-on, ou qu'il éprouve des symptômes graves, c'est une preuve qu'il y a eu empoisonnement, tandis qu'il n'a pas eu lieu s'il ne se manifeste chez lui aucun accident. Cette opinion existe depuis un temps immémorial ; elle a été soutenue par des hommes peu versés en chimie, qui ont évité, sous des prétextes frivoles, de compromettre leur réputation en cherchant à analyser les liquides ; elle a encore trouvé des partisans parmi les médecins éclairés, qui ont senti l'impossibilité dans laquelle on était de pouvoir déterminer la nature des poisons végétaux, et qui ont conseillé, par conséquent, d'essayer si les matières contenues dans l'estomac d'un individu que l'on croyait mort empoisonné, pourraient faire périr promptement des animaux bien portans. D'un autre côté, quelques médecins habiles se sont élevés contre de pareilles expériences, comme pouvant induire les magistrats en erreur, et leur faire commettre dans le jugement des fautes énormes. En effet, ont-ils dit, en supposant que ces expériences aient été bien faites, ne peut-il pas arriver qu'un individu soit atteint d'une de ces maladies spontanées dans lesquelles les fluides animaux s'altèrent, contractent une âcreté remarquable, deviennent vénéneux, et causent nécessairement la mort des chiens auxquels on les fait avaler ; ne serait-il pas absurde, dans ce cas, de prononcer que l'individu avait été empoisonné ? Mais combien de fois, ajoutent-ils, les conclusions tirées de ces sortes d'essais ont été fautives, parce que les expériences avaient été mal faites ! On a forcé des animaux à avaler des fluides nullement délétères : cependant ces animaux ont expiré quelques minutes après, parce que la liqueur avait reflué par le larynx jusqu'aux poumons ; dans d'autres circonstances, des mouvemens extraordinaires simulant les convulsions et une agitation extrême ont suivi de près l'ingestion de ce breuvage, phénomènes que l'on a attribués à une substance vénéneuse, tandis qu'ils dépendaient souvent des efforts que l'on avait faits pour contenir les animaux, de la colère dans laquelle ils étaient entrés, ou d'une susceptibilité particulière. Ces considérations m'ont engagé à entreprendre quelques expériences sur ce sujet, dans le dessein de déterminer la valeur de ce mode d'expérimentation. Il résulte de mon travail :

1° Que des expériences de ce genre ne devront jamais être tentées si, à l'aide des agens chimiques appropriés, l'expert est déjà parvenu à démontrer la présence d'une ou de plusieurs substances vénéneuses minérales ou végétales ;

2° Que si les recherches chimiques ont été infructueuses, et qu'il reste une portion de matière suspecte sur laquelle l'*expert n'ait pas opéré*, on pourra introduire dans l'estomac d'un chien cette portion restante de matière et examiner son mode d'action ;

3° Qu'on ne devra jamais faire servir à cette expérience les matières suspectes que l'on aurait déjà soumises à l'action des réactifs chimiques, dans le but de s'assurer si elles étaient vénéneuses ou non, ces réactifs étant presque tous délétères.

Voici les considérations qui me portent à restreindre ainsi les cas où l'on peut recourir à ce mode d'expérimentation.

A. Si la matière suspecte occasionnait la mort de l'animal, il faudrait, avant de conclure qu'il y a eu empoisonnement, s'assurer que l'individu dans le canal digestif duquel elle a été trouvée, n'a point succombé à une de ces affections spontanées dont je parlerai plus tard ; car il pourrait arriver, dans ce cas, que les fluides animaux, et particulièrement la bile, eussent contracté des qualités délétères capables de produire la plupart des symptômes de l'empoisonnement.

B. Dans le cas où l'animal n'éprouverait aucun symptôme remarquable après avoir pris la matière suspecte, on ne serait pas en droit de conclure, d'après cette seule expérience, que l'empoisonnement n'a pas eu lieu ; en effet, une multitude de causes peuvent faire que les liquides contenus dans le canal digestif d'un individu qui a véritablement succombé à l'action d'un poison ne soient pas vénéneux. 1º La substance vénéneuse peut avoir été décomposée dans l'estomac par les alimens, les boissons, ou par les tissus animaux, ou bien s'être combinée avec eux ; ainsi, par exemple, 60 centigrammes de sublimé corrosif sont avalés par un homme bien portant ; il éprouve les symptômes de l'empoisonnement, et il meurt : on fait l'ouverture du cadavre vingt-quatre, trente-six ou quarante-huit heures après ; on fait avaler à un chien les matières contenues dans le canal digestif, et il n'en est point incommodé ; j'ai constaté ce fait un très grand nombre de fois : on aurait le plus grand tort de conclure que l'individu n'avait pas été empoisonné, car il est évident que, dans ce cas, le sublimé, ou bien a été transformé par les alimens en une matière insoluble qui n'exerce aucune action nuisible sur l'économie animale, ou bien s'est combiné avec eux ou avec les tissus de l'estomac. La même chose aurait lieu si le vert-de-gris avait été pris avant ou après l'ingestion de l'albumine et de quelques autres matières animales ; je pourrais en dire autant du chlorure d'étain et de quelques autres poisons. 2º La substance vénéneuse peut avoir été prise à assez forte dose, ensuite rendue par le vomissement, et déterminer cependant la mort : le canal digestif renferme, dans ce cas, des mucosités, de la bile, qui ne contiennent pas un atome du poison ingéré, et qui, par conséquent, ne détermineront aucun accident lorsqu'on les fera avaler à des chiens. 3° Il peut arriver que la substance vénéneuse soit du nombre de celles qui sont facilement absorbées, que l'individu en ait pris une assez grande quantité pour périr, mais qu'il n'en reste que très peu dans le canal digestif : alors le résultat négatif obtenu sur les chiens serait plutôt propre à induire en erreur qu'à éclairer. Les expériences de ce genre, considérées d'une manière isolée, sont donc sans valeur, à moins qu'elles n'offrent un résultat positif, c'est-à-dire la mort ; et même dans ce cas elles ne doivent être regardées que comme un moyen secondaire propre à corroborer les inductions tirées des symptômes et des lésions cadavériques.

Quoi qu'il en soit, si l'expert croit devoir les tenter, il se gardera bien de faire avaler les matières suspectes seules ou mélangées avec des alimens, comme cela s'est pratiqué jusqu'à présent ; en effet, non-seulement on courrait risque, en suivant ce procédé, d'en perdre la majeure partie, parce que l'animal la rejetterait, mais les alimens avec lequels on la mêlerait pourraient se combiner avec elle, ou la décomposer au point de changer entièrement sa nature. D'ailleurs, il arriverait au moins six fois sur dix qu'une portion refluerait par le larynx jusqu'aux poumons, et l'animal périrait asphyxié.

2° Le meilleur moyen que l'on puisse mettre en usage, si la matière suspecte est liquide, consiste à détacher l'œsophage d'un chien à jeun, à injecter le liquide dans l'estomac à l'aide d'une sonde de gomme élastique, à lier l'œsophage et à le maintenir lié pendant vingt-quatre ou trente heures. Si la matière suspecte est assez épaisse pour ne pouvoir plus être introduite dans l'estomac à l'aide de la sonde, il faut, après avoir détaché l'œsophage, percer celui-ci d'un petit trou, introduire un entonnoir de verre dans l'ouverture, et faire tomber la matière dans l'estomac : cela étant fait, on lie l'œsophage au-dessous de la fente.

3° Si la matière suspecte, au lieu d'être fluide, était solide, et qu'il fût impossible de la faire entrer dans l'estomac à l'aide de l'entonnoir, on commencerait par l'exprimer pour en obtenir la partie liquide, que l'on introduirait à l'aide de la sonde, comme je viens de le dire, et on mettrait la portion solide dans une petit cornet de papier fin que l'on pousserait jusqu'à l'estomac par une ouverture faite à l'œsophage : alors on pratiquerait la ligature de ce conduit. Cette manière d'opérer présente de grands avantages ; en effet, ce n'est qu'en agissant ainsi que l'on peut empêcher le vomissement ; et combien n'y a-t-il pas de substances vénéneuses dont l'estomac se débarrasserait aussitôt après leur ingestion, qui, étant ainsi retenues, peuvent développer les symptômes de l'empoisonnement et même produire la mort !

Mais, dira-t-on, l'œsophagotomie amène souvent la mort et peut occasionner des altérations dans les tissus ; comment donc reconnaître si la mort est le résultat de l'ingestion de la substance suspecte plutôt que de l'opération ? Cette objection n'a aucune valeur : d'abord les animaux ne succombent jamais à cette opération, si l'œsophage a été maintenu lié pendant vingt-quatre ou trente heures, sans avoir été percé et que l'œsophagotomie ait été bien faite ; mais alors même que le conduit alimentaire aurait été percé, et que la mort de l'animal aurait pu être la suite de l'existence de la plaie œsophagienne qui n'aurait pas permis de le nourrir, il serait encore possible de déterminer, dans beaucoup de cas, si la mort est le résultat de l'opération ou de la matière ingérée ; en effet, ou la matière suspecte est en assez grande quantité pour faire périr les animaux, ou elle n'est pas assez abondante ; dans le premier cas, la mort aura lieu pendant les premières quarante-huit heures, et elle sera précédée de symptômes plus ou moins graves, phénomènes que l'on n'observe jamais après la simple ligature de l'œsophage ; si la matière n'est pas assez abondante pour déterminer la mort, l'expérience ne sera pas plus concluante qu'elle ne l'aurait été si l'œsophage n'eût pas été lié ; en effet, supposons le cas le plus défavorable pour mon opinion, celui dans lequel cette matière développerait des symptômes variables qui se dissiperaient au bout de deux ou trois jours : ces symptômes, dira-t-on, seraient attribués au poison si l'œsophage n'avait pas été lié, tandis que, dans le cas contraire, on serait tenté de croire qu'ils dépendaient de l'opération. A cela je répondrai que cette opération ne déterminant par elle-même, pendant les premières quarante-huit heures, d'autre symptôme qu'un léger abattement, on devrait attribuer à la substance vénéneuse tous les autres phénomènes morbides qui se manifesteraient. D'ailleurs, l'homme de l'art ne serait-il pas blâmable de prononcer sur l'existence d'un poison parce que l'animal auquel on aurait fait prendre la matière suspecte aurait paru incommodé pendant deux ou trois jours? Ces sortes d'expériences ne doivent être considérées comme valables qu'autant qu'elles fournissent un résultat tranché, c'est-à-dire une maladie aiguë suivie d'une mort prompte, ou quand elles ne déterminent aucun accident marqué, et que, d'ailleurs, elles sont d'accord avec les résultats fournis par les symptômes et par les lésions de tissu. Dans les cas douteux, le médecin doit toujours chercher à être favorable à l'accusé.

F. Lorsque l'analyse chimique a fait découvrir un toxique dans le canal digestif du cadavre d'un individu soupçonné mort empoisonné, il faut se demander si par hasard ce toxique n'aurait pas été introduit dans l'estomac ou dans le rectum, après la mort, et pour faire prendre le change. Dans les cas où la substance vénéneuse aurait été décelée dans le foie, la rate, les poumons, etc., il est de la plus haute importance de déterminer, si le poison est arrivé dans ces organes pendant la vie et en vertu de l'absorption, ou bien s'il n'y a été porté qu'après la mort et par suite d'une imbibition cadavérique. Il résulte des nombreuses expériences que j'ai tentées à ce sujet, 1° que lorsqu'on introduit dans le canal digestif d'un cadavre des *dissolutions* vénéneuses d'un sel de cuivre, de plomb, d'antimoine, etc., ou d'acide arsénieux, ces dissolutions se transportent par l'effet de l'imbibition d'abord dans les viscères qui avoisinent le canal digestif, puis dans les organes plus éloignés.

2° Que la marche de ces *dissolutions* est assez lente pour qu'au bout de dix jours, alors même que l'estomac ou le rectum en contiennent une assez forte proportion, ni la partie centrale ni la face supérieure du foie, et à plus forte raison le cerveau, les muscles des jambes, etc., n'en renferment pas encore la moindre parcelle.

3° Que tout porte à croire que ces *dissolutions*, si elles existaient en petite proportion dans l'estomac ou dans le rectum, n'arriveraient jamais aux organes les plus éloignés de ces parties du canal digestif en assez grande quantité pour pouvoir être décelées ; qu'il est d'autant plus probable que les choses se passeraient ainsi, du moins pour un certain nombre de poisons, que ceux-ci, à mesure qu'ils chemineraient à travers nos tissus perméables, seraient décomposés par ces tissus, ou bien formeraient avec eux des composés insolubles ou peu solubles et que leur marche serait dès-lors arrêtée ; je citerai comme exemple les sels de mercure, de plomb, d'étain, d'argent, d'antimoine, de cuivre, etc. Il ne faudrait pas toutefois s'exagérer les effets de cette décomposition ou de cette transformation et croire qu'il suffirait de quelques jours pour que les dissolutions fussent infailliblement arrêtées dans leur marche, car j'ai trouvé à la surface du foie et des reins de cadavres d'animaux qui étaient morts empoisonnés par un sel de cuivre dix ou douze heures auparavant, une certaine quantité du sel cuivreux qui y avait été porté par imbibition cadavérique ; à la vérité, à cette même époque, les poumons et le cœur n'avaient pas encore été tachés par le sel.

4° Que les *dissolutions*, dont il s'agit ne traversent pas facilement la peau, surtout lorsque celle-ci n'est pas dépouillée de son épiderme ; en effet, après avoir laissé pendant dix jours dans une dissolution saline vénéneuse un avant-bras et une main, je me suis assuré que la surface interne de la peau ne renfermait aucune trace de la dissolution ; dans les cas où j'enlevais l'épiderme après cinq ou six jours d'immersion de l'avant-bras, la dissolution pénétrait plus facilement, quoique avec lenteur ; en effet dix jours après avoir plongé dans la dissolution un avant-bras ainsi dépouillé, j'ai vu que celle-ci n'avait pas pénétré au-delà de 8 millim. dans l'épaisseur des chairs.

5° Que les poisons *solides*, solubles dans l'eau, pénètrent également nos tissus, parce qu'ils se dissolvent dans les liquides que contient le canal digestif ; mais ici l'imbibition s'opère plus lentement, surtout lorsque la solubilité de ces poisons est peu marquée : ainsi l'acide arsénieux en fragmens ou en poudre grossière mis dans l'intestin rectum, tarderait beaucoup plus à arriver au cerveau que s'il était dissous.

6° Que, d'après ce qui vient d'être dit, il est évident qu'un expert pourrait trouver une substance vénéneuse dans le foie ou dans tout autre organe d'un individu qui ne serait pas mort empoisonné, si cette substance avait été introduite dans l'estomac ou dans le rectum *après la mort*. Il est également certain qu'en cas d'intoxication on découvrira par l'analyse chimique dans le foie, etc., non-seulement la portion du toxique qui proviendra de l'absorption *pendant la vie,* mais encore celle qui y aura été portée *par imbibition cadavérique ;* aussi décélera-t-on une plus grande quantité de poison dans cet organe quand les animaux seront examinés plusieurs jours après la mort, que lorsqu'ils seront ouverts pendant la vie ou peu d'instans après qu'ils ont cessé de vivre.

Voyons maintenant à l'aide de quelles données l'expert pourrait résoudre une question relative à l'imbibition qui lui serait posée en ces termes par le magistrat : *Le poison décelé dans le canal digestif, dans le foie, etc., existait-il dans ces organes du vivant de l'individu, ou bien ne s'y trouve-t-il que depuis la mort ?* Je commencerai par faire observer que cette question n'a pas, à beaucoup près, toute la gravité qu'on pourrait d'abord lui supposer, et qu'elle n'inspire, par le fait, jusqu'à ce jour, qu'un intérêt scientifique. Il faut le dire à l'avantage de l'espèce humaine, jamais encore les tribunaux d'aucun pays n'ont eu à s'occuper d'un crime qui consisterait à introduire dans le rectum d'un individu qui ne serait pas mort empoisonné, une substance vénéneuse, dans le dessein de faire croire que la mort était le résultat d'un empoisonnement criminel qui serait le fait d'un individu innocent à qui l'on voudrait nuire. J'ai pu me convaincre, en effet, il n'y a pas long-temps, par des documens *officiels,* que le seul cas de ce genre que j'avais dit avoir été jugé par la cour royale de Stockholm, n'était qu'une invention coupable de la personne de qui je tenais le renseignement écrit.

Quoi qu'il en soit, le cas échéant, l'expert, s'il ne parvenait pas à résoudre complétement le problème, *dans certains cas,* du moins pourrait-il fournir au magistrat des élémens scientifiques tels que celui-ci pût être sûrement guidé dans les recherches qu'il tenterait pour découvrir la vérité. Ces élémens sont de plusieurs ordres et doivent trouver place ici.

1° Quand le poison *à l'état solide* a été introduit dans l'estomac ou dans le rectum *après la mort,* on n'en trouve pas ou l'on en trouve à peine dans les points du canal digestif tant soit peu éloignés de ceux sur lesquels il a été appliqué, tandis qu'il est ordinairement assez abondant dans ces derniers points ; il pourrait cependant n'en être pas ainsi, lorsque le poison, que je suppose à l'état *solide,* par suite d'un séjour plus ou moins long dans le canal digestif, aurait été dissous en totalité ou en partie par les liquides renfermés dans ce canal et porté à une certaine distance de la partie sur laquelle il avait été primitivement appliqué.

2° Quand le poison a été dissous avant d'être injecté dans l'estomac ou dans le rectum, il s'étend sans doute davantage et peut pénétrer assez loin du point où il avait été d'abord placé ; mais ici il existe encore des différences *très notables* entre la *proportion* de substance vénéneuse contenue dans l'estomac ou dans le rectum et de celle que l'on trouve dans les portions du canal digestif éloignées de ces deux organes.

3° S'il est vrai que certains toxiques tels que le sublimé corrosif, les acides sulfurique, azotique, etc., introduits dans le canal digestif, *après la mort,* altèrent les tissus de ce canal, ces altérations n'offrent pas le même caractère que celles qui ont été produites par les mêmes toxiques pendant la vie ; ainsi dans le premier cas il existe *une ligne de démarcation excessivement tranchée* entre les parties sur lesquelles les poisons ont été appliqués et celles qui sont à la suite, tandis que dans l'autre cas, l'inflammation développée par ces poisons pendant la vie s'étend toujours bien au-delà des points touchés par ceux-ci et décroît *insensiblement* à mesure que l'on s'en éloigne ; jamais dans ce cas on ne peut constater *la ligne de démarcation* dont j'ai parlé. D'ailleurs, la rougeur, l'inflammation, l'ulcération et les autres lésions sont infiniment plus marquées lorsque les toxiques ont agi pendant la vie, que s'ils ont été introduits après la mort ; ainsi, dans ce dernier cas, on ne trouve guère que de légères altérations *simulant une congestion,* alors même que les poisons ont été introduits *une ou deux heures* après la mort, et l'on ne découvre aucune trace d'altération, si l'application des poisons n'a été faite que plusieurs heures après la mort, quand déjà la vie était éteinte dans les capillaires. D'où il suit que l'expert pourra facilement résoudre le problème, toutes les fois qu'il s'agira d'un poison irritant et qu'il constatera dans le rectum l'existence d'une grande quantité du liquide vénéneux dans l'estomac ou dans le rectum, que les tissus seront à peine congestionnés et qu'il y aura, pour ce qui concerne l'altération cadavérique une ligne de démarcation excessivement tranchée entre les parties touchées par le poison et celles qui ne l'ont pas été.

4° Parmi les toxiques susceptibles d'altérer les tissus du canal digestif après la mort, il en est qui agissent d'une manière spéciale et tellement remarquable, que leurs effets ne sauraient être confondus avec ceux que déterminent constamment ces mêmes toxiques pendant la vie ; le sublimé corrosif et l'acide azotique sont dans ce cas.

5° Quand les poisons ont été absorbés pendant la vie et qu'ils existent dans le foie ou dans d'autres organes, ceux-ci en renferment des quantités égales dans toutes leurs molécules ; aussi en retire-t-on autant de 100 grammes de la partie supérieure que de la partie centrale ou inférieure du viscère. Il peut n'en être pas de même dans les cas où les toxiques ont été portés dans nos organes par imbibition cadavérique ; en effet une quantité donnée de la tranche supérieure du foie et même de la partie centrale de cet organe peut en contenir beaucoup moins qu'une même proportion de la tranche inférieure ; c'est que la dissolution toxique ne pénètre pas également vite dans tous les points du viscère, et l'on conçoit, par exemple, que si elle a été introduite dans l'estomac après la mort, la face inférieure du foie qui est en contact avec ce viscère pourrait déjà en être imprégnée, alors que cette dissolution n'aurait pas encore eu le temps de cheminer à travers le tissu du foie et d'arriver à la partie centrale et à plus forte raison à sa face supérieure ou diaphragmatique.

6° Si la dissolution toxique introduite dans l'estomac ou dans le rectum était en minime proportion, il se pourrait que les organes les plus éloignés n'en fournissent pas la moindre trace à l'analyse, soit parce qu'elle n'aurait pénétré dans ces organes qu'en très petite quantité, soit parce que, chemin faisant, elle aurait été décomposée ou transformée par nos tissus en une matière insoluble, et que dès-lors l'imbibition n'aurait pas eu lieu. Il n'en serait pas de même si le poison eût été absorbé pendant la vie et que le toxique fût du nombre de ceux que l'on décèle aisément dans les organes les plus éloignés (l'acide arsénieux, par exemple) ; on le découvrirait facilement dans les organes les moins rapprochés de ceux qui l'auraient reçu pendant la vie.

7° Si le cadavre n'était examiné que plusieurs mois après la mort, lorsque déjà l'état putréfié du canal digestif ne permettrait pas de constater les altérations dont il aurait pu être le siége, quoique formant un tout continu, ou bien s'il s'agissait d'un de ces poisons qui exercent plus particulièrement leur action sur le système nerveux, sans altérer sensiblement la texture des tissus de ce canal, il faudrait s'enquérir attentivement des symptômes qui ont précédé la mort, de la nature et de la durée de la maladie, etc.; car souvent on parviendrait à reconnaître que cette mort a été l'effet d'une cause toute naturelle, ou que des vomissemens et des évacuations alvines ayant eu lieu dans les derniers temps de la maladie, il est impossible d'admettre qu'une portion assez considérable de substance vénéneuse solide ou dissoute ait pu rester dans le *canal digestif.* Il se pourrait aussi que dans ce cas l'examen du cerveau ou des organes contenus dans le thorax vînt éclairer l'expert sur la cause de la mort.

8° Si l'exhumation du cadavre était faite plus long-temps encore après la mort, quand déjà, par suite de la dissolution putride, tous les viscères seraient méconnaissables et qu'il ne resterait que des débris, sous forme d'une masse graisseuse, semblable au cambouis, le médecin ne pourrait guère s'éclairer pour résoudre la question que des signes commémoratifs sur tout ce qui aurait précédé la mort. Mais alors l'intervention des magistrats, déjà si utile dans les cas mentionnés plus haut, serait un puissant auxiliaire pour découvrir la vérité ; en effet, l'accusation soumise à l'investigation du juge instructeur ne tarderait pas à s'évanouir. Quel intérêt pouvait avoir l'accusé à commettre le prétendu crime, ou bien qui lui a délivré la substance toxique, comment se l'est-il procurée, à quelle époque et comment a-t-il introduit cette substance dans le canal digestif de l'individu, où sont les preuves de toutes ces assertions, de quels accidens immédiats l'administration du poison aurait-elle été suivie? D'un autre côté, on pourrait apprendre que l'accusateur possédait chez lui le poison décelé dans les entrailles ou qu'il s'en est procuré, qu'il en a fait dissoudre une certaine portion, qu'il s'est servi d'une sonde ou d'une seringue, dans l'intérieur desquelles on trouverait peut-être encore un reste de ce poison, qu'on l'a vu s'approcher du cadavre, le retourner dans tel ou tel autre sens, etc. Je me borne à ces indications, persuadé que l'œil vigilant de la justice ne négligerait aucun des moyens propres à mettre la vérité dans tout son jour.

Après avoir indiqué d'une manière succincte les notions préliminaires sur l'empoisonnement, je vais exposer le plan que je me propose de suivre dans l'étude des poisons en particulier. Je m'attacherai surtout à résoudre le problème suivant: *Comment peut-on reconnaître que l'empoisonnement a eu lieu par tel poison?* Pour résoudre cette question d'une manière convenable, j'indiquerai : 1° les caractères physiques de la substance vénéneuse; 2° les expériences chimiques propres à démontrer sa présence, soit lorsqu'elle est pure, soit lorsqu'elle est mélangée ou combinée avec des matières qui la masquent; 3° les symptômes et les altérations de tissu qu'elle détermine; 4° enfin son mode d'action sur l'économie animale.

Si les divers poisons renfermés dans une classe donnaient lieu à des symptômes et à des lésions de tissu différens pour chacun d'eux; si leur mode d'action n'était pas le même, je serais obligé de faire autant de descriptions particulières qu'il y aurait de poisons; mais il n'en est pas ainsi : plusieurs des substances vénéneuses comprises dans une classe exercent à-peu-près le même mode d'action; en sorte que je puis, pour éviter des répétitions, les distribuer en groupes, et me borner à décrire les symptômes et les lésions de tissu déterminés par les poisons rangés dans chacune de ces subdivisions. Toutefois, j'aurai soin d'indiquer dans les descriptions particulières les phénomènes qui me paraîtront appartenir spécialement à telle ou à telle autre espèce de poison, et que l'on chercherait en vain dans l'histoire générale des symptômes et des lésions dont j'aurai parlé.

IIe SECTION. — DES POISONS EN PARTICULIER.

PREMIÈRE CLASSE.

Poisons irritans ou corrosifs.

Des poisons *irritans* ou corrosifs : « Les poisons irritans ou « corrosifs sont ainsi appelés, disais-je, dans les premières édi- « tions de ma *Toxicologie* publiées en 1814 et en 1818, parce « que, *pour l'ordinaire*, ils irritent, enflamment et corrodent les « tissus, avec lesquels ils sont en contact. L'énergie avec la- « quelle ils produisent tous ces effets varie singulièrement sui- « vant la dose à laquelle on les emploie, leur état liquide ou « solide et leur administration à l'intérieur ou leur application à « l'extérieur. *En général,* leur action est plus vive et plus re- « doutable que celle des autres poisons. Tous les acides, tous les « alcalis, presque toutes les préparations métalliques, les can- « tharides, etc., font partie de cette classe importante. » Depuis cette époque, il s'est élevé une doctrine, dite *de l'école ita- lienne*, et qu'il serait plus exact d'appeler *doctrine de M. Gia- comini*, qui a la prétention d'annihiler tout ce que la définition, adoptée par moi, contient d'erroné, et de faire ressortir les nom- breux inconvéniens qu'elle présente sous les rapports des parties physiologique, pathologique et thérapeutique de l'empoisonne- ment. *L'école de Giacomini,* en un mot, n'aspire à rien moins qu'à démontrer le *néant* de la toxicologie française, et à s'as- seoir à sa place. « Les prétentions de cette rivale nous parais- « sent fondées, dit M. le docteur Biéchy de Sélestat, dans un « article qu'il a inséré dans la *Gazette médicale de Stras- « bourg* (n° du 20 septembre 1846), et c'est ses titres et ses « droits que nous avons pour but de faire valoir dans ce tra- « vail. »

La question, comme on le voit, offre, *en apparence*, un grand caractère de gravité, et mérite par cela seul de ma part un exa- men attentif; non pas, et je m'empresse de le dire dès à présent, *qu'en réalité* il y ait quelque chose de sérieux dans le débat, mais parce qu'il serait à craindre, si je gardais plus long-temps le silence, que des hommes, qui ne se sont jamais livrés à l'étude des poisons, continuassent à répandre des faits erronés et à égarer l'opinion publique.

Voici en peu de mots *la doctrine de Giacomini*, tant prônée dans ce pays par M. Rognetta, et adoptée en dernier lieu par la docteur Biéchy. « Les poisons corrosifs exercent deux modes « d'action différens : 1° l'action chimico-physique, qui est irrita- « tive, mais dont la sphère d'action est renfermée dans le lieu « même de l'application de l'agent irritant ; 2° l'autre action, de « *nature dynamique* qui est hyposthénisante, c'est-à-dire déter- « minant une action dépressive sur les forces vitales, et qui est « le résultat *de l'absorption de l'agent toxique*. La médica- « tion antitoxique de Giacomini consiste : 1° à favoriser l'expul- « sion du poison de l'estomac ; 2° à neutraliser dynamiquement, « *par l'emploi des stimulans*, l'hyposthénie générale, consé- « quence *de l'absorption* de la substance toxique et cause fon- « damentale des accidens qui accompagnent l'intoxication mé- « tallique. »

M. Biéchy ajoute : « L'irritation chimico-physique est d'autant « plus grande que la substance toxique est plus concentrée : « plus le poison est délayé, moins les propriétés, dites corro- « sives, sont prononcées ; à un certain degré de dilution ces effets « physico-chimiques sont nuls. Sous cette forme qui ne laisse *par* « *conséquent aucune trace d'irritation matérielle*, la sub- « stance toxique absorbée, passe dans les voies circulatoires, et « exerce sur l'organisme une modification constitutionnelle. Les « effets mécanico-chimiques des poisons *ont donc été confon-* « *dus* par les toxicologistes avec leurs effets dynamiques. De là « des méprises étranges sur leur action organique et leur valeur « thérapeutique. Il est résulté de cette confusion, *que les au-* « *teurs français* n'ont vu dans les effets des poisons, dits irri- « tans, QUE PHLOGOSE, IRRITATION, INFLAMMATION, et partant de « là, cette induction fallacieuse, erronée, la nécessité d'une mé- « dication antiphlogistique. »

Les faits se présentent en foule pour montrer avec quelle légèreté le docteur Biéchy a examiné la question. Dès l'année 1814, mais surtout en 1818, j'ai formellement énoncé : 1° qu'un grand nombre de poisons irritans *sont absorbés*, et qu'ils agissent sur l'économie animale, non-seulement parce qu'ils irritent les parties qu'ils touchent, mais encore *parce qu'ils sont absorbés*, et parce que la partie absorbée affecte gravement le système nerveux, les organes de la circulation, de la respiration, etc.; j'ai dit aussi, et je le maintiens, que dans beaucoup de circonstances le système nerveux, les organes de la circulation et de la respiration étaient en outre sympathiquement affectés par suite de l'irritation des tissus avec lesquels les poisons avaient été mis en contact. Je citerai parmi les substances vénéneuses que j'ai dit être absorbées, le *sublimé corrosif*, l'*acide arsénieux*, le *tartre stibié*, le *chlorhydrate d'ammoniaque*, le *chlorure de barym*, les *cantharides*, l'*acétate de plomb*, l'ellébore, la coloquinte, la sabine, le *rhus toxicodendron*, l'anémone, l'aconit, la chélidoine, le narcisse des prés, la scille, etc.; 2° que plusieurs poisons irritans laissent à peine des traces de leur séjour sur nos tissus, c'est-à-dire qu'ils développent une inflammation locale peu intense, qui, *dans la plupart des cas*, ne peut pas être regardée comme cause de la mort, et que celle-ci arrive par l'action du toxique sur le cerveau, sur le cœur, sur les poumons, etc., *de la partie absorbée* (*Toxicologie*, 2° édit., publiée en 1818, t. 1ᵉʳ, page 605). Depuis 1818, chaque jour de nouveaux travaux m'ont conduit à admettre que plusieurs substances, dont l'absorption ne m'avait pas paru d'abord démontrée, étaient réellement absorbées (*Voy.* mes éditions subséquentes). Il est donc faux que les auteurs français n'aient vu dans les effets des poisons dits irritans, que *phlogose, irritation* et *inflammation*. Il est bon de noter que M. Giacomini était loin d'avoir encore paru sur la scène du monde savant en 1818 et à plus forte raison en 1814.

Mais dira-t-on, en imputant à la partie absorbée, les accidens des poisons irritans, vous n'avez pas considéré leur action comme *hyposthénisante*; loin de là, vous l'avez envisagée dans un sens opposé, puisque vous avez conseillé les antiphlogistiques pour la combattre. Laissons parler encore le docteur Biéchy : « Quand « vous parcourez les observations qu'on nous donne des intoxi-

« cations par substances corrosives, quel est le tableau que nous
« font les toxicographes des accidens concomitans ? Ils vous
« représentent le patient avec un faciès cadavérique, avec un
« pouls filiforme ; il accuse des frissons, il a des sueurs froides
« et séreuses ; il éprouve lipothimie sur lipothimie, etc. Après
« la mort quand on ouvre la cadavre, que trouve-t-on ? Quelques
« rougeurs sur la muqueuse gastro-intestinale et quelques injec-
« tions veineuses passives ; et l'on voudrait expliquer l'issue fa-
« tale et les symptômes morbides par ces insignifiantes lésions
« anatomiques ? En admettant même qu'il y ait dans l'estomac
« une phlogose grave, des eschares, des perforations, ne voit-
« on pas qu'il y avait une contradiction flagrante entre les alté-
« rations matérielles trouvées après la mort et les troubles fonc-
« tionnels observés pendant la vie ? Peut-on encore se demander
« si les accidens observés sont de nature *sthénique* ou *asthéni-*
« *que ?* Qu'est-ce autre chose que l'expression d'une hyposthénie
« profonde et progressive que ces frissons, cette réfrigération
« générale, cette pâleur mortelle, ce faciès hyppocratique, ce
« pouls filiforme, ces sueurs algides et visqueuses, ces déjections
« involontaires de fèces et d'urine, ces défaillances extrêmes por-
« tées jusqu'à l'insensibilité, et au milieu de cet appareil formi-
« dable de symptômes, ce défaut de réaction ? Ne trouvons-nous
« pas quelque analogie entre ces symptômes, l'abaissement de
« la caloricité, l'affaissement du pouls, la dépression progressive
« du système de toutes les fonctions, et ceux que nous offrent les
« hémorrhagies mortelles ? Où voit-on dans ces phénomènes,
« cette *prétendue* conflagration *pyrétique* dont parlent les au-
« teurs, cette phlogose incendiaire qui dévore l'organisme et à
« laquelle il faut opposer une médication énergiquement anti-
« phlogistique ? »

La réfutation de ce paragraphe ne sera pas difficile. M. Biéchy
trace de l'empoisonnement par les irritans un tableau qui est
loin d'être toujours vrai ; en effet, il n'est pas exact de dire que
constamment les symptômes de cette intoxication appartiennent
à l'*hyposténie*. Non, il aurait fallu, pour ne pas s'exposer encore une fois au reproche de légèreté, distinguer deux états fort
différens dans l'intoxication dont je m'occupe ; des observations

nombreuses, publiées depuis longues années, établissent jusqu'à l'évidence que dans beaucoup de cas les poisons irritans, soit que cela tienne aux doses employées, au mode d'administration, à la constitution des individus, etc., développent une maladie qui ne ressemble aucunement à celle qui a été décrite par M. Biéchy; ainsi, indépendamment des douleurs atroces dans diverses parties de l'abdomen, des vomissemens, etc., les malades éprouvent de la fièvre avec un pouls grandement développé, de la chaleur à la peau, des phlegmasies cutanées, une excitation cérébrale manifeste, souvent sans la moindre trace de lipothimie, et l'expérience journalière, constate que dans ce cas les émissions sanguines sont utiles. Les auteurs fourmillent d'observations de ce genre : j'en ai inséré plusieurs dans ma *Toxicologie générale*, et, ce qui vaut mieux pour moi, j'ai soigné plusieurs malades qui étaient dans ces conditions. MM. Giacomini et Biéchy n'auraient pas manqué de constater des résultats analogues s'ils avaient eu l'occasion de voir quelques individus empoisonnés.

Ce premier fait une fois posé, il ne reste plus qu'à examiner si les malades dont M. Biéchy a donné la description sont réellement dans un état d'*hyposthénie* qui exclut les antiphlogistiques et commande l'emploi des excitans. J'admire la hardiesse de ces hommes qui, foulant aux pieds les données fournies par l'analogie et par les tentatives faites sur les animaux, et n'ayant aucune expérience qui leur soit propre, n'hésitent pas à trancher une question aussi grave. Voyons ce que nous apprennent l'analogie et les expériences sur les animaux. *L'analogie.* Que voyons-nous journellement dans des affections incontestablement inflammatoires dans lesquelles pourtant la dépression des forces est extrême; qu'a-t-on vu dans certains cas de *choléra morbus asiatique ?* Des malades, en bon nombre, dans un état *en tout semblable* ou à peu de chose près en tout semblable à celui qui a été décrit par M. Biéchy sous le nom d'état *hyposthénique* (V. p. 44), traités par les émissions sanguines générales et surtout locales, *avant la période de réaction*, et dont la situation, loin d'avoir été aggravée, s'est sensiblement améliorée; souvent même les malades ont été guéris. Les ouvrages de Broussais, de M. Bouillaud et de plusieurs autres praticiens, nous fournissent des preuves non équivoques de la vérité de cette assertion (V. le *Traité du choléra-morbus* du professeur Bouillaud).

Si maintenant nous jetons un coup-d'œil sur les résultats fournis par des expériences tentées sur les animaux dans le but de prouver qu'en réalité l'empoisonnement produit par les substances irritantes constitue un état d'*hyposthénie*, et qu'il y a lieu de le combattre par des médicamens excitans, nous verrons que ces résultats établissent, de la manière la plus évidente, tout le contraire. Rognetta, que l'on trouve toujours prêt à défendre les plus mauvaises causes, a été assez mal inspiré pour prôner outre mesure les idées de Giacomini et pour affirmer qu'avec la médication tonique et excitante il guérirait les animaux empoisonnés par l'acide arsénieux. Qu'en est-il résulté ? Dix-huit ou vingt chevaux ont été consacrés à ces expériences ; on leur a fait prendre des doses d'acide arsénieux suffisantes pour les tuer dans l'espace de quelques jours, et on leur a administré du bouillon, de l'eau-de-vie pure ou des narcotiques ; *tous ces animaux sont morts*, à l'exception d'un seul que l'on a abattu le vingtième ou le vingt-deuxième jour. Plusieurs d'entre eux *ont péri plus vite* que d'autres chevaux empoisonnés de la même manière *et qui n'avaient pas été soignés*. Le traitement était dirigé par Rognetta. Je ne parlerai pas d'autres expériences faites sur les chiens, car j'ai démontré en présence de vingt-quatre membres de l'Académie, que *tous ceux* qui avaient été empoisonnés par l'acide arsénieux, qui ne vomissaient pas et qui étaient soumis à la médication tonique, excitante et narcotique, mouraient rapidement ; souvent même la mort arrivait alors même que les animaux avaient notablement vomi (V. mon Mémoire dans les *Archives de médecine*, septembre 1841).

Que répondre à des résultats aussi accablans pour la théorie de Giacomini ? Rien. Je me trompe ; on dira peut-être que les expériences sur les chiens et sur les chevaux, sur lesquelles on comptait pourtant beaucoup pour faire triompher des idées préconçues, sont insuffisantes pour résoudre la question, et l'on répétera avec M. Biéchy qu'elles sont des *parodies* d'empoisonnement sans application clinique. Alors je demanderai qu'on me fasse connaître un certain nombre de cas d'empoisonnement par des substances irritantes chez l'homme guéris par la méthode excitante. On ne le pourra pas. Que l'on place actuellement en regard de tous ces désastres les nombreux succès obtenus depuis un temps immémorial, par la médication antiphlogistique dans l'intoxication dont il s'agit, et l'on verra de quel côté est la vérité. Non pas que je prétende devoir conseiller les émissions sanguines dans tous les cas d'empoisonnement où il n'y a pas des signes évidens de réaction ; dès l'année 1818 je m'étais élevé contre l'emploi systématique de la saignée dans tous les cas et dans toutes les périodes de l'empoisonnement par les irritans. « Je suis loin de regarder la *saignée*, disais-je à cette « époque, comme spécifique, ainsi que le veut Campbell, et je « crois qu'elle ne peut être utile qu'en diminuant les symptômes « inflammatoires qui se sont déjà manifestés » (*Toxicologie gé-nérale*, tome 1er, page 234, 2e édit., 1818). Que penser maintenant de l'à-propos du passage suivant du travail de M. Biéchy : « La médication antiphlogistique est le complément, le corol-« laire *indispensable de la doctrine* qui établit que les poisons « métalliques tuent en irritant. »

Je ne pense pas que ce soit sérieusement que M. Biéchy ait voulu faire valoir un autre argument que voici : « *On a con-« fondu, dans les autopsies, les effets cadavériques du « poison avec son action vitale.* » Tout porte à croire, en effet, que les toxicologistes français n'ont pas attendu l'avertissement qui leur a été donné par le médecin de Sélestat pour apprendre à distinguer les lésions matérielles produites pendant la vie, des effets chimiques qui peuvent se manifester après la mort.

Pour mieux prouver que les poisons irritans déterminent la mort, non pas en irritant les parties qu'ils touchent, mais bien en agissant *dynamiquement* sur nos organes, *par la portion absorbée*, M. Biéchy pose en principe « que plus le poison est « concentré, plus son action est lente, et qu'au contraire, plus il est « délayé, plus elle est rapide. » Voici les faits à l'appui de cette *hérésie toxicologique* : 1° « *MM. Coindet et Christison « l'ont démontré expérimentalement.* » Si ces auteurs ont prouvé que cela est vrai pour l'acide oxalique, ils n'ont jamais établi qu'il en fût ainsi pour les autres poisons. 2° « *M. Orfila*

« s'est assuré *qu'en donnant à un animal 0,75 à 1,0 gramme*
« *de baryte dissoute et délayée dans de l'eau, il ne tarde pas*
« *à périr, tandis qu'une dose sextuple de la même substance*
« *ne produit pas la mort, si elle est donnée très concentrée.* »
Tout cela est faux ; qu'on lise mes ouvrages et l'on y trouvera
précisément le contraire. 3° « 12 *grammes d'acide sulfurique*
« délayé, NE CAUSERONT AUCUN PHÉNOMÈNE GRAVE (1) ; LA MÊME
« DOSE concentrée et *ingérée* dans l'estomac doit produire une
« *phlogose gastrique mortelle.* » Comment M. Biéchy ne s'est-
il pas aperçu que ce fait donne un démenti formel à la proposition qu'il cherche à faire prévaloir, puisque, suivant lui, les
irritans agissent d'autant plus qu'ils sont plus délayés ? ! ! !

Je pourrais en rester là, convaincu que le lecteur a déjà fait
justice d'une des plus grandes rêveries des temps modernes ;
mais comme l'école de Giacomini a encore cherché à saper une
autre idée fondamentale de la toxicologie française, je crois devoir consacrer quelques lignes à prouver qu'elle n'a pas été plus
heureuse cette fois que sur les autres points. Il s'agit de la
théorie *des contrepoisons*. Voici l'acte d'accusation dressé par
M. Biéchy contre la médication antitoxique :

« Bien des considérations tendent à faire rejeter la pratique
« par laquelle on a pour but, dans les empoisonnemens métal-
« liques, de neutraliser les poisons par les réactifs chimiques.
« 1° Dans la majeure partie des cas d'intoxication on ignore la
« nature du poison ingéré ; 2° on est rarement appelé en temps
« opportun pour que ce moyen puisse trouver son application,
« et l'on n'a pas toujours les réactifs sous la main ; 3° n'est-il pas
« beaucoup plus simple de faire rejeter le poison par le vomisse-
« ment, si déjà sa présence dans l'estomac a entraîné cette éva-
« cuation ; 4° l'empoisonnement ou les accidens de l'intoxication
« ne sont pas solidaires de l'action du poison sur l'estomac, mais
« bien la conséquence de l'absorption de l'agent toxique. Les
« neutralisans chimiques ne sauraient donc en rien amoindrir
« ces effets généraux.

« L'intervention des chimistes et des pharmaciens, en matière
« d'empoisonnement, ne saurait être que funeste. Ces savans

(1) Ceci est faux, à moins que l'acide ne soit excessivement délayé.

« spécialistes assimilent les appareils organiques à des récep-
« tacles inertes ou des cornues, et sous prétexte de neutraliser
« le poison, vont appliquer à l'économie leurs rêves de labora-
« toire, et faisant perdre ainsi un temps précieux, irréparable,
« vont tout compromettre ; car pendant leurs pratiques chimi-
« ques, les effets *dynamiques* du poison s'exercent, et leur
« marche est rapide. Au moment où la réaction chimique réus-
« sira peut-être, le malade sera mort ou près de mourir. »

Je ne chercherai pas à défendre la doctrine des contrepoisons
contre les exagérations dont elle a été l'objet dans ces derniers
temps ; ainsi l'emploi du fer métallique contre les sels de cuivre,
celui du protosulfure de fer contre le sublimé corrosif, et surtout
celui du protochlorure d'étain, poison irritant, énergique, tant
prôné par M. Poumet et par l'Institut contre le même sublimé
corrosif, ne sont évidemment susceptibles d'aucune application
fructueuse, parce qu'on ne les a pas sous la main, qu'il faut un
certain temps pour se les procurer et que bon nombre d'expériences ont démontré qu'ils n'étaient d'aucune utilité lorsqu'on
les administrait même une ou deux minutes après l'intoxication.
Personne plus que moi n'a insisté sur la nécessité de recourir
promptement à l'emploi des contrepoisons, si l'on voulait en retirer quelques avantages ; personne plus que moi n'a par conséquent contribué à les faire considérer comme des médicamens
qui pourraient bien ne pas être d'un grand secours dans le traitement de l'empoisonnement, puisque le plus souvent on sera dans
l'impossibilité de les administrer en temps utile. Dès l'année 1818 (v. ma *Toxicologie*, page 434 du tome 1ᵉʳ, 2ᵉ édit.),
je prouvais, en parlant de l'empoisonnement par l'acide sulfurique, etc., « que les praticiens ne devraient point se flatter d'ar-
« rêter les désordres produits par cet acide en employant la ma-
« gnésie qu'autant qu'elle serait ingérée *très peu de temps* après
« que l'accident aurait eu lieu, et qu'on la donnerait à plusieurs
« reprises. »

D'un autre côté, j'ai grandement appuyé sur l'*indispensable*
nécessité de débarrasser d'*abord* le malade de la substance vénéneuse qui n'aurait point encore agi, en employant deux sortes
de moyens : en *première ligne* j'ai placé les *évacuans*, puis les

neutralisans chimiques (*Toxicologie générale*, 4ᵉ édition). Je ne me suis donc pas montré si fanatique ni si enthousiaste des contrepoisons que M. Biéchy tend à le faire croire, et je dois repousser avec énergie l'accusation qu'il lance implicitement contre la Toxicologie française, lorsqu'il dit : « *n'est-il pas « beaucoup plus simple de faire rejeter le poison par le vo- « missement ?* »

Est-ce à dire pour cela qu'il faille renoncer à l'emploi de neutralisans chimiques, doux, inoffensifs, à la portée de tout le monde, qui, loin de suspendre les évacuations, les *favorisent* tout en détruisant ou en atténuant l'action vénéneuse de la substance ingérée ? A qui persuadera-t-on, par exemple, qu'il n'est pas plus avantageux de chercher à faire vomir les malades avec de l'eau tiède albumineuse, dans l'empoisonnement par les sels mercuriels, cuivreux, stanniques, etc., avec de l'eau tiède tenant du sulfate de soude en dissolution dans l'intoxication par les sels de baryte et de plomb, ou avec le même liquide également tiède et légèrement salé (chlorure de sodium), lorsqu'on a avalé de l'azotate d'argent, plutôt que d'administrer de l'eau tiède *seule* : comment ne pas comprendre qu'il y a ici deux bénéfices au lieu d'un seul, celui de faire vomir et celui d'annihiler en totalité ou en partie la portion de la substance vénéneuse, qui, par une cause quelconque, ne serait pas *aussi promptement vomie* qu'on pourrait le désirer ? « Mais, dit M. Biéchy, vous rêvez « lorsque vous prétendez que les choses se passent dans l'esto- « mac, comme dans les cornues de vos laboratoires ? » A cela je répondrai que si quelqu'un rêve, ce n'est certes pas le chimiste ni le pharmacien, car il est aisé de démontrer par le raisonnement et par *des expériences directes*, que les réactions chimiques ont exactement lieu de la même manière dans les deux cas ; si les faits n'étaient pas là pour justifier cette assertion, il me suffirait de dire, pour ne laisser aucun doute, même parmi ceux qui connaissent à peine les élémens de la science, que les réactions dont j'ai parlé ont lieu *à l'instant même où les substances sont en contact* et que dès-lors la nature du vase ne saurait exercer la moindre influence sur le résultat. M. Biéchy niera-t-il qu'en administrant la magnésie dans un cas de dyspepsie, de pyrosis, etc., cet alcali neutralise, *dans l'estomac*, les acides qui s'y étaient développés; niera-t-il les bons effets pratiques de cette neutralisation? Non, certes; eh bien! dans ce cas le praticien ne fait autre chose que d'administrer un contrepoison, en appliquant purement et simplement une donnée de laboratoire. Je regrette pour M. Biéchy qu'il m'ait mis dans le cas de lui rappeler des principes aussi élémentaires.

« Mais, ajoute mon confrère, vous perdez un temps précieux « pendant lequel vous devriez combattre les effets *dynamiques du* « *poison.* » Ce que j'ai dit sur le prétendu *dynamisme* que l'on invoque me dispensera de répondre en détail à cette assertion ; il est certain que s'il fallait gorger les malades d'eau-de-vie ou de vin, comme le veut l'école Giacomini, il y aurait danger à différer l'emploi de ces médicamens incendiaires ; mais l'observation se trouve réduite à néant dès que j'ai prouvé qu'il serait plus que téméraire de recourir à une pareille médication.

Je bornerai ici le relevé des griefs articulés contre l'école française, quoiqu'il me fût aisé de combattre victorieusement quelques autres assertions, aussi peu fondées que les précédentes, et je dirai en terminant que les attaques des détracteurs de nos idées ne sont pas de nature à ébranler le moins du monde les esprits sérieux et éclairés qui chercheront à prendre la nature sur le fait. Qu'il y a loin de l'étude expérimentale variée et prolongée réunie à l'observation clinique la plus attentive, à ces divagations élucubrées dans le silence du cabinet par des médecins qui n'ont peut-être pas vu dans leur vie deux cas d'empoisonnement chez l'homme, et qui à coup sûr ignorent les premiers élémens de l'art d'expérimenter.

Il résulte de tout ce qui précède que je dois ranger parmi les poisons *irritans*, ceux qui, *pour l'ordinaire,* enflamment les parties qu'ils touchent, qui sont en outre absorbés et qui exercent une action délétère sur les centres nerveux, sur les organes de la circulation, de la respiration, etc., action qui, dans beaucoup de cas, devra être attribuée à-la-fois à la portion absorbée et à l'altération locale, mais qui, dans certaines circonstances, pourra dépendre aussi d'une lésion sympathique des organes les plus essentiels à la vie, occasionnée par l'inflamma-

4.

tion des tissus mis en contact avec les toxiques. Si les traces
d'irritation locale sont peu sensibles, il est évident que les effets
délétères qui se sont manifestés reconnaissent pour cause l'action
de la portion absorbée sur des organes importans.

ARTICLE Ier. — DU PHOSPHORE, DE L'IODE, DU BRÔME, DU
CHLORE, ET DE QUELQUES-UNS DES COMPOSÉS DANS LESQUELS
ILS ENTRENT.

Du phosphore.

Comment peut-on reconnaître que l'empoisonnement a eu lieu
par le phosphore?

On reconnaîtra le *phosphore* dégagé de tout mélange aux
caractères *physiques* et *chimiques* suivans : il est solide à
la température ordinaire , lumineux dans l'obscurité, blanc,
blanc jaunâtre ou rouge, suivant qu'il a été conservé dans l'obscurité ou exposé à l'action de la lumière, demi-transparent ou
opaque, flexible, assez mou pour qu'on puisse le couper avec un
couteau ; quelquefois cependant il présente un assez grand degré
de dureté, c'est lorsqu'il n'est pas récemment préparé ; il répand
une odeur alliacée très remarquable ; son poids spécifique est de
1,770 (1). Il a beaucoup d'affinité pour l'oxygène : aussi décom-
pose-t-il l'air à toutes les températures. Si on le place sur un
corps légèrement chauffé, il fond, brûle avec éclat, et donne non
pas de l'acide hypophosphorique, comme le dit M. Devergie, mais
bien de l'acide phosphorique qui se dégage dans l'atmosphère,
sous forme de vapeurs blanches épaisses, et de l'oxyde rouge
de phosphore, qui reste attaché au vase sur lequel on avait placé
le phosphore. Si, au lieu d'agir ainsi, on expose ce corps à l'action de l'air à la température ordinaire, il en absorbe également
l'oxygène, passe à l'état d'acide hypophosphorique, acide qui n'est
qu'un composé d'acide phosphorique et d'acide phosphoreux, et

(1) Si j'avais voulu décrire le phosphore pur et récemment préparé, je n'aurais
pas indiqué les diverses nuances de couleur, de transparence, de consistance, etc.,
parce qu'il se présente toujours de la même manière; mais comme mon objet est de
faire connaître ce corps dans tous les états, j'ai dû signaler les caractères variés qu'il
offre. Je crois remplir mieux mon but en agissant ainsi pour tous les poisons.

répand une légère fumée blanche : il se produit pendant cette combustion une lumière verdâtre, qui n'est visible que dans l'obscurité.

Si le phosphore pulvérulent a été *mêlé à d'autres corps solides,* on le reconnaîtra : 1° à l'odeur alliacée du mélange ; 2° à la propriété qu'il a de fumer lorsqu'il est exposé à l'air ; 3° à la manière dont il se comporte lorsqu'on l'étend sur une plaque de fer préalablement chauffée ; en effet, il suffit d'éparpiller avec un couteau, sur une de ces plaques, une pâte contenant seulement un *millième* de phosphore pulvérisé, pour que ce corps brûle avec une flamme jaune, et avec production d'une fumée blanche d'acide phosphorique, et pour qu'on aperçoive çà et là des points lumineux au milieu du mélange ; 4° en triturant celui-ci avec de l'azotate d'argent dissous, sa couleur passe d'abord au roux, puis au brun et au noir ; dans ce dernier état, il s'est formé du phosphure noir d'argent ; si la pâte ne renfermait qu'un millième de son poids de phosphore, il faudrait attendre plusieurs heures avant qu'elle devînt rousse. Ces caractères, plus que suffisans pour déceler le phosphore dans le cas dont je parle, doivent être préférés à celui qui a été indiqué par plusieurs auteurs, et qui consiste à exprimer sous l'eau chaude la pâte phosphorée renfermée dans un nouet fait avec une peau de chamois : on éprouve en effet trop de difficulté à faire passer à travers la peau quelques parcelles de phosphore, parce que celui-ci se trouve fortement retenu par la pâte. Dans une expérience de ce genre faite avec un mélange d'*une partie* de phosphore pulvérisé, et de *neuf parties* de pain mouillé, mélange très riche en phosphore, je n'ai pu faire passer à travers la peau qu'une ou deux petites particules de phosphore.

Eau dans laquelle a séjourné du phosphore. Le phosphore est insoluble dans l'eau ; d'où il suit qu'il n'existe point de *solution aqueuse de phosphore,* comme l'a dit M. Devergie ; le liquide, dont il s'agit, tient en dissolution de l'acide phosphoreux et de l'hydrogène phosphoré, produits par la décomposition de l'eau. Il exhale l'odeur de phosphore, répand des vapeurs lumineuses dans l'obscurité, et se comporte avec l'azotate d'argent, comme l'alcool et l'éther phosphorés.

Alcool et *éther phosphorés.* L'odeur de ces liquides est alliacée et alcoolique ou éthérée : lorsqu'on les enflamme, ils brûlent à-peu-près comme s'ils étaient purs ; il se forme, vers la fin de cette combustion, de l'acide phosphorique, qui peut se dégager en partie sous forme de vapeurs blanches, mais qui se trouve toujours en assez grande quantité dans la capsule où l'on a fait l'expérience, pour rougir fortement la teinture de tournesol ; il arrive aussi, lorsque le phosphore est très abondant et qu'il n'a pas été entièrement converti en acide, qu'il y a un résidu d'oxyde de phosphore rougeâtre. L'eau versée dans l'alcool ou dans l'éther phosphorés en précipite sur-le-champ une poudre blanche ; si l'on met une petite quantité de ces liquides dans un verre rempli d'eau froide, placé dans un lieu obscur, on aperçoit à la surface du mélange des ondes lumineuses et brillantes. Lorsqu'on expose ces liquides à l'air, ils répandent des vapeurs blanches, lumineuses dans l'obscurité ; l'alcool, et surtout l'éther, ne tardent pas à se vaporiser en entier, et il reste du phosphore pulvérulent.

L'azotate d'argent est précipité par ces dissolutions, d'abord en blanc jaunâtre, qui passe au roux clair, qui se fonce de plus en plus et finit par devenir noir (phosphure d'argent) ; si le phosphore est assez abondant, le précipité noir paraît de suite.

Acide acétique phosphoré. Son odeur est à-la-fois acétique et phosphorée ; s'il est chargé de phosphore, il répand des vapeurs blanches à l'air ; l'azotate d'argent agit sur lui, comme sur l'alcool et l'éther phosphorés.

Huile et pommade phosphorées. Elles conservent la plupart des propriétés physiques de l'huile ; mais elles ont une odeur alliacée ; elles rougissent faiblement la teinture de tournesol, avec laquelle on les agite, précipitent l'azotate d'argent en noir, et lorsqu'on en imbibe un papier, celui-ci brûle avec une belle flamme jaune comme le phosphore, et fournit une vapeur blanche d'acide phosphorique. Leur consistance et leur aspect peuvent encore servir à les faire reconnaître.

Lorsque le phosphore a été *transformé* dans l'estomac de l'homme en acides phosphorique ou hypophosphorique qui ont occasionné la mort de l'individu, on s'assurera de la présence de ces acides par les moyens qui seront indiqués en parlant de ces corps.

Symptômes et lésions de tissu déterminés par le phosphore. Les symptômes et les lésions de tissu auxquels le phosphore donne naissance varient suivant la dose et l'état de division dans lequel il se trouve lorsqu'il est ingéré : 1° s'il est solide, en petits cylindres, et que l'estomac soit rempli d'alimens, les symptômes ne se déclareront que quelques heures après qu'il aura été avalé, et ils seront en tout semblables à ceux qui caractérisent l'inflammation de l'estomac et des intestins ; 2° si le phosphore a été auparavant dissous dans un véhicule, quel que soit l'état dans lequel se trouve l'estomac, et que la dose soit de 1 à 10 centigrammes, il excitera puissamment le système nerveux, et surtout les organes génito-urinaires ; le pouls sera plus fort et plus fréquent ; la chaleur sera augmentée, ainsi que les forces musculaires ; la sueur et l'urine seront plus abondantes, *et les désirs vénériens notablement éveillés*. Si la dose est plus forte, et quelquefois même à la dose de quelques centigrammes, les souffrances les plus cruelles, les vomissemens les plus opiniâtres et les symptômes nerveux les plus alarmans se manifesteront et annonceront une mort prochaine.

S'il est appliqué à l'extérieur, il enflammera les tissus et produira des brûlures profondes.

Les lésions cadavériques consisteront en une inflammation plus ou moins intense du canal digestif ; les chairs et les organes gastriques pourront exhaler l'odeur de phosphore et être lumineux dans l'obscurité.

Action du phosphore sur l'économie animale. Il résulte de mes expériences et d'un grand nombre d'observations (*V*. ma *Toxicologie générale*): 1° que le phosphore dissous dans l'huile et injecté dans les veines traverse les poumons, absorbe l'oxygène de l'air et passe à l'état d'acide hypophosphorique ; probablement il se forme aussi de l'acide phosphorique ; le passage de ces acides à travers les vaisseaux délicats des poumons détermine une inflammation presque instantanée de leur tissu, inflammation qui, en s'opposant à ce que les poumons continuent leur action, donne bientôt lieu à l'asphyxie et à la mort ; 2° qu'étant introduit dans l'estomac à la dose de quelques centigrammes, après avoir été dissous dans un véhicule, il est absorbé et excite le système nerveux et les organes génito-urinaires ; 3° que sous cette forme, et à plus forte dose, il peut déterminer la mort, soit par suite de l'absorption dont je parle, soit parce qu'il développe une vive inflammation des tissus du canal digestif, soit enfin par l'action combinée de ces deux causes ; quoi qu'il en soit, l'inflammation gastro-intestinale doit surtout être attribuée à la transformation du phosphore en acide phosphorique, au moyen de l'air contenu dans le canal digestif ; 4° que lorsqu'on introduit le phosphore en cylindres dans l'estomac, il se produit de l'acide hypophosphorique qui enflamme les portions des membranes avec lesquelles il est en contact : or, comme le phosphore marche progressivement de l'estomac au rectum, on conçoit que l'inflammation doit être plus forte dans les endroits où il s'est formé une plus grande quantité d'acide hypophosphorique, ceux, par exemple, que le phosphore a déjà franchis ; 5° que la combustion est d'autant plus lente que l'estomac contient une plus grande quantité d'alimens, le phosphore se trouvant alors enveloppé, et par conséquent plus à l'abri du contact de l'air (1) ; 6° qu'il n'est pas exact de dire avec M. Devergie, que le phosphore exerce beaucoup plus d'action quand il a été transformé en acide hypophosphorique par le contact de l'air, puisqu'on peut faire prendre à des animaux, sans déterminer d'accidens notables, des quantités de cet acide au moins deux fois plus fortes que les doses de phosphore susceptibles de les tuer, pourvu que ce corps ait été dissous dans une huile ; 7° que la mort ne tarde pas à survenir lorsque le phosphore avalé a été préalablement fondu dans l'eau chaude : dans ce cas, la combustion est des plus rapides, et l'animal succombe au milieu des mouvemens convulsifs les plus horribles. Il est certain que le produit de cette combustion est de l'acide phosphorique.

---

(1) Il arrive même assez souvent que le phosphore n'a point encore agi sur les tissus de l'estomac plusieurs heures après son ingestion. J'ai donné à un animal une très grande quantité d'alimens ; immédiatement après je lui ai fait prendre 8 grammes de phosphore coupé en vingt petits cylindres : au bout de huit heures, il n'éprouvait aucune incommodité. On l'a ouvert, et l'on a vu que le phosphore se trouvait enveloppé dans les alimens : les tissus de l'estomac n'offraient pas la plus légère trace d'altération.

De l'iode.

Comment peut-on reconnaître que l'empoisonnement a eu lieu par l'iode?

Iode solide. Il est en petites lames d'une couleur bleuâtre, d'un éclat métallique, d'une faible ténacité, ayant l'aspect de la plombagine (carbure de fer), ou cristallisé en octaèdres ou en dodécaèdres ; il jaunit sur-le-champ le papier blanc ou la peau sur lesquels on le place ; son odeur est analogue à celle du sulfure de chlore liquide ; son poids spécifique est de 4,946. Si on le chauffe, il se vaporise en répandant des vapeurs violettes très belles, qui se condensent par le refroidissement et donnent les lames cristallines dont j'ai parlé. Il communique à l'eau une légère teinte jaune d'ambre, et ne se dissout qu'en très petite quantité. Il est plus soluble dans l'alcool, avec lequel il forme la *teinture d'iode*.

Si l'iode ne se volatilisait pas en entier étant chauffé, ou qu'il ne se dissolvît pas complètement dans l'alcool, c'est qu'il serait mélangé de charbon, de fer, de sulfure de plomb ou de bioxyde de manganèse, etc., substances avec lesquelles on l'a quelquefois falsifié. Il faudrait pour reconnaître ces fraudes, après avoir dissous tout l'iode dans l'alcool, constater les caractères de chacune des substances indiquées.

Eau iodée. Liquide jaune tirant plus ou moins sur le rouge clair, odorant comme l'iode, colorant en violet l'amidon dissous ou délayé dans l'eau, perdant celui-ci sous forme de vapeur violette, et se décolorant lorsqu'on le chauffe, se décolorant aussi par la potasse ou par le sulfure de carbone liquide (liqueur de Lampadius). Versez deux ou trois gouttes de celui-ci dans un tube contenant de l'eau iodée, et agitez ; le sulfure occupera bientôt le fond du tube, et sera d'un violet clair ; décantez le liquide *incolore* surnageant, et mettez le sulfure restant dans une capsule ; par la simple exposition à l'air, le sulfure se volatisera en quelques minutes, en laissant de l'iode.

Alcool iodé ou *teinture d'iode.* Liquide brun rougeâtre, d'une odeur à-la-fois alcoolique et iodurée, décomposable par l'eau, qui en sépare l'iode, à moins qu'il ne soit trop étendu, se comportant avec la chaleur, la potasse et l'amidon, comme l'eau iodée.

Médicamens solides contenant de l'iode (pilules, pastilles, etc.). Ils peuvent répandre l'odeur d'iode ; macérés pendant quelque temps avec de l'alcool concentré, ils peuvent céder à celui-ci une partie ou la totalité de l'iode, et la dissolution alcoolique colorera l'amidon en violet. Si l'alcool ne dissolvait pas de l'iode, il faudrait recourir au procédé dont je vais parler.

Iode mêlé au vin, ou café, à un sirop, à des liquides alimentaires, ou bien faisant partie des matières vomies ou de celles que l'on trouve dans le canal digestif après la mort. On filtre ces liquides. S'il y a de l'iode à l'état solide, il reste sur le filtre, et on le reconnaît aux caractères précédemment indiqués. Si l'iode est en dissolution, il pourra déjà s'être transformé en acide iodique et surtout en acide iodhydrique, que l'amidon seul ne décèlerait pas. Dans ce cas, si la matière suspecte *est liquide et peu colorée*, on la chauffera dans une cornue de verre, à laquelle on aura adapté un tube qui viendra se rendre dans une éprouvette entourée de glace ou d'eau froide, et dans laquelle on aura mis de l'eau amidonnée ; après quelques minutes d'ébullition, on apercevra des vapeurs violettes dans la cornue et une coloration bleue de l'amidon, qui pourrait ne pas se manifester, si l'éprouvette n'était pas refroidie ; quelquefois même l'iode cristallisera dans un point quelconque de la cornue. On s'assurera que la matière bleue est composée d'iode et d'amidon : 1° en en délayant une certaine quantité dans de l'eau, après l'avoir laissée égoutter sur un filtre et en la chauffant à 80° ou 90° cent. dans un tube ; elle se décolorera et redeviendra bleue ou violette à mesure qu'elle se refroidira ; 2° en en agitant une autre portion dans un tube de verre, avec de l'eau, du sulfure de carbone et de l'acide azotique concentré ; bientôt après, on verra au fond du tube le sulfure de carbone coloré en rose ou en violet.

Que si la proportion d'iode contenu dans la liqueur suspecte était beaucoup trop faible pour donner ces résultats, il faudrait suspendre l'opération après quinze ou vingt minutes d'ébullition, *laisser refroidir la liqueur*, et chauffer de nouveau après avoir ajouté au liquide de la cornue du chlore liquide, goutte à goutte, jusqu'à ce que la liqueur ait acquis une teinte rosée ou rougeâtre, indice de l'existence de l'iode. Si l'on versait le chlore sur le liquide bouillant, le chlore gazeux se dégagerait, avant d'avoir réagi sur le composé iodé qu'il peut contenir ; d'un autre côté, si l'on employait un excès de chlore liquide, l'iode précipité serait redissous par ce chlore et ne serait plus volatilisé. Voilà pourquoi, j'ai dit plus haut que ce procédé n'était applicable qu'au cas *où le liquide est peu coloré*; en effet si la couleur de celui-ci était foncée, l'opérateur ne pourrait plus juger, d'après la teinte rosée ou rougeâtre dont j'ai parlé, s'il avait ajouté ou non une trop grande quantité de chlore.

Si la matière suspecte est *fortement colorée*, M. Lanaux, aide de chimie à la Faculté, conseille avec raison de la dessécher dans une cornue, qui se rend dans un récipient ; de celui-ci part un tube qui va dans une éprouvette contenant de l'eau amidonnée, et qui est entourée de glace ou d'eau froide. La matière une fois séchée est additionnée d'un sixième de son poids d'acide sulfurique pur et concentré, puis on chauffe ; il se dégage aussitôt des vapeurs violettes d'iode qui ne tardent pas à disparaître, sans qu'il se condense de l'iode et sans qu'il en arrive ni dans le récipient, ni dans l'éprouvette contenant l'eau amidonnée ; cela tient à ce que, par suite de la décomposition de l'acide sulfurique, il s'est produit du gaz acide sulfureux, lequel réagissant sur la vapeur d'eau et sur l'iode a donné naissance à de l'acide sulfurique et à de l'acide iodhydrique : aussi trouve-t-on ces deux acides dans le récipient, et suffit-il d'ajouter quelques gouttes de chlore à la liqueur condensée dans le ballon *pour en précipiter de l'iode*. Le charbon qui reste dans la cornue, s'il est traité par l'eau distillée bouillante fournit une dissolution, dont il est possible de séparer *de l'iode*, à l'aide d'une faible proportion de chlore.

Le procédé donné par M. Devergie pour reconnaître l'iode mêlé à ces divers liquides, et qui n'est en définitive que celui de M. O'Shaugnessey, doit être rejeté, parce qu'il est trop compliqué et moins sensible que celui que je conseille ; il est d'ailleurs insuffisant, puisqu'il ne fournit point la preuve de l'existence de l'iode. Qui pourrait se contenter, en effet, après avoir traité des matières suspectes par des agens nombreux, d'*une simple coloration violette*, et n'est-il pas *indispensable* de prouver, comme j'ai proposé de le faire, que le précipité violet est réellement de l'iodure d'amidon?

Si l'on voulait retirer l'iode des viscères dans lesquels il a été porté par voie d'absorption ou des tissus du canal digestif, il faudrait faire dessécher ces divers organes, coupés en petits morceaux et additionnés de quelques centigrammes de potasse; le produit serait ensuite traité par le sixième de son poids d'acide sulfurique pur, comme il vient d'être dit.

Taches d'iode sur la peau ou sur d'autres tissus organiques. Elles sont jaunes ou d'un jaune rougeâtre, et s'effacent au bout d'un certain temps par le contact de l'air; l'amidon les colore en bleu et la potasse les fait disparaître, caractères plus que suffisans pour les distinguer des taches de bile qui persistent et ne présentent aucune des propriétés indiquées avec l'amidon et la potasse, ainsi que des taches d'acide azotique que l'amidon ne colore pas et auxquelles la potasse communique une couleur d'acajou.

Urine d'individus ayant pris de l'eau iodée, de la teinture d'iode, de l'huile iodée, etc. Le meilleur moyen de déceler les plus petites traces d'iode dans cette liqueur, consiste à la mélanger avec de l'eau amidonnée et avec quelques gouttes de chlore liquide. On évitera surtout de chercher l'iode par les acides sulfurique et azotique, parce que ces acides versés dans l'urine *non iodée* et à l'état normal, mélangée ou non d'eau amidonnée, la colorent en *rouge violacé*, nuance qu'au premier abord on pourrait être tenté d'attribuer, à tort, à l'iode.

Symptômes et lésions de tissu déterminés par l'iode.

Les symptômes observés dans les cas d'empoisonnement par l'iode peuvent être réduits aux suivans : vomissemens, selles, douleurs plus ou moins vives dans un ou plusieurs points du canal digestif, soif en général ardente, bouche pâteuse, agitation, palpitations, tremblemens, mouvemens convulsifs, syncopes; quelquefois on remarque aussi des éructations violentes, des pertes utérines, etc.

L'usage prolongé de l'iode, même à la dose de 1 ou 2 centigrammes par jour, développe quelquefois tout-à-coup, et sans que l'on s'y attende, des évacuations fréquentes par haut et par bas, des douleurs épigastriques, des crampes ; le pouls est petit accéléré, et l'amaigrissement fait des progrès rapides. Ces symptômes, d'une durée variable, reparaissent quelquefois, sinon tous, du moins quelques-uns, au bout d'un certain temps.

Il est bon de noter cependant que l'on a vu souvent des individus prendre en peu de temps jusqu'à 54 ou 55 grammes de teinture d'iode sans en être incommodés (*Johnson's Preface to his translation of Coindet on iodine*, page 9). M. Magendie dit en avoir avalé une fois 1 gramme 80 centigrammes sans en avoir éprouvé d'effet nuisible.

Les *altérations cadavériques* qui sont le résultat de l'introduction de l'iode dans le canal digestif des chiens, présentent un caractère particulier : la membrane muqueuse de l'estomac offre plusieurs petits ulcères linéaires, bordés d'une auréole jaune : les portions ulcérées sont transparentes ; on voit çà et là, dans l'intérieur de cet organe, et principalement sur les plis qui avoisinent le pylore, quelques taches d'un jaune clair, tirant quelquefois sur le brun ; la membrane muqueuse se détache aisément de ces parties tachées ; il suffit pour cela de les étendre ou de les frotter. On observe souvent près du pylore la membrane muqueuse enflammée, rouge, et recouverte d'un enduit vert foncé, qui empêche d'abord d'apercevoir la rougeur.

M. Zinc a constaté une fois chez l'homme que les intestins étaient boursouflés, fortement enflammés çà et là et presque gangrénés ; l'estomac, rouge à l'intérieur était excorié dans l'étendue de 6 centimètres carrés ; sa membrane séreuse était détachée dans une étendue de 6 à 9 centimètres. Le foie était plus volumineux et d'une couleur lilas.

Conclusions. Il résulte de mes expériences et des observations recueillies chez l'homme (*V.* ma *Toxicologie générale*) : 1° que l'iode solide, introduit dans l'estomac en petite quantité, agit comme un léger excitant et détermine le vomissement ; 2° qu'à la dose de 4 grammes il fait constamment périr, en quatre ou cinq jours, les chiens dont on a lié l'œsophage, et qu'il produit lentement des ulcérations sur les points de la membrane muqueuse avec lesquels il a été en contact; 3° qu'à la dose de 8 à 12 grammes, lorsqu'on n'a point lié l'œsophage, il agit de même sur les animaux, qui tardent plusieurs heures à vomir, quand même une partie du poison aurait été expulsée par les selles; 4° qu'il produit rarement la mort lorsqu'il a été administré à l'état solide à la dose de 4 à 8 grammes, et que les animaux le rejettent peu de temps après par des vomissemens réitérés; 5° qu'il ne détruit point la vie lorsqu'on l'applique à l'extérieur, quoiqu'il détermine des éruptions, la vésication, etc.; 6° qu'il est absorbé, puisque, indépendamment des expériences qui me sont propres et qui établissent sa présence dans les viscères, il a été trouvé dans l'urine, dans la sueur, dans la salive des hommes ou des animaux, par MM. Wœhler, Cantu, Bennerscheidt et O'Shaugnessey; 7° que les effets funestes de la teinture d'iode sur les chiens dépendent surtout de l'action de l'alcool qu'elle renferme; 8° qu'après avoir été absorbé, l'*iode* excite particulièrement le système lymphatique et les organes de la génération; 9° qu'il paraît agir de la même manière sur l'homme que sur les chiens; 10° qu'il ne faut tenir aucun compte des assertions de M. Magendie, concernant l'*innocuité* de l'iode.

De l'iodure de potassium.

Comment peut-on reconnaître que l'empoisonnement a eu lieu par l'*iodure de potassium ?*

L'iodure de potassium pur est solide, cristallisé en cubes, d'une saveur âcre, piquante, déliquescens et très solubles dans l'eau. Cette dissolution, incolore, jaunit et devient même rougeâtre par son exposition à l'air, qui transforme le sel en iodure ioduré; quelques gouttes de chlore liquide en séparent l'iode, et si l'on ajoute de l'amidon, il se produit de l'iodure d'amidon bleu; il ne faudrait pas employer un excès de chlore, car le mélange se décolorerait; les acides azotique et sulfurique concentrés, employés en assez forte proportion, précipitent également l'iode. Le chlorure de platine, l'azotate de protoxyde de mercure et le bichlorure de ce métal, ainsi que les sels de plomb dissous en précipitent des iodures ; celui de platine est rouge amarante, le proto-iodure de mercure est jaune verdâtre, le bi-iodure est rouge carmin, et l'iodure de plomb jaune serin. Le réactif le plus sensible pour déceler les atomes de ce sel, est sans contredit l'eau amidonnée et une goutte de chlore : c'est lui qu'il faut employer pour découvrir ce sel dissous dans *une grande quantité d'eau ;* les acides sulfurique et azotique, en quelque proportion qu'ils soient employés, sont loin d'être aussi sensibles que le chlore. L'eau amidonnée doit également être préférée au chlorure de platine par les motifs suivans : 1° parce que ce chlorure se comporte de manière à ne pas pouvoir permettre de conclure qu'il existe de l'iodure de potassium, quand il y en a à peine des atomes ; en effet, la liqueur ne se trouble pas dans ce cas et devient tout au plus d'un jaune rougeâtre, à-peu-près comme cela arriverait si l'on versait le sel de platine dans de l'eau contenant quelques traces d'un sulfure soluble et qui ne renfermerait pas de l'iodure de potassium ; 2° parce que le chlore décèle souvent des proportions infiniment minimes de cet iodure dans certains mélanges, alors que le sel de platine ne les colore aucunement en jaune ni en rouge ; je citerai pour exemple quelques échantillons de sel gris du commerce (chlorure de sodium), le sang, etc. Pour démontrer la présence de la potasse dans l'iodure de potassium, on emploierait les acides chlorique et tartrique (V. Potasse) ; quant au chlorure de platine, il ne faudrait en faire usage qu'après avoir décomposé l'iodure par du chlore, et avoir éliminé l'iode, soit en filtrant, soit en chauffant la liqueur ; il suffirait alors de concentrer celle-ci par l'évaporation.

L'iodure de potassium du commerce, alors même qu'il contiendrait une grande quantité de chlorure de potassium, ou de sodium, ou de carbonate de potasse, se comporterait de la même manière avec les réactifs propres à déceler l'iode.

L'iodure ioduré de potassium est jaune ou rougeâtre, il colore l'amidon en bleu ou en violet, sans addition de chlore ni d'acide, et il fournit avec les réactifs déjà indiqués les mêmes précipités que l'iodure de potassium.

Iodure de potassium contenu en petite proportion dans le

sel gris (sel de cuisine). La supériorité de l'amidon sur les sels de platine pour découvrir cet iodure est encore incontestable dans ce cas. Plusieurs échantillons de sel saisis par l'autorité chez divers épiciers de Paris, et contenant de l'iodure de potassium, se sont fortement colorés en *bleu* par l'amidon, l'acide sulfurique et le chlore, tandis que les sels de platine et de mercure versés dans les mêmes dissolutions salines, *ne les coloraient nullement en rouge ni en jaune verdâtre*. L'inefficacité de ces réactifs étonnera d'autant plus que si l'on dissout dans l'eau une certaine quantité de chlorure de sodium pur (sel de cuisine), et que l'on ajoute à la dissolution une goutte d'iodure de potassium dissous, le chlorure de platine rougira la liqueur, et l'azotate de protoxyde de mercure la verdira, ce qui atteste la présence de l'iodure de potassium. Il serait difficile d'expliquer cette différence d'action des sels de platine et de mercure, sans admettre que dans le sel de cuisine cristallisé, l'iodure de potassium se trouve combiné avec le chlorure de sodium, et par conséquent à l'abri de l'action de ces réactifs, tandis que, dans l'autre cas, les deux sels sont simplement mélangés.

Iodure de potassium dissous dans l'alcool, dans un sirop ou dans tout autre liquide, ou bien faisant partie des liquides vomis ou de ceux que l'on trouve dans le canal digestif après la mort, ou bien de l'urine. Si ces liquides sont peu colorés, on y démontre la présence de l'iodure, comme il vient d'être dit. S'ils sont notablement colorés, même après avoir été filtrés, on s'attache à prouver qu'ils renferment de l'iode, en ayant recours aux procédés dont j'ai parlé à l'occasion de l'iode ; ainsi, on les chauffe avec une petite proportion de chlore ou on les carbonise par l'acide sulfurique suivant les cas (*Voyez* p. 58). Il suffit pour affirmer qu'il y a de l'iode d'avoir obtenu le précipité bleu ou violet, pourvu que l'on ait constaté, par les caractères que j'ai énoncés à la page 58, que ce précipité est véritablement de l'iodure d'amidon.

Iodure de potassium mélangé avec du sang, avec des matières solides alimentaires ou médicamenteuses, ou bien contenu dans les viscères des animaux empoisonnés. On traite ces mélanges comme je l'ai dit en parlant de l'iode. Ce procédé simple et exact doit être préféré à ceux, beaucoup trop compliqués, qui ont été conseillés par MM. Christison, O'Shaugnessey et Devergie.

Ce dernier auteur avait proposé à tort de chercher l'iodure de potassium dans le *sang* par le chlorure de platine ; en effet dans plusieurs expériences que j'ai tentées avec de petites doses d'iodure, ce réactif n'a aucunement rougi la liqueur provenant du sang, tandis que l'amidon le bleuissait instantanément.

Urine contenant de l'iodure de potassium. On agira sur elle avec le chlore comme je l'ai dit en parlant de l'urine iodée (*Voyez* p. 60).

Action de l'iodure de potassium sur l'économie animale. L'iodure de potassium est absorbé et peut être décelé dans le sang, dans l'urine et dans les viscères des animaux qui en ont fait usage. Le docteur *Kramer*, après avoir pris de l'iodure de potassium comme médicament, a trouvé de l'iode dans son urine. Désirant connaître jusqu'à quelle époque il serait possible de reconnaître la présence de ce corps, après avoir cessé de prendre de l'iodure, il s'est livré à des recherches curieuses, dont voici les principaux résultats. Quarante-huit heures après la dernière dose, l'iode fut découvert en opérant sur 40 centimètres cubes d'urine, et il y était en proportion considérable. Soixante-douze heures après, il y en avait encore sensiblement dans 44 centimètres cubes d'urine. Quatre-vingt-seize heures après, en opérant sur 50 centimètres, on en aperçut des traces. Cent vingt heures après, on eut déjà beaucoup de peine à en déceler la présence, quoique l'expérience fût faite sur 140 centimètres d'urine. Cent quarante-quatre heures après, on n'en découvrit plus en opérant sur 385 centimètres cubes de liquide.

Introduit dans l'estomac, il détermine la mort à la dose de 4 à 8 grammes suivant la force de l'animal, et la mort est le résultat de l'absorption, ainsi que de la phlegmasie de l'organe avec lequel l'iodure a été en contact. Comme plusieurs autres poisons, il développe entre les membranes muqueuse et musculeuse un état emphysémateux partiel qui soulève la tunique interne de l'estomac, et produit dans les endroits moins malades une quantité considérable de tumeurs arrondies, à base large, d'une couleur légèrement rosée, crépitantes, contenant dans leur intérieur un liquide incolore enveloppé d'air, et analogue, pour l'aspect et la consistance, au tissu du poumon d'un jeune enfant. Les autres altérations que détermine l'iodure de potassium sont des ecchymoses nombreuses et fort larges et des ulcérations, qui, comme celles que produit l'iode, seraient aussi environnées d'une auréole jaune, si l'iodure était fortement ioduré. Injecté dans les veines, dans des proportions très faibles, il occasionne la mort dans un espace de temps très court : il agit alors sur le cerveau et sur la moelle épinière, en irritant ces organes et en provoquant des convulsions très fortes. Appliqué sur des plaies ou sur le tissu cellulaire sous-cutané des chiens, l'iodure de potassium n'exerce aucune action nuisible à la dose de 4 grammes.

Du brôme.

Comment peut-on reconnaître que l'empoisonnement a eu lieu par le brôme?

Le brôme est liquide à la température ordinaire, d'un rouge noirâtre vu par réflexion, et d'un rouge hyacinthe vu par réfraction, d'une odeur très désagréable, analogue à celle de l'acide hypochloreux, d'une saveur aromatique safranée, très forte, volatil, entrant en ébullition à 47° c., et fournissant une vapeur d'une couleur semblable à celle de l'acide azoteux (vapeur nitreuse). Une bougie allumée plongée dans cette vapeur ne tarde pas à s'éteindre et présente une couleur verte à la base de la flamme et rouge à son extrémité. Le brôme détruit les couleurs bleues végétales et tache la peau et les tissus végétaux en jaune; il se dissout dans l'eau, dans l'alcool et dans l'éther, qu'il colore en rouge. Versé dans une dissolution étendue d'azotate d'argent, il y fait naître un précipité blanc-jaunâtre insoluble dans l'acide azotique et *soluble dans une grande quantité d'ammoniaque*, quoi qu'en ait dit M. Devergie.

Eau brômée. Agitée avec du sulfure de carbone, elle est promptement décolorée, et le sulfure qui occupe le fond du tube offre une couleur rouge d'autant plus intense que l'eau contenait une plus grande quantité de brôme. Ce sulfure ainsi rougi, soumis à l'action d'une douce chaleur, se volatilise et vient se condenser dans le liquide contenu dans le récipient où il se rend.

Brôme mêlé à des liquides végétaux et animaux, tels que le vin, le café, le bouillon, etc., *à la matière des vomissemens, aux liquides de l'estomac et des intestins.* Si le mélange n'est pas parfait, et que le brôme occupe le fond du liquide, on le séparera par décantation et on le reconnaîtra aux caractères qui lui sont propres. Si, au contraire, le brôme était dissous ou bien mélangé, on filtrerait les liquides et on les diviserait en deux parties A et B.—A. serait traité par le sulfure de carbone, comme il vient d'être dit ; le liquide pesant et rougeâtre qui occuperait la partie inférieure du tube, distillé dans une cornue, se condenserait au fond du liquide contenu dans le récipient, et offrirait une belle couleur rouge. — B. On sature par la potasse à l'alcool, le brôme ainsi que les acides brômhydrique et brômique qui auraient pu se former, et l'on évapore la liqueur jusqu'à siccité ; on détruit ensuite la matière organique par la chaleur, et le résidu contenu dans le fond du creuset est traité par une petite quantité d'eau distillée. La dissolution doit renfermer du brômure de potassium ; aussi l'azotate d'argent y produit un précipité blanc jaunâtre ou jaune, caillebotté, insoluble dans l'acide azotique et soluble dans une assez grande quantité d'ammoniaque ; le chlore employé par petites parties communique à cette dissolution une couleur jaune orangée qui devient orangé-rougeâtre par l'addition de l'amidon (brômure d'amidone). L'éther versé sur la dissolution, ainsi colorée par l'action du chlore et agité avec elle, s'empare du brôme et forme une couche colorée qui vient nager à la surface du liquide ; la potasse a la propriété de détruire cette couleur en se combinant avec le brôme, qu'elle transforme de nouveau en brômure de potassium, susceptible de cristalliser en cubes (Barthez). Ce procédé doit être employé toutes les fois que le brôme a été transformé en acide brômbydrique, car le procédé A ne remplirait pas alors le but.

Action du brôme sur l'économie animale. Le brôme agit à l'instar de l'iode, mais avec plus d'énergie. Il est évidemment absorbé. Injecté dans les veines à la dose de dix à douze gouttes

5.

dissous dans 30 grammes d'eau distillée, il détermine la mort en coagulant le sang, sans nullement affecter le système nerveux. Il suffit de cinquante à soixante gouttes pour occasionner au bout de trois ou quatre jours la mort des chiens qui en ont avalé, à moins qu'il ne survienne des vomissemens bientôt après qu'il a été pris. A l'ouverture des cadavres, on trouve, dans ce cas, la membrane muqueuse de l'estomac très ramollie, formant des plis d'un rouge foncé, plus ou moins saillans ; on voit aussi çà et là des ulcères grisâtres ; enfin souvent le duodénum et le jéjunum sont également enflammés. Le brôme, pris dans une infusion de café et avalé avant qu'il ait eu le temps de se convertir en acide brômique, peut également faire périr les chiens. Les nombreuses expériences faites par M. Barthez établissent qu'il existe une grande analogie entre le mode d'action du brôme et celui de l'iode. Il en est à-peu-près de même de celles du docteur Butzke.

Du brômure de potassium.

Comment peut-on reconnaître que l'empoisonnement a eu lieu par le brômure de potassium ?

Il est blanc, cristallisé en cubes ou en parallélipipèdes rectangulaires, d'une saveur piquante et amère, fixe et susceptible d'éprouver la fusion ignée ; il est soluble dans l'eau : le *solutum* est décomposé par le chlore et par l'acide sulfurique qui en séparent du brôme ; il précipite l'azotate de protoxyde de mercure en blanc jaunâtre.

S'il avait été mêlé au vin, ou à d'autres liquides colorés, on en démontrerait la présence par les moyens indiqués en parlant du brôme (*Voy*. page 66).

Action du brômure de potassium sur l'économie animale. Ce sel, introduit dans l'estomac à la dose de 4 à 8 gram., détermine la mort, s'il n'est pas vomi, et l'on trouve, à l'ouverture du cadavre, la membrane muqueuse stomacale enflammée, sans ulcérations ni état emphysémateux. Injecté dans la veine jugulaire, il tue à la dose de 60 à 75 centigrammes en coagulant le sang (Barthez). Il est évidemment absorbé.

Du chlore.

Comment peut-on reconnaître que l'empoisonnement a eu lieu par le chlore ?

Chlore gazeux. Il est jaune verdâtre, d'une saveur désagréable, d'une odeur *sui generis*, irritante, suffocante, qu'il n'est guère possible de sentir sans tousser et éternuer ; il décolore le tournesol, le sulfate d'indigo et presque toutes les couleurs végétales ; son poids spécifique est de 2,4260. Le phosphore, l'arsenic, l'antimoine, etc., projetés dans des flacons pleins de chlore gazeux, brûlent avec flamme. L'eau dissout environ deux fois son volume de ce gaz, et il en résulte du chlore liquide.

Chlore liquide concentré. Il a la couleur, la saveur et l'odeur du précédent, et il exerce la même action sur le tournesol, l'indigo et les autres couleurs végétales. La lumière le décolore et le décompose ; il laisse dégager du chlore gazeux lorsqu'on le chauffe ; il fait naître dans l'azotate d'argent un précipité blanc de chlorure d'argent, caillebotté, insoluble dans l'eau et dans l'acide azotique froid ou bouillant, soluble dans l'ammoniaque. Une lame d'argent plongée dans ce liquide noircit sur-le-champ, parce qu'elle se recouvre d'une couche de chlorure d'argent que la lumière colore instantanément ; en faisant bouillir la partie noircie dans de l'ammoniaque liquide, celle-ci dissout le chlorure en totalité ou en grande partie, en sorte que l'argent reprend sa couleur blanche brillante, et que si l'on verse de l'acide azotique concentré dans la dissolution ammoniacale, on obtient un précipité de chlorure d'argent blanc, caillebotté, etc.

Chlore liquide étendu. La couleur, l'odeur et la saveur sont les mêmes, quoique moins prononcées, il décolore aussi avec moins de force les couleurs végétales, mais il précipite l'azotate d'argent comme le précédent, et à moins d'être très affaibli il noircit également l'argent pur au bout d'un certain temps.

Chlore mêlé à des liquides végétaux et animaux, à la matière des vomissemens, etc. On ne peut guère supposer que du chlore soit administré dans du vin, parce qu'il le décolore ; mais on peut admettre qu'il ait été donné à des individus dans l'estomac desquels il existait déjà du vin, du café et d'autres alimens. En général, lorsque ceux-ci sont de nature végétale, pour peu que la quantité de chlore qui reste soit appréciable, on le découvrira facilement à l'aide des caractères indiqués ; si, au contraire, le chlore se trouve mêlé à des liquides organiques animaux, il se combine promptement avec eux, ou les décompose en se transformant en acide chlorhydrique, et à moins qu'il n'existe en très grande quantité, il n'est pas aisé de le déceler. J'ai souvent distillé à feu nu avec ou sans acide sulfurique des mélanges de 100 gram. environ de lait et de café et de 3 ou 4 grammes de chlore liquide, et je n'ai jamais pu bleuir un papier imprégné d'iodure de potassium et d'amidon que j'avais placé dans le récipient ; je réussissais, au contraire, lorsque la quantité de chlore employé était quatre ou cinq fois aussi considérable ; dans ce dernier cas aussi la lame d'argent plongée dans la liqueur chlorée noircissait, tandis qu'elle ne subissait aucun changement quand la proportion de chlore était très faible. On voit donc que toutes les fois qu'il sera possible de découvrir ce corps dans une liqueur organique, il faudra s'en rapporter aux trois caractères suivans : 1° odeur chlorée ; 2° action sur la lame d'argent ; 3° coloration en bleu du papier imprégné d'amidon et d'iodure de potassium, par la vapeur qui s'exhale en chauffant le liquide suspect tantôt seul, tantôt additionné de quelques gouttes d'acide sulfurique.

Symptômes et lésions de tissu déterminés par le chlore. Lorsqu'on introduit dans l'estomac des animaux de l'*eau chlorée*, saturée de chlore, on observe des symptômes et des altérations cadavériques analogues à ceux que déterminent les acides minéraux dont je vais bientôt parler. Mélangé à l'air et à la vapeur d'eau, le *chlore gazeux*, appliqué sur la peau de l'homme et des animaux, dans un appareil convenable à la température de 43°c., donne lieu aux effets suivans qui ont été bien décrits par le docteur Williams Wallace (*Archives générales de médecine*, tome v, page 118, année 1824). On éprouve, au bout de dix à douze minutes, dans diverses parties de l'étendue de la peau, des sensations analogues à celles que produiraient des piqûres ou

des morsures de très petits insectes. Ces sensations vont en augmentant de nombre, mais non de force, et enfin elles font naître
le désir de frapper avec la paume de la main les parties ainsi
tourmentées. Cette sensation de démangeaison n'est plus incommode quand on est sorti du bain, mais elle est généralement suivie d'un sentiment de prurit ou d'ardeur qui cesse cependant avant
que le malade soit habillé. L'auteur assure que la peau conserve
d'autant plus long-temps cette sensation qu'on a été soumis à un
plus grand nombre de fumigations. — Un autre effet immédiat
du chlore est la sueur, qui commence généralement en même
temps que le prurit, et qui quelquefois est très copieuse. Il croit
que cette transpiration est plus abondante que celle qui serait
provoquée par le même degré de chaleur, seule ou unie à la vapeur d'eau. Il suait lui-même plus abondamment que de coutume
la nuit qui suivait le bain de chlore. C'est à cette propriété qu'il
attribue la plus grande partie des effets avantageux du remède.
Enfin l'effet le plus évident de ce bain est une éruption de très petites pustules sur toutes les parties du corps, mais plus particulièrement au dos, aux lombes, à la poitrine, sur l'abdomen et sur
les bras. L'apparition de cette éruption est toujours d'un bon au-
gure. Rarement l'auteur a vu ces pustules suppurer. Pendant l'application locale du chlore gazeux, la peau prend une couleur
rouge, et si l'application continue il en résulte une forte douleur
qui, ainsi que la rougeur, va toujours en augmentant; la peau se
soulève, se gonfle, et prend un aspect analogue à celui des tégumens de la face atteinte d'érysipèle, puis elle devient le siége
d'un malaise, tel qu'il existerait si les parties avaient été contu-
ses. Ces sensations durent quelques jours comme si la peau était
profondément affectée. Enfin survient le prurit, précurseur de la
desquamation de l'épiderme. Il résulte de tout cela que les effets immédiats de l'application du chlore gazeux, sont une exaltation de la sensibilité de la peau accompagnée de sensations
particulières, de sécrétions augmentées, de congestions sanguines
dans les capillaires, finalement d'une augmentation de température, ce qui autorise à conclure que les fonctions et les propriétés
vitales de la peau sont excitées d'une manière très active, excitation qui persiste encore quelque temps après l'opération.

Le docteur Wallace croit que le chlore exerce sur les membranes muqueuses une action analogue à celle qu'il produit sur la peau. La personne soumise à l'influence de ce remède montre une altération dans la quantité et la qualité des sécrétions opérées par ces membranes, mais plus particulièrement dans celles des organes biliaires, salivaires, urinaires et génitaux, etc.

L'auteur ne sait s'il doit attribuer seulement à la chaleur ou au chlore l'augmentation d'activité qui se manifeste dans la circulation et dans la respiration ; il ignore également quelle est l'action spéciale de ce gaz sur le cerveau et sur le système nerveux.

Action du chlore sur l'économie animale. Elle est analogue à celle que déterminent les acides minéraux.

ARTICLE II. — DES ACIDES SULFURIQUE, SULFUREUX, AZOTIQUE, HYPO-AZOTIQUE, AZOTEUX, CHLORHYDRIQUE, CHLORO-AZOTEUX, (EAU RÉGALE), PHOSPHORIQUE, HYPO-PHOSPHORIQUE, ACÉTIQUE, CITRIQUE ET TARTRIQUE.

Symptômes de l'empoisonnement déterminés par ces acides. Aussitôt après avoir avalé un de ces douze acides concentrés ou moyennement étendus d'eau, on éprouve la plupart des symptômes suivans : chaleur brûlante à la bouche, dans l'œsophage et l'estomac ; douleur vive ; dégagement de gaz, rapports abondans, nausées et hoquet ; douleurs croissantes à la gorge et dans la région épigastrique ; bientôt vomissemens répétés et excessifs de matières liquides et solides, parfois sanguinolentes, rougissant le tournesol, et qui produisent une sorte d'effervescence ou de bouillonnement sur le sol ; saveur et quelquefois odeur particulières des matières vomies, très sensibles pour le malade et pour l'observateur ; persistance de cette saveur et de cette odeur dans les intervalles des vomissemens, et même lorsqu'ils ont cessé ou qu'ils n'ont pas eu lieu par une cause quelconque ; tuméfaction du ventre, tension assez grande et sensibilité exquise au moindre contact, sentiment de froid à l'extérieur du corps, horripilations de temps à autre, membres quelquefois glacés, et plus particulièrement les membres abdominaux ; pouls petit, enfoncé, quelquefois précipité, et dans certains cas, tremblotant ; anxiétés horribles, agitation continuelle, contorsions en tous sens, mouvemens convulsifs des lèvres, de la face, des membres, angoisses inexprimables, poids des couvertures insupportable, insomnie prolongée ; région épigastrique gonflée et dure au toucher, soif extrême, sentiment douloureux toutes les fois que le malade prend la plus petite quantité de boisson, douleur souvent déchirante, sentiment de corrosion, quelquefois simples tranchées ; dans certains cas, douleurs sourdes et très légères, peu ou presque point d'agitation ; calme trompeur par l'effet de la contrainte morale, ou le haut degré de la désorganisation intérieure, et apparence illusoire d'amélioration.

Déglutition difficile, ténesme, constipation opiniâtre, envie d'uriner sans pouvoir y satisfaire ; physionomie singulièrement altérée lorsque les douleurs sont excessives, portant l'empreinte et de la souffrance la plus vive et de l'affection morale la plus profonde ; les facultés intellectuelles conservent le plus souvent leur intégrité ; pâleur, faiblesse, haleine extrêmement fétide ; dans quelques cas, visage plombé, sueurs froides, gluantes, onctueuses et grasses, ramassées en grosses gouttes ; souvent espèce d'embarras, d'oblitération à la gorge ; il n'est pas rare de voir l'intérieur de la bouche et des lèvres brûlé, épaissi et rempli de plaques blanches ou noires, qui, en se détachant, irritent le malade et provoquent une toux fatigante ; alors la voix est altérée : impatience de placer les bras hors du lit, quelquefois de se lever. Il y a parfois une éruption douloureuse à la peau.

Au bout de trois ou quatre jours, détachement partiel ou exfoliation totale de la membrane muqueuse, lambeaux flottans dans l'intérieur du pharynx, gênant la respiration et la déglutition, altérant le son de la voix. Le pouls devient faible, abattu, irrégulier, inégal, parfois intermittent, le plus souvent misérable, constamment précipité.

Les *douleurs* dans le ventre sont un signe que le poison est descendu dans les intestins, ou s'est épanché dans la cavité abdominale par des crevasses faites à quelques portions du canal alimentaire. Lorsqu'on avale peu d'acide, la douleur est en général très vive ; et lorsqu'on en prend beaucoup, elle est moins intense :

dans le premier cas, le caustique paraît agir en largeur; il ne cautérise que l'épaisseur de la membrane muqueuse ; les réseaux nerveux ne sont altérés qu'en partie ; ils sont violemment irrités : dans le second cas, au contraire, tout est frappé de mort ; les nerfs sont détruits et désorganisés. Il suit de ces considérations que l'absence des douleurs est d'un mauvais présage ; ce calme trompeur succède à la cautérisation et précède le développement de la phlegmasie des organes cautérisés.

Les *vomissemens* sont très répétés lorsque les douleurs sont vives ; car alors l'estomac, irrité, cherche à se débarrasser des matières qu'il contient, et entre dans un mouvement spasmodique continuel. Si ce viscère est percé de trous, que le malade ne se plaigne d'aucune douleur, il n'y a point de vomissemens ; les liquides et les solides passent à travers l'estomac percé et privé de ses propriétés vitales, et s'épanchent dans le ventre.

Le *sentiment du froid* est un phénomène commun à beaucoup d'empoisonnemens, mais très marqué dans l'espèce dont il s'agit ici. Il persiste fort long-temps, et accompagne pour l'ordinaire chacune des terminaisons.

Cette maladie peut se terminer, 1° par une mort prompte qui a lieu au bout de quelques heures, ou qui n'arrive que quelque temps après l'empoisonnement : dans ce dernier cas, le malade dépérit insensiblement; il vomit à diverses reprises des lambeaux membraneux scarifiés, qui ont quelquefois la forme de l'estomac et de l'œsophage entier : ces lambeaux exhalent une odeur fétide insupportable ; les digestions sont éminemment pénibles, et la constipation se prolonge pendant des mois entiers, 2° par une phlegmasie chronique : les malades éprouvent de temps en temps des douleurs et des chaleurs insupportables. C'est en parlant de ces individus que Zacchias a dit : *Venena nisi occidant, relinquunt semper aliquam noxam, et morbos diuturnos;* 3° par la guérison complète.

Les acides *concentrés* peuvent même déterminer la mort sans parvenir à l'estomac : certains malades ont succombé asphyxiés par suite de cautérisations de la bouche et du pharynx, qui avaient amené des angines avec une énorme tuméfaction des amygdales.

Si les acides sont moins concentrés, les symptômes pourront être moins intenses et ne pas se manifester tous, ni à beaucoup près. On conçoit qu'il doit y avoir à cet égard de très grandes différences, et que l'on aurait tort de vouloir conclure que l'empoisonnement n'a pas eu lieu par un acide, parce que l'on n'aurait pas observé tel ou tel autre symptôme. Il est évident aussi que si le caustique a été introduit dans le *rectum*, au lieu d'avoir été pris par la bouche, quelques-uns des symptômes indiqués auront éprouvé des modifications, et que d'autres pourront même manquer.

Acides concentrés appliqués à l'extérieur. Il suffit de savoir que ces acides agissent en brûlant pour se faire une idée des symptômes qu'ils déterminent : tantôt ce sera une brûlure superficielle très étendue, qui pourra faire périr les malades en peu de jours ; tantôt il y aura cautérisation profonde, gangrène, etc., et la mort n'arrivera que long-temps après l'empoisonnement (*Voy.* les *Traités de Chirurgie*).

Acides concentrés injectés dans les veines. Il suffit d'injecter quelques gouttes d'un acide concentré dans les veines pour déterminer une grande agitation dans les membres, qui deviennent raides ; les animaux poussent des cris plaintifs, et meurent presque immédiatement après l'injection.

Lésions de tissus produites par les acides concentrés. Lorsque des acides plus ou moins concentrés sont introduits dans le canal digestif, ils enflamment toutes les parties qu'ils touchent. L'inflammation est en général légère là où le poison n'a fait que glisser ; elle est plus intense dans les endroits où l'acide a séjourné pendant quelque temps. Ainsi, les diverses portions de la bouche, du pharynx et de l'œsophage, sont ordinairement le siége d'une rougeur plus ou moins marquée ; on voit des taches blanches, jaunâtres ou brunâtres aux lèvres, au pourtour de la bouche ; on remarque aussi quelquefois des croûtes noirâtres, épaisses, au-dessous desquelles se forme un ulcère ; la langue, le pharynx, la luette, les piliers du voile du palais et les amygdales, d'un blanc grisâtre par places, peuvent être le siége d'eschares plus ou moins étendues. L'estomac et le canal intestinal présentent le plus souvent des traces d'un violent désordre : tantôt la membrane muqueuse est d'un rouge vif, d'un rouge cerise ou d'un rouge brun, et les tuniques musculeuse et séreuse participent à l'inflammation, quoiqu'à un degré moindre; tantôt il y a en outre des ecchymoses formées par du sang extravasé dans les aréoles du tissu lamineux sous-cutané. Assez souvent on trouve de véritables eschares, des ulcères qui peuvent intéresser toutes les membranes; alors il y a des adhérences, une ou plusieurs perforations, et par suite des épanchemens des liquides acides dans la cavité du péritoine; les bords des ouvertures sont noirâtres ou jaunâtres. Dans certains cas, les tuniques muqueuse et musculeuse seules sont atteintes dans quelques parties, et alors la membrane péritonéale qui a échappé à l'action de l'acide est diaphane. La tunique interne des intestins grêles est assez souvent tapissée de la matière jaune de la bile, mise à nu par l'acide ingéré. Dans certaines circonstances, les tissus sont épaissis; dans d'autres, ils sont ramollis et comme dissous, en sorte qu'ils se détachent avec la plus grande facilité. Il est des cas où l'on trouve l'estomac et le rectum très enflammés, tandis que la masse des intestins grêles est presque dans l'état naturel; cette particularité, qui a également lieu pour un très grand nombre de substances vénéneuses, paraît dépendre de la rapidité avec laquelle une partie du poison traverse les intestins grêles, et du long séjour qu'elle fait dans l'estomac et dans le rectum.

Si, au lieu d'introduire l'acide concentré dans le canal digestif, on l'*applique à l'extérieur*, il détermine les mêmes lésions de tissu que la brûlure.

Quand l'acide concentré a été injecté *dans les veines*, on trouve le sang coagulé dans les cavités du cœur, dans les gros vaisseaux, dans les poumons, etc.

Action de ces douze acides sur l'économie animale. 1° Les acides concentrés énergiques, introduits dans l'estomac, déterminent une mort prompte, en détruisant les tissus, par suite de leur action chimique, en irritant les nerfs qui entrent dans leur composition, et en donnant lieu à un épanchement dans la cavité du péritoine, qui ne tarde pas à développer une péritonite intense; le ventre est ballonné, des gaz distendent prodigieusement l'estomac et les intestins, et la mort arrive au milieu des souffrances les plus aiguës.

2° Une portion de ces acides paraît toutefois être absorbée ; les expériences que j'ai tentées en 1842 à cet égard établissent que les acides chlorhydrique et sulfurique, administrés à l'état de *grande concentration,* peuvent être retrouvés dans l'urine. J'ai même constaté une fois la présence de l'acide sulfurique libre dans le foie d'un chien que j'avais tué avec ce poison (*Voyez Journal de chimie médicale,* mai 1842). L'absorption de ces acides introduits dans l'estomac des chiens, *à jeun,* sur lesquels j'expérimentais, ne peut guère s'expliquer qu'en admettant qu'aussitôt après leur contact avec l'estomac ils provoquent une abondante sécrétion de fluides qui les *affaiblissent,* et qu'ils sont saturés, en grande partie du moins, par la soude libre de la bile.

3° Si les acides sont étendus d'une certaine quantité d'eau, ils peuvent encore agir à la manière des irritans énergiques, et donner lieu à une gastro-entérite des plus intenses. Ici l'absorption ne saurait être contestée : ainsi on a vu l'urine de quelques individus, qui avaient été empoisonnés par le bleu de composition, offrir une couleur *bleue;* on a encore trouvé dans ce liquide les acides tartrique et citrique que l'on avait fait prendre à l'*état solide* avec des substances alimentaires. Dans ces différens cas, les acides dont je parle avaient été dilués ou *étendus* par les liquides aqueux qui avaient été ingérés comme médicamens, ou par ceux qui se trouvaient déjà dans le canal digestif, ou bien encore par ceux dont ils avaient provoqué la sécrétion.

4° Les acides beaucoup plus étendus, tels que les acides azotique, sulfurique, chlorhydrique et acétique concentrés, mêlés à six ou sept fois leur poids d'eau, sont encore assez irritans pour développer une vive inflammation des tissus du canal digestif, et souvent même pour produire des perforations. Leur absorption est mise hors de doute par mes expériences, et l'on peut les retrouver facilement dans l'urine.

5° Appliqués à l'extérieur, les acides concentrés brûlent les tissus et occasionnent la mort, tantôt par l'inflammation d'une grande étendue de la peau et par la réaction sur le système nerveux qui en est la suite, tantôt par l'abondante suppuration qu'ils déterminent dans les parties circonscrites qu'ils ont profondément attaquées.

6° Injectés dans les veines, les acides concentrés, et même ceux qui sont passablement étendus d'eau, détruisent la vie en coagulant le sang et en exerçant sur lui une véritable action chimique, d'autant plus prononcée que la quantité injectée est plus considérable.

De l'acide sulfurique.

Comment peut-on reconnaître que l'empoisonnement a eu lieu par l'acide sulfurique?

L'acide sulfurique *concentré* que l'on trouve dans le commerce offre les *caractères physiques et chimiques* suivans : il est liquide, incolore, jaunâtre, brun ou noir, oléagineux, inodore, à moins qu'il ne contienne de l'acide sulfureux, car alors il a l'odeur de soufre qui brûle; il est beaucoup plus pesant que l'eau, sa saveur est des plus caustiques. Il suffit d'en instiller une goutte dans une grande quantité d'eau de tournesol pour la rougir. Il charbonne sur-le-champ le bois, les allumettes. Mêlé avec son volume d'eau, il s'échauffe considérablement, et répand des vapeurs : ce dégagement de calorique tient au rapprochement des molécules. Lorsqu'on le fait bouillir dans une fiole avec du charbon pulvérisé, du cuivre ou du mercure, il répand des vapeurs d'acide sulfureux ayant l'odeur de soufre qui brûle; dans cette expérience, le charbon et le cuivre décomposent l'acide en totalité ou en partie, et absorbent une portion de son oxygène. Versé dans l'eau de baryte ou dans un sel barytique soluble, il produit un précipité blanc abondant de sulfate de baryte, qui ne peut être dissous ni par l'eau ni par l'acide azotique. Lavé, desséché et calciné au rouge dans un creuset, ce précipité se trouve décomposé au bout d'une heure, et fournit du sulfure de baryum facile à reconnaître à l'odeur d'œufs pourris ou de gaz acide sulfhydrique qu'il exhale lorsqu'on le met dans l'eau aiguisée d'acide chlorhydrique.

Si l'acide sulfurique, au lieu d'être concentré, était *affaibli*, il n'offrirait pas toutes les propriétés dont je viens de parler;

mais il agirait de la même manière sur l'eau de tournesol (avec moins d'énergie), sur l'eau et les sels de baryte, sur le charbon, le cuivre et le mercure. Il faudrait seulement le concentrer par une ébullition prolongée, pour qu'il fournît de l'acide sulfureux avec ces trois corps. On décèlera les plus petites traces d'acide sulfureux dégagé en plaçant au-dessus de la fiole qui renferme le cuivre et l'acide une languette de papier trempé dans un *solutum* d'amidon et d'acide iodique; ce papier deviendra d'un bleu violacé dès qu'il se dégagera de l'acide sulfureux. A l'aide de ces caractères on peut distinguer l'acide sulfurique étendu de tous les corps connus, *excepté des sulfates acides;* mais on s'assurera que ce n'est pas un sulfate acide en *concentrant la liqueur* et en versant du carbonate de soude qui précipite tous ces sulfates sauf ceux de potasse, d'ammoniaque et de soude; ceux-ci seront précipités, savoir, les deux premiers en jaune serin par le chlorure de platine, et le dernier en blanc par l'acide phtorhydrique silicé : or l'acide sulfurique étendu ne précipite par aucun de ces réactifs.

Ce procédé est plus sûr et beaucoup plus simple que celui qui a été donné par M. Devergie. A quoi bon, par exemple, employer l'acide sulfhydrique après avoir conseillé l'usage de la potasse, quand on sait que celle-ci précipite tous les sels que précipite l'acide sulfhydrique? Pourquoi se servir de potasse, qui redissout certains oxydes métalliques précipités, au lieu de carbonate de soude qui n'en dissout aucun? Quelle nécessité y a-t-il de recourir à la distillation? Je me garderai bien d'admettre avec ce médecin qu'il faille donner la préférence à l'azotate de baryte sur le cuivre pour démontrer l'existence de *très petites quantités* d'acide sulfurique. Sans doute cet azotate est un réactif excessivement sensible; mais il n'est pas ici à beaucoup près aussi *probant* que le cuivre, lorsque la proportion de sulfate de baryte produit est trop faible pour fournir avec du charbon à une température élevée assez de sulfure de baryum pour le reconnaître. Que l'on verse *une goutte* d'acide sulfurique concentré dans 32 grammes d'eau; que l'on traite la moitié de la liqueur par l'azotate de baryte et que l'on cherche à retirer le soufre du sulfate de baryte, on n'y parviendra pas on l'on n'y parviendra qu'avec la plus grande peine ; au contraire, que l'on fasse bouillir dans une fiole à médecine avec du cuivre métallique l'autre moitié de la liqueur acide : quand la matière sera presque sèche, il se dégagera de l'acide sulfureux *reconnaissable à son odeur* et à son action sur une languette de papier trempé dans une dissolution d'*amidon et d'acide iodique*. Il n'y a rien à répondre à ce fait.

Dans le cas où l'acide sulfurique concentré serait uni à l'indigo, comme dans le *bleu de composition* employé en teinture, on le reconnaîtrait aux caractères suivans : le liquide est épais et d'un bleu foncé ; il a une odeur particulière qui n'est pas celle du soufre qui brûle ; mais il répand cette odeur lorsqu'on le fait bouillir avec du cuivre (car il se produit alors du gaz acide sulfureux). Il échauffe l'eau. Lorsqu'on le mêle avec du chlore concentré liquide pur, ne contenant ni acide sulfurique ni aucun sulfate, il est décoloré sur-le-champ, pourvu qu'on emploie suffisamment de chlore : le liquide résultant est d'une couleur jaune ; il rougit fortement le papier de tournesol, et donne avec l'azotate de baryte un précipité blanc de sulfate de baryte, insoluble dans l'eau et dans l'acide azotique.

Acide sulfurique mêlé au vinaigre. Sur 120 échantillons de vinaigre acheté chez divers épiciers de Paris, M. Chevallier en a trouvé 17 qui contenaient de l'acide sulfurique. Pour reconnaître la présence de cet acide dans le vinaigre, on évapore celui-ci jusqu'au dixième de son volume afin de volatiliser l'acide acétique ; on laisse refroidir la liqueur, on la filtre pour séparer les sels déposés pendant l'évaporation et on l'agite pendant une minute avec trois ou quatre parties d'éther sulfurique pur (1) qui dissout une petite quantité d'acide sulfurique sans agir sur les sulfates neutres ni sur les *sulfates acides* qui pourraient exister dans le liquide concentré par l'évaporation ; on filtre, et l'on expose pendant une heure ou deux le *solutum* à l'air libre dans une capsule de porcelaine ; l'éther se vaporise, et l'acide sulfurique peut être reconnu, comme il a été dit à la

---

(1) Depuis long-temps M. Chevallier avait conseillé de traiter cette liqueur par l'alcool.

page 78, à l'aide d'un sel de baryte et du cuivre. Il ne faudrait pas traiter *directement* le vinaigre sophistiqué par un sel de baryum, car alors ce réactif précipiterait les sulfates solubles contenus dans le vinaigre, et l'expert pourrait être tenté de croire à tort que le vinaigre renferme de l'acide sulfurique libre. M. Guibourt s'est donc trompé lorsqu'il a prétendu qu'il fallait rejeter l'emploi de l'éther dans cette circonstance, parce que l'éther ne dissout point l'acide sulfurique (*Voyez Jour. de pharmacie*, n° de décembre 1846); j'ai prouvé en effet dans le n° de janvier 1847 du même journal, en répondant à M. Guibourt, que l'éther à 0,723 de densité dissout une quantité sensible d'acide sulfurique dans les conditions que j'ai indiquées à la page 80.

M. Guibourt, ayant pris connaissance des observations que j'ai publiées dans ce journal, s'est livré à de nouvelles expériences, et il a reconnu que l'éther enlève une petite quantité d'acide sulfurique au vinaigre lorsque celui-ci en contient au moins un trentième de son volume; s'il en renferme moins, l'éther ne le séparerait plus. En admettant que ces résultats soient exacts, il est évident que l'éther enlèverait encore de l'acide sulfurique libre à 300 parties de vinaigre ne renfermant qu'un $\frac{1}{300}$ de cet acide, si, comme je le conseille, on réduisait par l'évaporation le volume du liquide à un dixième; alors en effet on opérerait sur 30 parties de vinaigre contenant $\frac{1}{30}$ d'acide sulfurique. Et pourquoi n'irait-on pas encore plus loin en réduisant le liquide suspect au 30°, au 50°, etc. de son volume?

On peut aussi déceler la présence de l'acide sulfurique dans le vinaigre à l'aide du chlorure de calcium. Que l'on mêle à 8 grammes environ de vinaigre la millième partie d'acide sulfurique libre, puis que l'on ajoute un fragment de chlorure de calcium cristallisé de la grosseur d'une aveline, et que l'on chauffe le vinaigre jusqu'à l'ébullition, on verra, aussitôt qu'il sera complétement refroidi, se former un trouble considérable, et peu de temps après un précipité abondant de sulfate de chaux. Le vinaigre ordinaire non falsifié par l'acide sulfurique, ne produit rien de semblable. Ce procédé est fondé sur ce que la quantité totale des sulfates qui se trouvent dans le vinaigre ordinaire est si faible, qu'elle ne décompose pas le chlorure de calcium ni à la chaleur de l'ébullition ni à une température moyenne (*Jour-*

nal de chimie médicale, tome 11, 2ᵉ série, page 675).

Acide sulfurique mêlé à divers liquides alimentaires (lait, thé, café, eau sucrée, etc.), *à la bile, au sang, à la matière des comissemens et aux liquides contenus dans le canal digestif.* La gélatine, le thé, le café et l'eau sucrée ne sont point troublés par cet acide; l'albumine, le lait et la bile sont au contraire précipités; cette dernière est précipitée en jaune, puis et par l'addition d'une plus grande quantité d'acide en jaune orangé, et il se dépose au bout de quelques minutes des flocons d'un vert foncé, phénomène dont je tirerai parti pour expliquer certaines colorations jaunes ou verdâtres que l'on voit souvent dans le commencement de l'intestin grêle, quand il y a eu ingestion d'acide sulfurique. Le sang est coagulé et noirci par l'acide sulfurique concentré, à moins que celui-ci n'ait été employé en grand excès, car alors le *coagulum* est dissous, et la liqueur acquiert une couleur noire.

Il résulte d'un grand nombre d'expériences que j'ai tentées en empoisonnant des animaux avec de l'acide sulfurique et en faisant prendre à d'autres animaux du lait, du bouillon, du café, etc., sans la moindre parcelle d'acide sulfurique libre, 1° que l'on décèle facilement la présence de cet acide en traitant par l'éther sulfurique les matières suspectes vomies ou trouvées dans le canal digestif, après les avoir coagulées par la chaleur et avoir réduit au moins au dixième de leur volume les liquides filtrés; 2° qu'il est aisé de s'assurer que cet acide ne provient pas d'un sulfate acide, parce que l'éther ne dissout aucun de ces sulfates dissous dans l'eau lorsqu'on l'agite avec eux pendant une minute, tandis qu'il suffit de ce temps pour dissoudre une quantité sensible d'acide sulfurique libre, et qu'alors même que l'on aurait dissous une petite proportion d'un de ces sulfates, on reconnaîtrait celui-ci aux caractères indiqués en parlant de l'acide sulfurique par étendu d'eau (*Voyez* p. 78); 3° *qu'il n'arrive presque jamais* dans un cas d'empoisonnement par l'acide sulfurique, si cet acide n'a pas été entièrement neutralisé par la magnésie ou par tout autre alcali, *qu'on n'en trouve pas assez à l'état de liberté* pour le reconnaître à l'aide de l'éther, soit dans les liquides vomis ou dans ceux que l'on a retirés du canal digestif, soit dans les eaux de lavage des matières solides suspectes, ou des tissus du canal digestif. Quiconque a essayé de laver l'estomac d'un individu empoisonné par l'acide sulfurique aura pu s'assurer que les eaux de lavage sont long-temps acides et renferment une certaine proportion de cet acide, alors même qu'elles proviennent d'un troisième et d'un quatrième lavage (1); 4° qu'une petite partie de l'acide sulfurique ingéré se combine avec les tissus du canal digestif, sans qu'on puisse le dissoudre dans de l'eau distillée même bouillante; mais on ne peut pas en démontrer l'existence *en se bornant* à décomposer ces tissus par le feu, comme on l'avait cru jusqu'à présent, ou bien en les détruisant par un courant de chlore gazeux, parce que l'estomac et les intestins à l'*état normal* soumis à l'influence d'une chaleur capable de les réduire en charbon ou à celle du chlore, fournissent également une certaine quantité d'acide sulfurique à raison du soufre qu'ils renferment; 5° qu'il faut pour parvenir à démontrer la présence de l'acide *combiné* faire des expériences *comparatives* avec des poids égaux d'estomacs à l'état normal et d'autres appartenant à des individus empoisonnés; en effet on obtient alors évidemment plus d'acide sulfurique des derniers que des premiers; il serait toutefois dangereux, en médecine légale, d'accorder à ces sortes d'expériences comparatives plus de valeur qu'elles n'en ont en réalité, parce qu'il pourrait se faire que dans un cas d'empoisonnement la proportion d'acide sulfurique combiné avec les tissus fût tellement faible qu'elle différât à peine de celles que l'on obtiendrait avec les tissus non empoisonnés. L'expert ne serait donc autorisé à émettre *un doute* à cet égard que dans les cas où la quantité d'acide sulfurique extraite des tissus suspects serait beaucoup plus forte que celle qu'il aurait retirée des mêmes tissus à l'*état*

(1) Le fait rapporté par M. Blondlot, dans le numéro de janvier 1846 du *Journal de Chimie médicale*, en opposition avec cette assertion, n'est pas de nature à me faire changer d'opinion. Il s'agit d'un enfant empoisonné par l'acide sulfurique et dont l'estomac macéré dans l'eau distillée tiède, au lieu de fournir un liquide acide a donné une liqueur alcaline. MM. Devergie, Lesueur et Barse, chargés par le tribunal de vérifier si l'expertise faite en premier lieu par MM. Braconnot et Blondlot était exacte, sont arrivés à la même conclusion qu'eux, *savoir que l'estomac ne renfermait aucune trace d'acide sulfurique libre.* Qu'importe : le fait énoncé par moi est tellement positif et si facile à constater, que je ne balance pas à affirmer qu'il y a eu là une cause d'erreur qui a échappé aux experts.

6.

normal en expérimentant comparativement et de la même manière trois ou quatre fois sur la même proportion de tissus appartenant à des individus différens ; 6° qu'il est difficile, pour ne pas dire impossible, de constater la présence de l'acide sulfurique *libre* dans le *foie* et la *rate* des animaux empoisonnés par cet acide, même lorsqu'il a été donné très étendu, probablement parce qu'il sature promptement les alcalis qu'il trouve dans le sang et dans ces organes, et qu'il donne naissance à des sulfates solubles qui séjournent à peine dans ces viscères ; 7° qu'on ne saurait néanmoins contester qu'il soit absorbé, puisqu'il existe dans l'urine des chiens empoisonnés en proportion beaucoup plus forte que dans celle de ces animaux à l'état normal ; 8° qu'il peut être dès-lors *utile* dans un cas présumé d'empoisonnement par l'acide sulfurique, si les recherches tentées sur le canal digestif ont été infructueuses pour le découvrir, d'examiner quelle est la proportion de sulfate de baryte fournie par l'urine comparativement à celle que donnerait l'urine de plusieurs individus à l'état normal, parce que la différence pourrait être telle que l'expert serait autorisé, d'après ce fait, à soupçonner un empoisonnement, tout en étant excessivement réservé dans ses conclusions.

Procédé. On placera dans une capsule de porcelaine les liquides vomis, ainsi que les matières extraites du canal digestif, et on les fera bouillir pendant quelques instans avec de l'eau distillée ; on filtrera et l'on évaporera la liqueur jusqu'au dixième de son volume au moins ; on filtrera et l'on agitera pendant une minute le liquide filtré avec deux fois son volume d'éther sulfurique rectifié d'une densité de 0,723 à 0,730. Si l'on obtient deux couches on décantera et l'on fera évaporer à une douce chaleur la couche supérieure éthérée ; le produit de l'évaporation, traité par l'eau distillée, donnera un liquide dans lequel on démontrera la présence de l'acide sulfurique libre, si la matière suspecte en contenait sous cet état. Si l'on n'avait pas obtenu deux couches, après avoir traité par l'éther, c'est que la matière suspecte renfermait une forte proportion de matière grasse, solide, d'un blanc jaunâtre dans laquelle la majeure partie de l'acide était retenue, et que l'éther ne s'élevait que difficilement au-dessus de la masse graisseuse molle. Dans ce cas on filtrerait le mélange à-la-fois éthéré et graisseux, et l'on verserait de l'eau distillée froide sur la graisse figée qui serait restée sur le filtre; après plusieurs heures de contact, on réunirait les deux liqueurs filtrées et on les *agiterait lentement* dans un tube de verre avec de l'éther à 0,723 ou à 0,730 de densité, de manière à mettre plusieurs fois en contact l'éther et la matière huileuse; alors on obtiendrait deux couches; la supérieure *éthérée*, étant évaporée à une douce chaleur, fournirait de l'acide sulfurique, facile à reconnaître. Si l'on avait agité *fortement* et *brusquement*, l'éther se serait uni de nouveau avec la matière grasse et l'on n'eût pas obtenu les deux couches. J'ai vu, dans une de mes expériences, que le liquide éthéré, alors même qu'il avait été agité avec précaution, ne contenait pas de l'acide sulfurique ou qu'il en renfermait à peine; alors j'ai chauffé légèrement la couche graisseuse pour la liquéfier, et je l'ai étendue d'eau distillée. Le liquide rougissait le tournesol, précipitait abondamment par les sels de baryte solubles, et fournissait du gaz acide sulfureux, lorsque je le faisais bouillir pendant un temps suffisant avec du cuivre; il ne précipitait ni par le carbonate de soude, ni par l'acide phtorhydrique silicé, ni par le chlorure de platine; ces caractères prouvaient jusqu'à l'évidence qu'il s'agissait de l'acide sulfurique et non d'un sulfate acide. Il pourrait arriver que le chlorure de platine donnât un précipité jaune serin, formé surtout par de la matière organique; on s'assurerait facilement que ce précipité ne contient pas de potasse, et que par conséquent il n'y avait pas de sulfate acide de potasse dans la liqueur suspecte, parce qu'il ne serait *ni grenu ni adhérent* au verre dans lequel il serait agité. Rien n'est aisé comme de distinguer ce précipité de matière organique de celui que fourniraient les composés de potasse avec le chlorure de platine.

Si l'on n'a pas obtenu de l'acide sulfurique, on coupera le canal digestif par petits morceaux, et on le malaxera pendant une heure dans une capsule de porcelaine avec un litre d'eau distillée froide; le *solutum* filtré sera traité de la même manière que les matières dont je viens de parler. Si, après cette opération, on n'a pas encore obtenu de l'acide sulfurique *libre*, on desséchera les lambeaux du canal digestif, et on les décomposera à feu nu dans une cornue jusqu'à ce que la matière soit carbonisée ; on traitera le liquide condensé dans le récipient par l'eau régale bouillante, afin de savoir *combien* il fournira de *sulfate de baryte* lorsqu'on le décomposera par le chlorure de baryum. Quelle que soit la proportion de ce sulfate, on cherchera, par des expériences comparatives, combien on obtient de ce sulfate d'un poids égal de tissus du canal digestif de quatre ou cinq individus à *l'état normal*, et à-peu-près du même âge que celui de la personne que l'on soupçonne avoir été empoisonnée. Si l'estomac avait été perforé, ce qui arrivera souvent, on recueillerait attentivement, à l'aide d'une petite capsule de porcelaine, les liquides épanchés dans la cavité abdominale pour être joints à ceux qui auraient pu être retirés de l'estomac et des intestins ; il faudrait encore malaxer pendant une heure, avec de l'eau distillée froide, le foie, le pancréas, la rate, les reins, la vessie et l'utérus, afin de dissoudre dans l'eau les portions d'acide sulfurique qui, par suite de l'épanchement, pourraient se trouver à la surface de ces organes. Le liquide provenant de ce lavage serait réuni à celui qui aurait été épanché. On évite l'emploi de l'eau distillée bouillante, pour ne pas s'exposer à dissoudre une quantité notable des sulfates qui font naturellement partie de nos tissus. M. Devergie, supposant que les liquides de l'estomac peuvent contenir de l'alcool, de l'acide acétique ou de l'acide chlorhydrique, et que leur acidité peut dépendre de ces deux acides et non de l'acide sulfurique, dit qu'il faut, pour agir rigoureusement, distiller en vaisseaux clos à une température un peu au-dessus de 100° centig., pour volatiliser d'abord l'alcool et ces deux acides, et laisser l'acide sulfurique dans la cornue. A quoi bon ? En agissant ainsi on complique l'opération sans aucun avantage ; en effet, on veut savoir s'il y a de l'acide sulfurique, et non s'il existe d'autres substances dans les liquides ; si l'on devait se préoccuper de tout ce qu'ils peuvent contenir, il n'y aurait pas de raison pour ne pas supposer qu'ils renferment trente ou quarante substances autres que l'acide sulfurique. Le seul fait dont il faille tenir compte est celui-ci : les liquides dans lesquels on a constaté la présence de l'acide sulfurique à l'aide du tournesol, du sel de baryte et du cuivre, renferment-ils de l'acide sulfurique libre ou un *sulfate acide ?* On conçoit, en effet, que s'il existait un de ces sels, ceux-ci se comporteraient avec les trois réactifs indiqués comme s'il y avait de l'acide sulfurique libre. Pour résoudre ce problème, il faut savoir que si l'éther dissout à froid une petite proportion de certains sulfates acides *pulvérulens* quand on l'agite *pendant long-temps,* il n'en dissout aucun, comme je l'ai déjà dit, lorsqu'on l'agite avec ces mêmes *sulfates acides dissous dans l'eau* pendant une minute.

Si, après avoir traité les liqueurs suspectes par l'éther, on voit que celui-ci ne contient pas d'acide sulfurique, on devra déterminer si le résidu qui n'a pas été dissous par l'éther ne renferme pas un sulfate acide. Pour atteindre ce but, on dissoudra dans l'eau ce résidu, ainsi que la matière qui s'était déposée pendant la réduction du liquide à un moindre volume, et qui était restée sur le filtre; cette dissolution contiendra un sulfate acide, si elle se comporte comme il a été dit à la page 79, en partant de l'acide sulfurique étendu.

Il est évident que les sulfates neutres de magnésie, de potasse, de soude, de chaux, etc., résultant de l'action de l'acide sulfurique sur ces bases, que l'on aurait pu administrer au malade comme *contre-poisons*, et qui pourraient se trouver dans le liquide dont je parle, n'altèrent en rien les résultats des expériences qui ont pour but de démontrer s'il existe ou non de l'acide sulfurique *libre*, puisque tous ces sulfates sont insolubles dans l'éther.

Acide sulfurique dans un cas où la magnésie ou toute autre base alcaline aurait été administrée comme contre-poison. L'expérience prouve qu'alors même que l'on a fait prendre des doses assez considérables de magnésie, les liquides de l'estomac renferment encore souvent de l'acide sulfurique *libre,* que l'on reconnaîtra comme il a été dit précédemment. S'il n'en était pas ainsi, il faudrait s'attacher à constater dans les liqueurs suspectes la présence du sulfate de magnésie ou de *tout autre sulfate* qui se serait produit par l'action de l'acide sulfurique sur la base alcaline que l'on aurait administrée comme contre-poison. Ici l'expert sera avantageusement guidé par les indications fournies par le médecin chargé de donner des soins au malade. Je n'entrerai pas dans des détails à cet égard, parce qu'on trouve dans tous les ouvrages de chimie les caractères des sulfates que l'on peut être intéressé à reconnaître ; je dirai toutefois qu'il faudrait dans ce cas évaporer les matières jusqu'à siccité et laisser le produit dans l'eau distillée froide pendant plusieurs heures ; on dissoudrait ainsi le sulfate formé et une portion de matière organique ; le liquide filtré serait évaporé, desséché et carbonisé dans une capsule de porcelaine ; il suffirait de traiter le charbon par l'eau distillée pour dissoudre ce sulfate.

Acide sulfurique dans un cas d'exhumation juridique. Le 12 mars 1826 on introduisit dans un bocal à large ouverture, exposé à l'air, 320 gram. d'acide sulfurique *concentré*, le quart d'un foie humain coupé en morceaux, et une portion d'un canal intestinal. Le 15 du même mois, la matière, d'un brun noirâtre, était réduite en une sorte de bouillie d'une odeur aigre, nauséabonde ; elle rougissait fortement le papier de tournesol, et donnait par le chlorure de baryum un précipité abondant de sulfate de baryte blanc, insoluble dans l'eau et dans l'acide azotique : chauffé dans une fiole avec du cuivre métallique, elle tardait beaucoup à dégager du gaz acide sulfureux, apparemment parce que l'acide avait été affaibli par l'eau contenue dans les matières animales : cependant, en continuant à chauffer, on obtenait une quantité notable de ce gaz, et il se formait du sulfate de cuivre. Le 26 mai 1827, c'est-à-dire vingt-deux mois et demi après le commencement de l'expérience, la masse était sous forme d'une bouillie noire, jouissant de tous les caractères ci-dessus indiqués ; le mercure, qui fut substitué au cuivre pour dégager de l'acide sulfureux, se trouva transformé en sulfate de protoxyde. Dans l'intervalle de ces deux époques, la matière fut examinée au moins vingt fois, et fournit constamment les mêmes résultats.

Acide sulfurique faible. Le 18 juillet 1826, on mêla dans un bocal à large ouverture exposé à l'air un gramme d'acide sulfurique concentré, un litre d'eau, et environ le tiers d'un canal intestinal humain. Le 12 août suivant, le liquide était d'un blanc jaunâtre, *rougissait fortement* l'eau de tournesol, et donnait par les sels solubles de baryte un précipité blanc insoluble dans l'eau et dans l'acide azotique. On voulut savoir si, en le concentrant et en le faisant bouillir avec du mercure, on obtiendrait du gaz acide sulfureux ; mais le liquide qui contenait beaucoup de matière animale se boursoufla, et se répandit avant qu'on eût pu sentir ce gaz. Le 21 mai 1827, c'est-à-dire neuf mois et trois jours après le commencement de l'expérience, le mélange exhalait une odeur insupportable : on l'étendit d'eau distillée et on filtra ; le liquide filtré *rougissait à peine* le papier de tournesol, parce que la majeure partie de l'acide sulfurique avait été saturée par l'ammoniaque provenant de la putréfaction ; aussi lorsqu'on la faisait bouillir avec de la chaux vive, ce sulfate d'ammoniaque

se décomposait-il, et obtenait-on un grand dégagement d'ammoniaque.
Ce même liquide fournissait, avec les sels de baryte, un précipité blanc
abondant de sulfate de baryte insoluble dans l'eau et dans l'acide azotique; concentré par l'évaporation et bouilli avec du mercure, il ne laissait
point dégager de gaz acide sulfureux, quoiqu'il eût été réduit presque jusqu'à siccité. Voyant qu'il était impossible par ce moyen de prouver que
l'acide libre de la liqueur fût de l'acide sulfurique, on eut recours au procédé suivant. Une portion de cette liqueur fut traitée à froid par du
carbonate de chaux *pur* que l'on avait fait préalablement bouillir dans
de l'eau distillée, et qui ne contenait pas un atome de sulfate; il n'y eut
point d'effervescence; après dix minutes d'agitation on filtra. La masse
blanche qui était sur le filtre, lavée avec de l'eau distillée, pour lui enlever
tout l'acide sulfurique et le sulfate d'ammoniaque qu'elle pouvait contenir,
fut desséchée et traitée dans une fiole par de l'eau distillée bouillante; la
dissolution filtrée ne contenait point de sulfate de chaux, car elle ne se
troublait ni par le chlorure de baryum ni par l'oxalate d'ammoniaque. Il
est donc évident que la quantité d'acide sulfurique libre qui existait dans
cette liqueur était tellement faible, qu'il se forma à peine du sulfate de
chaux, et que le peu qu'il s'en produisit trouva assez d'eau pour se dissoudre dans le liquide employé pour laver le précipité.

Quatre grammes d'*acide sulfurique concentré* furent placés le 10 novembre 1826, avec une portion d'un canal intestinal, dans un vase de
porcelaine; celui-ci fut à son tour enfermé dans une boîte de sapin que
l'on enterra à 82 centim. de profondeur. L'exhumation de cette boîte
eut lieu le 30 avril 1828, dix-sept mois vingt jours après l'inhumation.
L'intestin était à peine jaune, et semblait nager dans un liquide grisâtre,
légèrement trouble; ce liquide rougissait le papier de tournesol, faisait
effervescence sur le carreau, fournissait, avec les sels de baryte, un précipité blanc, insoluble dans l'eau et dans l'acide azotique, et donnait, lorsqu'on le faisait bouillir avec du mercure, du gaz acide sulfureux; donc il
contenait de l'acide sulfurique libre : toutefois, il fallait, pour constater
ce dernier caractère, prolonger l'ébullition presque jusqu'à siccité,
probablement parce que l'acide avait été singulièrement affaibli par l'humidité des intestins.

J'établirai donc 1° qu'il est possible de constater la présence
de l'acide sulfurique *concentré*, plusieurs mois et même plusieurs années après son mélange avec des matières animales;
2° que si cet acide a été *très affaibli*, et mêlé avec des substances qui, en se pourrissant, ont dégagé beaucoup d'ammoniaque, il est saturé par cet alcali au point qu'il n'y en a plus ou
presque plus de libre au bout de quelques mois; 3° que dans ce
cas il ne serait plus permis de conclure qu'il y a eu empoisonne-

ment par l'acide sulfurique ; que tout au plus on pourrait, d'après la présence du sulfate d'ammoniaque, que je suppose avoir été obtenu cristallisé et bien caractérisé, établir quelques probabilités d'empoisonnement, ce sulfate ne faisant ordinairement partie ni des matières alimentaires, ni de celles qui composent le canal digestif.

Taches produites par l'acide sufurique. Les draps bleus et noirs et les chapeaux sont colorés en rouge par cet acide ; mais la couleur passe souvent au brun au bout d'un certain temps. Le cuir ne se colore pas ; sa substance est détachée là où l'acide a été placé. En général, si l'acide sulfurique employé était concentré, la tache reste humide pendant long-temps, parce que l'acide attire la vapeur d'eau contenue dans l'air.

Faudra-t-il, comme le prescrit M. Devergie, recourir à la décomposition par le feu des parties tachées pour reconnaître qu'elles ont été mouillées par de l'acide sulfurique ? « Dans tous « les cas, dit notre confrère, c'est encore le procédé que nous « avons conseillé pour l'acide sulfurique étendu d'eau qu'il faut « suivre (décomposition par le feu), car on n'a qu'à éviter un « seul écueil, celui qui pourrait résulter de l'erreur commise en « prenant pour de l'acide sulfurique ce qui serait seulement le « résultat de l'action d'un sulfate acide. » Et plus bas : « Ici, et « principalement lorsqu'il s'agit de l'analyse des taches, on n'ob-« tient que des quantités très petites d'acide sulfurique par suite « de la décomposition des matières végétales dans la petite cor-« nue. Il est donc nécessaire d'employer dans l'examen de la li-« queur ammoniacale des réactifs plus délicats et dont les effets « sont plus appréciables. » (Page 215 de l'ouvrage cité.)

Il est facile de démontrer qu'il est urgent de renoncer au procédé que propose M. Devergie ; en effet, *en décomposant par le feu du cuir, du drap bleu ou noir, un morceau de chapeau noir,* non tachés par l'acide sulfurique, *on obtient dans le récipient* un liquide contenant une quantité notable de sulfite acide d'ammoniaque, et qui fournira du *sulfate de baryte* après avoir été traité par l'eau régale et par le chlorure de baryum. Ce résultat aurait été facilement prévu, si l'on avait eu égard aux considérations suivantes :

1° Pour teindre le coton et le fil en bleu, on procède à l'alunage, puis on plonge les tissus dans la cuve d'indigo à froid, ou à la coupe-rose (*sulfate de protoxyde de fer*). Si l'on veut obtenir la même couleur avec le bleu de Prusse, on emploie tantôt $1/60^e$ d'acide *sulfurique*, tantôt du *sulfate* de fer et $1/160^e$ du même acide.

2° Pour teindre les draps en bleu à l'aide de l'indigo, on se sert de la cuve à la chaux et au vitriol (*sulfate de protoxyde de fer*), ou bien on dissout l'indigo dans l'acide *sulfurique* concentré. Dans la teinture en bleu par le campêche, on *alune* d'abord l'étoffe.

3° Pour teindre en noir, on commence par teindre la laine, le coton et le fil en *bleu*, puis on les plonge dans une dissolution de *sulfate de fer*, etc.

4° Dans la teinture des chapeaux on emploie aussi le *sulfate de fer*, et pour les chapeaux de feutre on fait usage d'acide *sulfurique*.

5° L'acide *sulfurique* est devenu d'un usage journalier dans les *tanneries* de tous les pays où l'on fait des *cuirs* forts, pour le gonflement des peaux, et même dans quelques-unes pour la dépilation de ces peaux.

6° On sait enfin que la matière du *cirage* se compose d'acide *sulfurique*, d'huile d'olives, de gomme, de sucre candi et de noir d'ivoire.

Est-il étonnant, après ces faits, que les étoffes ainsi teintes, le feutre et le cuir décomposés par le feu, fournissent de l'acide sulfureux qui provient de l'acide sulfurique ou des sulfates contenus dans ces matières?

J'ai voulu savoir jusqu'à quel point l'eau distillée froide pourrait découvrir l'acide sulfurique qui aurait produit les taches dont je m'occupe. Constamment j'ai obtenu cet acide en laissant macérer dans l'eau froide pendant une heure les parties de drap, de chapeau ou de cuir tachés avec de *très petites proportions* d'acide sulfurique concentré ou *affaibli*, même lorsque j'opérais sur des taches anciennes. Les liquides rougissaient le papier de tournesol, et donnaient, avec le chlorure de baryum, du sulfate de baryte blanc, insoluble dans l'eau et dans l'acide azotique et susceptible d'être transformé en sulfure de baryum par le charbon. Mais constamment aussi *j'ai obtenu les mêmes résultats* en agissant sur le même drap, sur le même chapeau, sur le même cuir *non tachés par l'acide sulfurique ;* à la vérité, le papier de tournesol était à peine rougi et le sel soluble de baryum très légèrement troublé (V. mon mémoire dans le *Journal de Chimie médicale* de septembre 1841).

La *Lancette anglaise* du 2 octobre de la même année rapporte une expertise confiée au docteur Robert Dundas Thomson, qu'il ne sera pas sans intérêt de consigner ici. Une femme, dans un accès de colère, jeta à la figure d'un homme une grande quantité d'acide sulfurique, qui fut en partie répandu sur son chapeau. Les parties tachées en rouge furent traitées par l'eau distillée bouillante, et il fut aisé de reconnaître dans le liquide la présence de l'acide sulfurique ; mais aussi, en traitant les portions de chapeau *non tachées* de la même manière, la liqueur obtenue fournit de l'acide sulfurique. Ces résultats, conformes à ceux que j'avais décrits dans mon mémoire, engagèrent M. Thomson à déterminer la proportion d'acide sulfurique qu'il était possible de recueillir en soumettant aux mêmes opérations une *égale* quantité de chapeau taché et *non taché*, et il vit que la partie *tachée* donnait 10 centigr. de sulfate de baryte, tandis que la partie non tachée n'en fournissait que 2 centigr. 5 milligrammes.

D'après ce qui précède, l'expert chargé de résoudre la question que j'agite devra laisser les parties tachées dans l'eau distillée *froide* pendant deux heures. Si le liquide filtré rougit le tournesol, qu'il précipite un sel soluble de baryum, et qu'étant évaporé presque jusqu'à siccité avec du cuivre métallique, il fournisse du gaz acide sulfureux, on déterminera si ces effets sont dus à la présence d'un sulfate acide, d'après les moyens indiqués à la page 79 ; s'il reconnaît que la tache n'est point produite par l'un de ces sels, il pèsera le sulfate de baryte obtenu, et il en comparera le poids à celui qui aura été donné par une *égale* proportion du *même* drap, du *même* chapeau ou du même cuir *non tachés* et traités de la même manière.

Si par hasard, ce qui n'arrive que très rarement, l'acide sulfurique qui a produit les taches n'était pas dissous dans l'eau, il faudrait procéder à la décomposition par le feu des parties *tachées*, en ayant soin toutefois de soumettre aussi à la distillation à feu nu une *égale* quantité de drap, de cuir, etc., *non tachés*. La proportion *différente* de sulfate de baryte obtenu en dernier ressort par l'un ou l'autre de ces procédés, pourrait permettre à l'expert de se prononcer d'une manière certaine, si la différence était appréciable (Mémoire cité. Voy. *Journal de Chimie médicale*, page 484, n° de septembre 1841).

Symptômes, lésions de tissu et action sur l'économie animale (*Voyez* p. 72).

Acide sulfurique introduit dans le canal digestif après la mort. Lorsqu'on injecte dans l'intestin rectum d'un individu qui vient d'expirer 20 ou 24 grammes d'acide sulfurique concentré, qu'on laisse séjourner pendant vingt-quatre heures, on remarque, en faisant l'ouverture du cadavre, que l'acide n'a agi que sur la *portion d'intestin sur laquelle il a été appliqué*, en sorte qu'il y a une ligne de démarcation tranchée entre les parties qui ont été touchées par l'acide et les autres : la membrane muqueuse est jaunâtre, et se détache facilement sous forme de flocons ; la tunique musculeuse est blanche ; il en est de même de la membrane séreuse, qui en outre est épaissie et parsemée de vaisseaux injectés en noir et durcis, comme si le sang qu'ils renferment eût été charbonné par l'acide : *on ne découvre aucune trace de rougeur*. Ces caractères sont plus que suffisans pour distinguer si l'acide sulfurique a été introduit dans le canal digestif avant ou après la mort.

De l'acide sulfureux.

Cet acide est limpide et incolore ; son odeur est piquante et semblable à celle du soufre qui brûle ; sa saveur âcre est très marquée. Exposé à l'action du calorique dans des vaisseaux fermés, il fournit une très grande quantité de gaz acide sulfureux, incolore, ayant la même odeur que celle de l'acide liquide. Le protochlorure d'étain le décompose, et il se précipite du soufre. Combiné avec la potasse, la soude, etc., il donne naissance à un sulfite qui peut être obtenu à l'état solide par l'évaporation ; l'acide sulfurique concentré, versé sur ce sel réduit en poudre, le décompose avec effervescence, et en dégage du gaz acide sulfureux facile à reconnaître à son odeur. A l'état *gazeux*, il est incolore, odorant et sapide, comme le précédent ; son poids spécifique est de 2,1930 ; l'eau peut en dissoudre quarante-trois fois son volume environ.

D'après Hallé, le gaz acide sulfureux fait périr les cabiais qui le respirent, en moins d'une minute et un quart : ses effets dépendent de l'irritation qu'il exerce sur l'arrière-bouche, le larynx, la trachée-artère, les bronches et les poumons. On lit dans Desbois de Rochefort que des ouvriers, habituellement exposés à l'action de ce gaz, éprouvèrent de la céphalalgie, des ophthalmies, des tremblemens, des mouvemens spasmodiques du larynx, et une sorte d'asthme sec et convulsif.

De l'acide azotique (*eau-forte*).

L'acide azotique *pur* et *concentré* est liquide et incolore, à moins qu'il ne contienne qu'un équivalent d'eau, car alors il est jaune ; l'acide du commerce est incolore, d'un blanc jaunâtre ou jaune. Il est doué d'une odeur particulière et d'une saveur acide, tellement âcre et caustique qu'il brûle les organes du goût. Son poids spécifique est de 1,554. Il rougit fortement le tournesol et colore la peau en jaune. Versé sur de la limaille de cuivre, il donne naissance à de l'azotate de cuivre bleu et à des vapeurs *jaune orangées* d'acide azoteux qui se dégagent avec une vive effervescence. Combiné avec la potasse, la soude, la chaux, etc., il fournit des azotates qui, étant évaporés, desséchés et mis sur les charbons ardens *fusent*, c'est-à-dire activent la combustion du charbon en faisant entendre un léger bruit.

Acide azotique étendu d'eau. S'il est trop affaibli pour agir sur le cuivre, quelque étendu qu'il soit, il rougira encore le tournesol, et se comportera avec les alcalis, comme il vient d'être dit ; l'azotate obtenu, alors même qu'il est en très minime proportion, sera reconnu aux caractères suivans : 1° mélangé avec de la limaille de cuivre et chauffé avec quelques gouttes d'eau et un peu d'acide sulfurique concentré dans un petit tube de verre étroit, il répandra des vapeurs jaune orangé (acide azoteux) ; 2° il changera la couleur *jaune* de la *narcotine* délayée ou dissoute dans l'acide sulfurique concentré pur en une couleur *rouge de sang;* ce réactif beaucoup plus sensible que la morphine proposée par M. O'Schaughuessey et adoptée par M. Devergie, et que le sulfate de protoxyde de fer conseillé par M. Desbassins de Richemont, l'est pourtant moins que la *brucine* délayée ou dissoute dans l'acide sulfurique concentré, laquelle devient également *rouge de sang;* la sensibilité de cet alcaloïde est telle qu'il y aurait quelque danger à l'employer comme réactif de l'acide azotique, parce qu'on trouve quelquefois dans le commerce et même dans les laboratoires de l'acide sulfurique qui contient une petite quantité d'acide azotique, et que l'on pourrait être tenté d'attribuer la couleur rouge de sang à de l'acide azotique qui aurait été donné comme poison, tandis qu'elle dépendrait de celui que renfermerait l'acide sulfurique employé comme réactif ; 3° le sulfate de protoxyde de fer pulvérulent ou en dissolution concentrée, se colore en brun noirâtre (couleur de café à l'eau), par une parcelle d'azotate de potasse, de soude, etc., et par quelques gouttes d'acide sulfurique concentré ; si l'on ajoute une assez grande quantité de cet acide, le mélange deviendra *violet* ou *rose.*

Liebig avait proposé, pour constater la présence de très petites proportions d'acide azotique très étendu d'eau, de chauffer ce corps avec du sulfate d'indigo et de l'acide sulfurique ; la décoloration de l'indigo devait être une preuve de l'existence de l'acide azotique ; mais j'ai fait voir en 1828, bien avant M. O'Schaugnessey, quoi qu'en dise M. Devergie, que les acides chloreux, iodeux, etc., affaiblis, agissent exactement de même sur le sulfate d'indigo, et qu'il faut par conséquent renoncer à ce mode d'expérimentation (V. *Journal de Chimie médicale,* tome iv, page 409, année 1828).

Si la quantité d'azotate de potasse, de soude, etc., est tellement minime que tout porte à croire qu'elle sera insuffisante pour donner lieu à des vapeurs orangées *visibles,* lorsqu'on traitera le sel par le cuivre et l'acide sulfurique, on constatera que ce sel *fuse,* en en mettant une parcelle sur des charbons ardens, et le restant sera introduit dans un petit tube de verre étroit avec de la limaille de cuivre, deux ou trois gouttes d'eau et cinq à six gouttes d'acide sulfurique concentré et pur ; le gaz bioxyde d'azote, qui se dégagera, sera reçu dans quelques gouttes d'une dissolution de sulfate de narcotine qui deviendra rouge, ou dans une pareille quantité de dissolution de sulfate de protoxyde de fer qui acquerra la couleur du café à l'eau, et qui deviendra violette ou rose par l'addition d'une assez grande proportion d'acide sulfurique concentré.

Acide azotique mélé à divers liquides animaux. L'eau sucrée, le thé, le vin et la gélatine ne sont pas troublés par cet acide ; le lait et l'albumine sont coagulés et les grumeaux ne tardent pas à jaunir ; la bile est précipitée en jaune et le dépôt verdit d'abord, puis rougit par une plus forte proportion d'acide. Le sang est noirci et coagulé.

Il résulte d'un grand nombre d'expériences que j'ai tentées, soit en administrant à des animaux des alimens mélangés ou non d'acide azotique concentré : 1° que l'on peut démontrer la présence de cet acide dans les liquides alimentaires, ou dans les tissus du canal digestif qui ont été touchés par lui, en traitant ces diverses matières par le bicarbonate de soude, le chlore, etc. ; mais qu'il ne suffit pas, pour *affirmer* que cet acide s'y trouve, d'avoir obtenu en dernier ressort un produit qui colore le sulfate de narcotine en rouge et le sulfate de protoxyde de fer en brun, ou qui, étant traité par l'acide sulfurique et le cuivre, donne un gaz pouvant colorer le sel de fer en brun, parce que l'on obtient les mêmes résultats avec des mélanges alimentaires à l'état normal qui auraient été traités de même ; qu'il faut nécessairement avoir obtenu un résidu qui fuse sur les charbons ardens, et qui, étant décomposé par du cuivre et de l'acide sulfurique, fournisse un *gaz jaune orangé* qui colore le sulfate de protoxyde de fer en brun, puis en violet par l'addition de l'acide sulfurique ;

2° Que ces derniers caractères ne peuvent être constatés, en suivant un pareil procédé, que dans les cas d'empoisonnement où la quantité d'acide azotique restant est assez considérable ; car, si elle était faible, l'azotate produit se trouverait mélangé d'une trop forte proportion de matière organique, de chlorures ou d'autres sels, pour qu'ils se manifestassent ;

3° Qu'en distillant, au contraire, les matières suspectes liquides ou solides avec de l'acide sulfurique concentré, on décèle

des quantités au moins aussi faibles d'acide azotique; que l'opération est d'une exécution plus facile et qu'elle fournit l'acide
libre sans exposer à la moindre chance d'erreur. En effet, le
liquide distillé est acide, rougit le sulfate jaune de narcotine,
brunit le sulfate de protoxyde de fer, et le rend violet si l'on
ajoute de l'acide sulfurique; saturé par la potasse et évaporé
jusqu'à siccité, il laisse un résidu qui fuse sur les charbons ardens, à moins que la proportion d'acide azotique distillé ne soit
par trop minime par rapport à la quantité de matière organique
qu'il a entraînée pendant la distillation, mais qui même dans ces
cas donne, lorsqu'on le décompose dans un tube avec du cuivre
et de l'acide sulfurique, un gaz coloré ou non en jaune orangé,
susceptible de brunir le sulfate de protoxyde de fer à travers lequel on le fait passer, et il suffit d'étendre cette liqueur brune
dans de l'acide sulfurique concentré pour la rendre violette. Les
mélanges alimentaires, les matières contenues dans l'estomac, les
selles, et les tissus du canal digestif à l'*état normal*, distillés avec
l'acide sulfurique, fournissent des liquides qui peuvent être acides,
mais qui ne présentent jamais l'ensemble des caractères précités.

Procédé. On recueille les matières contenues dans le canal
digestif, ou celles qui ont été vomies; on lave les tissus de ce canal à plusieurs reprises et pendant plusieurs heures avec de l'eau
distillée froide; on réunit le tout dans une cornue à laquelle on
a adapté un récipient, et on élève la température jusqu'au
degré de l'ébullition, afin de coaguler un certain nombre de matières; on filtre le liquide condensé dans le ballon, ainsi que
celui qui reste dans la cornue; on sature par la potasse à l'alcool
ce liquide filtré, on le rapproche jusqu'au quart de son volume;
puis on le distille dans une cornue avec 7, 8, 10 ou 12 grammes
d'acide sulfurique concentré pur, et surtout exempt d'acide azotique (1). On obtient l'acide azotique dans le ballon, surtout vers
la fin de la distillation, en sorte qu'il faut pousser celle-ci jusqu'au point où la matière de la cornue commence à devenir
épaisse.

Les matières solides restées sur le filtre, ainsi que les por-

(1) On prive aisément l'acide sulfurique de l'acide azotique qu'il peut contenir,
en le chauffant avec du soufre à 180°.

tions des tissus du canal digestif qui seraient jaunes ou enflammées, sont soumises à l'action de la potasse à l'alcool et de l'eau distillée dans une capsule de porcelaine ; on fait bouillir pendant une heure, afin d'enlever et de neutraliser les plus minimes proportions d'acide azotique qu'elles auraient pu retenir ; on filtre ; on sature l'alcali par l'acide sulfurique concentré et pur, on rapproche la matière par l'évaporation, puis on la distille avec de l'acide sulfurique pur, comme il vient d'être dit. On n'obtient en général que fort peu d'acide azotique de cette opération, parce que la majeure partie de l'acide se trouve dans les liquides contenus dans l'estomac qui ont été distillés d'abord, et l'on peut se dispenser d'y avoir recours, si déjà ces liquides ont fourni assez d'acide azotique pour porter la conviction dans l'esprit des experts.

Si les recherches précédentes ont été infructueuses, on agira sur le foie, la rate, les reins et l'urine, etc., comme il vient d'être dit.

Conclusions. 1° Si à la suite de ces recherches on a obtenu dans les récipiens des liquides incolores, acides, rougissant le sulfate de narcotine, brunissant le sulfate de protoxyde de fer, nuance qui passera au violet par un excès d'acide sulfurique, et qui, étant saturés par la potasse et évaporés jusqu'à siccité, aient laissé des produits jaunâtres, d'un jaune rougeâtre ou d'un rouge brunâtre, lesquels *fusent* sur les charbons ardens, et donnent par le cuivre et l'acide sulfurique du gaz acide azoteux *jaune orangé,* qui colore le sulfate de protoxyde de fer en brun, puis en violet, on affirmera que les matières suspectes contenaient de l'acide azotique, de l'acide azoteux ou de l'acide hypo-azotique, un azotate, un azotite ou un hypo-azotate.

2° Il en sera de même dans les cas où le produit solide, provenant de la saturation par la potasse des liquides distillés, ne fuserait pas sur les charbons ardens, et ne donnerait pas un gaz coloré en *jaune orangé,* pourvu que les autres caractères puissent être tous constatés, puisque ces caractères ne sont jamais fournis par des matières à l'*état normal* qui ont été soumises au procédé de la distillation par l'acide sulfurique.

3° Si les caractères indiqués à la conclusion précédente manquent en partie, ou ne sont pas assez tranchés pour qu'il ne reste aucun doute sur leur existence, on se gardera bien de dire que les matières suspectes ne contenaient aucun des composés azotiques dont je parle, car les choses se passent ainsi toutes les fois que les proportions d'acide azotique ou azoteux sont excessivement minimes. Ce serait alors le cas de combiner avec les élémens fournis par la chimie ceux que donneraient les symptômes, les lésions de tissu, etc.

Acide azotique dans un cas où la magnésie ou toute autre base alcaline ont été administrées comme contre-poison. Si l'acide n'a pas été complétement saturé par la base alcaline, comme cela a presque toujours lieu, on découvrira la portion qui est encore libre par les procédés indiqués. Si la saturation a été complète, on devra chercher dans les liqueurs suspectes l'azotate de magnésie, de chaux, etc., qu'elles renfermeront à coup sûr, puisque tous les azotates sont solubles dans l'eau. Pour cela on desséchera les matières à une douce chaleur, et on laissera le produit en contact pendant plusieurs heures avec de l'eau distillée froide qui dissoudra l'azotate, ainsi qu'une partie de la matière organique ; le *solutum* filtré et desséché dans une capsule de porcelaine fusera sur les charbons ardens et donnera du gaz bi-oxyde d'azote s'il est chauffé avec du cuivre et de l'acide sulfurique. Si à raison d'une trop forte proportion de matière organique ces caractères manquaient, on redissoudrait dans l'eau le produit desséché, et on ferait chauffer la dissolution dans une cornue avec le vingtième de son volume d'acide sulfurique *pur et concentré* ; à coup sûr, en continuant l'opération jusqu'à ce que ce liquide fût réduit au tiers de son poids environ, on obtiendrait dans le ballon un liquide à-peu-près incolore et *acide*, renfermant une quantité notable d'*acide azotique* facile à reconnaître.

Acide azotique contenu dans l'urine. Il résulte de mes expériences que l'urine des animaux empoisonnés par l'acide azotique étendu d'eau renferme une certaine quantité de cet acide, à *certaines époques de la maladie* ; j'ai prouvé ce fait en distillant l'urine avec de l'acide sulfurique pur, et en saturant par la potasse le liquide acide recueilli dans le ballon. Il suffit de faire évaporer la liqueur ainsi saturée pour obtenir de l'azotate de potasse qui

7.

fuse sur les charbons ardens, et qui se comporte avec le cuivre et l'acide sulfurique, avec le sulfate de narcotine et le sulfate de protoxyde de fer, comme l'azotate de potasse. L'expert ne saurait désormais négliger la recherche de l'acide azotique dans l'urine, si les expériences faites avec les autres matières suspectes avaient été infructueuses ; car la présence de cet acide dans ce liquide excrémentitiel lui permettrait d'*affirmer* qu'il y a eu ingestion d'acide azotique pendant la vie ; toutefois l'*absence* de cet acide ne l'autoriserait pas à conclure qu'il n'a pas été ingéré, l'urine pouvant n'en renfermer qu'à certaines époques de l'empoisonnement.

Symptômes, lésions de tissu et action sur l'économie animale.

Lorsque les individus succombent peu de temps après l'ingestion de cet acide, on observe les altérations suivantes : couleur plus ou moins orangée de l'épiderme du bord libre des lèvres, qui paraît brûlé et qui se détache très aisément ; membrane interne de la bouche d'une couleur blanche, souvent citrine ; dents fréquemment vacillantes, offrant à leur couronne une teinte jaune très marquée ; inflammation de la membrane muqueuse de l'arrière-bouche et du pharynx ; à la surface de l'œsophage, un enduit de matière jaune, grasse au toucher, qui paraît formé à-la-fois par de l'albumine concrète et par la membrane muqueuse altérée d'une manière particulière ; inflammation plus ou moins violente de l'estomac, principalement vers le pylore et le commencement du duodénum ; quelquefois des taches gangréneuses dans les parois de ces organes, qui présentent aussi des réseaux de vaisseaux sanguins multipliés, dilatés, remplis d'un sang noir et coagulé ; ils sont amincis, comme dissous et prêts à se déchirer au plus léger contact ; un enduit épais, grenu, en forme de pâte, de couleur jaune verdâtre, tapisse l'intérieur de ces viscères, qui renferment une grande quantité d'une matière de couleur jaune, de la consistance d'une bouillie, dans laquelle sont des flocons semblables à du suif ; rides de l'estomac très brunes et réduites en mucilage ; pylore très rétréci ; parois du duodénum et du jéjunum tachées en jaune tirant quelquefois sur le vert ; diminution de ces altérations à mesure que les parties où on les observe sont plus éloignées de l'estomac ; gros intestins ordinairement remplis de matières fécales très dures et moulées ; péritoine épaissi, dur, d'un rouge sale, recouvert de couches albumineuses, qui réunissent, par des adhérences très multipliées, tous les viscères ; distension très grande de l'estomac dans quelques circonstances ; dans d'autres, réduction de ce viscère à un très petit volume, ce qui a principalement lieu dans les cas nombreux où il a été percé : alors, épanchement énorme dans le ventre d'un liquide épais, jaune et floconneux ; inflammation plus ou moins considérable, plus ou moins générale de tous les autres viscères abdominaux et de la poitrine ; quelquefois des taches jaunes sur les mains ou sur d'autres parties : elles ont été produites par une petite quantité d'acide azotique échappé du vase dans lequel on a bu ce poison.

Action sur l'économie animale. Il résulte des expériences que j'ai tentées et des faits observés jusqu'à ce jour, que l'acide azotique produit la mort des animaux par une action en tout semblable à celle de l'acide sulfurique.

Acide azotique introduit dans le canal digestif après la mort. Si l'on injecte dans l'intestin rectum d'un individu qui vient d'expirer 15 grammes d'acide azotique du commerce, et qu'on ouvre le cadavre au bout de vingt-quatre heures, on observe que toutes les tuniques de la portion de l'intestin qui a été en contact avec l'acide sont d'un beau jaune ; la membrane muqueuse est quelquefois détruite, et transformée en flocons d'un jaune serin qui ont l'aspect graisseux : du reste on ne remarque *aucune trace de rougeur ni d'inflammation*. Si l'acide séjourne plus long-temps dans le canal digestif, l'altération est portée beaucoup plus loin, car l'intestin se réduit sous les doigts en une espèce de pâte grasse d'un très beau jaune. L'action de l'acide azotique sur le canal digestif après la mort est donc entièrement chimique, et les altérations de tissu qu'il détermine ne sauraient être confondues avec celles qui sont le résultat de l'ingestion de cet acide pendant la vie.

De l'acide hypo-azotique.

Comment peut-on reconnaître que l'empoisonnement a eu lieu par l'acide hypo-azotique?

On peut facilement reconnaître cet acide, qui est toujours anhydre (parce que l'eau le transforme en acide azotique), aux *caractères physiques et chimiques* suivans : il est liquide, bleu, vert, jaune orangé clair, ou jaune orangé foncé. Il agit comme le précédent sur le tournesol, le cuivre, le zinc et le fer. Lorsqu'on élève un tant soit peu sa température, il répand des vapeurs jaune orangé ou rouges très abondantes ; mêlé avec l'eau, il fait effervescence, dégage des vapeurs de même couleur et passe à l'état d'acide azotique incolore (*Voyez, pour les symptômes, les lésions de tissu et son action sur l'économie animale*, ce qui a été dit en parlant de l'acide azotique).

De l'acide azoteux.

L'acide azoteux préparé par Ettling est bleu à l'état liquide. Gazeux il est orangé ou rouge, suivant sa température ; il a une odeur piquante, nauséabonde ; il rougit le tournesol et se dissout rapidement dans l'eau. Il brunit instantanément le sulfate de protoxyde de fer, et la couleur brune devient bientôt violette par l'addition d'une assez grande quantité d'acide sulfurique concentré. Introduit dans l'estomac à l'état liquide, il agit comme les acides azotique et hypo-azotique. A l'état gazeux, il irrite fortement les bronches et les petits vaisseaux pulmonaires, et il altère le sang qu'il brunit (*V.* les deux observations que j'ai rapportées dans ma *Toxicologie générale*, page 148, tome 1, 4ᵉ édition).

De l'acide chlorhydrique.

Comment peut-on reconnaître que l'empoisonnement a eu lieu par l'acide chlorhydrique?

Acide chlorhydrique liquide concentré pur. Il est incolore, tandis que celui du commerce est presque toujours jaune ou rougeâtre, parce qu'il contient du chlorure de fer, etc. Il offre une odeur piquante et une saveur très caustique ; son poids spécifique est de 1,203. Il rougit fortement le tournesol et se volatilise à toutes les températures en répandant des vapeurs épaisses et d'une odeur piquante. Chauffé pendant quelques instans avec du bioxyde de manganèse, il fournit du chlore gazeux jaune verdâtre. Il précipite l'azotate d'argent en blanc ; le chlorure d'argent déposé, lourd, caillebotté devient violet par l'action de la lumière et ne se dissout ni dans l'eau ni dans l'acide azotique froid ou bouillant, tandis qu'il est très soluble dans l'ammoniaque ; le cyanure d'argent qui ressemble beaucoup au chlorure, est au contraire dissous et décomposé par l'acide azotique bouillant. Il ne corrode point le verre et ne trouble pas l'eau de chaux, ce qui le distingue de l'acide phtorhydrique (fluorique). Distillé, il ne laisse point de résidu, tandis que les chlorures acides en laissent un.

Acide chlorhydrique très étendu d'eau. Il diffère du précédent parce qu'il est moins volatil, qu'il ne répand pas de vapeurs à l'air et qu'il ne donne point de chlore avec le bioxyde de manganèse.

Acide chlorhydrique mêlé à des liquides végétaux et animaux. Il ne trouble ni le vin, ni le cidre, ni la bière, ni le vinaigre, ni le thé, ni la gélatine ; il précipite l'albumine en flocons blancs, solubles dans un excès d'acide ; le lait est coagulé par lui surtout à chaud, et les grumeaux sont dissous dans un excès d'acide. Il précipite la bile d'abord en jaune, puis en vert ; il coagule et noircit le sang.

Après avoir tenté un grand nombre d'expériences, soit en distillant des matières organiques liquides ou solides mélangées d'acide chlorhydrique, soit en empoisonnant des chiens avec cet acide, soit en analysant les matières contenues dans le canal digestif d'animaux auxquels j'avais administré du lait, du bouillon, du café, etc., *sans addition de la moindre trace d'acide chlorhydrique*, j'ai vu 1° que l'on obtient facilement une partie de l'acide chlorhydrique mélangé avec des liquides alimentaires végétaux, en distillant ceux-ci à un feu doux, à moins que l'acide ne se trouve dans ces mélanges en quantité par trop minime.

2° Que la même chose a lieu dans les mêmes conditions, quoique plus difficilement, lorsqu'on distille des mélanges d'acide chlorhydrique et de liquides alimentaires animaux, ou un estomac préalablement trempé pendant quelques minutes dans le même acide concentré.

3° Que l'on ne recueille pas d'acide chlorhydrique dans le récipient quand on distille au bain-marie, à feu nu ou au bain de chlorure de calcium ou d'huile, les matières trouvées dans l'estomac des animaux qui ont succombé à l'empoisonnement par l'acide chlorhydrique, *quoiqu'elles en contiennent,* si la distillation n'a été poussée que jusqu'au moment où la matière contenue dans la cornue a acquis une consistance *presque sirupeuse,* parce que l'acide est retenu par la matière organique, et s'il est dissous dans une trop grande quantité de liquide, parce qu'il passe difficilement à la distillation lorsqu'il est très hydraté.

4° Que l'on en obtient, au contraire, même en agissant à un feu doux, si l'on continue la distillation jusqu'à ce que la matière de la cornue soit desséchée et *non décomposée ;* à la vérité, on n'en recueille que fort peu. M. Devergie a donc commis une erreur grave en attaquant ce que j'avais établi à cet égard dès l'année 1812.

5° Que l'on en obtient davantage quand on pousse l'action de la chaleur assez loin pour carboniser la matière contenue dans la cornue.

6° Qu'il ne se condense dans le ballon ni de l'acide chlorhydrique ni du chlorhydrate d'ammoniaque, ni aucun chlorure, lorsqu'on chauffe jusqu'à *siccité seulement* des liquides ou des matières solides alimentaires *non additionnés d'acide chlorhydrique ni de chlorhydrate d'ammoniaque ;* mais qu'il n'en n'est pas de même si ces liquides contiennent de ce chlorhydrate, ou bien lorsqu'on pousse l'opération jusqu'à ce que la matière soit carbonisée ; qu'il est dès-lors indispensable dans une recherche médico-légale relative à l'empoisonnement par l'acide chlorhydrique d'arrêter la distillation au moment où la masse est presque desséchée.

7° Que s'il est vrai qu'en traitant par l'acide sulfurique concentré un mélange alimentaire trouvé dans l'estomac d'un chien empoisonné par l'acide chlorhydrique, on dégage beaucoup plus d'acide chlorhydrique que du même mélange à l'*état normal*, il est également certain que l'on s'exposerait à commettre des erreurs graves si l'on attachait à ce mode d'expérimentation une importance qu'il ne saurait avoir; il pourrait arriver, en effet, que certaines matières alimentaires à l'*état normal* continssent assez de chlorure de sodium pour fournir par l'acide sulfurique une quantité d'acide chlorhydrique égale au moins à celle que l'on obtiendrait dans quelques cas d'empoisonnement où la proportion d'acide chlorhydrique *restant* dans l'estomac serait très faible.

8° Qu'en traitant les matières suspectes par l'alcool à 40 et 42 degrés, après les avoir concentrées par l'évaporation, en filtrant la liqueur et en la distillant *jusqu'à siccité*, on obtient dans *les dernières portions* du liquide distillé, une plus grande quantité d'acide chlorhydrique que celle qu'aurait fournie la même proportion de matière suspecte si elle eût été distillée seule ; et que dans aucun cas un mélange alimentaire à l'*état normal* et sans addition d'acide chlorhydrique ou de chlorhydrate d'ammoniaque, *ne donne*, étant traité par l'alcool concentré, puis distillé *jusqu'à siccité*, un produit fournissant du chlorure d'argent avec l'azotate de ce métal.

9° Que l'on recueille encore plus d'acide chlorhydrique dans les *dernières* portions distillées, si l'on chauffe jusqu'à siccité *seulement* le liquide filtré provenant de la décomposition des matières suspectes par un excès de tannin ; les mélanges alimentaires non additionnés d'acide chlorhydrique ou de chlorhydrate d'ammoniaque traités de la même manière fournissent, au contraire, un produit distillé qui ne donne aucune trace de chlorure d'argent par l'azotate de ce métal.

10° Qu'en décomposant comparativement par l'acide sulfurique concentré, comme l'a proposé le premier M. Bergounhioux (de Reims), dans un rapport inédit, des estomacs de chiens à l'*état normal* et des estomacs des mêmes animaux empoisonnés par l'acide chlorhydrique, on dégage une quantité de cet acide beaucoup plus considérable avec les derniers qu'avec les premiers, soit que les viscères *préalablement lavés avec de l'eau froide seulement* jusqu'à ce que les eaux de lavage ne rougissent plus le papier bleu de tournesol, aient été fortement pressés entre des feuilles de papier joseph, soit qu'ils aient été desséchés à la température de 100° c. Dans ces cas l'eau *froide* n'a pas agi pendant un temps assez long pour enlever la totalité de l'acide chlorhydrique qui pouvait être uni aux tissus et n'a pas dissous la totalité des chlorures solubles naturellement contenus dans l'estomac; aussi, lorsqu'on traite par l'acide sulfurique ces estomacs *normaux*, lavés à l'eau froide, décompose-t-on ces chlorures naturels et obtient-on de l'acide chlorhydrique, en quantité moindre à la vérité que lorsque les estomacs *empoisonnés* avaient retenu une portion de l'acide chlorhydrique ingéré.

11° Qu'en faisant *bouillir* avec de l'eau distillée à plusieurs reprises et pendant plusieurs heures des estomacs de chiens empoisonnés ou à l'état normal, ou bien un estomac d'un homme non empoisonné, on dissout la totalité des chlorures solubles qu'ils peuvent renfermer : aussi les dissolutions aqueuses fournissent-elles du chlorure d'argent par l'azotate de ce métal, tandis que les estomacs eux-mêmes épuisés par l'eau bouillante n'en donnent pas de traces. Tout porte même à croire qu'il suffit de laisser pendant deux ou trois jours dans l'eau distillée *froide* des estomacs d'individus empoisonnés ou non par l'acide chlorhydrique, et de laver ensuite à plusieurs reprises dans le même liquide à la température *ordinaire*, pour obtenir les mêmes résultats.

12° Que l'urine des chiens empoisonnés par l'acide chlorhydrique concentré ou affaibli, fournit avec l'azotate d'argent une quantité de chlorure d'argent six fois au moins aussi considérable qu'à l'état normal, fait dont les experts pourront quelquefois tirer parti.

13° Que si je n'ai pas décelé l'acide chlorhydrique dans le *foie*, la *rate*, etc., des chiens qui avaient été empoisonnés par cet acide étendu d'eau, cela peut tenir à ce que cet acide séjourne peu de temps dans ces organes, ou à ce qu'il se combine avec les alcalis libres qu'il trouve dans les voies circulatoires.

Procédé. On recueille attentivement les liquides contenus

dans le canal digestif et dans la cavité abdominale, s'il y a eu
perforation, ou bien les matières liquides vomies ; on les met à
part après avoir constaté si elles sont acides à l'aide du papier
bleu de tournesol. On introduit dans une grande cornue à laquelle on a adapté un récipient toutes les portions solides trouvées dans le canal digestif et dans les matières vomies, ainsi que
l'œsophage, l'estomac et les intestins coupés en petits morceaux ;
on ajoute de l'eau distillée, et on fait bouillir pendant cinq ou six
heures en ayant soin d'ajouter de l'eau au fur et à mesure qu'il
s'en évapore. On examine si le liquide recueilli dans le ballon
contient ou non de l'acide chlorhydrique libre ; dans la plupart
des cas il n'en renferme pas, parce que cet acide ne distille pas
facilement lorsqu'il est très hydraté et retenu par la matière organique ; mais comme il pourrait arriver qu'il en contînt, on ne
devra pas négliger de procéder en vaisseaux clos à l'ébullition
dont je parle. On réunit alors le *decoctum* restant dans la cornue aux liquides trouvés dans le canal digestif, dans la cavité
abdominale ou dans les matières vomies, et on les précipite par
un excès de dissolution concentrée de tannin ; à mesure que le
précipité se dépose, on ajoute de nouvelles quantités de tannin,
jusqu'à ce que le mélange suspect ne se trouble plus ; on laisse
ramasser le précipité et on filtre ; la liqueur passe assez claire
et offre une couleur jaune rougeâtre. On l'introduit dans une
grande cornue à laquelle est adapté un récipient entouré d'eau
très froide ou de glace ; on distille à un feu doux (environ 100°);
en général, les 19/20° du liquide qui passent d'abord ne contiennent pas un atome d'acide chlorhydrique libre, *quoiqu'ils soient
quelquefois acides;* lorsqu'il ne reste guère qu'un 20° de la
liqueur dans la cornue, on met à part le liquide distillé, et on
continue l'opération jusqu'à ce que la matière *soit à-peu-
près sèche,* en ayant soin d'agir de plus en plus à un feu
doux ; il ne faut sous aucun prétexte pousser la distillation
plus loin. Le dernier 20° du liquide obtenu dans le récipient
contiendra de l'acide chlorhydrique libre ; il sera incolore ou légèrement opalin ; il rougira le papier bleu de tournesol, et il fournira un précipité de chlorure d'argent lorsqu'on le traitera par
l'azotate de ce métal ; presque toujours le précipité dont il s'agit

augmentera quand on fera bouillir avec de l'acide azotique pur et concentré, pendant vingt ou vingt-cinq minutes, le liquide mélangé d'azotate d'argent, parce qu'alors l'acide azotique détruira une certaine quantité de matière organique qui s'opposait à la formation et à la précipitation du chlorure d'argent. Il pourrait arriver aussi qu'une partie de l'azotate d'argent fût réduite par la matière organique et que le précipité fût mélangé d'argent métallique noir; peu importe, l'acide azotique dissoudrait ce métal, et l'on ne tarderait pas à obtenir du *chlorure d'argent* blanc, caillebotté, insoluble dans l'eau et dans l'acide azotique bouillant, soluble dans l'ammoniaque et se colorant promptement en violet. En lavant ce précipité, en le séchant et en le fondant, on en connaîtra le poids, et l'on saura par conséquent combien il représente d'acide chlorhydrique.

Admettons qu'on ait obtenu dans le ballon un liquide rougissant le tournesol et donnant avec l'azotate d'argent un précipité de chlorure d'argent, devra-t-on conclure que ce liquide contient *nécessairement* de l'acide chlorhydrique *libre?* Non certes, car l'acidité peut dépendre d'un autre acide, et le précipité de chlorure d'argent peut devoir son origine à du chlorhydrate d'ammoniaque. Je sais qu'il n'est pas ordinaire de trouver dans le canal digestif des cadavres humains *non pourris*, du chlorhydrate d'ammoniaque; je ne sache même pas que la présence de ce sel y ait jamais été démontrée; mais il suffit qu'on ait constaté son existence dans la chair musculaire, dans la salive expectorée, dans le suc gastrique des ruminans, dans le lait des brebis, dans la laite de carpe, etc., et d'après M. Chevallier dans diverses matières animales pourries, pour que l'on doive être circonspect. Sans doute, le plus souvent une acidité bien prononcée et une précipitation notable de chlorure d'argent, annonceront la présence de l'acide chlorhydrique *libre*, parce que hors les cas de putréfaction avancée, le chlorhydrate d'ammoniaque dont je parle ne se trouvera dans les liqueurs suspectes qu'en très petite porportion; qu'importe? Dès qu'il peut arriver une fois sur mille qu'il en soit autrement, on doit se tenir sur ses gardes. On ne saurait surtout être trop réservé dans le cas où le liquide distillé *ne rougirait pas* le papier bleu de tournesol et donnerait avec l'azotate d'argent un précipité de chlorure de ce métal.

Mais alors même que l'expert serait disposé à penser que l'acidité du produit de la distillation est due à de l'acide chlorhydrique libre, il ne faudrait pas pour cela conclure qu'il y a eu empoisonnement par cet acide, parce qu'il est parfaitement établi qu'il existe de l'acide chlorhydrique dans l'estomac des individus bien portans, en petite quantité il est vrai, et qu'il peut s'en produire une proportion beaucoup plus considérable dans certains états pathologiques, tels que la dyspepsie, le pyrosis, etc. Ces faits prouvent jusqu'à l'évidence qu'il est impossible, dans un cas présumé d'intoxication par l'acide chlorhydrique, d'asseoir son jugement *uniquement* sur la présence ou l'absence de cet acide dans les matières suspectes. Alors même que l'on mettrait hors de doute l'existence de cet acide *libre*, ce qui sera souvent fort difficile, il faudrait encore établir qu'il ne provient pas de la portion qui peut se trouver *naturellement* dans le canal digestif. Mais si l'élément chimique *seul* est loin de pouvoir trancher la question, il n'en est pas de même lorsqu'on le combine avec les données importantes que fournit la pathologie ; le commémoratif d'une part, les symptômes graves et en quelque sorte si caractéristiques de l'empoisonnement par les acides concentrés, la marche en général si rapide de la maladie, et surtout un ensemble d'altérations cadavériques tel qu'on ne l'observe presque jamais que dans les empoisonnemens par les acides ou par les alcalis concentrés, viendront à l'appui des résultats de l'analyse chimique, et mettront l'expert à même de résoudre le problème.

Je ne mentionnerai que pour les réfuter quelques difficultés d'un autre genre soulevées par M. Devergie. Partant de ce point erroné que l'on sera presque toujours obligé de traiter les matières suspectes par l'eau bouillante, afin d'obtenir du *chlorhydrate d'ammoniaque*, ou de les calciner en vases clos, et d'incinérer le charbon pour savoir combien il existe de chlorures dans les cendres, ainsi que dans le liquide qui aura distillé pendant la carbonisation, M. Devergie est arrivé à une complication telle, que le médecin légiste le plus habile aurait de la peine à donner une solution satisfaisante du problème, d'après ce qu'il en dit. Au reste, je vais mettre le lecteur à même d'en juger. *Premier écueil.* « Les acides libres qui peuvent faire « naturellement partie des liqueurs animales qui se trouvent « dans l'estomac. » Qu'importe? Alors même que ces liqueurs contiendraient tous les acides connus, rien n'est plus facile que de constater dans le récipient la présence de l'acide chlorhydrique, parce qu'il a des caractères distincts de ceux de tous les acides volatils. *Deuxième écueil.* « Les chlorures qui font na- « turellement partie de la liqueur animale, ceux qui pourraient « y être ajoutés, ou enfin celui qui serait le résultat de l'admi- « nistration d'un contre-poison alcalin.» Aucun de ces chlorures, excepté le chlorhydrate d'ammoniaque, ne passe à la distillation limitée au point que j'ai indiqué; aucun d'eux ne rougit le papier de tournesol, en sorte que si l'on obtient dans le récipient un liquide non acide se comportant avec l'azotate d'argent comme l'acide chlorhydrique, on peut être certain que la formation du chlorure d'argent est due à du chlorhydrate d'ammoniaque, et non à de l'acide chlorhydrique libre. *Troisième écueil.* « Le « chlorhydrate d'ammoniaque qui se forme pendant la décom- « position des parois stomacales par le feu. » Dans une note lue à l'Académie royale de médecine, en novembre 1838, M. Devergie prétendait en effet qu'il *se produit* du chlorhydrate d'ammoniaque lorsque les parois stomacales sont décomposées par le feu et que déjà l'estomac était pourri. M. Caventou, dans un rapport remarquable qui a été adopté par l'Académie en 1839, a fait justice de cette assertion, en prouvant que M. Devergie avait pris pour du chlorhydrate d'ammoniaque l'un des chlorures naturellement contenus dans l'estomac, qui s'était volatilisé à une température rouge à la faveur des gaz qui se produisent pendant l'opération. Quoi qu'il en soit, la présence dans le liquide distillé d'un de ces chlorures n'infirme en rien l'exactitude de mon procédé, puisqu'on ne les obtient qu'en décomposant la matière organique et en la réduisant en charbon, tandis que je prescris d'arrêter l'opération bien avant que cette décomposition ait eu lieu, et même avant que la matière de la cornue soit complétement desséchée.

Acide chlorhydrique dans un cas d'exhumation juridique.
Si l'exhumation a lieu peu de jours après la mort, tout porte à
croire que l'acide chlorhydrique n'aura pas encore été entièrement saturé par l'ammoniaque qui se développe pendant la putréfaction, en sorte qu'on pourra en obtenir *à l'état de liberté*
en procédant comme je l'ai dit à la page 107. Si, au contraire, il
s'est déjà écoulé un temps considérable depuis la mort, et que
tout l'acide ait été transformé en chlorhydrate d'ammoniaque, on
ne recueillera pas un atome d'acide *libre* dans le récipient en
suivant la méthode que j'ai indiquée. Il faut en convenir, ce cas
est excessivement épineux, et le médecin ne saurait agir avec assez de circonspection. Si, à l'aide de l'évaporation et de la cristallisation, il retire du chlorhydrate d'ammoniaque des liquides
trouvés dans le canal digestif, et de ce canal lui-même soumis à
une ébullition prolongée avec de l'eau distillée, on objectera que
ce chlorhydrate a pu se développer pendant la putréfaction. Si,
au moyen de l'azotate d'argent, il constate dans ces matières la
présence d'une quantité *assez considérable* d'un ou de plusieurs
chlorures, on objectera que ces chlorures existaient *naturellement* dans les liquides de l'estomac et dans ce viscère lui-
même; qu'il est impossible d'assigner d'avance et au juste la
proportion de chlorures que contiennent *habituellement* ces
matières et l'estomac lui-même; enfin, que le malade pouvait
avoir pris peu de temps avant sa mort des alimens liquides ou
solides fortement salés. S'il chauffe les matières suspectes en
vases clos, qu'il incinère le charbon pour déterminer combien les
cendres fournissent de chlorures, et que d'un autre côté il cherche à apprécier la proportion des chlorures contenus dans le
liquide qui aura été recueilli dans le ballon, comme le veut
M. Devergie, on objectera encore que toutes les matières animales
à l'état normal décomposées ainsi, même lorsqu'elles ne sont pas
pourries, donnent un produit liquide contenant un ou plusieurs
chlorures, et qu'à plus forte raison cela a lieu quand la putréfaction a fait des progrès rapides, et qu'il a dû se volatiliser une
quantité plus ou moins notable de chlorhydrate d'ammoniaque,
et l'on soutiendra, pour ce qui concerne les chlorures trouvés
dans les cendres, qu'ils existaient *naturellement* dans les liqui-

des de l'estomac et dans le canal digestif lui-même ; et qu'on ne vienne pas dire qu'il sera possible dans ces différens cas de décider la question en ayant égard à *la proportion* de chlorure d'argent obtenue, parce que cette proportion sera plus forte s'il y a eu empoisonnement que dans le cas contraire. Quand on a expérimenté, et que l'on sait combien *est faible* la quantité d'acide chlorhydrique qui peut rester dans le canal digestif après la mort, même lorsqu'on opère peu d'heures après le décès, on sent le vide de pareilles assertions. J'ai souvent empoisonné des chiens avec 16, 20 ou 24 grammes d'acide chlorhydrique *concentré* ou étendu d'eau ; les animaux ont eu des vomissemens fréquens et des selles réitérées ; les matières expulsées renfermaient beaucoup d'acide chlorhydrique : aussi , lorsque après la mort , je cherchais à extraire l'acide chlorhydrique qui pouvait rester dans le canal digestif à l'*état libre* ou combiné avec les tissus, n'obtenais-je dans le récipient que *quelques centigrammes* de cet acide. On conçoit qu'il doive en être ainsi pour tous les poisons dissous dans l'eau, qui sont facilement rejetés par les vomissemens et par les selles.

Ces faits établissent suffisamment l'immense difficulté, je dirai presque l'impossibilité de faire servir les données fournies par la chimie à la solution de cette partie du problème. L'expert ne pourra tout au plus puiser dans les documens fournis par l'analyse chimique que des renseignemens vagues, et dès-lors insuffisans pour motiver autre chose que de *légers soupçons ;* c'est au commémoratif, à la pathologie et à l'anatomie pathologique à répandre, dans ces cas, la lumière qui permettrait aux experts d'exprimer des doutes ou des probabilités sur l'existence d'un empoisonnement.

Acide chlorhydrique après l'administration de contrepoisons alcalins. Si, pour neutraliser les effets funestes de cet acide, on avait fait prendre au malade de la magnésie, du carbonate de cette base, du carbonate de chaux, etc., l'acide aurait pu être complétement saturé , et l'expert ne découvrirait plus un atome d'acide libre en procédant comme je l'ai dit à la page 106; d'où il suit qu'il faudrait bien se garder de conclure dans ce cas que l'empoisonnement n'a pas eu lieu, par cela seul qu'on n'obtiendrait pas dans le ballon de l'acide chlorhydrique *libre*. Si, comme cela arrive souvent, au contraire, la totalité de l'acide n'avait pas été saturée, le liquide distillé en renfermerait une faible proportion. Dans le cas de saturation complète, il y aurait à rechercher quel serait le contre-poison administré, et à constater dans les matières suspectes la présence d'un chlorure de magnésium, de calcium, de potassium ou de sodium. L'existence de ces deux derniers, à moins qu'ils ne fussent excessivement abondans, n'avancerait guère la question, parce qu'ils peuvent se trouver *naturellement* dans les alimens ou dans les liquides du canal digestif; il n'en serait pas de même des chlorures de magnésium et de calcium, qui n'existent jamais dans ces matières qu'en proportions excessivement minimes, ou qui n'y existent pas du tout. La solution de ce problème, comme on le voit, peut présenter de grandes difficultés, et exiger de la part des experts autant de réserve au moins que celui qui a pour objet la recherche de l'acide chlorhydrique dans un cas d'exhumation juridique faite long-temps après la mort (*V*. page 111).

Symptômes, lésions de tissu et action sur l'économie animale.

Indépendamment des symptômes décrits en parlant des acides concentrés (*V*. page 72), celui-ci donne souvent lieu, peu de temps après l'empoisonnement, surtout s'il était concentré, à un dégagement de fumées épaisses, blanches, d'une odeur piquante.

Les *lésions de tissu* ressemblent beaucoup à celles que détermine l'acide sulfurique concentré.

L'*action* de l'acide chlorhydrique sur l'économie animale ne diffère pas de celle des acides dont j'ai parlé jusqu'à présent.

De l'eau régale.

Comment peut-on reconnaître que l'empoisonnement a eu lieu par l'eau régale?

L'eau régale est formée d'acide azotique, d'acide chlorhydrique, d'eau et du gaz chloro-azoteux découvert par M. Baudrimont. Elle est liquide, jaune, rougeâtre ou rouge, d'une odeur désagréable et d'une saveur excessivement caustique; elle rougit fortement l'eau de tournesol. Elle agit sur l'azotate d'argent dissous comme l'acide chlorhydrique. Le cuivre, le zinc et le fer se comportent avec elle comme avec l'acide azotique ; le gaz bi-oxyde d'azote provenant de la décomposition de l'acide azotique, reste d'abord dissous dans la liqueur, et lui communique une couleur verdâtre ; bientôt après la température s'élève, le gaz se dégage avec effervescence, et répand des vapeurs d'un jaune orangé. L'eau régale dissout avec rapidité l'or divisé.

Les symptômes, les lésions de tissu et l'action sur l'économie animale, sont les mêmes que ceux que l'on observe dans l'empoisonnement par les acides azotique et chlorhydrique.

De l'acide phosphorique.

Comment peut-on reconnaître que l'empoisonnement a eu lieu par l'acide phosphorique ?

Acide phosphorique concentré. Il est solide ou liquide, incolore, sans odeur et sans saveur ; s'il est solide, il peut être cristallisé ou fondu ; quand il est liquide, il est épais, très visqueux, ou coulant comme l'eau, suivant son degré de concentration. Il rougit fortement le tournesol. Il se dissout très bien dans l'eau. Le *solutum* précipite l'eau de baryte en blanc (phosphate de baryte) ; le précipité se dissout instantanément dans un excès d'acide phosphorique, ou dans l'acide *azotique* pur, tandis que l'acide sulfurique donne avec la baryte un précipité blanc insoluble dans l'acide azotique. Uni à la soude, il précipite en jaune l'azotate d'argent (phosphate d'argent), pourvu qu'il n'ait pas été récemment calciné, car dans ce cas il fournirait un précipité blanc ; seul, il ne précipiterait pas le sel d'argent. Desséché et chauffé fortement dans un creuset avec du charbon pulvérisé, il est décomposé ; le phosphore est mis à nu et vient s'enflammer.

Dissolution affaiblie d'acide phosphorique. Elle n'est ni épaisse ni visqueuse ; au reste elle se comporte avec les réactifs précités, comme l'acide concentré. Si on voulait en retirer le phosphore à l'aide du charbon, il faudrait préalablement l'évaporer jusqu'à siccité.

Acide phosphorique mêlé à des liquides végétaux et ani-

maux. L'eau sucrée, le vin, le cidre, la bière, l'albumine et la gélatine ne sont point troublés par cet acide ; il précipite de la bile une matière jaune qui verdit par l'action d'une plus grande quantité d'acide.

Il résulte des expériences que j'ai tentées, que si l'on ne découvre pas l'acide phosphorique par les réactifs précédemment indiqués, il faudra évaporer les matières suspectes jusqu'à siccité, et traiter à froid le produit solide par de l'alcool concentré marquant 44 degrés, afin de dissoudre l'acide ; la liqueur alcoolique filtrée sera facilement reconnue. On fera également bouillir le canal digestif avec de l'eau distillée ; la dissolution filtrée sera évaporée jusqu'à siccité, et la masse solide sera agitée pendant dix minutes avec de l'alcool concentré. Si le malade avait pris de la magnésie ou tout autre contrepoison *alcalin*, on pourrait ne pas trouver de l'acide phosphorique libre, mais bien du phosphate de magnésie, du phosphate de chaux, etc., sels que l'on reconnaîtrait facilement.

Symptômes, lésions de tissu, action sur l'économie animale. Cet acide agit à peu de chose près comme les acides sulfurique et chlorhydrique.

De l'acide hypophosphorique.

Comment peut-on reconnaître que l'empoisonnement a eu lieu par l'acide *hypophosphorique ?*

L'acide hypophosphorique est liquide, incolore, inodore, visqueux, et doué d'une forte saveur : il rougit l'eau de tournesol. Lorsqu'on le chauffe dans une petite fiole, il *s'enflamme, répand une odeur alliacée*, et se transforme en acide *phosphorique.* Il décolore le sulfate rouge de manganèse, surtout à l'aide d'une légère chaleur. Versé dans de l'azotate d'argent dissous, il y occasionne un précipité blanc qui passe par diverses nuances et finit par noircir.

Symptômes, lésions de tissu et action sur l'économie animale. Il détermine des symptômes et des altérations de tissu semblables à ceux que produit l'acide phosphorique concentré ; seulement il agit avec moins d'énergie.

8.

De l'acide acétique.

Comment peut-on reconnaître que l'empoisonnement a eu lieu par l'acide acétique?

L'acide acétique *pur et concentré* est liquide à la température ordinaire de l'atmosphère; il a une odeur de vinaigre qui le caractérise, et une saveur acide très forte; il rougit le tournesol avec énergie; il bout à 120° c. et peut être distillé sans laisser de résidu charbonneux; chauffé à l'air et mis en contact avec un corps en ignition, il brûle avec une flamme bleu pâle. Il donne avec la potasse un acétate déliquescent, qui étant décomposé par le feu répand une fumée ayant l'odeur de gomme brûlée et laisse du charbon contenant du carbonate de potasse; l'acide sulfurique décompose cet acétate avec effervescence et en dégage des vapeurs abondantes d'acide acétique, dont l'odeur ne peut être confondue qu'avec celle qu'exhalent les formiates placés dans les mêmes circonstances. Versé dans de l'azotate d'argent, cet acétate dissous fournit un précipité nacré d'acétate d'argent, lequel étant desséché et chauffé dans un verre à montre, noircit immédiatement, répand de très légères vapeurs, ne détone pas comme le fait l'oxalate d'argent, et laisse de l'argent métallique.

Acide acétique pur étendu d'eau. Il ne diffère du précédent que parce qu'il est moins odorant, qu'il ne brûle pas quand on le met en contact avec un corps en ignition, et que lorsqu'on le chauffe en vases clos, il se concentre de plus en plus.

Vinaigres. Le vinaigre radical, le vinaigre de bois, l'acide pyroligneux et le vinaigre ordinaire distillé ou non, contiennent tous de l'acide acétique et de l'eau. L'acide pyroligneux renferme en outre une huile empyreumatique, et le vinaigre de vin qui est souvent coloré contient des matières organiques, du bi-tartrate de potasse et d'autres sels, et très souvent de l'ammoniaque. On reconnaîtra aisément toutes ces variétés d'acide acétique, à l'odeur et à l'action qu'elles exercent sur la potasse.

Acide acétique mêlé à des matières organiques végétales ou animales. Cet acide ne trouble ni le vin, ni le cidre, ni la bière, ni le café, ni le bouillon ; il coagule le lait et noircit le sang et les tissus du canal digestif qu'il peut même réduire en bouillie s'il est suffisamment concentré.

Il résulte des expériences que j'ai tentées en administrant comparativement à des chiens, des alimens mélangés ou non d'acide acétique concentré ou étendu : 1° qu'il suffit de distiller à la température de 100° à 130° c. un liquide organique contenant de l'acide acétique libre, pour recueillir dans le récipient une partie notable de cet acide ; 2° qu'on en obtient beaucoup plus si, avant la distillation, on a précipité par un excès de tannin toute la matière animale que cet agent est susceptible de séparer, mais que dans ce cas l'acide volatilisé est légèrement altéré par un produit organique qui masque en partie son odeur, et communique aux sels résultant de son action sur les bases une couleur brun noirâtre ; en décomposant ces sels par l'acide sulfurique, il s'exhale une odeur mixte d'acide acétique et d'une autre matière, en sorte qu'il est assez difficile de bien caractériser par ce moyen l'acide acétique ; 3° qu'en distillant des matières organiques contenant de l'*acétate d'ammoniaque,* sans renfermer un atome d'acide acétique *libre*, on obtient d'abord des produits *non acides*, dans lesquels il existe au contraire de l'ammoniaque *libre*, tandis qu'on trouve dans les dernières portions distillées de l'*acide acétique,* rougissant le papier de tournesol, et formant avec la potasse un sel d'où l'on dégage par l'acide sulfurique de l'*acide acétique* avec tous ses caractères et parfaitement reconnaissable à son odeur ; 4° qu'en laissant dans l'eau distillée, pendant un mois, le canal digestif d'un homme *non empoisonné par l'acide acétique,* et à l'état normal, le liquide pourri *contient* de l'acétate d'ammoniaque, qui, étant chauffé, se comporte comme il vient d'être dit, et fournit en dernier lieu, lorsqu'on le traite par la potasse et par l'acide sulfurique, de l'acide acétique avec l'odeur qui le caractérise ; 5° que ce même liquide pourri, s'il est distillé après avoir été préalablement mélangé avec une suffisante quantité d'acide acétique pour le rendre légèrement acide, donne pour premier produit de la distillation un liquide transparent, qui, au lieu d'être *alcalin*, rougit le papier de tournesol, et contient de l'*acide acétique*, quoiqu'il n'exhale pas l'odeur du vinaigre ; en effet, il suffit de le traiter par la potasse et par l'acide sulfurique pour obtenir de l'acide acétique parfaitement reconnaissable.

Procédé. — *La matière suspecte est acide et rougit le papier bleu de tournesol.* On introduit dans une cornue les matières vomies, ou celles qui ont été trouvées dans le canal digestif, ainsi que les eaux de lavage provenant de l'action de l'eau distillée froide sur la surface interne de l'estomac et des intestins. On adapte un récipient ; on place la cornue dans un bain-marie, et l'on chauffe jusqu'à l'ébullition, afin de coaguler une certaine quantité de matière animale et de rendre la filtration plus facile ; on filtre, en ajoutant au *décoctum* la portion du liquide qui a passé dans le récipient. On obtient par ce moyen une liqueur A et une masse solide B.

La liqueur A, ordinairement colorée, rougit le papier bleu de tournesol, pour peu qu'elle renferme de l'acide acétique libre ; on la distille dans une cornue préalablement disposée dans un bain d'huile ou de chlorure de calcium, de manière que la température ne dépasse pas 120 à 130° thermomètre centigr. L'opération est continuée jusqu'à ce que la matière soit presque desséchée ; le récipient, qui doit recevoir le produit de la distillation, contient 25 ou 30 grammes d'eau distillée, et plonge dans un liquide froid. Le liquide distillé est incolore et transparent ; s'il contient de l'acide acétique, il rougit le tournesol et exhale une odeur de vinaigre facile à reconnaître. On le sature par du carbonate de potasse pur, de manière que le papier bleu ne soit plus rougi et que le papier rouge ne soit pas bleui ; on évapore la liqueur jusqu'à siccité au bain-marie, puis on décompose l'acétate obtenu en le chauffant dans une cornue tubulée avec son poids d'acide sulfurique concentré, en distillant et en recueillant le produit dans un ballon qui plonge dans l'eau froide. L'acide obtenu doit offrir toutes les propriétés de l'acide acétique concentré (*V.* p. 116). Il peut être utile, dans certains cas, de connaître au juste la quantité de cet acide qui s'est condensée dans le ballon ; on y parvient aisément en partant de ce point, que 114,64 de carbonate de potasse solide saturent 100 parties d'acide acétique pur, contenant un équivalent d'eau. Il suffira donc de savoir combien il a

tallu de carbonate de potasse pour saturer l'acide *très affaibli*
qui avait été recueilli dans la première distillation. Ainsi, admettons que cet acide ait exigé pour sa saturation 4 grammes 50 centigrammes de carbonate de potasse *sec*, on établira la proportion suivante :

$$114,64 : 100 :: 4,50 : x. \quad x = \frac{100 \times 4,50}{114,64} = 3,92$$

Le nombre 3 grammes 92 centigrammes sera la quantité d'a-
cide acétique concentré à un équivalent d'eau contenu dans le
liquide acétique *affaibli* du récipient.

La matière desséchée qui reste dans la cornue, après avoir recueilli l'acide acétique qui a distillé, peut être négligée sans inconvénient, si l'on a obtenu dans le ballon une suffisante quantité d'acide pour constater les propriétés qui le caractérisent.
Dans le cas contraire, on devra chercher si elle ne renferme pas
de l'acétate de magnésie, résultant de l'action de l'acide acétique
ingéré, sur de la magnésie que l'on aurait administrée comme
contre-poison. Pour cela, il faudrait, comme l'a conseillé M. H.,
d'après M. le professeur Bérard, de Montpellier (*Voyez Journal
de pharmacie du Midi*, tome VIII), traiter cette matière par
l'eau froide, filtrer et ajouter à la liqueur un excès de potasse à
l'alcool dissoute ; la magnésie sera précipitée à l'état d'hydrate,
et il se sera formé de l'acétate de potasse ; on filtrera de nouveau
on évaporera jusqu'à siccité, et on chauffera le produit dans un
creuset ; dès que l'acétate de potasse sera fondu, on le retirera du
creuset, et on le décomposera dans une cornue par l'acide sulfurique concentré, comme il a été dit.

B. Les matières solides restées sur le filtre seront placées dans
une cornue avec un litre d'eau distillée, et soumises à l'ébullition
pendant une heure environ, afin de dissoudre l'acide acétique
qu'elles pourraient retenir. Le liquide filtré sera réuni à celui qui
se trouvera dans le récipient, et distillé en prenant les précautions indiquées plus haut ; on agira sur le produit de la distillation
et sur le résidu desséché de la cornue comme il a été dit (*Voy.* A,
p. 118).

Canal digestif. Après avoir ainsi examiné les matières vomies
et celles qui ont été extraites du canal digestif, on coupera l'es-

tomac et les intestins en petits fragmens, et on les fera bouillir dans une cornue pendant deux heures avec de l'eau distillée : on aurait tort de négliger cette opération, car presque toujours on obtient, en la pratiquant, une proportion sensible d'acide acétique ; on agira ensuite sur le *décoctum* et sur le liquide distillé, comme je viens de le dire à l'occasion des matières solides (*Voyez* B.).

La matière suspecte, loin d'être acide, est neutre ou alcaline. On conçoit qu'un empoisonnement par l'acide acétique puisse avoir eu lieu, et que pourtant les matières vomies ou autres ne rougissent pas le papier bleu, soit parce que l'acide aura été *complétement* saturé par de la magnésie préalablement administrée comme contre-poison, soit parce qu'il se sera développé de l'ammoniaque par suite de la putréfaction, ou bien, comme je l'ai vu dans certains cas, parce que la proportion d'acide restant dans l'estomac est très faible et combinée avec la matière organique. Dans ce cas, on étendra d'eau distillée toutes les matières suspectes, liquides et solides, ainsi que les tissus du canal digestif coupés par petits morceaux, et on maintiendra le tout pendant douze heures environ à la température de 30° c., en ayant soin d'agiter de temps en temps ; par ce moyen, les acétates et le composé d'acide acétique et de matière organique seront dissous, tandis que la majeure partie de la matière animale restera indissoute. On filtrera la liqueur et on la distillera en prenant les précautions que j'ai déjà indiquées. Il se pourrait qu'en procédant ainsi on obtînt dans les premières portions distillées de l'acide acétique libre, provenant d'une partie de celui qui était uni à la matière organique ; j'en ai recueilli deux fois en expérimentant sur des liquides *neutres qui ne contenaient point d'acétate d'ammoniaque.* Supposons que cela n'ait pas lieu, et qu'au contraire les premières portions de liquide condensées dans le ballon soient *alcalines* et renferment de l'ammoniaque, qu'il en soit de même de celles qui passeraient après, il faudra recueillir attentivement dans un autre récipient le dernier produit de la distillation; si ce produit rougit le papier bleu de tournesol, alors même qu'il n'exhalerait point l'odeur d'acide acétique, on devra le saturer par la potasse à l'alcool, évaporer le sel jusqu'à siccité, et voir si, en le distillant avec de l'acide sulfurique concentré, on n'obtient pas de l'acide acétique parfaitement reconnaissable ; en cas d'affirmative, on sera porté à croire que le liquide *non acide, neutre* ou *alcalin,* sur lequel on opère, contient de l'*acétate d'ammoniaque;* il serait même difficile d'expliquer ces faits sans admettre l'existence de ce sel dans la matière soumise à l'expérience.

Quel que soit le résultat de la distillation des matières dont je parle, on devra examiner le résidu presque desséché de la cornue ; on le traitera par l'eau froide, comme il a été dit à la page 119, pour savoir s'il ne renferme pas de l'acétate de magnésie.

Conclusions. 1° Si la liqueur suspecte est *acide,* qu'elle fournisse par la distillation un liquide *acide* rougissant le papier de tournesol à quelque époque de l'opération qu'on l'examine ; si cet acide offre les caractères de l'acide acétique, et qu'il soit en quantité *notable,* on pourra fortement *soupçonner* qu'il y a eu empoisonnement par cet acide, parce que s'il est vrai que plusieurs substances végétales ou animales, ainsi que les liquides de l'estomac, contiennent naturellement de l'acide acétique, il est également certain qu'en général ces matières ne renferment qu'une petite proportion de cet acide. On *affirmera* qu'il y a eu intoxication, si, dans l'espèce, le commémoratif, les symptômes, la marche de la maladie et les lésions cadavériques annoncent qu'il y a eu ingestion d'un poison irritant énergique.

2° Si la liqueur suspecte est *acide,* qu'elle fournisse par la distillation un liquide *acide* rougissant le papier de tournesol, soit au commencement, soit au milieu, soit à la fin de l'opération, que cet acide offre les caractères de l'acide acétique, mais qu'il n'existe qu'en *très petite proportion* et à-peu-près en quantité égale à celle qui serait fournie par un mélange de diverses matières alimentaires *naturelles* distillées, dont le poids serait à-peu-près équivalent à celui des liquides suspects, on ne devra *soupçonner* un empoisonnement par l'acide acétique que dans le cas où le commémoratif, les symptômes, la marche de la maladie et les lésions cadavériques seraient de nature à faire croire qu'un poison irritant énergique a été pris ; dans l'espèce, les accidens pathologiques seront quelquefois tels, que l'expert pourra même être autorisé à déclarer que l'empoisonnement lui paraît *probable*.

3° Si la liqueur suspecte est *acide*, qu'elle fournisse par la distillation des premières portions un liquide à-la-fois *acide* et *alcalin*, c'est-à-dire rougissant le papier bleu de tournesol et bleuissant le papier rouge, tandis que le dernier produit de la distillation serait seulement acide, que cet acide offre les caractères de l'acide acétique, surtout après avoir été saturé par la potasse, évaporé jusqu'à siccité et décomposé par l'acide sulfurique, on tirera les mêmes conclusions que dans les deux cas précédens, suivant la proportion plus ou moins forte d'acide recueilli.

4° Si le liquide *n'est pas acide*, qu'il fournisse par la distillation un premier et un second produits *alcalins* évidemment ammoniacaux, et que les dernières portions seulement rougissent le papier bleu et donnent de l'acide acétique après avoir été saturées par la potasse à l'alcool et traitées par l'acide sulfurique, on soupçonnera fortement que le liquide suspect contient de l'acétate d'ammoniaque. Mais comme cet acétate peut devoir son origine à diverses causes, il sera nécessaire, avant de se prononcer, d'examiner si l'individu que l'on croit être mort empoisonné n'avait pas pris de ce sel à assez forte dose dans une potion médicamenteuse ou autrement, si le cadavre ne serait pas putréfié, et si l'acétate ammoniacal ne se serait point *formé* pendant la décomposition putride. Si le cadavre est pourri, et qu'il n'y ait pas eu ingestion d'acétate d'ammoniaque ou d'un autre acétate soluble, on pourra *admettre* que l'acétate ammoniacal est le résultat de l'action de l'ammoniaque provenant de la putréfaction sur de l'acide acétique *ingéré* pendant la vie comme poison ou comme aliment, ou bien sur celui qui s'est *produit pendant la putréfaction*, ou bien encore à-la-fois sur l'un et l'autre de ces acides. Comment démêler la vérité au milieu de ce chaos, et quel parti pourrait-on tirer dans ce cas épineux de l'évaluation de la quantité d'acide obtenu, alors que personne ne saurait indiquer, pas même approximativement, combien les corps fournissent d'acétate d'ammoniaque en se putréfiant? L'expert ne pourra guère, dans ces circonstances, invoquer l'appui de la chimie autrement que pour corroborer les soupçons plus ou moins fondés d'empoisonnement que peuvent faire naître dans son esprit le commémoratif, les symptômes, la marche de la maladie et les lésions cadavériques ; et encore il arrivera souvent, quant à ces dernières, qu'elles seront difficiles à apprécier, vu l'état avancé de putréfaction du cadavre.

5° Si le liquide *n'est pas acide* et qu'il ne fournisse de l'acide acétique à aucune époque de la distillation, il faudra bien se garder de conclure que l'individu n'est pas mort empoisonné si les accidens pathologiques sont de nature à faire soupçonner une intoxication ; car il pourrait se faire que la totalité de l'acide acétique eût été rejetée par le vomissement et par les selles, ou que par suite de l'administration d'un contre-poison, tel que la magnésie, les carbonates de magnésie, de chaux, etc., il eût été transformé en acétates de magnésie, de chaux, etc., solubles. S'il était prouvé par un examen attentif des résidus de la distillation, ou des matières solides non distillées et traitées par l'eau froide, que ces matières renferment des quantités *notables* d'acétates de magnésie, de chaux, etc., cet élément ne serait pas sans valeur pour établir des *probabilités* d'empoisonnement par l'acide acétique, alors qu'il coïnciderait avec des symptômes et des lésions de tissu analogues à ceux que déterminent toujours les acides concentrés pris à une dose même faible.

Symptômes, lésions de tissu et action sur l'économie animale. Il résulte des expériences que j'ai tentées sur les animaux et de ce qui a été observé chez une personne qui est morte empoisonnée par l'acide acétique (*Voyez* ma *Toxicologie générale*, 4° édition, p. 197, t. 1ᵉʳ) : 1° que l'acide acétique concentré introduit dans l'estomac est un poison irritant, énergique, susceptible d'occasionner une mort prompte chez l'homme et chez les chiens, après avoir donné lieu à des symptômes analogues à ceux que développent les acides sulfurique, azotique et chlorhydrique ; 2° qu'il détermine une exsudation sanguine, puis le ramollissement et l'inflammation des membranes du canal digestif, et quelquefois même la perforation ; 3° que dans la plupart des cas il produit une coloration noire, sinon générale, du moins partielle, de la membrane muqueuse de l'estomac et des intestins : cette coloration, que l'on serait tenté de confondre, au premier abord, avec celle que développe l'acide sulfurique, est le résultat de l'action chimique exercée par l'acide acétique sur le sang : en effet, par son mélange avec cet acide concentré, le sang refroidi, et placé dans une capsule, ne tarde pas à acquérir cette même teinte ; 4° que le vinaigre ordinaire, à la dose de 120 à 150 grammes, détermine les mêmes accidens, et la mort des chiens de moyenne taille dans l'espace de douze à quinze heures, à moins qu'il n'ait été vomi peu de temps après son ingestion. Il agit probablement de même chez l'homme à une dose un peu plus forte, et si l'on cite des individus qui ont pu avaler un verre de vinaigre sans périr, cela dépend sans doute de ce que chez ces personnes l'estomac étant rempli d'alimens, le vomissement n'a pas tardé à survenir ; peut-être aussi le vinaigre ordinaire était-il étendu d'eau et pris en quantité insuffisante.

De l'acide citrique.

Comment peut-on reconnaître que l'empoisonnement a eu lieu par l'acide citrique ?

L'acide citrique, composé d'oxygène, d'hydrogène et de carbone, est solide, cristallisé ou pulvérulent, blanc, inodore, rougissant l'eau de tournesol, et doué d'une saveur très acide. Il est décomposé par le feu, comme l'acide tartrique. Il se dissout dans l'eau, la dissolution ne présente pas avec la potasse, la soude et l'ammoniaque, les mêmes caractères que les acides oxalique et tartrique : versée dans l'eau de chaux, elle ne produit aucun précipité ; mais si on fait bouillir le mélange, le citrate de chaux se dépose.

Symptômes, lésions de tissu, action sur l'économie animale (*Voyez* p. 72).

De l'acide tartrique.

Comment peut-on reconnaître que l'empoisonnement a eu lieu par cet acide ?

L'acide tartrique est composé d'oxygène, d'hydrogène et de carbone ; il est solide, blanc, pulvérulent ou cristallisé en aiguilles fines, ou en lames carrées un peu rhomboïdales, ou en prismes hexaèdres irréguliers; il est inodore et d'une saveur très acide piquante; il agit fortement sur l'eau de tournesol. Il est soluble dans l'eau : la *dissolution* agit sur la potasse, la soude et l'ammoniaque, comme celle de l'acide oxalique. Versé dans l'eau de chaux, il y fait naître un précipité blanc très soluble dans un excès d'acide tartrique, tandis qu'il ne précipite pas le sulfate de chaux. Il fournit avec la potasse, la soude et l'ammoniaque des tartrates neutres plus solubles que ceux qui sont avec excès d'acide. Chauffé à l'air, l'acide tartrique solide se décompose en totalité, répand une fumée qui a l'odeur du caramel, brûle avec une flamme bleue et laisse un charbon volumineux.

Symptômes, lésions de tissu et action générale (Voyez p. 72).

De l'acide oxalique.

Cet acide présente dans son mode d'action quelques particularités qui ne permettent pas de le confondre avec ceux qui viennent d'être étudiés, comme on pourra en juger par les détails dans lesquels je vais entrer.

De l'acide oxalique.

Comment peut-on reconnaître que l'empoisonnement a eu lieu par cet acide?

Acide oxalique solide. Il est sous forme de prismes incolores, transparens et quadrilatères terminés par des sommets dièdres, ou de petits cristaux aiguillés et lamelleux, ressemblant beaucoup à ceux du sulfate de magnésie, d'une saveur acide très prononcée, inodores, rougissant fortement le tournesol, et contenant trois équivalens d'eau. S'il a été desséché à 100° c., il ne renferme plus qu'un équivalent d'eau. Si *dans cet état* on le chauffe dans une fiole à environ 135° c., il commence à se volatiliser, sans fondre; cette sublimation s'effectue avec la plus grande rapidité entre 150° et 160°; à 170°, il se décompose. Les petits cristaux s'attachent à la partie supérieure du vase, et il n'y a presque point de résidu carbonneux. Projeté sur les charbons ardens, il fond aussitôt et répand une fumée blanche, acide, irritante, qui provoque la toux, sans laisser de résidu charbonneux. Cent parties d'eau froide dissolvent 11 parties 1/2 de cet acide; l'eau bouillante en dissout beaucoup plus; il est moins soluble dans l'alcool.

Dissolution aqueuse concentrée. Liquide incolore, transparent, rougissant énergiquement le papier bleu de tournesol, formant avec la potasse un oxalate soluble s'il est *neutre;* quand on ajoute assez d'acide pour transformer ce sel en oxalate *acide,* il se dépose des petits cristaux d'oxalate acide moins soluble que l'oxalate neutre. L'acide oxalique précipite l'eau de chaux et tous les sels calcaires, sans en excepter le sulfate; l'oxalate de chaux précipité, *insoluble dans un grand excès d'acide oxalique,* ne se dissout pas non plus dans l'*acide acétique* concentré; l'acide azotique au contraire le dissout à merveille; desséché et calciné dans une cuiller de platine, il se charbonne et laisse de la chaux vive. Versé dans une dissolution d'azotate d'argent, il fournit de l'oxalate d'argent blanc, caillebotté, soluble dans l'acide azotique, et qui étant desséché et chauffé dans un verre à montre ou sur une lame métallique, brunit sur les bords, *détone légèrement* en répandant *tout-à-coup* une grande quantité de vapeur épaisse blanche et laisse de l'argent métallique. Le *tartrate d'argent* chauffé de même se charbonne, répand une *légère* fumée d'une odeur de caramel, devient *incandescent,* et laisse de l'argent *sans détoner.* L'*acétate d'argent* noircit, et laisse aussi de l'argent métallique, sans *détoner* ni *répandre* sensiblement de vapeurs. On ne saurait non plus confondre l'oxalate d'argent avec les précipités que fournissent la noix de galle et l'acide formique versés dans l'azotate d'argent, car ces précipités de couleur noire ne sont autre chose que de l'argent métallique réduit. L'acide formique n'opère la réduction de l'azotate d'argent à froid qu'au bout d'un certain temps.

La dissolution concentrée d'acide oxalique laisse déposer une partie de l'acide quand on la mêle avec de l'alcool concentré marquant 44 degrés; il s'en dépose moins si l'alcool ne marque que 36 degrés; dans l'un et l'autre cas, mais surtout dans le dernier, il reste encore beaucoup d'acide oxalique dans la dissolution filtrée.

Dissolution aqueuse étendue. Elle est incolore, transparente et rougit le tournesol ; l'eau de chaux, les sels calcaires et l'azotate d'argent agissent sur elle comme sur la dissolution concentrée ; ce dernier réactif peut déceler l'acide oxalique dans un *solutum* fait avec 1 centigramme d'acide et 3,200 parties d'eau ; la chaux précipiterait même une dissolution qui ne contiendrait qu'un quarante millième de son poids d'acide. Quand on la chauffe avec du chlorure d'or jusqu'à l'ébullition, il y a formation d'acide chlorhydrique, dégagement d'acide carbonique et revivification de l'or ; on peut reconnaître par ce moyen la présence d'un dix millième environ d'acide oxalique. L'alcool le plus concentré ne trouble point la dissolution étendue d'acide oxalique.

Acide oxalique mêlé à des liquides végétaux et animaux, aux matières vomies ou à celles qui se trouvent dans le canal digestif. Il n'exerce aucune action sur les fluides végétaux et animaux, si ce n'est sur la gélatine, qu'il dissout sans lui faire subir ni subir lui-même de changement dans sa composition.

Il résulte des expériences que j'ai tentées, en faisant avaler à des animaux des mélanges alimentaires empoisonnés ou non par l'acide oxalique : 1° que l'on obtient facilement de l'acide oxalique *cristallisé* et parfaitement reconnaissable en traitant par l'alcool les matières suspectes évaporées jusqu'à siccité ; 2° que l'on peut à l'aide de cet agent séparer, sinon complétement, du moins en grande partie le bi-oxalate de potasse qui se trouverait mélangé à de l'acide oxalique ; 3° qu'en lavant à plusieurs reprises avec de l'eau distillée le canal digestif des animaux empoisonnés par l'acide oxalique, on dissout la totalité de l'acide contenu dans ce canal, et qu'il est dès-lors inutile de traiter les tissus eux-mêmes ; 4° que l'on s'exposerait à commettre des erreurs graves, si l'on cherchait à reconnaître l'acide oxalique dans les matières suspectes, à l'aide des réactifs, ceux-ci se comportant autrement lorsqu'ils sont versés dans ces liqueurs que dans les cas où l'acide n'est pas mélangé de matière organique ; je citerai pour exemple l'azotate d'argent qui fournit un précipité *ne répandant pas de fumée et ne détonant pas, quand on le chauffe dans un verre à montre* (*Voyez* p. 126); 5° que cet acide est absorbé et peut être retrouvé dans *l'urine,* tandis qu'il m'a été impossible de l'extraire du *foie* et de la *rate,* soit parce qu'il ne reste pas long-temps dans ces organes, soit parce qu'il se transforme en oxalate de chaux ou en une autre matière insoluble.

Procédé. Avant de faire connaître le procédé qui me paraît devoir être employé dans un cas d'empoisonnement par l'acide oxalique, il importe de montrer l'insuffisance de la méthode que les auteurs de médecine légale ont conseillé de suivre. « Les liqui- « des seront séparés des solides et essayés par le papier bleu de « tournesol. L'acidité étant reconnue, on saturera par du carbo- « nate de potasse; l'existence de l'oxalate de potasse sera facile- « ment démontrée par les réactifs » (Christison et Coindet). J'admettrai pour un instant, ce qui n'est pourtant pas, que l'eau de chaux, l'azôtate d'argent, le sulfate de bi-oxyde de cuivre, etc., se comportent avec la liqueur suspecte comme avec l'oxalate de potasse *sans mélange de matières organiques;* n'est-il pas évident que l'on obtiendrait exactement les mêmes résultats si l'empoisonnement avait eu lieu par le sel d'oseille (bi-oxalate de potasse), ou, ce qui est beaucoup plus grave, si l'individu qui est l'objet des recherches n'avait pas été empoisonné et qu'il eût tout simplement avalé une assez grande quantité de *soupe à l'oseille* ou de tout autre mets préparé avec cette plante? J'ai souvent agi comme le prescrivent ces auteurs avec des bouillons de soupe à l'oseille préparés par la méthode ordinaire; il suffisait de filtrer ces bouillons et de les mettre en contact avec les réactifs précités, soit avant, soit après les avoir saturés par du carbonate de potasse, pour obtenir des précipités semblables à ceux que donne l'oxalate de potasse; et comment pourrait-il en être autrement quand on sait qu'un kilogramme d'oseille fournit 2 grammes 1/2 environ de bi-oxalate de potasse? Ces mêmes motifs doivent aussi engager les experts à ne jamais chercher l'acide oxalique dans une liqueur suspecte par l'acétate de plomb, car ce sel précipite aussi bien l'acide dont il s'agit que le bi-oxalate de potasse et le sel naturellement contenu dans l'oseille. On dira peut-être que l'on saura toujours d'avance si l'individu avait mangé ou non un potage à l'oseille, et que dans le cas où cela aurait eu lieu, on suivrait un autre procédé ; mais il peut se présenter des circonstances où l'on ignorera complétement ce qui s'est passé, et, en supposant que l'on apprenne que de l'oseille a été maugée, quel procédé emploiera-t-on ? D'ailleurs l'objection en ce qui concerne le bi-oxalate de potasse subsiste tout entière. J'ajouterai que personne n'a encore prévu le cas, assez épineux, où l'on imaginerait, pour mieux faire prendre le change, d'empoisonner avec une soupe à l'oseille à laquelle on aurait préalablement ajouté de l'acide oxalique. Comment l'expert pourrait-il alors arriver à une solution tant soit peu satisfaisante, s'il n'avait pour se tirer d'embarras que le procédé vicieux adopté jusqu'à présent par tous les auteurs sans exception ?

Voici comment je propose d'agir. On recueille les matières contenues dans le canal digestif ; on coupe celui-ci en petits morceaux que l'on place dans une grande capsule de porcelaine avec un litre d'eau distillée ; on fait bouillir pendant quelques minutes afin de coaguler une portion de matière animale ; on décante et l'on traite de nouveau les parties solides par de l'eau distillée bouillante; on filtre les deux liquides réunis, et on les fait évaporer presque jusqu'à siccité à une douce chaleur. On agit de même sur les matières vomies que l'on traite à part. On agite les produits presque desséchés de l'évaporation et déjà refroidis avec un demi-litre d'alcool concentré marquant 44 degrés et froid ; après plusieurs heures de contact on décante la dissolution alcoolique, et l'on fait encore agir une égale quantité d'alcool à 44 degrés sur la portion solide restante ; on décante la liqueur après quelques heures de contact et on la réunit à la première ; on filtre les deux dissolutions alcooliques dans lesquelles se trouve sinon la totalité, du moins la majeure partie de l'acide oxalique *libre* qui aurait pu être administré ; ces liqueurs ne renferment pas ou presque pas de *bi-oxalate de potasse,* en admettant qu'il y en eût dans les matières suspectes, et à coup sûr elles ne contiennent pas un atome de l'oxalate de magnésie ni de l'oxalate de chaux, qui auraient pu se former par suite de l'administration de la magnésie ou du carbonate de chaux comme contre-poisons. On évapore jusqu'à pellicule la dissolution alcoolique et l'on obtient des cristaux d'acide oxalique. Dans la crainte que ces cristaux ne

III.   9

soient mélangés d'un peu de bi-oxalate de potasse, on les réduit en poudre et on fait agir sur celle-ci de l'alcool froid et concentré qui ne dissout que l'acide oxalique ; on évapore alors le *solutum* alcoolique pour avoir l'acide oxalique cristallisé. Si la dissolution alcoolique provenant de l'action d'un demi-litre d'alcool sur la matière presque desséchée n'avait point fourni des cristaux d'acide oxalique, on traiterait de nouveau par de l'alcool froid marquant 44 degrés cette dissolution alcoolique évaporée jusqu'à pellicule, afin de la débarrasser d'une nouvelle quantité de matière animale ; on filtrerait au bout d'une heure de contact, et à coup sûr la nouvelle dissolution alcoolique évaporée donnerait des cristaux d'acide oxalique pour peu que celui-ci se trouvât dans cette dissolution à la dose de quelques centigrammes. Si l'on n'obtenait point de cristaux, parce que l'acide n'y existerait qu'en très petite proportion, il suffirait de traiter par l'eau distillée le liquide épaissi et de faire agir sur lui les réactifs indiqués à la page 126, pour s'assurer de la présence de l'acide oxalique.

Les matières suspectes, après avoir été épuisées par l'alcool froid et concentré, sont traitées par l'eau distillée froide, afin de dissoudre la portion d'acide oxalique que l'alcool n'aurait point enlevée, ainsi que le bi-oxalate de potasse qu'elles pourraient contenir ; après une heure de contact, on filtre la dissolution, dans laquelle il n'existe certainement pas de l'oxalate de chaux et qui ne peut renfermer tout au plus que des atomes d'oxalate de magnésie, ce sel étant fort peu soluble dans l'eau froide. La liqueur aqueuse filtrée est évaporée jusqu'à siccité ; le produit contenant de la matière organique, que je supposerai renfermer aussi de l'acide oxalique, du bi-oxalate de potasse et un atome d'oxalate de magnésie, est agité avec de l'alcool concentré et froid ; le *solutum* ne contient que de l'acide oxalique, et il suffit pour l'obtenir cristallisé de le filtrer et de le faire évaporer. La portion non attaquée par l'alcool concentré est dissoute dans quatre fois son volume d'eau distillée et mélangée avec de l'alcool à 50 degrés qui dissout le bi-oxalate de potasse et précipite une portion de la matière organique ainsi que la minime quantité d'oxalate de magnésie que l'eau aurait pu dissoudre. La dissolution alcoolique affaiblie de bi-oxalate de potasse est évaporée jus-

qu'à pellicule pour obtenir le sel cristallisé; s'il ne se forme point
de cristaux, on traite le liquide presque sirupeux par de l'alcool
à 35 degrés, on filtre, et on procède à une nouvelle évaporation
à la suite de laquelle on obtient du bi-oxalate de potasse cristallisé, ou du moins une liqueur dans laquelle il est aisé de démontrer la présence de ce sel à l'aide des réactifs.

Les matières suspectes déjà traitées par l'alcool concentré et
par l'eau froide sont mises de nouveau en contact avec de l'eau
distillée à la température ordinaire qui dissout la majeure partie
de la matière organique, et laisse déposer les oxalates de magnésie ou de chaux que ces matières pourraient contenir; on décante
la liqueur au bout d'une heure ou deux, et l'on recueille le dépôt
sur lequel on fait agir de l'acide chlorhydrique froid, étendu de
trois fois son poids d'eau distillée afin de dissoudre l'oxalate de
magnésie; évidemment on ne doit recourir à cette opération que
dans les cas où l'on saura que l'individu soupçonné empoisonné
avait pris de son vivant de la magnésie comme contre-poison. Il
suffira de filtrer la liqueur et de la saturer par un excès de carbonate de potasse pur pour obtenir un *solutum* composé d'oxalate
de potasse, de chlorure de potassium et de l'excès de carbonate de
potasse et un précipité de carbonate de magnésie; on traitera la
liqueur filtrée par l'acétate de plomb, qui donnera de l'oxalate de
plomb insoluble, mélangé de matière organique; on lavera ce dépôt avec de l'eau distillée à plusieurs reprises pour débarrasser
l'oxalate de plomb qu'il renferme, de la majeure partie de la matière organique, puis on décomposera cet oxalate suspendu dans
l'eau distillée par un courant de gaz acide sulfhydrique qui le
transformera en sulfure de plomb noir et en acide oxalique; on
chauffera jusqu'à l'ébullition pour chasser l'excès d'acide sulfhydrique et on filtrera; l'acide oxalique se trouvera seul dans la liqueur, et on l'obtiendra en évaporant celle-ci à une douce chaleur. S'il s'agissait de démontrer la présence de l'oxalate de chaux
formé par suite de l'action de l'acide oxalique sur du carbonate
de chaux qui aurait été administré comme contre-poison, après
avoir ramassé le précipité, on le ferait bouillir pendant vingt-
cinq ou trente minutes avec de l'eau distillée et du bicarbonate
de potasse pour obtenir de l'oxalate de potasse soluble et du car-

9.

bonate de chaux insoluble; la liqueur filtrée contiendrait de l'oxalate de potasse et de la matière organique, et devrait être traitée
par l'acétate de plomb et l'acide sulfhydrique comme il vient d'être
dit. Ici il n'y aurait aucun avantage à dissoudre l'oxalate de chaux
dans l'acide chlorhydrique, parce qu'en saturant ensuite la liqueur
chlorhydrique par le carbonate de potasse, l'oxalate de chaux serait précipité de nouveau, sans que cette liqueur contînt la moindre trace d'oxalate de potasse.

*Symptômes, lésions de tissu et action sur l'économie ani-
male.* Cet acide *concentré,* introduit dans l'estomac des chiens ou
des chats occasionne une douleur vive, de l'agitation et des cris au
bout de peu de minutes ; les animaux font de violens efforts pour
vomir ; bientôt après ils sont engourdis et très faibles. La mort
ne tarde pas à survenir sans effort : c'est ordinairement entre la
deuxième et la vingtième minute qu'elle arrive, si la dose d'acide
est considérable, de 15 grammes par exemple. Si l'acide est *très
étendu d'eau,* les phénomènes sont tout-à-fait différens ; *à forte
dose* les symptômes les plus remarquables sont ceux de la paralysie du cœur, et immédiatement après la mort, cet organe se
trouve avoir perdu sa contractilité et contient du sang artériel
dans ses cavités gauches ; si la *dose est moindre,* l'animal périt
après plusieurs accès d'un violent tétanos qui affecte particulièrement les muscles de la poitrine, et produit un état spasmodique
et la suffocation ; si la *dose est encore moindre,* les spasmes sont
rares ou manquent tout-à-fait, et la mort est précédée de symptômes de narcotisme, semblables à ceux que produit l'opium : l'a-
nimal paraît endormi. Jusqu'à présent les symptômes que l'acide
oxalique a développés chez l'*homme,* ont évidemment été le résultat d'une excessive irritation, parce qu'il a presque toujours été
avalé à forte dose et très concentré.

Lésions de tissu produites par l'acide oxalique. Si l'acide
est *concentré,* l'estomac contient du sang noir extravasé, semblable au sang qui aurait été mis en contact avec cet acide hors
du corps ; sa membrane interne est d'un rouge cerise avec des
stries d'une extravasation noire, comme granuleuse, et çà et là la
surface de la membrane est très mince et comme dissoute par
l'action chimique du poison. Si l'estomac est examiné immédiate-

ment après la mort, on le trouvera peu corrodé, en comparaison de ce qu'il sera, si l'on ne fait l'ouverture du corps qu'un jour ou deux après la mort. Si l'acide oxalique est *étendu* d'une grande quantité d'eau, il ne détermine aucune altération remarquable du cerveau ni des viscères abdominaux ; mais les poumons offrent des taches d'un rouge vif, sans aucune trace d'épanchement. Deux ou trois minutes après la mort, le cœur ne présente plus de pulsations, et ne jouit plus de la faculté de se contracter, si l'anima a péri avant l'époque de l'insensibilité ; le sang des cavités droites est noir ; celui des cavités gauches est vermeil. Au contraire, le cœur continue de battre pendant quelques instans après que la respiration a cessé, si la mort a été précédée de l'état comateux ; alors le sang est d'une couleur noire dans les deux systèmes vasculaires.

Action de l'acide oxalique sur l'économie animale. MM. Christison et Coindet établissent dans un mémoire intéressant, 1° que l'acide oxalique à la dose de plusieurs grammes est un des poisons les plus actifs et les plus propres à déterminer une mort prompte ; 2° que s'il est concentré et introduit à haute dose dans l'estomac, il irrite ou corrode cet organe, et détermine la mort par l'affection sympathique du système nerveux ; 3° que, lorsqu'il est étendu d'eau, il est absorbé, et porte son influence sur les organes éloignés ; il n'agit alors, ni en irritant l'estomac, ni sympathiquement : toutes choses égales d'ailleurs, son action est plus rapide lorsqu'il est étendu d'eau que lorsqu'il est concentré ; 4° qu'on ne peut le retrouver dans aucun des liquides de l'animal, quoiqu'il soit absorbé, probablement parce qu'il est décomposé en passant par les poumons, et que ses élémens se combinent avec le sang ; 5° qu'il agit directement comme sédatif. Les organes sur lesquels il porte son influence sont d'abord la moelle épinière et le cerveau, ensuite et secondairement les poumons et le cœur. La cause immédiate de la mort est quelquefois une paralysie du cœur, d'autres fois une asphyxie, ou enfin ces deux affections réunies.

Du bi-oxalate de potasse (sel d'oseille).

Comment peut-on reconnaître que l'empoisonnement a eu lieu par le bi-oxalate de potasse?

Bi-oxalate de potasse solide. Il est sous forme de parallélipipèdes blancs opaques, d'une saveur très acide presque mordicante; il est inodore, inaltérable à l'air, moins soluble dans l'eau que l'oxalate neutre, et à peine soluble dans l'alcool concentré. Chauffé jusqu'au rouge dans une cuiller de platine, il se décompose et laisse du carbonate de potasse. S'il est mis sur des charbons ardens, il est également décomposé, et répand une fumée acide et piquante, sans se charbonner, ce qui suffirait au besoin pour le distinguer du bi-tartrate de potasse (crème de tartre).

Dissolution aqueuse concentrée. Elle rougit fortement le tournesol et fournit avec l'eau de chaux et les sels calcaires, ainsi qu'avec l'azotate d'argent, des précipités d'oxalate de chaux ou d'argent (*Voyez* page 126). Elle donne avec les sels de cuivre un précipité blanc bleuâtre d'oxalate de cuivre, et avec le chlorure de platine un précipité jaune serin dur, grenu et adhérent au verre. Les sels de plomb y font naître un précipité blanc d'oxalate de plomb, lequel est instantanément décomposé par l'acide sulfhydrique en acide oxalique et en sulfure de plomb *noir*. L'alcool concentré, marquant 44 degrés à l'aréomètre, précipite *une partie* du sel, tandis que cela n'a pas lieu si l'alcool ne marque que 36 degrés.

Dissolution aqueuse étendue. Elle se comporte avec les réactifs précités, comme la dissolution concentrée, si ce n'est avec l'alcool à 44 degrés et avec le chlorure de platine qui ne le troublent point.

Mélange d'acide oxalique et de bi-oxalate de potasse. S'il est *solide* et en poudre fine, il suffira de l'agiter pendant quelques minutes dans un tube de verre, avec de l'alcool à 44 degrés pour dissoudre tout l'acide oxalique, tandis qu'il y aura à peine quelques traces de bi-oxalate dissous. En effet, la liqueur ne se troublera pas sensiblement par le chlorure de platine, tandis que la portion non dissoute offrira tous les caractères du bi-oxalate de potasse. Si le mélange est *dissous dans l'eau*, il se comportera avec les réactifs comme la dissolution de bi-oxalate de potasse, si ce n'est qu'il ne précipitera pas les sels de cuivre à moins qu'on ne sature l'excès d'acide par un alcali.

Symptômes, lésions de tissu et action sur l'économie animale.

Quelques observations d'empoisonnement recueillies chez l'homme prouvent jusqu'à l'évidence que ce sel à la dose de 12, 16 ou 20 grammes, détermine des accidens fort graves qui peuvent être suivis d'une mort assez prompte. Les principaux symptômes de cet empoisonnement sont : une sensation de brûlure au gosier et à l'épigastre, des vomissemens, de l'accablement, des frissons continus, une sueur visqueuse, l'obscurcissement de la vue, etc. Les tissus de l'estomac n'étaient que médiocrement enflammés chez une femme qui avait succombé quinze minutes après avoir pris 16 grammes de ce sel; mais ils avaient contracté une telle union avec le bi-oxalate, que plusieurs lavages et des macérations prolongées dans l'eau distillée ne purent les en débarrasser. L'action de ce sel sur l'économie animale diffère à peine de celle de l'acide oxalique.

ARTICLE III. — DE LA POTASSE, DE LA SOUDE, DES CHLORURES DE CES BASES, DE LA CHAUX, DE L'AMMONIAQUE ET DU CARBONATE D'AMMONIAQUE.

Symptômes de l'empoisonnement déterminé par ces substances alcalines. Les symptômes développés par ces alcalis concentrés diffèrent à peine de ceux que déterminent les acides concentrés de la première catégorie (*V.* p. 72). Ainsi les malades éprouvent une chaleur vive à la gorge, des nausées, des vomissemens de matières souvent sanguinolentes; à la vérité ces matières, loin d'être acides et de rougir le tournesol, sont alcalines et rétablissent la couleur bleue du papier rougi par un acide, et loin de bouillonner sur le carreau elles font effervescence avec les acides ; on remarque aussi des déjections alvines abondantes, une épigastralgie des plus vives, des coliques atroces, des convulsions et l'altération des facultés intellectuelles ; la mort ne tarde pas à survenir.

Lésions de tissu produites par ces substances alcalines.

Les altérations cadavériques observées jusqu'à ce jour, à la suite d'une de ces intoxications *alcalines* ressemblent beaucoup à celles que déterminent les acides énergiques de la 1ʳᵉ série (*Voyez* p. 75) ; la potasse, la soude et l'ammoniaque à l'état solide ou en dissolution concentrée donnent souvent lieu à des perforations des tissus du canal digestif, lorsqu'elles ont été introduites dans l'estomac.

Action sur l'économie animale.

Il résulte des nombreuses expériences que j'ai tentées et des observations recueillies chez l'homme : 1° Que ces substances alcalines *concentrées*, introduites dans l'estomac déterminent une mort prompte, en détruisant les tissus, par suite de leur action chimique, en irritant les nerfs qui entrent dans leur composition et en donnant lieu à un épanchement dans la cavité du péritoine, qui ne tarde pas à déterminer une péritonite intense ; le ventre est ballonné, des gaz distendent prodigieusement l'estomac et les intestins, et la mort arrive au milieu des souffrances les plus aiguës.

2° Qu'elles agissent encore à la manière des poisons irritans, énergiques, lorsqu'elles sont étendues d'une certaine quantité d'eau, mais qu'en outre elles sont absorbées. L'absorption des mêmes substances *concentrées* ne saurait être niée quoiqu'il soit difficile d'admettre qu'elle s'effectue tant que la substance reste à l'état de *concentration* : mais tout porte à croire que dès qu'il y a eu contact entre ces substances et l'estomac, celles-ci ont provoqué une abondante sécrétion de fluides qui, en les affaiblissant, en ont favorisé l'absorption.

3° Que la potasse, la soude et l'ammoniaque *concentrées*, appliquées à l'extérieur, brûlent les tissus et occasionnent la mort, tantôt par l'inflammation d'une grande étendue de la peau, et par la réaction du système nerveux qui en est la suite, tantôt par l'abondante suppuration qu'elles déterminent dans les parties circonscrites qu'elles ont profondément attaquées.

4° Que la potasse, la soude et l'ammoniaque concentrées, injectées dans les veines détruisent la vie instantanément en coagulant le sang et en exerçant sur lui une véritable action chimique, d'autant plus prononcée que la quantité injectée est plus considérable.

De la potasse et du carbonate de potasse.

Comment peut-on reconnaître que l'empoisonnement a eu lieu par la potasse caustique?

Pour résoudre cette question, il faut savoir que la potasse caustique se trouve dans le commerce sous deux états : 1° potasse pure ; 2° potasse à la chaux (pierre à cautère) impure.

Potasse pure. Les caractères *physiques* et *chimiques* de la potasse pure sont les suivans : elle est solide, incolore, inodore et d'une saveur excessivement caustique ; elle attire l'humidité de l'air et tombe en déliquium. Elle se dissout très bien dans l'eau ; le *solutum* verdit le sirop de violettes, et ramène au bleu la couleur de l'eau de tournesol rougie par un acide ; il ne précipite point par l'acide carbonique. Si cette dissolution a été faite avec *l'eau distillée,* elle précipite l'azotate d'argent en olive clair : l'oxyde déposé se dissout tout entier dans l'acide azotique *pur.* Versée dans une dissolution concentrée de chlorure de platine, elle y produit un précipité *jaune serin, grenu, qui adhère aux parois du verre* et qui peut se dissoudre dans l'eau. L'acide *perchlorique* y fait naître un précipité blanc abondant.

Si, au lieu d'être concentrée, la dissolution de potasse à l'alcool était *très affaiblie,* elle offrirait encore les mêmes caractères, excepté qu'elle ne précipiterait plus ni par le sel de platine ni par l'acide perchlorique ; et comme il est indispensable de pouvoir constater l'une ou l'autre de ces propriétés pour s'assurer de son existence, il faudrait évaporer la dissolution pour l'amener au degré de concentration convenable. Il est inutile de pousser l'évaporation jusqu'à siccité et de calciner le produit dans un creuset d'argent, comme le conseille M. Devergie, dans le but, dit-il, de volatiliser l'ammoniaque ou ses composées, *s'ils existaient*. Évidemment si la potasse est pure, et il la suppose telle, elle ne renfermera aucun composé ammoniacal.

Potasse à la chaux (pierre à cautère). On peut avoir une bonne idée de cette substance en la supposant formée de potasse pure, d'un peu de chaux, de sulfate, de chlorure de potassium, d'acide silicique, d'alumine et d'oxydes de fer et de manganèse. Voici quels sont ses *caractères physiques et chimiques :* elle jouit de toutes les propriétés dont j'ai parlé en faisant l'histoire de la potasse pure, excepté : 1° qu'elle est souvent colorée en brun, en jaune ou en rougeâtre ; 2° qu'au lieu de précipiter de l'azotate d'argent, l'oxyde olive, soluble dans l'acide azotique pur, elle précipite, outre cet oxyde, du chlorure d'argent blanc (parce qu'elle renferme un chlorure, *voy.* ACIDE CHLORHYDRIQUE) : si l'on verse de l'acide azotique pur sur ce précipité, l'acide dissout tout l'oxyde, et il reste un dépôt blanc caillebotté de chlorure d'argent ; 3° qu'elle fournit, avec l'azotate de baryte, du sulfate de baryte blanc, insoluble dans l'eau et dans l'acide azotique pur, ce qui tient à la présence du sulfate de potasse qui entre dans sa composition ; 4° qu'elle donne avec l'oxalate d'ammoniaque un précipité blanc d'oxalate de chaux.

Carbonate de potasse pur. Il est solide, blanc, inodore et d'une saveur caustique ; il verdit le sirop de violettes et rétablit la couleur bleue du papier rougi par un acide. Il est déliquescent et très soluble dans l'eau. Les acides faibles le décomposent et en dégagent de l'acide carbonique avec effervescence et sans vapeur. Le chlorure de platine et l'acide perchlorique agissent sur sa dissolution aqueuse, comme la potasse pure. Il fournit avec les sels solubles de baryte un précipité de carbonate de baryte blanc, soluble dans l'acide azotique pur.

Potasses du commerce. Elles sont formées de carbonate de potasse (de 40 à 65 pour cent) et des matières étrangères qui altèrent la pierre à cautère, à l'exception de la chaux. Les acides faibles en dégagent de l'acide carbonique avec effervescence; l'oxalate d'ammoniaque ne les précipite pas, du reste elles se comportent avec les azotates d'argent et de baryte, comme la pierre à cautère.

Potasse pure mêlée au vin rouge. Il n'arrivera probablement jamais que l'on tente d'empoisonner avec un mélange de potasse pure et de vin rouge, parce que cet alcali communique au vin une couleur vert foncé; mais il se peut que les experts aient à décider s'il existe de la potasse dans un liquide qui contiendrait du vin rouge et qui aurait été vomi ou trouvé dans le canal digestif après la mort. L'expérience m'a démontré que dans ces cas le chlorure de platine et l'acide perchlorique seraient des réactifs par trop infidèles pour qu'on doive y avoir recours. Le procédé suivant me paraît exempt de reproche. On évapore le mélange jusqu'à siccité, et, lorsque le produit est refroidi, on l'agite pendant cinq à six minutes avec de l'alcool concentré marquant 44 degrés à l'aréomètre, afin de dissoudre la potasse; on filtre la dissolution alcoolique, et, après l'avoir évaporée jusqu'à siccité dans une capsule de porcelaine, on continue à chauffer la masse solide obtenue, jusqu'à ce qu'elle soit légèrement carbonisée. On fait bouillir ce charbon avec une petite quantité d'eau distillée et l'on filtre; la dissolution d'un jaune brunâtre, si le vin avait été mélangé de potasse, rétablira la couleur bleue du papier rougi par un acide, et précipitera en jaune serin par le chlorure de platine, et en blanc par l'acide perchlorique; on s'exposerait à commettre une erreur grave si au lieu d'agir avec le chlorure de platine sur la dissolution aqueuse, on opérait sur la dissolution alcoolique, parce que l'alcool concentré donne avec ce chlorure un précipité jaune serin, alors même qu'il ne tient pas de potasse en dissolution; à la vérité ce précipité n'est ni grenu ni adhérent au verre.

On peut se convaincre des avantages du mode d'analyse que je propose, en agissant comparativement sur une même proportion de vin rouge tenant un ou deux centigrammes de potasse en dissolution, et du même vin sans addition de potasse; ce dernier traité, comme je viens de le dire, ne fournira pas la plus légère trace de potasse, parce que l'alcool concentré en agissant sur le produitde l'évaporation n'aura pas dissous un atome de bi-tartrate de potasse ni des autres sels de potasse que le vin renferme.

Mais, dira-t-on, en suivant ce procédé, la potasse mélangée au vin transformera le bi-tartrate que celui-ci contient et tartrate neutre soluble dans l'alcool à 44 degrés, dès-lors on ne pourra pas *affirmer* que la potasse obtenue en traitant par l'eau, le produit de l'incinération de la dissolution alcoolique, provienne *entièrement* de la potasse mélangée au vin. Cela est vrai, car cette potasse proviendra de celle qui a été mélangée avec le vin et qui se trouve *en excès* dans la liqueur, de celle qui était primitivement contenue dans le bi-tartrate du vin, et enfin de celle qui a été employée à saturer l'excès d'acide tartrique pour transformer le sel acide en tartrate neutre. Qu'importe ? Il ne s'agit pas ici de déterminer *combien* il pouvait y avoir de potasse *mélangée* avec le vin, mais bien de savoir *s'il y en avait :* or, le procédé que je conseille de suivre remplit parfaitement le but, puisqu'on a obtenu de la potasse à la fin de l'opération, et que l'on n'en aurait pas obtenu, *si l'on n'en eût pas ajouté au vin.*

Potasse pure et matières organiques alimentaires ou autres. Qu'il s'agisse de bouillons, de liquides vomis, des matières solides ou liquides trouvées dans le canal digestif ou même de cette sorte de bouillie qui est le résultat de l'action de l'alcali sur nos tissus, on agira à-peu-près comme il vient d'être dit à l'occasion du vin rouge rendu alcalin par ce corps. J'ai tenté des expériences nombreuses dans lesquelles je faisais prendre à des animaux des alimens mélangés avec quelques centigrammes de potasse pure, tandis que je donnais à des animaux de même espèce, une égale proportion des *mêmes alimens, sans addition de potasse.* Les animaux étaient tués au bout de trois ou quatre heures, et je voyais que je trouvais la potasse en analysant les matières provenant des animaux qui en avaient pris, tandis qu'il n'y en avait pas dans les autres. Souvent aussi je donnais à des chiens des alimens contenant assez de potasse pour les tuer dans l'espace de quelques heures, tandis que d'autres chiens, qui avaient pris des mêmes alimens dans la même proportion, sans addition de potasse, étaient pendus à l'instant même où les autres animaux périssaient. A l'ouverture des cadavres, les matières contenues dans le canal digestif des chiens qui étaient morts empoisonnés et le canal digestif lui-même fournissaient de la potasse, par le procédé déjà décrit; tandis que les matières et le canal digestif des chiens non empoisonnés, n'en donnaient pas un atome. Au reste, voici les conséquences que j'ai tirées de ce travail, lequel a fait l'objet d'un mémoire que j'ai publié en 1842 (*Voyez* le *Journal de Chimie médicale*).

1° L'alcool très concentré bouillant dissout une portion notable de la potasse pure ou de la potasse à la chaux qui pourrait se trouver dans un mélange organique solide, soit à l'état caustique, soit à l'état de savon, soit dans tout autre état de combinaison avec la matière végéto-animale. Il ne dissout pas sensiblement, au contraire, les sels de potasse naturellement contenus dans ce mélange, ni ceux que l'on aurait accidentellement introduits dans l'estomac comme médicamens, à l'exception toutefois de l'acétate de potasse.

2° Il dissout également une certaine quantité de carbonate de potasse qui aurait été ajouté à ce mélange dans le dessein d'empoisonner, ou qui se serait formé, par suite de l'action de l'acide carbonique de l'air sur la potasse *caustique*, ou de la décomposition des matières organiques par cet alcali. Pourtant le carbonate de potasse est complétement insoluble dans l'alcool concentré.

3° Que les mélanges organiques solides auxquels *on n'a pas ajouté* de potasse ni de carbonate de potasse, alors même qu'ils sont abondans et qu'ils contiennent *naturellement* des sels potassiques, tels que du lactate, de l'acétate, du tartrate, du sulfate, du phosphate ou du chlorure de potassium, traités par l'alcool concentré bouillant, ne cèdent pas à ce menstrue des proportions assez sensibles de ces sels pour qu'on puisse en démontrer la présence dans la dissolution alcoolique par le chlorure de platine et par l'acide perchlorique, réactifs qui décèlent parfaitement des traces de potasse libre ou carbonatée dans le *solutum* alcoolique toutes les fois que cet alcali a été mélangé avec la masse alimentaire. Que si les liqueurs alcooliques *normales* dont il s'agit, traitées comme il a été dit à la page 139, finissent par donner un résidu légèrement alcalin, qui ramène, au bout d'un certain temps, au bleu le papier rougi par un acide, cela dépend sans doute de ce qu'elles contiennent un peu de soude, ou bien une proportion tellement minime de potasse qu'elle n'est pas sensible à l'action du chlorure de platine ni à celle de l'acide perchlorique.

Procédé d'analyse. On constatera d'abord si la matière suspecte rétablit la couleur bleue du papier de tournesol rougi par un acide, et si elle répand une odeur ammoniacale ; ce caractère est des plus importans, car si la liqueur est fortement alcaline et qu'elle ne contienne ni de l'ammoniaque ni du carbonate d'ammoniaque libres, on pourra déjà présumer qu'elle a été mêlée de potasse, de soude, de baryte, de strontiane ou de chaux. On introduira la masse à-la-fois liquide et solide, ou les tissus du canal digestif, dans une cornue de verre, après les avoir étendus d'une certaine quantité d'eau distillée ; on adaptera à la cornue un récipient, dans lequel on aura mis préalablement un peu d'eau, et qui sera entouré de linges froids ; on chauffera la cornue jusqu'à ce que le liquide qu'elle renferme soit réduit à-peu-près au tiers de son volume ; on essaiera si la matière ainsi concentrée continue à ramener au bleu le papier rougi ; il se pourrait, en effet, qu'après la distillation cette matière ne fût plus alcaline, si son alcalinité dépendait d'une certaine quantité d'ammoniaque ou de carbonate d'ammoniaque, qui se seraient volatilisés pour se rendre dans le récipient ; on s'assurera si le liquide distillé est alcalin, et en cas d'affirmative on le gardera pour déterminer s'il contient ou non de l'ammoniaque libre ou carbonatée. Le tiers de la matière restant dans la cornue, et que je supposerai alcalin, sera évaporé jusqu'à siccité et à une douce chaleur dans une capsule de porcelaine ; lorsque le produit sera froid, on l'agitera pendant huit ou dix minutes avec de l'alcool pur et concentré marquant 44 degrés, et on fera bouillir pendant cinq à six minutes, en ajoutant de l'alcool à mesure qu'il s'en évaporera ; on décantera et on filtrera la liqueur bouillante, que l'on versera dans une autre capsule de porcelaine. La masse sera de nouveau traitée par de l'alcool bouillant, afin de l'épuiser et de dissoudre tout ce que ce menstrue peut enlever ; les dissolu-

tions alcooliques filtrées et réunies seront évaporées jusqu'à siccité dans la capsule. L'alcool, dans cette opération, dissout la
potasse caustique libre, celle qui a été transformée en savon,
une partie de celle qui s'est combinée avec des matières organiques autres que la graisse, et enfin une portion notable du carbonate de potasse que la masse pourrait contenir, soit parce que ce
sel aurait été mélangé avec cette masse, soit parce que la potasse
caustique aurait passé à l'état de carbonate par suite de son action sur l'acide carbonique de l'air, ou sur celui qui aurait pu se
former pendant l'acte de l'évaporation. La solubilité du carbonate
de potasse dans l'alcool concentré, *à la faveur de la matière
organique,* ne saurait être contestée (*V*. ma *Toxicologie*, t. 1er,
page 225). Si l'on attendait pour filtrer les liqueurs alcooliques
qu'elles fussent refroidies, ou bien qu'on les reçût dans un verre
à expérience dans lequel on les laisserait refroidir, il se déposc-
rait constamment sur les parois de la capsule ou du verre une
matière grasse comme savonneuse, contenant une portion de potasse, et il faudrait alors, pour ne pas perdre celle-ci, détacher
avec soin cette matière grasse pour la réunir au liquide. Il vaut
donc mieux agir comme je l'ai indiqué; il est également utile de
chauffer l'entonnoir dans lequel les liquides doivent filtrer. La
dissolution alcoolique évaporée jusqu'à siccité continuera à être
chauffée dans la capsule de porcelaine, jusqu'à ce qu'elle soit
carbonisée et qu'il ne se dégage plus de fumée; dans cet état,
elle sera facile à détacher de la capsule à l'aide de la lame d'un
couteau propre, ce qui n'aurait pas lieu si l'on n'avait pas poussé
l'action de la chaleur jusqu'à la carbonisation. Le produit charbonneux sera incinéré dans un creuset d'argent fermé par son
couvercle, afin d'éviter que des parcelles de cendre ne s'introdui-
sent dans le creuset; il suffira en général d'une demi-heure à
trois quarts d'heure d'une chaleur rouge pour opérer cette incinération. On évitera l'emploi de creusets de platine ou de terre,
parce qu'ils pourraient être attaqués par la potasse. Le creuset
étant refroidi, on mettra la cendre en contact avec de l'alcool
froid à 44 degrés, on agitera avec une baguette de verre pendant
quelques minutes, puis on portera la liqueur jusqu'à l'ébullition
dans le creuset même; cette liqueur refroidie sera décantée,

filtrée et évaporée jusqu'à siccité à une douce chaleur; pendant l'évaporation on l'essaiera par le papier rougi. Assez ordinairement cette dissolution n'est pas alcaline, parce que la potasse a été transformée en carbonate par l'acte de l'incinération : aussi n'obtient-on pas alors de résidu sensible. Il est toutefois des circonstances où la proportion de potasse dissoute par l'alcool est considérable par rapport à celle de la matière organique qui se trouve dans la dissolution alcoolique; alors une portion de potasse *seulement* est passée à l'état de carbonate pendant l'incinération, et l'alcool dissout facilement la partie de cet alcali qui serait restée à l'état caustique. Admettons qu'il en soit ainsi et que l'on ait obtenu un résidu en faisant évaporer la dissolution alcoolique; on le fera dissoudre dans un peu d'eau distillée, ou constatera l'alcalinité de la liqueur à l'aide du papier rouge, ou concentrera la dissolution par la chaleur, et l'on s'assurera, en la versant par parties égales dans de petits tubes étroits, qu'elle fournit avec le chlorure de platine et l'acide perchlorique des précipités semblables à ceux que donne la potasse. Quoi qu'il arrive, la matière cendrée restant dans le creuset après le traitement alcoolique sera chauffée jusqu'à l'ébullition avec une petite quantité d'eau distillée, afin de dissoudre le carbonate de potasse formé par l'incinération; la liqueur sera filtrée et évaporée jusqu'à ce qu'elle soit suffisamment concentrée; dans cet état elle ramènera promptement au bleu la couleur du papier rouge, et fournira, avec le chlorure de platine et l'acide perchlorique, des précipités abondans, comme le ferait une dissolution concentrée de carbonate de potasse. L'emploi de ces réactifs sera même accompagné d'une effervescence bien prononcée.

M. Devergie avait proposé de détruire à l'aide du chlore la matière animale qui masquerait la potasse; ce procédé est on ne peut plus vicieux; en effet si l'on fait arriver du chlore gazeux dans une dissolution alcoolique provenant d'un *liquide* organique, additionné de potasse, évaporé jusqu'à siccité et traité par l'alcool concentré, ou dans la matière solide épuisée par l'alcool, comme le propose M. Devergie, on n'obtient jamais la potasse à l'état caustique, mais bien à l'état de sel et au milieu d'une dissolution qui, loin d'être alcaline, est fortement acide, et que d'ailleurs, quand on traite par le chlore la matière *solide,* on dissout nécessairement, à la faveur de ce chlore et de l'acide chlorhydrique qui s'est formé, une quantité notable de quelques-uns des sels potassiques *naturellement* contenus dans la masse solide dont il s'agit. M. Devergie n'a pas accordé, il est vrai, une confiance illimitée à ce procédé, car il dit à la page 310 du tome troisième de sa *Médecine légale :* « Toutefois, on ne doit pas « se dissimuler plusieurs difficultés inhérentes à cette analyse et « aux conclusions qu'il faut en tirer : 1° Certains liquides végé-« taux et animaux renferment des sels à base de potasse ; mais « alors, ces sels étant neutres, la liqueur ne donne pas de réac-« tion alcaline ; 2° la potasse ajoutée a pu passer à l'état de car-« bonate de potasse ; il est alors impossible de dire par l'analyse « si la potasse a été mêlée au liquide à l'état libre ou à l'état de « carbonate ; 3° quelques liquides animaux sont naturellement « alcalins ; mais comme ils doivent leur alcalinité à la soude, ils « ne précipiteraient pas par le chlorure de platine, hors le cas « où ils contiendraient en outre du sulfate de potasse, et alors « il ne reste à l'expert, pour décider la question, que la quantité « et l'abondance des précipités qu'il obtient avec les réactifs. » Les motifs allégués par mon confrère pour faire ressortir les difficultés inhérentes à l'analyse qu'il propose me paraissent devoir être examinés avec soin, afin de mettre la vérité dans tout son jour. M. Devergie redoute les sels à base de potasse que peuvent naturellement contenir certains liquides végétaux et animaux ; c'est à tort, car il a conseillé, comme je l'avais fait bien avant lui, de traiter ces liquides *évaporés* jusqu'à siccité par l'alcool : or, nous savons (*V.* ma *Toxicologie*, t. 1ᵉʳ, p. 221) que, si cet agent est concentré et qu'il marque 44 degrés, il n'aura pas dissous une assez grande quantité de sels de potasse pour être précipité par le chlorure de platine et par l'acide per-chlorique. Toutefois, pour éviter la confusion, il ajoute : *mais ces sels étant neutres, la liqueur ne donne pas de réaction alcaline.* Pour montrer à M. Devergie combien il se trompe, j'admettrai que l'on ait ajouté quelques atomes *de soude* à des liquides végétaux et animaux contenant des sels potassiques, comme il le suppose ; j'admettrai aussi avec lui, quoique cela ne soit pas exact, que ces liquides évaporés à siccité et traités par l'alcool concentré d'abord, puis par le chlore, renferment une assez forte proportion de sels potassiques pour précipiter par le chlorure de platine et par l'acide perchlorique; évidemment la liqueur aura une réaction alcaline, et donnera avec le sel de platine et l'acide perchlorique les précipités que fournit la potasse; dans le système de l'auteur, on devra conclure à l'existence de la potasse libre, et pourtant il n'y aura dans le mélange suspect qu'un peu de soude et de sels potassiques. M. Devergie dit aussi, contre l'emploi du chlore, que la potasse a pu passer à l'état de carbonate, et qu'il devient alors impossible de décider par l'analyse si cette potasse a été mêlée au liquide à l'état libre ou à l'état de carbonate. Quelque exacte que soit cette observation, elle n'a que peu de portée, comme je le dirai plus bas en examinant s'il est réellement possible de déterminer, dans une analyse de ce genre, sous quel état la potasse a été ingérée. Pour ce qui concerne l'existence *naturelle* d'un alcali dans certains liquides animaux, alléguée par M. Devergie, je n'adopterai pas qu'il y ait une difficulté sérieuse quand ces liquides contiennent, outre la soude libre, du *sulfate de potasse*, ni qu'il faille dans ce cas décider la question d'après l'*abondance* des précipités que l'on obtient avec les réactifs. En médecine légale, il faut éviter autant que possible de faire servir à la solution d'un problème d'empoisonnement l'abondance ou les traces d'un précipité, parce que ce qui paraîtra abondant à tel expert, pourra sembler peu de chose à un autre expert; il faut arriver à un résultat incontestable que voici : on retire d'une matière donnée une substance vénéneuse par un procédé déterminé qui n'en fournit pas lorsque la même matière n'a pas été mêlée avec cette substance; donc le poison trouvé a été ajouté. D'ailleurs, je le répéterai : dans l'espèce, le sulfate de potasse ne saurait être un embarras, puisqu'il est insoluble dans l'alcool concentré, et qu'il s'agit de *liquides* évaporés jusqu'à siccité et traités par l'acool à 44 degrés avant d'être soumis à l'action du chlore.

Après avoir ainsi formulé le mode d'analyse qu'il me paraît préférable de suivre, il devient nécessaire de faire connaître aux experts le parti qu'ils pourront tirer des résultats de cette analyse, lorsqu'il s'agira de conclure.

Premier cas. *L'expert ne peut pas affirmer qu'il y ait eu empoisonnement, mais il peut établir de grandes probabilités en faveur de l'intoxication.* Les matières vomies ou bien celles qui ont été recueillies dans le canal digestif, qu'elles soient *liquides* ou *solides*, sont *alcalines* avant et après avoir été soumises à l'ébullition pendant une heure, elles ont été évaporées jusqu'à siccité, et le produit a été traité par l'alcool concentré marquant 44 degrés et bouillant ; la dissolution alcoolique évaporée dans une capsule de porcelaine a laissé un résidu bien sec et presque *carbonisé*, lequel chauffé jusqu'au rouge dans un creuset d'argent pendant 40 à 50 minutes et traité ensuite par l'eau distillée bouillante, après avoir été refroidi, a fourni une dissolution qui ramenait *au bleu* le papier de tournesol rougi par un acide, qui *ne se troublait* pas par le gaz acide *carbonique*, et qui *précipitait* en jaune serin par le *chlorure de platine* et en blanc par l'*acide perchlorique*. Le malade *n'a pas éprouvé* les symptômes que détermine ordinairement la potasse ou ne les a éprouvés qu'à un faible degré, et à l'ouverture du cadavre on n'a pas constaté des lésions semblables à celles que développe le plus souvent cet alcali. Ici, quoique l'existence de la potasse ait été mise hors de doute, par l'expert, il faut se tenir sur la réserve, parce qu'il ne serait pas à la rigueur impossible, tout en étant peu vraisemblable, que le malade eût pris *une grande quantité* de certaines substances alimentaires contenant *naturellement* une plus forte proportion de *sels de potasse solubles dans l'alcool* que celles sur lesquelles j'ai fait les essais mentionnés à la page 140, et que la potasse obtenue en dernier ressort provînt de ces sels.

Deuxième cas. *L'expert peut affirmer que l'empoisonnement a eu lieu par la potasse pure, par la pierre à cautère ou par le carbonate de potasse.* On décèle la potasse en agissant comme il vient d'être dit sur les matières suspectes et l'on apprend en outre qu'après avoir mangé ou bu, le malade a été pris tout-à-coup de vomissemens de matières sanguinolentes ou noires, que les liquides vomis ramènent au bleu le papier de tournesol rongé par un acide et qu'ils ne bouillonnent pas sur le carreau, qu'il y a eu des douleurs vives dans l'abdomen, des selles, et que l'on a observé d'autres symptômes analogues à ceux que déterminent les toxiques irritans.

TROISIÈME CAS. *L'expert doit tirer la même conclusion affirmative*, lorsqu'il a constaté la présence de la potasse *libre*, comme il vient d'être dit, quoique plusieurs des symptômes précités n'aient pas été observés, si à l'ouverture du cadavre on trouve les tissus du canal digestif et de l'estomac en partie entiers, ramollis, enflammés, ecchymosés, ulcérés, escharifiés ou perforés dans certains points.

QUATRIÈME CAS. *L'expert peut encore affirmer que l'empoisonnement a eu lieu* si l'on a constaté des symptômes et des altérations cadavériques analogues à ceux que produisent les poisons irritans, alors même qu'il a été impossible de découvrir la potasse *libre* dans les matières vomies et dans le canal digestif, pourvu toutefois qu'en soumettant le foie, la rate ou la vessie aux opérations qui constituent le procédé auquel j'ai donné la préférence (*voy*. p. 142) on ait décelé dans l'un ou l'autre de ces organes la présence de la potasse.

Il serait difficile, pour ne pas dire impossible, de préciser dans beaucoup de cas de ce genre, si l'alcali ingéré et dissous par l'alcool était *pur* et *caustique* ou *carbonaté*, parce que le carbonate de potasse, qui est insoluble dans l'alcool quand il n'est pas mélangé de matière organique, peut se dissoudre dans ce menstrue à la faveur de quelques liquides alimentaires avec lesquels il aura été mêlé (*voy*. ma *Toxicologie*, t. 1ʳ, p. 225); et que si, pour résoudre ce problème, on avait recours à un acide dans le dessein de constater s'il y a ou non effervescence, on pourrait encore être induit en erreur ; en effet, la potasse caustique passe aisément à l'état de carbonate quand on la chauffe avec des matières organiques, en sorte qu'il pourrait y avoir effervescence, alors même que la potasse aurait été prise à l'état caustique. D'un autre côté, le défaut d'effervescence ne prouverait pas non plus que l'alcali eût été pris à l'état caustique, parce qu'il arrive souvent qu'au milieu de ces mélanges organiques une *très faible proportion* de carbonate de potasse est décomposée par les acides sans que l'on aperçoive distinctement la légère effervescence qui a lieu. Qu'importe, au reste, qu'il ne soit pas possible, dans beaucoup de cas de ce genre, d'arriver à donner la solution du problème qui m'occupe? Le point essentiel est d'établir qu'il existe dans les matières suspectes de la potasse sous l'un ou l'autre des trois états que j'ai signalés.

Cinquième cas. *L'expert n'affirmera pas que l'empoisonnement n'a pas eu lieu par la potasse*, si le malade a éprouvé des accidens graves, que l'on ait constaté ou non des altérations cadavériques plus ou moins intenses, alors même qu'il aurait été impossible de déceler la moindre trace de potasse *libre*, soit dans les matières vomies, soit dans celles qui pouvaient se trouver dans le canal digestif, soit enfin dans les tissus de ce canal, dans le foie, etc. C'est qu'il aurait pu arriver en effet, que de la potasse administrée à une dose toxique, eût donné lieu à un empoisonnement, et que bientôt après elle eût été *complétement neutralisée*, soit par des substances alimentaires, ou par des acides qui pouvaient exister dans l'estomac au moment de l'ingestion de l'alcali vénéneux, soit par des boissons acidulées que l'on aurait fait prendre au malade. On conçoit, qu'en pareil cas, la marche et la nature de la maladie, l'étendue et la gravité des lésions anatomiques, seraient d'un grand secours pour parvenir à faire naître des *présomptions* ou des *probabilités d'empoisonnement*.

Symptômes et lésions de tissu déterminés par la potasse (voy. p. 135).

Action sur l'économie animale (voy. p. 136).

Est-il vrai, comme l'a annoncé M. Bretonneau, savant médecin de Tours, que la potasse caustique n'occasionne pas la mort, quand elle est déposée dans un estomac sain à la dose de 8 grammes, sans passer par la bouche.

« A la dose de 2 grammes et au-delà, dit M. Bretonneau, cet alcali, introduit dans l'estomac, a constamment déterminé sur les chiens des vomissemens, le marasme et la mort. Une lésion grave ulcéreuse de l'œsophage et la destruction de sa tunique épidermoïde ayant paru la cause principale du vomissement, la substance alcaline a été déposée dans l'estomac, près de son orifice pylorique, au moyen d'un porte-caustique qui a borné son action aux parois de ce viscère : dès-lors 2 et même 8 grammes de potasse caustique

ont pu être injectés successivement, et à de plus ou moins longs intervalles, sans causer la mort. Une affection idiopathique plus ou moins grave
de l'estomac a été développée, et s'est manifestée par des vomissemens
spumeux, muqueux, savonneux, fauves, ensanglantés, et même de sang
presque pur. Mais après deux jours de repos, pendant lesquels l'animal
montrait peu d'avidité pour les alimens, *sans qu'on vît se développer aucun trouble sympathique des fonctions de la vie animale et organique*, il
ne tardait pas à être rendu à ses dispositions habituelles. Les lésions qu'on
découvrait après plusieurs semaines dans l'estomac de ceux de ces animaux qu'on faisait périr par strangulation, n'auraient pu être soupçonnées
en voyant leur voracité, leur pétulance et leur gaîté. Chez plusieurs, la
membrane muqueuse a été trouvée détruite dans la plus grande partie de
son étendue ; dans quelques points, les tuniques musculaire et péritonéale
avaient été intéressées, formaient des cicatrices épaisses, rugueuses, enfon-
cées, qui étaient très apparentes même à la surface extérieure de l'estomac.

Les résultats obtenus par l'injection de l'eau bouillante, portée dans
l'estomac *sans intéresser l'œsophage*, ont été analogues à ceux de la potasse.

J'ai voulu savoir à quoi m'en tenir sur le fait que m'avait communiqué M. Bretonneau.

Pour cela, j'ai introduit dans l'estomac de deux chiens robustes et
de moyenne taille 2 grammes 5 décigrammes de potasse à la chaux
solide coupée en douze petits fragmens. Les animaux étaient à jeun, et
chaque morceau d'alcali arrivait dans l'estomac sans avoir touché l'œ-
sophage, puisqu'il était poussé par une tige métallique dans une large
sonde de gomme élastique qui descendait jusqu'au pylore ; je m'assurais
à la fin de l'opération que la sonde n'avait pas été percée. Dans une troisième expérience, j'injectai dans l'estomac d'un troisième chien à jeun
la même quantité de potasse à la chaux dissoute dans 80 grammes d'eau,
je me servis pour cela d'une seringue et d'une large sonde, en sorte
qu'ici, comme dans le premier mode d'expérimentation, l'œsophage n'é-
tait point en contact avec l'alcali. Ces trois animaux ont vomi à plusieurs
reprises, surtout dans la première heure qui a suivi l'empoisonnement,
des matières spumeuses, ensanglantées, et même du sang pur contenant
beaucoup de potasse ; ils ont éprouvé tous les symptômes que développe
cet alcali, et *sont morts*, l'un au bout de vingt-quatre heures, l'autre
trente heures après l'empoisonnement, et le dernier au bout de qua-
rante-six heures. L'estomac était fortement enflammé, ecchymosé, ulcéré,
escharifié par places ; la membrane muqueuse était détruite dans quelques
points ; mais il n'y avait aucune trace de perforation. Les deux tiers supérieurs de l'œsophage n'étaient le siège d'aucune altération, tandis que dans
son tiers inférieur, ce conduit offrait à-peu-près les mêmes lésions anatomiques que l'estomac.

La différence entre mes résultats et ceux qu'avait obtenus M. Bretonneau tient, sans aucun doute, à ce que ce médecin n'a pas introduit *à-la-fois* dans l'estomac la quantité d'alcali indiquée, et qu'il l'a au contraire injectée *en plusieurs doses* et à des intervalles plus ou moins longs. Si à chaque prise les animaux ont vomi et rejeté une portion notable du poison, comme cela paraît certain d'après l'indication donnée par M. Bretonneau, on conçoit qu'ils n'aient point péri. Quoi qu'il en soit, le fait annoncé par le savant médecin de Tours n'en est pas moins remarquable, parce qu'il prouve que les animaux dont je parle peuvent manger avec voracité et vivre, alors même que leur estomac est le siège d'altérations excessivement intenses.

De la soude.

Comment peut-on reconnaître que l'empoisonnement a eu lieu par la soude caustique?

Soude pure. Elle est solide, blanche, inodore, d'une saveur excessivement caustique et très soluble dans l'eau. Exposée à l'air, elle en attire l'eau et l'acide carbonique et donne un carbonate qui, loin de tomber en *deliquium,* comme le carbonate de potasse, est efflorescent. La dissolution aqueuse de soude *moyennement concentrée,* rétablit la couleur bleue du papier de tournesol rougi par un acide, et ne précipite ni par le chlorure de platine ni par l'acide perchlorique. L'acide phtorhydrique silicé y fait naître un précipité gélatineux. Si la dissolution est *excessivement concentrée,* elle se comporte comme la précédente, si ce n'est que le chlorure de platine la précipite en jaune serin et l'acide perchlorique en blanc, comme cela a lieu avec la potasse; toutefois le dépôt jaune serin est moins grenu et moins adhérent au verre que celui qui a été obtenu avec ce dernier alcali. Si la dissolution est au contraire *affaiblie,* elle ramène au bleu le papier rougi et ne précipite par aucun des agens précités. L'azotate d'argent agit sur elle comme sur la potasse étendue d'eau, à moins que la dissolution ne soit trop affaiblie. D'où il suit que, pour constater la présence d'une dissolution de soude très faible, il faudrait l'évaporer jusqu'à ce qu'elle fût moyennement concentrée.

Soude à la chaux et carbonate de soude. On la distinguera de la soude pure par les moyens que j'ai conseillé de mettre en usage pour reconnaître la potasse pure et la potasse à la chaux (*V*. p. 137).

Soude pure et matières organiques alimentaires ou autres.

L'action chimique de la soude sur le bouillon, sur le lait, le vin, le café, les alimens solides ou sur les tissus du canal digestif, étant la même que celle de la potasse, on procédera pour déceler cet alcali comme il a été dit à la page 142 et suivantes. L'expertise une fois terminée, on devra, avant de conclure, ne pas perdre de vue qu'il est encore plus difficile de décider si l'empoisonnement a eu lieu par la soude que par la potasse, parce qu'il résulte de mes expériences que la dissolution alcoolique provenant de matières alimentaires à *l'état normal auxquelles on n'avait par conséquent pas ajouté de soude*, évaporée jusqu'à siccité et incinérée, comme il a été dit à la page 139, fournit une cendre alcaline contenant du carbonate de soude; d'où il suit que l'on commettrait une erreur grave si l'on attribuait la présence de ce carbonate à un empoisonnement par la soude, tandis qu'elle tiendrait uniquement à ce que les alimens digérés ou non que l'on aurait trouvés dans le canal digestif contenaient un sel de soude à acide organique et destructible par le feu. Les résultats suivans pourront être invoqués avec fruit par ceux qui seront chargés de résoudre les questions épineuses relatives à l'empoisonnement par la soude.

1° Si avant de calciner les matières suspectes on les dessèche et qu'on les fasse bouillir avec de l'alcool concentré marquant 44 degrés à l'aréomètre, la dissolution ne ramènera pas au bleu le papier rougi par un acide quand on aura agi sur des matières alimentaires à l'état normal, à moins que ces matières déjà pourries ne contiennent de l'ammoniaque, tandis que le contraire aura lieu avec des matières provenant d'un individu qui aurait été empoisonné par la soude, pour peu qu'elles renferment encore des traces de cet alcali.

2° En traitant comparativement par l'alcool concentré bouillant trois litres des mêmes matières alimentaires (vin, bouillon, café, lait, etc.), contenant les unes quelques centigrammes de soude, et les autres étant à l'état normal, j'ai constamment vu que la dissolution alcoolique des premières, évaporée jusqu'à siccité, donnait un produit, lequel, incinéré dans un creuset d'argent, laissait des cendres alcalines, dont la dissolution aqueuse bleuissait fortement le papier rougi et précipitait par l'acide phtorhydrique silicé et même par le chlorure de platine si elle était excessivement concentrée, tandis que la cendre provenant des autres matières (non additionnées de soude), traitée par l'eau distillée bouillante, fournissait une dissolution *alcaline* ramenant au bleu le papier rougi, mais qui ne précipitait ni par l'acide phtorhydrique silicé, ni par le chlorure de platine. Si je pouvais affirmer à l'égard de ces deux caractères qu'il n'en sera jamais autrement, c'est-à-dire que dans aucun cas la cendre obtenue avec un mélange *normal* ne fournira une dissolution aqueuse précipitable par l'acide phtorhydrique silicé et par le chlorure de platine, je n'hésiterais pas à conclure, après avoir obtenu ces précipités avec une cendre provenant d'une dissolution alcoolique *alcaline*, que la soude avait été ingérée à l'état de poison ; mais il y aurait témérité à procéder ainsi, parce qu'il n'est pas à la rigueur impossible que certaines matières alimentaires, prises en très grande quantité et traitées comme je conseille de le faire, donnent une cendre qui, étant dissoute dans l'eau, fournira, avec les réactifs précités, des précipités analogues à ceux que ferait naître une petite portion de soude ingérée à l'état libre. On doit donc être fort circonspect en pareil cas, et tout en établissant que l'alcali trouvé est de la soude, ne se prononcer sur son origine qu'avec une grande réserve, à moins toutefois que les symptômes éprouvés par le malade et les lésions cadavériques ne soient de nature à lever la difficulté. J'attacherai peu d'importance dans l'espèce à *l'abondance des précipités* obtenus par l'acide phtorhydrique silicé et par le chlorure de platine en cas d'empoisonnement, à moins qu'ils ne fussent tellement abondants qu'il fût impossible de les attribuer à la *soude normale* ; dans tout autre cas, il serait bien difficile, pour ne pas dire impossible, de juger si une quantité un peu plus ou un peu moins forte de précipité, annonce qu'il y a eu ingestion de soude comme poison, ou bien s'il ne s'agit que de la *soude normale*.

Je ne terminerai pas cet article sans réfuter une assertion de M. Gaultier de Claubry, consignée dans la *Médecine légale* de Briand, p. 653, 4e édition. « C'est à tort, dit-il, que M. Orfila « dans un mémoire récent a indiqué le chorure de platine, « comme réactif de la soude. » Comment, c'est un tort d'avoir dit, pour la première fois, aux chimistes et aux experts, qui l'ignoraient, que le chlorure de platine précipite les dissolutions concentrées de soude en jaune serin, à-peu-près comme il précipite les dissolutions de potasse? Mais, dit le critique, « il est « extrémement facile de distinguer ces deux précipités, celui de « soude se dissolvant dans un mélange d'alcool et d'éther, tan- « dis que celui de potasse ne se dissout pas dans ce liquide. » Et depuis quand s'abstient-on en chimie de tirer parti de certains caractères, par cela seul qu'ils n'ont pas tout d'abord une valeur absolue, et ne dit-on pas tous les jours que les sels de plomb, de bismuth, d'argent, de mercure, etc., précipitent en *noir* par l'acide sulfhydrique (sulfures), que les deux premiers précipitent en *blanc* par les alcalis (oxydes), sauf à indiquer ultérieurement à l'aide de quels caractères on parvient à distinguer les uns des autres les divers sulfures noirs et les deux oxydes blancs? On est vraiment étonné de la faiblesse d'une pareille critique.

Symptômes et lésions de tissu déterminés par la soude. Action sur l'économie animale.

La soude caustique agit exactement sur l'économie animale comme la potasse (*V.* page 135).

De l'eau de javelle.

Comment reconnaître que l'empoisonnement a eu lieu par l'eau de javelle?

On débite plusieurs sortes d'eau de javelle, qui sont toutes formées de chlore, de potasse ou de soude, et d'une quantité variable d'eau. L'eau de javelle *concentrée* à base de potasse ou de soude est préparée en faisant arriver du chlore gazeux dans un litre d'eau tenant en dissolution 125 grammes de carbonate de l'une de ces bases. Si l'on a employé une plus grande quantité d'eau, on a obtenu l'eau de javelle *étendue* dont on fait un si grand usage dans le commerce.

Eau de javelle à base de soude concentrée. Elle est liquide, le plus souvent colorée en *rose* par un sel de manganèse, transparente, d'une odeur de chlore, alcaline, bleuissant d'abord le papier de tournesol rougi, puis le décolorant. Si on la chauffe, il se volatilise du chlore facilement reconnaissable à son odeur, et l'on obtient un produit solide *rosé* alcalin qui bleuit le papier rougi, mais qui ne le décolore plus ; pendant l'évaporation il s'est formé du chlorure de potassium ; aussi le produit est-il composé de chlorure de potasse et de ce sel, et dégage-t-il quand on le traite par l'acide sulfurique du chlore gazeux jaune verdâtre et du gaz acide chlorhydrique.

Quand on plonge dans cette eau de javelle liquide une lame d'argent, ce métal est aussitôt coloré en noir par suite de la formation d'une légère couche de chlorure d'argent qui devrait être blanc s'il n'eût pas été noirci par la lumière ; il suffit de faire bouillir pendant quelques minutes avec de l'ammoniaque liquide concentrée, la partie de la lame noircie, pour dissoudre une grande partie du chlorure qui la tapisse. La dissolution ammoniacale saturée par l'acide azotique, laisse déposer du chlorure d'argent blanc, caillebotté, lourd, se colorant par l'action de la lumière, etc.

Un papier imprégné d'iodure de potassium dissous et d'amidon est *noirci* à l'instant même par cette eau de javelle, et il y a de l'iode mis à nu. L'azotate d'argent et l'acide phtorhydrique silicé en précipitent le premier du chlorure d'argent et l'autre du phtorure de sodium silicé. Le chlorure de platine ne la trouble point. Si l'on chauffe dans une cornue, à laquelle on a adapté un récipient de l'eau de javelle avec quelques gouttes d'acide sulfurique concentré, il se dégage du chlore, lequel colore immédiatement en bleu un papier blanc, préalablement disposé dans le récipient et mouillé par une dissolution d'iodure de potassium et d'amidon.

Eau de javelle à base de soude étendue d'eau. Elle est liquide, transparente, à peine odorante, *sans action* sur les papiers rouge et bleu de tournesol. Chauffée, elle ne dégage point de chlore, et elle peut être évaporée jusqu'à siccité, sans que le produit bleuisse le papier rougi par un acide. L'acide sulfurique la jaunit et en dégage du chlore. Elle ne colore pas la lame d'argent, même après plusieurs heures de contact, si elle est grandement étendue. Un papier imprégné d'une dissolution d'iodure de potassium et d'amidon est *bleui* par elle. L'azotate d'argent en précipite du chlorure d'argent, tandis que le chlorure de platine et l'acide phtorhydrique silicé ne la troublent point ; pour que ce dernier la précipite, il faut la concentrer préalablement en l'évaporant.

Eau de javelle à base de potasse concentrée. Elle présente les propriétés de l'eau de javelle à base de soude *concentrée*, si ce n'est qu'elle fournit avec le chlorure de platine un précipité jaune serin, grenu et adhérent au verre et avec l'acide phtorhydrique silicé, un précipité diaphane et comme gélatineux.

Eau de javelle à base de potasse étendue d'eau. Elle ne diffère de l'eau de javelle à base de soude étendue d'eau, que parce qu'elle précipite en jaune serin par le chlorure de platine, surtout lorsqu'elle a été concentrée par l'évaporation ; on débite souvent cette variété d'eau de javelle dans le commerce.

Eau de javelle mêlée à des liquides alimentaires, à la matière des vomissemens, ou contenue dans le foie, dans la rate, dans l'urine, etc. On filtrera les matières suspectes, et on les mettra en contact pendant plusieurs heures avec une lame d'argent pur, dans un flacon bouché ; on retirera la lame, et si après l'avoir lavée avec de l'eau distillée, on voit qu'elle n'est pas colorée en brun, on l'exposera à la lumière solaire ; si elle se colore, on s'assurera par l'ammoniaque et par l'acide azotique qu'elle doit cette couleur à du chlorure d'argent ; la présence de ce sel sur la lame permettra d'affirmer qu'il existait du chlore libre dans la liqueur filtrée. Si la lame ne s'est point colorée, on se gardera bien de conclure que les matières suspectes ne contenaient point d'eau de javelle, car le défaut d'action sur la lame pourrait tenir à ce qu'il n'existait dans le mélange qu'une très faible portion d'eau de javelle, ou bien à ce que celle-ci renfermait originairement très peu de chlore, ou bien enfin à ce que le chlore qui en faisait partie s'est combiné avec la matière organique, de manière à ne plus pouvoir être décelé par l'argent. Alors on introduira dans une cornue environ la moitié de la liqueur suspecte avec une lame d'argent et quelques grammes d'acide sulfurique concentré, et on chauffera jusqu'à l'ébullition ; si la lame est noircie par du chlorure d'argent et que la vapeur qui distillera *bleuisse* un papier blanc imprégné d'iodure de potassium et d'amidon préalablement placé dans le récipient, on sera certain qu'il y avait du *chlore* dans la liqueur ; ce dernier caractère seul serait insuffisant pour prononcer, parce que certains acides qui auraient pu se volatiliser pendant la distillation, et notamment l'acide sulfurique, jouissent de la propriété de bleuir le papier imprégné d'amidon et d'iodure de potassium. Il n'en est pas ainsi de l'autre caractère ; en effet l'application d'une couche de chlorure d'argent sur la lame de ce métal, dans les circonstances précitées, suppose nécessairement l'existence du chlore dans la liqueur.

On s'attachera ensuite à démontrer dans le mélange suspect la présence de la potasse ou de la soude qui pouvaient faire partie de l'eau de javelle. Pour cela on agira sur la totalité de la liqueur, si, à l'aide de la lame d'argent *seule* et sans addition d'acide sulfurique, on est parvenu à reconnaître qu'elle contient du chlore ; s'il n'en était pas ainsi, on n'opérerait que sur la moitié de la liqueur, sur celle qui n'aurait pas été décomposée par l'acide sulfurique. On évaporerait celle-ci jusqu'à siccité, pour la traiter ensuite par l'alcool à 44 degrés, et lui faire subir les opérations qui ont été décrites à l'occasion de la potasse (*V.* page 142). La présence de la potasse ou de la soude à la fin de ces recherches permettrait d'établir l'existence d'un empoisonnement par l'eau de javelle à base de potasse ou de soude, en apportant toutefois dans les conclusions la réserve que j'ai conseillé de mettre lorsque j'ai parlé de l'empoisonnement par la potasse et par la soude (voy. pages 147 et 152).

Il pourrait toutefois arriver que la quantité d'eau de javelle renfermée dans les matières soumises à l'expertise fût tellement faible qu'il fût impossible de prouver que celles-ci continssent du chlore, et même de la potasse ou de la soude ; en effet, lorsqu'il existe peu d'eau de javelle, et que celle-ci ne renferme pas la quantité de chlore voulue, il se forme pendant l'évaporation des matières, du chlorure de potassium et de l'hypochlorate de potasse, et il n'y a pas un excès d'alcali ; en sorte que l'alcool concentré ne dissout ni de la potasse ni de la soude quand on le fait agir sur le produit de l'évaporation. Alors l'embarras est extrême, et les experts se trouvent réduits à établir des conjectures d'après le commémoratif, les symptômes et les lésions de tissu. On se méprendrait étrangement en croyant que dans ces cas on pourrait décider la question d'après l'abondance des précipités que ferait naître le chlorure de platine ou l'acide phtorhydrique silicé dans le traitement aqueux de la matière desséchée et épuisée par l'alcool : l'expérience prouve qu'une pareille marche entraînerait souvent les experts dans des erreurs funestes.

Ce procédé est infiniment préférable à celui qui a été proposé par M. Devergie, et que l'on ne saurait adopter sans s'exposer à commettre les erreurs les plus graves. Voici comment M. Devergie conseillait d'opérer pour reconnaître l'eau de javelle mélangée avec du lait. « Prendre une portion de lait, l'introduire dans un verre à expérience, y ajouter de l'eau distillée, s'il paraît contenir une grande quantité de matière animale ; agir directement sur lui, s'il est très liquide ; y plonger une petite rondelle ou une lame d'argent bien décapée, et y *verser de l'acide sulfurique*, de manière à y faire naître une *vive effervescence* dépendant de la décomposition du chlorure par cet acide ; ne cesser l'addition d'acide qu'au moment où il ne se produit plus d'effervescence ; apprécier l'odeur de chlore qui se manifeste immédiatement, et qui est *extrêmement forte ;* constater la *coloration en noir* de la lame d'argent, effet instantané. On peut remplacer la pièce d'argent par un papier de tournesol, qui sera non-seulement rongi par l'acide ajouté, *mais encore décoloré,* ou traiter le lait par du bleu de composition étendu d'eau ; au fur et à mesure que l'on ajoutera cette liqueur, elle sera décolorée ; filtrer la liqueur, la traiter par quelques bulles de chlore gazeux, afin de s'assurer si elle ne se trouble pas par cet agent (dans le cas où elle se troublerait, il faudrait y faire passer un courant de chlore jusqu'à ce qu'elle conservât sa limpidité) ; la traiter ensuite par le chlorure de platine, *pour constater la présence de la potasse.*

« Ce procédé me paraît offrir les avantages suivans : 1° il met instantanément à nu toute la quantité de chlore que renferme l'eau de javelle, et dès-lors l'*odeur de chlore devient très sensible ;* 2° le chlore dégagé agit immédiatement sur la lame d'argent et la colore en noir, effet que l'on n'obtient qu'au bout d'un temps *plus ou moins long par le procédé* de M. Orfila ;

3° le chlore dégagé *solidifie toute la matière animale* en suspension ou en dissolution dans le mélange d'eau de javelle et de lait : en sorte que l'on obtient immédiatement un liquide privé de matière animale, ou au moins dont la quantité est tellement faible qu'elle ne peut plus être précipitée par le chlorure de platine; 4° dans le cas où la quantité de chlorure serait trop faible pour que le chlore dégagé enlevât toute la matière animale, on obvie à cet inconvénient par un courant de chlore gazeux; 5° si le liquide est coloré par une matière végétale, comme dans le café, le vin, la décoloration s'en effectue immédiatement; 6° *on obtient avec le chlorure de platine un précipité jaune serin*, pulvérulent, grenu, se rassemblant facilement au fond du vase, et tout-à-fait *isolé de matière animale*; en sorte qu'il peut servir à faire connaître la *quantité de potasse* contenue dans le mélange, et qu'il ne peut plus induire en erreur. En effet, *l'alcool qui a macéré* sur le lait, et dans lequel on a fait passer un courant de chlore, ne *précipite pas par le chlorure de platine*. Nous pensons qu'il est important d'appeler l'attention sur les propriétés physiques de ce précipité, qui seules permettent d'établir qu'il ne renferme pas sensiblement de matière animale.

« Il est bien entendu que, dans les cas où l'on n'obtiendrait pas de précipité avec le chlorure de platine, il serait nécessaire, pour acquérir la preuve qu'il n'existe pas d'eau de javelle dans le lait, de rapprocher la liqueur par évaporation, et de l'essayer de nouveau par ce réactif. Je dois ajouter qu'il est nécessaire de se servir d'acide sulfurique pour décomposer l'eau de javelle, attendu que les acides *chlorhydrique* et *azotique noircissent immédiatement une lame d'argent* » (article Culore du *Dictionnaire de médecine et chirurgie*).

Il suffira de signaler les erreurs nombreuses commises par l'auteur de ce procédé, pour le faire rejeter.

1° *On versera de l'acide sulfurique jusqu'à ce qu'il ne se produise plus une vive effervescence*. Or, il n'y a point d'effervescence quand le liquide contient une quantité peu considérable d'eau de javelle.

2° *Le chlore mis à nu dégagera une odeur* extrêmement

forte *qui le fera reconnaître*. Sans doute ; mais comme il suffit d'une petite quantité de chlore pour apprécier son odeur, il est inutile d'en dégager beaucoup : d'ailleurs, il est évident que plus il s'en exhalera, moins il en restera pour agir sur la lame d'argent et former du chlorure.

3° *On constatera la coloration en noir de la lame d'argent*. Cet énoncé est d'autant plus insuffisant pour établir que la couleur noire est due à du chlorure d'argent, que M. Devergie *affirme*, quoique cela ne soit pas vrai, que les acides azotique et chlorhydrique noircissent immédiatement une lame d'argent.

4° *Un papier de tournesol sera rougi, puis décoloré*. Cette erreur est des plus graves. Dans le cas où il n'y aura que peu d'eau de javelle dans la liqueur, le papier sera fortement et incessamment rougi par la grande quantité d'acide sulfurique que l'auteur conseille d'employer, et ne pourra pas être décoloré par la petite quantité de chlore exhalé.

5° *On traite ensuite par le chlorure de platine pour constater la présence de la potasse*. Mais l'acide sulfurique en excès dont on a fait usage, a saturé la potasse du chlorure, en sorte que le chlorure de platine ne pourrait pas indiquer si la potasse était primitivement combinée avec du chlore, comme dans l'eau de javelle, ou bien si elle provient d'un sel de potasse que l'on aurait ajouté au lait.

6° *En employant la lame d'argent et l'acide sulfurique, la coloration noire paraît sur-le-champ, tandis qu'elle tarde long-temps à avoir lieu si on suit le procédé conseillé par M. Orfila*. Oui ; mais on vient de prouver que l'emploi de l'acide sulfurique offre des inconvéniens réels, quand on n'a pas réservé une portion de la matière suspecte pour y démontrer la présence de l'alcali, et que l'on cherche à-la-fois celui-ci et le chlore avec la même quantité de liquide, comme l'avait conseillé M. Devergie ; il vaut encore mieux attendre et obtenir un résultat satisfaisant, que de se presser et de ne pas atteindre le but.

7° *Le chlore, dégagé par l'acide sulfurique, solidifie toute la matière animale en suspension*. Cette proposition n'est pas exacte dans tous les cas où il y a beaucoup de matière animale et peu d'eau de javelle ; mais lors même que les choses se passe-

raient ainsi, ce serait un inconvénient que la solidification de la
matière animale par le chlore, puisque le chlore qui agirait ainsi
n'exercerait aucune action sur la lame d'argent ; et pourtant la coloration en noir de ce métal est un phénomène des plus importans.

8° Suivant M. Devergie, on obtient par le chlorure de platine,
après avoir fait passer un excès de chlore un *précipité jaune
serin de potasse et de chlorure de platine tout-à-fait isolé de
matière animale*, s'il y avait de l'eau de javelle, tandis que
l'alcool qui a macéré sur le lait, et dans lequel on a fait passer un courant de chlore, *ne précipite pas par le chlorure de
platine*, s'il ne contient pas de chlorure de potasse. Rien n'est
moins exact qu'une pareille assertion. En voici la preuve : coa-
gulez du lait par l'acide sulfurique, à l'aide d'une légère chaleur ;
filtrez ; faites passer *un excès* de chlore gazeux à travers la liqueur, pour précipiter *tout autant* de matière animale que le
chlore pourra en précipiter ; filtrez de nouveau, puis partagez 30
grammes de cette liqueur en trois parties égales : dans l'une
d'elles, versez trois gouttes de chlorure de platine ; dans une autre, ajoutez, outre les trois gouttes de sel de platine, quatre ou
cinq gouttes d'eau de javelle ; enfin, laissez la troisième portion
sans y rien ajouter : le lendemain, ces trois liquides auront conservé leur transparence, ou tout au plus les deux premiers seront légèrement troubles ; évaporez-les séparément afin de les
concentrer, et vous remarquerez qu'il se formera dans tous les
trois, à une certaine époque de l'évaporation, *un dépôt de matière animale et de phosphate de chaux* offrant le même aspect : seulement il sera jaune là où l'on avait mis du chlorure de
platine, et blanc ailleurs ; *mais il sera difficile, pour ne pas
dire impossible, de distinguer le dépôt* formé dans la portion
qui contenait les quatre gouttes de chlorure de potasse, de celui
qui s'est produit dans le verre où l'on avait mis le chlorure de
platine *sans addition* de chlorure de potasse. Si l'on traite par
un peu d'eau froide le dépôt formé dans la portion de la liqueur
où l'on n'avait mis ni chlorure de platine, ni chlorure de potasse,
l'eau dissoudra la matière animale et les *sels de potasse* contenus dans le lait, tandis que le phosphate de chaux restera indis-

sous : or, cette dissolution aqueuse, si elle est un peu concentrée, *précipitera en jaune serin* par le chlorure de platine, comme les sels de potasse, quoiqu'elle ne contienne point d'eau de javelle, ce qui est contraire à l'assertion de M. Devergie. La même expérience, répétée en substituant au lait un mélange de lait, de café, de thé et de miel, ou bien en coagulant le lait par l'alcool, et en faisant passer *un excès de chlore* dans la liqueur filtrée, fournit les mêmes résultats. Donc la plupart des faits établis par M. Devergie dans ce paragraphe sont erronés, et l'application qu'il en a faite à la recherche de la potasse, sans valeur aucune.

9° *Les acides chlorhydrique et azotique noircissent immédiatement une lame d'argent.* Ici l'erreur est des plus marquées. L'acide azotique concentré *jaunit* l'argent *pur;* mais s'il est affaibli, il ne le colore pas plus que l'acide chlorhydrique faible ou concentré. Si M. Devergie eût expérimenté avec de l'argent exempt de cuivre, il n'eût point commis cette faute.

Symptômes et lésions de tissu déterminés par l'eau de javelle. Action sur l'économie animale.

L'eau de javelle à base de soude concentrée, administrée à des chiens robustes à la dose de 100 à 200 grammes, occasionne des vomissemens abondans et des selles réitérées, et si l'on empêche le vomissement, les animaux sont vivement et convulsivement agités, puis tombent dans un grand abattement et meurent au bout d'une demi-heure, d'une ou de plusieurs heures, suivant la proportion d'eau de javelle administrée. A l'ouverture des cadavres, on trouve l'estomac et les intestins fortement enflammés, comme si l'empoisonnement eût eu lieu par la potasse ou par la soude.

Chez l'homme l'eau de javelle à la dose d'un verre a déterminé les effets suivans : convulsions, perte de connaissance, douleur très vive dans toute la région cervicale antérieure, au larynx, au pharynx, chaleur brûlante à l'arrière-gorge, déglutition difficile, douleur à l'épigastre, et bientôt après dans les autres régions de l'abdomen, vomissemens, etc. (*V.* page 135).

Action sur l'économie animale. L'eau de javelle est absorbée, car j'ai constaté sa présence dans le foie et dans l'urine des animaux soumis à son influence; elle agit d'ailleurs à la manière des irritans énergiques qui déterminent la mort en très peu de temps s'ils ne sont pas vomis (*V.* page 51).

De la chaux vive.

Comment peut-on reconnaître que l'empoisonnement a eu lieu par la chaux vive ?

La chaux vive est solide, en fragmens ou en poudre, d'un blanc grisâtre ou blanche, et d'une saveur caustique. Mise en contact avec l'eau, elle se dissout avec ou sans chaleur, suivant qu'elle est desséchée, ou qu'elle contient de l'eau. Le *solutum* est transparent, verdit le sirop de violettes, précipite en *blanc* par l'acide carbonique (carbonate de chaux soluble dans un excès d'acide carbonique) *ne se trouble point* par l'acide sulfurique (1), et donne, avec l'acide oxalique, ou avec les oxalates solubles, un précipité blanc, insoluble dans l'eau et dans un excès d'acide oxalique, soluble dans l'acide azotique.

Si la chaux faisait partie des matières vomies ou de celles qui sont contenues dans le canal digestif, il faudrait, après avoir déterminé si la matière suspecte est alcaline ou non, la dessécher à une température douce et traiter le produit par l'eau distillée froide en agitant pendant un quart d'heure environ ; la liqueur filtrée serait soumise à un courant de gaz acide carbonique, puis chauffée jusqu'à l'ébullition pour dégager l'excès d'acide carbonique et obtenir le carbonate de chaux précipité ; celui-ci, après avoir été lavé et desséché serait calciné dans un creuset de platine et laisserait de la chaux vive. Je me suis assuré, par des expériences nombreuses qu'aucun des liquides alimentaires connus ne donne du carbonate de chaux, étant ainsi traité, à moins qu'il n'ait été additionné de chaux. A la vérité le gaz acide carbonique ne précipite pas la *totalité* de la chaux vive introduite dans l'estomac, parce qu'une portion de cette chaux s'est transformée en sels calcaires en s'emparant des acides libres contenus dans le canal digestif, et que sous cet état l'acide carboni-

(1) Si l'acide sulfurique contient du sulfate de plomb, l'eau de chaux précipite ce sel sous forme d'une poudre blanche.

que est sans action sur elle, et aussi parce que la matière organique retient une portion de chaux ; mais qu'importe, il ne s'agit pas d'obtenir toute la chaux, mais bien de prouver qu'il y a eu ingestion de cet alcali à l'état libre. Il résulte de ce qui vient d'être dit, qu'un expert serait blâmable s'il affirmait qu'il n'y a pas eu empoisonnement par la chaux, parce qu'il n'aurait pas constaté la présence de cet alcali *libre*, par le procédé qui vient d'être décrit ; en effet, la proportion de chaux contenue dans les matières suspectes, après des vomissemens souvent fort abondans, pourrait être tellement minime, qu'elle eût été complétement neutralisée par les acides contenus dans le canal digestif. Ce serait alors le cas de tirer parti, pour résoudre la question, du commémoratif, des symptômes et des altérations cadavériques.

Il faudrait bien se garder de substituer au procédé que j'adopte, celui qui consisterait à traiter par l'eau bouillante les matières suspectes desséchées, puis à calciner jusqu'au rouge, pour avoir la chaux vive, le produit desséché de la dissolution aqueuse, l'expérience m'ayant démontré que certains mélanges alimentaires, *sans addition de chaux,* traités ainsi, fournissaient au moins autant de chaux *que d'autres mélanges dans lesquels j'avais fait entrer* 10 *centigrammes de cet alcali;* c'est qu'en effet il existe un bon nombre de substances alimentaires qui contiennent naturellement des sels de chaux solubles dans l'eau bouillante ; n'y aurait-il que le tartrate de chaux contenu dans la crême de tartre qui entre dans la composition du vin rouge, que mon assertion se trouverait suffisamment justifiée.

Symptômes et lésions de tissu déterminés par la chaux vive.

Ils sont analogues à ceux que développent la potasse et la soude ; toutefois ils sont en général beaucoup moins intenses, excepté lorsque la quantité de chaux vive ingérée était très considérable.

Action sur l'économie animale. La chaux agit sur nos organes à l'instar de la potasse et de la soude, mais avec moins d'énergie (*Voyez* page 135).

De l'ammoniaque liquide (alcali volatil fluor), et du sesqui-carbonate d'ammoniaque.

Comment peut-on reconnaître que l'empoisonnement a eu lieu par l'ammoniaque liquide?

L'ammoniaque liquide concentrée est incolore, douée d'une odeur vive piquante *qui la caractérise*, et d'une saveur excessivement caustique : elle *verdit le sirop de violettes*, et rétablit la couleur bleue du papier de tournesol rougi par un acide. Si on la chauffe, elle laisse dégager du gaz ammoniac, reconnaissable à son odeur, et s'affaiblit; il en est de même, quoique d'une manière beaucoup moins sensible, lorsqu'on l'expose à l'air à la température ordinaire; elle répand des vapeurs blanches épaisses dès qu'on place au-dessus du flacon qui la renferme un tube imprégné d'acide chlorhydrique. Elle n'est point précipitée par l'acide carbonique. Le chlorure de platine se combine avec elle, et forme un sel double jaune serin, dur, grenu, adhérent au verre, peu soluble dans l'eau, qui se précipite si les dissolutions ne sont pas très étendues.

Sesqui-carbonate d'ammoniaque en poudre. Il est blanc, doué d'une odeur et d'une saveur semblables à celles de l'ammoniaque; il verdit le sirop de violettes. Exposé à l'air, il perd une portion d'ammoniaque, et alors il agit avec beaucoup moins d'énergie sur l'économie animale; il se dissout dans l'eau. Mis en contact avec les acides sulfurique, azotique, chlorhydrique, etc., il est décomposé; et l'acide carbonique se dégage à l'état de gaz, en produisant une vive effervescence.

Sesqui-carbonate d'ammoniaque dissous dans l'eau. Il est liquide, transparent, incolore, doué de la même odeur et de la même saveur que le précédent; il verdit le sirop de violettes. Les acides forts agissent sur lui, comme s'il était à l'état solide. Il transforme en carbonates *blancs* et *insolubles* les chlorures et les azotates de calcium, de baryum et de strontium, tandis que l'ammoniaque liquide pure n'agit point sur eux. Il précipite le chlorure de platine en jaune serin; trituré avec la chaux vive, il est décomposé, la chaux s'empare de l'acide carbonique et l'ammoniaque se dégage.

Mélanges d'ammoniaque ou de sesqui-carbonate d'ammoniaque et de matières alimentaires ou des liquides vomis, ou de ceux que l'on trouve dans le canal digestif après la mort. Si les mélanges ne sont pas assez acides pour que toute l'ammoniaque ait été saturée et transformée en sel, on les introduira dans une cornue, après les avoir étendus d'un peu d'eau distillée, s'ils étaient trop épais, et on distillera à une douce chaleur; on ne tardera pas à recueillir dans le récipient adapté à la cornue, un liquide incolore ou légèrement coloré, offrant tous les caractères de l'ammoniaque.

Si l'ammoniaque ou le sesqui-carbonate d'ammoniaque avaient été transformés en un ou en plusieurs sels ammoniacaux, et que ceux-ci ne fussent point volatils, on n'obtiendrait point d'ammoniaque dans le récipient; il peut donc arriver qu'il y ait eu empoisonnement par cet alcali, et que le procédé de distillation que je conseille de suivre soit inefficace pour le déceler; on se garderait bien dès-lors de regarder ce résultat négatif comme suffisant pour affirmer que l'intoxication n'a pas eu lieu. L'expert pourra se trouver alors dans la nécessité de résoudre l'un de ces deux problèmes : 1° le sel produit est volatil ; 2° il ne se volatilise pas dans l'eau bouillante. Si, comme tout porte à le croire, le sel provenant de la saturation de l'ammoniaque est de l'acétate d'ammoniaque *volatil*, on le reconnaîtra comme il a été dit à l'article acide acétique (*Voyez* page 118). S'il ne se volatilise pas au contraire, dans l'eau bouillante, il faudra, après avoir réduit la liqueur contenue dans la cornue au sixième de son volume, la coaguler par de l'alcool à 36 degrés, filtrer et distiller au bain-marie le liquide filtré, après l'avoir mélangé avec quelques centigrammes de potasse pure ; en effet, celle-ci décomposerait le sel ammoniacal ou les sels ammoniacaux qui auraient pu se former, en dégageant l'ammoniaque qui, dès-lors, viendrait se condenser dans le récipient, et pourrait être facilement reconnue. Dans des cas aussi épineux, l'expert ne perdrait pas de vue qu'il doit surtout s'attacher à déterminer, avant de se prononcer sur la question d'empoisonnement, si le commémoratif, les symptômes éprouvés par le malade et les altérations cadavériques, sont tels qu'ils puissent l'engager à croire que la mort a été le résultat d'une intoxication par l'ammoniaque ou par le sesqui-carbonate d'ammoniaque.

Si, déjà, les matières suspectes soumises à l'analyse étaient *putréfiées*, il serait impossible de tirer parti de l'analyse chimique, pour décider si l'ammoniaque recueillie dans le récipient, après la distillation, provient d'un empoisonnement ou bien si elle n'est pas le résultat de la putréfaction ; dans ces cas, fort embarrassans, les médecins devraient s'attacher plus que jamais à rassembler des documens précis sur l'invasion, la marche et la durée de la maladie, sur les symptômes éprouvés par le malade et sur les altérations cadavériques qui auraient été constatées ; s'il résultait de cet examen que l'expert fût autorisé à établir *quelques probabilités* d'empoisonnement, son intervention serait loin d'avoir été stérile. Voici un fait qui démontre jusqu'à l'évidence que l'on peut *retirer de l'ammoniaque* des matières pourries, alors même que ces matières n'avaient pas été mélangées avec cet alcali. J'ai laissé pendant un mois un canal digestif parfaitement lavé en contact avec un litre d'eau distillée ; la liqueur *excessivement fétide* a été filtrée et distillée à la température de l'ébullition ; le *premier* quart du liquide qui avait passé dans le récipient, contenait de l'ammoniaque, *bleuissait* fortement le papier rougi par un acide, et ne rougissait pas le papier bleu ; le *deuxième* quart était un peu moins alcalin ; le *troisième* l'était encore moins ; enfin le *quatrième* était acide et renfermait de l'acide acétique.

Symptômes et lésions de tissu déterminés par ces poisons.

Ils agissent sur l'économie animale comme la potasse et la soude, mais avec plus d'énergie ; ils tardent beaucoup moins à déterminer des convulsions horribles. Les parties touchées sont fortement enflammées, et il en résulte des accidens variés, suivant que l'action a porté sur le canal digestif, sur la membrane muqueuse de la bouche, du larynx, etc. L'expérience prouve qu'il est très dangereux de faire respirer l'alcali volatil concentré pendant long-temps aux personnes évanouies que l'on cherche à ranimer ; en effet, le gaz ammoniac, qui se dégage continuellement de ce liquide, enflamme la membrane muqueuse du pharynx et des voies aériennes, et peut occasionner la mort, comme l'a observé Nysten.

Action sur l'économie animale.

Ces poisons sont absorbés ; ils excitent le système nerveux et particulièrement la colonne vertébrale, indépendamment de l'action très irritante qu'ils exercent sur les parties avec lesquelles ils ont été mis en contact. Presque tous les chiens que j'ai empoisonnés par l'ammoniaque ont présenté des épanchemens sanguins variables par leur siége et leur quantité. Dans un cas d'intoxication chez l'homme par de l'ammoniaque ingérée dans l'estomac, M. Chapplain a constaté depuis qu'il y avait eu des taches sanguinolentes, et que le tube digestif était rempli d'une sorte de boue sanguinolente ; le sang était d'une fluidité remarquable. L'ammoniaque et le sesqui-carbonate agissent à-peu-près de même quand ils sont injectés dans le système veineux.

ARTICLE IV. — DE LA BARYTE ET DES SELS DE BARYTE.

Comment peut-on reconnaître que l'empoisonnement a eu lieu avec la baryte ?

La baryte pure (protoxyde de baryum) est solide, en fragmens ou en poudre d'un gris verdâtre, ou d'une belle couleur blanche (dans ce dernier cas, elle a été éteinte), et d'une saveur âcre caustique. Lorsqu'on la traite par l'eau, elle se dissout avec ou sans chaleur, suivant qu'elle est desséchée ou qu'elle contient de l'eau. La dissolution *concentrée* est transparente, verdit le sirop de violettes, bleuit le papier rougi par un acide et donne avec l'acide carbonique du carbonate de baryte blanc, *insoluble* dans l'eau, et *soluble* dans l'acide azotique pur ; tandis que l'acide sulfurique y fait naître un précipité de sulfate de baryte *insoluble* dans l'eau et dans l'*acide azotique pur*. Les divers sulfates solubles agissent sur l'eau de baryte comme l'acide sulfurique ; et il suffit qu'il y en ait un atome dans une dissolution pour qu'elle soit précipitée par l'un de ces sels. L'acide phtorhydrique silicé fournit avec elle un précipité blanc gélatineux. La dissolution de baryte *étendue de beaucoup d'eau* ramène aussi le papier rougi au bleu et précipite par les acides carbonique et sulfurique ; ce dernier réactif ne précipite pas, au contraire, la dissolution très étendue de strontiane.

Mélanges de baryte pure et de liquides alimentaires, des matières vomies ou de celles qui sont contenues dans le canal digestif. On peut avoir à résoudre deux problèmes : 1° la baryte, à la dose de 10, 12 ou 20 centigrammes, n'a pas été complétement saturée par les acides libres que pourraient contenir les matières organiques, ni complétement précipitée par les carbonates, les sulfates ou les phosphates renfermés dans ces mêmes matières; en sorte qu'il y a de la *baryte libre* dans le mélange ; 2° cet alcali ne se trouvait dans les matières que dans une faible proportion, et il a été complétement saturé ou précipité ; il n'en existe plus la moindre trace en dissolution à l'état de liberté.

Premier cas. *Il y a de la baryte libre en dissolution.* On constatera que celle-ci est alcaline en y plongeant un papier de tournesol rougi par un acide, puis on l'évaporera jusqu'à siccité dans une capsule de porcelaine, à une douce chaleur. Le produit desséché sera traité dans une capsule de porcelaine par un mélange bouillant d'une partie d'acide azotique pur et de cinq à six parties d'eau distillée. Après dix à douze minutes d'ébullition, on filtrera et l'on évaporera la dissolution jusqu'à siccité. La masse obtenue sera chauffée dans la même capsule de porcelaine jusqu'à ce qu'elle soit parfaitement carbonisée, et qu'elle ne répande plus de fumée; le charbon sera détaché avec la lame d'un couteau propre, pour être incinéré dans un creuset de platine. En traitant la cendre par l'eau distillée bouillante, le *solutum* offrira *tous les caractères de la baryte*, alors même qu'une portion de celle-ci aurait été transformée par l'acide azotique et par l'incinération en bi-oxyde de baryum. Dans la crainte qu'une partie de la baryte n'ait passé à l'état de *carbonate* insoluble, pendant l'incinération, on traitera par l'acide azotique étendu d'eau, la cendre déjà épuisée par l'eau bouillante. Le liquide filtré et évaporé jusqu'à siccité, fournira de l'azotate de baryte, dont on séparera celle-ci en le calcinant au rouge dans un creuset de platine.

Deuxième cas. *Il n'y a plus de baryte* libre *dans la dissolution.* Admettons que la matière suspecte contienne la baryte dissoute à l'*état de sel*, ou que la totalité de l'alcali ait été transformée en carbonate, en phosphate ou en sulfate de baryte insolubles ; dans l'un et l'autre cas, après avoir desséché la masse à une douce chaleur dans une capsule de porcelaine, on le fera bouillir pendant dix à douze minutes, ainsi qu'il vient d'être dit, avec de l'acide azotique pur étendu d'eau, et si après avoir agi sur la dissolution filtrée, comme je l'ai indiqué en parlant du premier cas, on n'a pas obtenu de la baryte, on carbonisera par l'acide azotique pur et concentré, la masse qui n'aurait pas été dissoute par l'acide affaibli. Le charbon sera ensuite incinéré et maintenu rouge pendant *deux heures* dans un creuset de platine, afin de décomposer le sulfate de baryte qu'il pourrait renfermer, et de le transformer en *sulfure de baryum* (Le phosphate et le carbonate de baryte ayant été dissous par l'acide azotique, la masse dont il s'agit ne pourra contenir d'autre sel insoluble que le sulfate de baryte). La cendre charbonneuse, dans laquelle se trouve ce sulfure de baryum, sera traitée à froid par de l'acide azotique pur étendu d'eau, qui dégagera du gaz acide sulfhydrique reconnaissable à son odeur, précipitera du soufre et donnera de l'azotate de baryte soluble; on filtrera pour avoir celui-ci et le faire évaporer dans une petite capsule de porcelaine; l'azotate de baryte solide, calciné dans un creuset de platine, laissera la *baryte caustique* mêlée d'un peu de bi-oxyde de baryum.

Baryte dans le canal digestif, dans le foie, etc., *après son absorption.* On fera bouillir pendant une heure, dans une capsule de porcelaine, avec de l'eau distillée, ces organes coupés en morceaux; la dissolution, si elle contient de la baryte libre, bleuira le papier rougi de tournesol et fournira de la baryte, après avoir été soumise à l'action de l'acide azotique étendu et aux diverses opérations indiquées en parlant des mélanges de baryte et de matières alimentaires. Si, au contraire, elle ne contenait pas de baryte *libre* ni un sel barytique soluble, il faudrait carboniser par l'acide azotique concentré et pur les tissus épuisés par l'eau bouillante; le charbon serait ensuite chauffé pendant deux heures dans un creuset de platine, à une chaleur rouge, afin de décomposer le sulfate de baryte que ces tissus pourraient renfermer, par suite de la transformation d'un composé barytique soluble en sulfate de baryte insoluble.

Carbonate de baryte. Il est solide, blanc, insipide, insoluble dans l'eau, légèrement soluble dans l'acide carbonique, quand il vient d'être fait et qu'il a peu de cohésion, soluble avec effervescence dans l'acide azotique pur et étendu d'eau. Les acides sulfurique et phtorhydrique silicé agissent sur la dissolution azotique, comme sur la baryte ; l'azotate produit, s'il est desséché et calciné dans un creuset, est décomposé, et laisse de la baryte mêlée d'un peu de bi-oxyde de baryum.

Mélanges de carbonate de baryte et des matières alimentaires vomies, etc. De deux choses l'une, ou le carbonate de baryte a été décomposé par les acides libres que peuvent contenir ces matières et transformé en un sel soluble ou insoluble, ou bien il n'a pas été décomposé ; dans le premier cas, on pourra trouver un sel de baryte dans la liqueur ; dans le second cas, on le décèlera dans la masse solide ; les procédés à suivre seront les mêmes que ceux qui ont été indiqués en parlant de la baryte en dissolution ou à l'état insoluble.

Carbonate de baryte dans le canal digestif, dans le foie, etc., *après son absorption.* On sait, à ne pas en douter, que le carbonate de baryte est vénéneux, et qu'il est absorbé soit à l'état de carbonate, soit, ce qui est beaucoup plus probable, après avoir été décomposé dans le canal digestif par des acides libres qui l'auront transformé en un sel soluble. Tout porte à croire aussi, qu'après avoir été porté dans nos organes, et notamment dans le foie, il passe à l'état de sulfate de baryte insoluble. Quoi qu'il en soit, la recherche d'un composé barytique dans le foie, à la suite d'un empoisonnement par le carbonate de baryte, doit être faite comme il a été dit plus haut, en parlant de la baryte absorbée.

Chlorure de baryum. Le chlorure de baryum est solide, pulvérulent, ou cristallisé en lames carrées, d'une saveur âcre très piquante ; il ne change point la couleur du tournesol, ni celle du sirop de violettes. Il se dissout dans l'eau ; il n'est point soluble dans l'alcool concentré. Les carbonates d'ammoniaque et de soude décomposent sa dissolution aqueuse, et y font naître un précipité blanc de carbonate de baryte insoluble dans l'eau, et *soluble dans l'acide azotique pur.* Ce précipité, chauffé avec du charbon dans un creuset de platine, laisse de la baryte caustique mêlée d'un peu de bi-oxyde de baryum. L'acide sulfurique et les sulfates la précipitent également, *lors même qu'elle est très étendue;* le sulfate de baryte déposé est blanc, *insoluble* dans l'eau et dans l'acide *azotique pur;* calciné avec du charbon pendant deux heures, ce sulfate donne du sulfure de baryum (*Voy*. page 70). L'*azotate d'argent* y forme un précipité caillebotté de chlorure d'argent, insoluble dans l'eau et dans l'acide azotique pur, soluble dans l'ammoniaque : il suffit de ce fait pour prouver l'existence du chlore dans la dissolution (*Voy*. CHLORE, p. 69).

Mélanges de chlorure de baryum et de la matière des vomissemens ou de certains alimens liquides ou solides, etc. S'il est vrai qu'un grand nombre de liquides organiques peuvent rester mêlés avec ce sel sans le décomposer, tels sont l'eau sucrée, le thé, l'albumine, la gélatine et le lait, il n'en est pas moins certain qu'il en est d'autres dans lesquels il existe des sels susceptibles de décomposer le chlorure de baryum et de le transformer en un sel insoluble; aussi devra-t-on toujours, en procédant à la recherche de ce corps, supposer que la matière suspecte peut le contenir à l'état soluble ou à l'état insoluble. Voici comment il faut opérer. On évapore le mélange organique jusqu'à siccité dans une capsule de porcelaine, et on traite le produit par l'eau distillée bouillante, afin de dissoudre le chlorure de baryum qu'il peut renfermer; la dissolution filtrée est desséchée dans une capsule de porcelaine jusqu'à ce qu'elle soit carbonisée et ne répande plus de fumée; alors on incinère le charbon dans un creuset de platine, et l'on fait bouillir la cendre avec de l'acide azotique étendu d'eau; l'azotate dissous, filtré, évaporé jusqu'à siccité et décomposé par le feu dans un creuset de platine, laisse de la baryte. Si au lieu de soumettre la cendre à l'action de l'acide azotique, on la traitait par l'eau, on ne retirerait pas le plus ordinairement un atome de baryte, parce que pendant l'incinération le chlorure de baryum se trouve transformé en carbonate de baryte, par suite de l'action des carbonates de potasse et de soude qu'elle renferme sur ce chlorure.

La matière solide non dissoute par l'eau est desséchée dans

une capsule de porcelaine et carbonisée par l'acide azotique, puis
le charbon est incinéré dans un creuset de platine pour transformer le sulfate de baryte qu'elle peut contenir en sulfure de baryum (*Voyez* page 70). Il importe de savoir que le chlorure de
baryum, à moins qu'il n'existe en assez forte proportion dans les
matières dont je parle, passe constamment et presque en totalité
à l'état de carbonate et de sulfate de baryte insolubles, en sorte
que le traitement aqueux des matières suspectes évaporées jusqu'à siccité n'en contient pas ou en renferme à peine. C'est donc
dans la portion insoluble dans l'eau qu'il faudra le chercher ; j'ai
souvent mélangé 12 à 15 centigrammes de chlorure de baryum
avec 2 ou 300 grammes d'un mélange de bouillon, de lait et de
café, sans en découvrir un atome dans le traitement aqueux dont
il s'agit, tandis que j'obtenais facilement une proportion notable
de baryte en incinérant, comme je l'ai dit, la masse que l'eau n'a-
vait pas dissoute.

Chlorure de baryum dans le canal digestif, dans le foie,
etc., *après son absorption.* S'il s'agissait de découvrir *dans les
viscères* ou dans les *tissus* du canal digestif le chlorure de baryum qui aurait été *absorbé* ou qui se serait peut-être combiné
avec les parois de l'estomac ou des intestins, on ferait bouillir
avec de l'eau distillée pendant une heure tous ces organes dans
une capsule de porcelaine, et l'on procéderait avec ce liquide et
avec la matière solide restante, comme je l'ai prescrit en parlant
de la baryte absorbée et contenue dans nos viscères (*Voyez*
page 170). *C'est ainsi que j'ai décelé de la baryte dans le
foie, la rate et les reins* d'un chien que j'avais empoisonné avec
6 grammes de chlorure de baryum dissous dans 180 grammes
d'eau distillée ; l'animal avait vécu trois heures et demie, et avait
été ouvert immédiatement après la mort. Le *décoctum* aqueux
de ces organes ne m'a point fourni de baryte ; mais la partie solide
épuisée par l'eau, carbonisée par l'acide azotique, puis chauffée
pendant deux heures dans un creuset de platine, a laissé du
sulfure de baryum que j'ai décomposé par l'acide chlorhydrique ; en filtrant, j'ai vu que la liqueur contenait du chlorure de
baryum.

Je ne saurais assez insister sur la nécessité de chercher, dans la plupart des cas, dans les matières insolubles dans l'eau, la baryte et ses composés, parce qu'ils sont facilement transformés en carbonate et en sulfate insolubles ; cette décomposition a constamment lieu lorsqu'on a administré aux malades des sulfates solubles.

Symptômes déterminés par la baryte et par les sels de baryte.

Les symptômes que l'on observe le plus souvent dans cet empoisonnement peuvent être réduits aux suivans : saveur âcre caustique (pour la baryte) ; âcre très piquante (pour le chlorure de baryum) ; sentiment de brûlure à la bouche, au pharynx et à l'épigastre ; douleurs atroces à la région épigastrique ; nausées, vomissemens de matières muqueuses ou sanguinolentes, verdissant quelquefois le sirop de violettes (par exemple, lorsque l'empoisonnement est déterminé par la baryte, et que celle-ci se trouve en assez grande quantité dans le liquide vomi) ; déjections alvines, hoquet, battemens de cœur fréquens, respiration momentanément suspendue ; mouvemens convulsifs des muscles de la face, du tronc ou des membres : souvent ces mouvemens déterminent des secousses tellement fortes, que le malade est soulevé et renversé malgré lui ; la bouche est quelquefois remplie d'écume ; l'individu ne peut pas se soutenir sur ses membres ; il tombe aussitôt qu'on essaie de le soulever ; la céphalalgie, et quelquefois la surdité, ne tardent pas à se déclarer ; les facultés intellectuelles sont perverties, on voit quelquefois aussi des paralysies partielles. À ces symptômes succède le plus ordinairement un abattement considérable : alors les traits de la face sont décomposés, et la mort est très prochaine : celle-ci peut arriver au bout d'une ou de quelques heures.

Lésions de tissu produites par la baryte et par ses composés.

Ces poisons enflamment les membranes de l'estomac et notamment la tunique muqueuse.

Action sur l'économie animale.

Les composés barytiques sont absorbés, soit qu'ils aient été introduits dans l'estomac, dans le rectum ou dans les cavités séreuses, soit qu'ils aient été appliqués sur le tissu cellulaire. Les accidens qu'ils déterminent sont évidemment le résultat de cette absorption et de leur action sur le système nerveux, et notamment sur la moelle épinière. Il est vrai qu'ils agissent également en irritant les tissus avec lesquels on les met en contact; mais il est impossible d'attribuer à cette irritation la mort prompte qu'ils occasionnent; en effet, que l'on applique sur une plaie 80 centigrammes de baryte, de carbonate ou de chlorure de baryum délayés ou dissous dans l'eau, les animaux ne tarderont pas à périr; tandis qu'une dose sextuple d'un acide concentré, de potasse ou de soude caustique, ne produirait qu'une brûlure qui ne serait pas suivie de la mort. Suivant M. Brodie, le chlorure de baryum agirait particulièrement sur le cerveau et sur le cœur; injecté dans les veines, il tue promptement les chiens en coagulant le sang et en agissant sur le système nerveux.

Des sels de strontiane.

Il résulte d'un travail intéressant fait par le docteur Gmelin de Tubingue : 1° que le *chlorure de strontium* n'a point agi sur les lapins qui en avaient avalé 8 grammes dissous dans l'eau; 2° qu'à la dose de 16 grammes dissous dans 48 grammes d'eau, ce sel a produit les effets suivans chez un lapin : ralentissement du mouvement du cœur, paralysie des extrémités au bout de cinq heures, mouvement involontaire de la tête; mort le lendemain; l'intérieur de l'estomac offrait une multitude d'ecchymoses, mais il y avait à peine de l'inflammation; 3° qu'à la dose de 8 gram., ce même sel n'a déterminé aucun accident fâcheux, chez un chien: seulement l'animal a eu un vomissement; 4° que 5 décigrammes injectés dans la veine jugulaire d'un vieux chien n'ont produit aucun effet; 5° que 8 grammes de *carbonate de strontiane* n'ont exercé aucune action nuisible sur un lapin; 6° que 4 grammes d'*azotate de strontiane* effleuri à l'air et dissous dans 32 gram. d'eau, ont accéléré les battemens du cœur des lapins et déterminé une forte diarrhée, ce qui permet de conclure que l'azotate est plus actif que les autres sels de strontiane, et qu'il agit sur le cœur et sur le canal intestinal (*Journal de Chimie médicale,* numéro d'avril 1825).

ARTICLE V. — DU FOIE DE SOUFRE.

Comment peut-on reconnaître que l'empoisonnement a eu lieu par le foie de soufre?

Le foie de soufre est formé de quatre parties environ de polysulfure de potassium et d'une partie de sulfate de potasse.

Foie de soufre solide. Il est sous forme de tablettes ou de morceaux aplatis durs, cassans, d'un jaune verdâtre, brunâtres ou rougeâtres, d'une saveur âcre piquante et amère. Il est inodore s'il est parfaitement sec, tandis qu'il répand une odeur d'œufs pourris s'il a été humecté. Exposé à l'air il en attire l'humidité et l'oxygène; celui-ci le fait passer successivement à l'état d'hyposulfite, de sulfite et de sulfate de potasse. Il est très soluble dans l'eau.

Dissolution aqueuse concentrée. Elle est à peine odorante et d'une couleur analogue à celle du foie de soufre qui la constitue. Les acides forts ou faibles la décomposent, en précipitant du soufre d'un blanc laiteux, et en dégageant du gaz acide sulfhydrique, facile à reconnaître. Les sels de plomb, de bismuth, de mercure, de cuivre et d'argent y font naître des précipités noirs ou d'un rouge brun foncé qui sont des polysulfures de ces métaux; les sels d'antimoine solubles sont précipités en jaune orangé; ces caractères sont plus que suffisans pour affirmer que la dissolution contient un sulfure soluble. S'il s'agissait de déterminer que ce sulfure est à base de potassium, il faudrait après avoir précipité le soufre par un acide fort ou faible, filtrer la liqueur surnageante, la faire évaporer pour la concentrer, et la mettre en contact avec du chlorure de platine et de l'acide perchlorique; le premier de ces réactifs donnerait un précipité *jaune serin, dur, grenu, adhérent au verre* et l'autre un précipité blanc (*V*. page 137). Si l'on versait le chlorure de platine dans le foie de soufre dissous, avant d'en avoir séparé le soufre, au lieu d'un précipité jaune on obtiendrait un précipité noirâtre composé de sulfure de platine et de chlorure de platine et de potassium.

Dissolution aqueuse étendue. Les acides agissent sur elle comme sur la précédente, à la vérité avec moins d'intensité; l'air la trouble presque instantanément. L'acétate de plomb la précipite en orangé clair et le sulfate de bioxyde de cuivre y fait naitre, au bout de quelques minutes un précipité rougeâtre. *Le sirop de Chaussier* contient du foie de soufre; il suffit pour le reconnaitre de l'étendre d'eau et de le traiter par les réactifs que je viens d'indiquer.

Eaux de Baréges artificielles pour boisson ou pour bains. Elles se comportent avec les réactifs comme les dissolutions précédentes, suivant qu'elles sont concentrées ou faibles, si elles ont été préparées avec du foie de soufre à base de potasse. Si, au contraire, elles tiennent en dissolution du *sulfure* de *sodium* elles ne sont pas précipitées par le chlorure de platine, alors même qu'on en a séparé le soufre par un acide; du reste les acides, les sels métalliques et l'air agissent sur elles comme sur les dissolutions de foie de soufre (p. 176.)

Mélanges de foie de soufre et de liquides alimentaires végétaux ou animaux, de la matière des vomissemens ou de celle que l'on retire du canal digestif. Avant de faire connaitre le procédé qu'il convient d'employer dans ces cas pour démontrer la présence du foie de soufre, il est utile d'indiquer d'une manière générale les principaux résultats des nombreuses expériences que j'ai tentées pour atteindre ce but. Je me suis assuré 1° que l'on parvenait quelquefois à déceler le foie de soufre dans ces mélanges, en agissant sur eux, comme on le ferait si le foie de soufre était simplement dissous dans l'eau (*V.* page 176); 2° que dans les cas où cela n'était pas possible, on réussissait constamment, en versant dans ces mélanges chauffés à 60° ou 70° c., quelques grammes d'acide acétique pur qui décomposait le foie de soufre, en donnant naissance à de l'*acétate de potasse* et à du gaz acide *sulfhydrique*, en même temps qu'il se précipitait du *soufre;* 3° que l'on pouvait même opérer fructueusement de la sorte, avec des matières recueillies, plusieurs jours après la mort dans le canal digestif; 4° qu'il pourrait arriver toutefois, si la quantité de foie de soufre introduite dans l'estomac avait été très faible, et que ce viscère contint, par contre, une proportion notable d'acides libres ou d'acides qui auraient été pris par les malades à l'état de limonade citrique, sulfurique, tartrique, etc., que le traitement par l'acide acétique n'eût aucun succès ; parce que le foie de soufre aurait été *complétement décomposé* dans l'estomac par ces acides, en sorte que les matières extraites de ce viscère n'en renfermeraient plus ; 5° qu'il est cependant impossible d'admettre que les acides naturellement contenus dans l'estomac, soient jamais assez abondans pour décomposer une grande quantité de foie de soufre ; que dans la plupart des cas, au contraire, ils se trouvent dans ce viscère dans une proportion assez faible pour que leur action décomposante soit très limitée ; d'où il suit que dans presque tous les cas d'empoisonnement par ce corps, donné à la dose de quelques grammes, l'expert n'aura pas à redouter l'influence de ces acides et qu'il pourra démontrer l'existence du toxique, au moyen de l'aide acétique, soit dans les matières extraites de l'estomac, soit dans celles qui auraient pu être vomies ; 6° que dans tous les cas de décomposition complète ou incomplète du foie de soufre par un acide, dans le canal digestif, la membrane muqueuse de l'estomac sera tapissée, sur une ou plusieurs de ses parties, d'une couche plus ou moins épaisse de soufre blanc ou d'un blanc jaunâtre, facile à reconnaître ; qu'on pourra également trouver du soufre suspendu au milieu des liquides de l'estomac et des matières vomies, et que l'existence d'un pareil dépôt de soufre, si elle est insuffisante pour *prouver* qu'il y a eu ingestion d'un sulfure soluble, tend du moins à faire croire que cette ingestion a eu lieu, parce qu'il n'y a qu'un petit nombre de corps, après les sulfures, qui puissent donner naissance à un dépôt de soufre ; on serait admis à supposer que c'est plutôt du foie de soufre qu'un tout autre sulfure qui aurait été avalé, si, indépendamment du soufre déposé, il existait dans les matières suspectes une quantité assez notable d'un sel soluble de potasse ; 7° qu'alors même que la totalité du foie de soufre aurait été décomposée par les acides, les liquides suspects pourraient encore renfermer de l'acide sulfhydrique en dissolution, parce que ce gaz est soluble dans l'eau et qu'il ne se dégage pas *immédiatement* ; 8° qu'il faut éviter dans la recherche médico-légale du foie de soufre, de faire bouillir les matières vomies ou autres avec le contact de l'air, parce qu'on décompose complétement le poison s'il se trouve en petite proportion et que les liqueurs soient tant soit peu acides ; 9° que le foie de soufre étant absorbé, il est indispensable, dans le cas où sa présence n'aura pas été démontrée dans le canal digestif ni dans les matières vomies, de le chercher dans les viscères, dans le sang ou dans l'urine, en procédant comme il sera dit à la page 181 ; 10° que si l'expertise médico-légale n'était faite que *long-temps après la mort, lorsque déjà les tissus seraient putréfiés*, il ne faudrait pas se hâter de conclure à l'existence du foie de soufre par cela seul que l'on aurait obtenu de l'acide sulfhydrique en traitant les matières suspectes par l'acide acétique, et que les liqueurs se seraient comportées avec les acides et les sels métalliques comme le font les sulfures, attendu qu'il se produit pendant la putréfaction de certains organes, et notamment du canal digestif, du *sulfhydrate d'ammoniaque :* or les réactifs précités agissent sur ce sel comme sur les sulfures. Il faudrait dans des cas aussi épineux s'attacher à démontrer dans les matières suspectes la présence de la potasse, en les évaporant jusqu'à siccité et en traitant le produit par l'alcool concentré (*voy.* page 180) ; on parviendrait souvent ainsi à lever toutes les difficultés, puisque d'une part le sulfhydrate d'ammoniaque ne fournit jamais de potasse, et que, d'un autre côté, le traitement alcoolique tel que je l'ai conseillé ne donne jamais cet alcali quand on agit sur des liquides à l'état normal (*voy.* POTASSE, p. 142).

Procédé. Si la matière suspecte est *liquide,* quelle que soit sa consistance, on en mettra une goutte ou deux sur un papier préalablement trempé dans une dissolution d'acétate de plomb ; *si celui-ci est bruni*, il y aura de fortes présomptions de croire qu'il existe du foie de soufre dans la matière que l'on examine. Quel que soit le résultat de cet essai, on filtrera la liqueur, après l'avoir étendue d'eau, si elle était *trop épaisse* et l'on en prendra une petite proportion dans laquelle on versera les réactifs propres à faire connaître la dissolution aqueuse de foie de soufre (*voy.* p. 176), puis on verra si le dépôt qui est sur le filtre ne contient pas du soufre hydraté blanc ou d'un blanc jaunâtre sus-

12.

ceptible de brûler sur le feu avec une flamme bleue. Si la liqueur a présenté les caractères du toxique dont je parle et que le dépôt resté sur le filtre soit du soufre, on *affirmera* que la matière suspecte contient du foie de soufre. A cette occasion M. Devergie a commis une erreur grave en annonçant que, *dans la plupart des cas*, l'existence du soufre sur le filtre permettait d'établir que le foie de soufre avait été complétement décomposé et que l'on ne devait plus en trouver dans la liqueur filtrée. Je dirai au contraire, que *dans la plupart des cas*, les choses se passent tout autrement et que l'on constate à-la-fois la présence du soufre dans le dépôt et celle du foie de soufre, *non décomposé* dans la liqueur. Admettez qu'il faille 10 p. d'un acide quelconque pour décomposer 30 p. de foie de soufre ; admettez qu'au lieu de 10 p. d'acide il ne s'en soit trouvé que 5, évidemment il restera encore dans la liqueur 15 p. de foie de soufre non décomposé : or cette hypothèse, loin d'être repoussée par la raison est conforme aux résultats des expériences que j'ai tentées et des observations recueillies chez l'homme, lesquelles établissent que dans la *grande généralité* des cas d'empoisonnement par le foie de soufre, sinon *toujours*, les acides contenus dans l'estomac n'ont pas été assez abondans à beaucoup près, pour décomposer la totalité du foie de soufre, en sorte que celui-ci a dû se trouver en grande partie dans la liqueur.

Si l'essai que je viens de conseiller de faire sur une faible portion de la liqueur suspecte *a été infructueux*, il faudra traiter celle-ci par l'acide acétique. On l'introduira en entier dans un matras auquel on adaptera un tube recourbé qui viendra se rendre dans une éprouvette contenant de l'acétate de plomb dissous ; on versera dans le matras 2 ou 3 grammes d'acide acétique concentré et pur et on élèvera la température à 60° ou 70° c. ; si la liqueur contient du foie de soufre, il se dégagera aussitôt un gaz acide sulfhydrique, qui produira dans l'acétate de plomb un précipité de sulfure de plomb noir qu'on lavera et que l'on décomposera par l'acide azotique faible pour en retirer le soufre. On s'assurera ensuite que la liqueur contenue dans le matras renferme de l'acétate de potasse ; pour cela, après l'avoir fait bouillir jusqu'à ce qu'elle ne fournisse plus de gaz acide sulfhydrique, on l'évaporera jusqu'à siccité dans une capsule de porcelaine, et lorsque le produit de cette évaporation sera refroidi, on l'agitera pendant 6 ou 7 minutes avec de l'alcool concentré marquant 44 degrés à l'aréomètre ; si la liqueur filtrée contient de l'acétate de potasse, il suffira de la faire évaporer jusqu'à siccité, de carboniser et d'incinérer le produit de l'évaporation, comme je l'ai dit en parlant de la potasse (*voy*. p. 142), pour obtenir cet alcali que l'on reconnaîtra à l'aide du papier de tournesol rougi, du chlorure de platine et de l'acide perchlorique.

Si, en essayant la matière suspecte liquide avec un papier imprégné d'acétate de plomb, on voyait que celui-ci *n'est pas bruni*, on aurait immédiatement recours au traitement par l'acide acétique, tel qu'il vient d'être décrit.

Si la matière suspecte *liquide n'avait point fourni* de foie de soufre, on soumettrait les *parties solides* à l'action de l'acide acétique, comme il a été dit plus haut.

Dans tous les cas où la mort aurait été la suite de l'empoisonnement, on étendrait l'estomac pour voir s'il n'existe pas à sa surface interne et surtout dans ses replis, une couche plus ou moins étendue de soufre ; on toucherait plusieurs points de la membrane muqueuse avec un papier imprégné d'acétate de plomb qui *brunirait* partout où il y aurait quelques traces de foie de soufre ; enfin on laverait à plusieurs reprises cette membrane avec une même quantité d'eau distillée, afin d'enlever et de dissoudre les parcelles de foie de soufre qui pourraient se trouver appliquées sur elle. On agirait ensuite sur la dissolution, avec de l'acide acétique concentré et pur.

Si malgré ces diverses recherches on n'avait point décelé le toxique, on le chercherait dans les organes *ou dans les liquides* où il a été porté, après son absorption, c'est-à-dire dans les *tissus du canal digestif,* dans le *foie,* dans le *sang* et dans l'*urine*. Pour cela on couperait le canal digestif ou le foie en petits morceaux que l'on délaierait dans de l'eau distillée en les triturant dans un mortier d'agathe ; la masse ainsi divisée serait ensuite traitée en vaisseaux clos, par l'acide acétique, comme il a été dit. Quant au sang et à l'urine, ils seraient directement soumis à l'action de cet acide.

Je ne terminerai pas ce qui se rapporte à ce sujet, sans faire sentir la nécessité de pousser les opérations assez loin pour retirer la potasse qui entre dans la composition du foie de soufre, toutes les fois que l'on aura traité les matières suspectes par l'acide acétique, parce que, comme je l'ai déjà dit, il ne serait pas impossible que, dans certains circonstances, la putréfaction eût développé du sulfhydrate d'ammoniaque, qui fournirait du gaz acide sulfhydrique, tout comme le foie de soufre (*voyez* page 179).

Symptômes déterminés par le foie de soufre. Dans la plupart des cas, le foie de soufre donne lieu à des accidens semblables à ceux que produisent les poisons irritans dont j'ai parlé à la page 51. Dans quelques circonstances, au contraire, il agit particulièrement par l'acide sulfhydrique qu'il laisse dégager dans l'estomac, et alors il développe des symptômes analogues à ceux qui seront décrits plus tard (*V.* ACIDE SULFHYDRIQUE).

Lésions de tissu produites par le foie de soufre. Lorsqu'on a introduit dans l'estomac une assez forte dose de foie de soufre pour déterminer la mort, on remarque des lésions différentes dans le canal digestif, suivant la durée et l'intensité de l'empoisonnement. 1° Tantôt la membrane interne, d'un rouge vif dans toute son étendue, ou dans plusieurs de ses points, est tapissée par une couche de soufre d'un jaune verdâtre, épaisse et facile à détacher ; on remarque quelquefois dans les intestins la rougeur et l'enduit dont je parle ; 2° tantôt l'intérieur de l'estomac est rugueux, d'un vert foncé et parsemé de taches d'un blanc jaunâtre, au milieu desquelles on peut distinguer des points noirs ; la membrane interne du viscère qui est le siége de ces altérations, est recouverte de soufre ; la tunique musculeuse, d'un rouge brun dans sa partie interne, est verte dans la face qui est immédiatement en contact avec la membrane séreuse ; on voit des ecchymoses d'un volume plus ou moins considérable entre les tuniques muqueuse et musculeuse, et répondant exactement aux taches d'un blanc jaunâtre dont je viens de parler ; les intestins grêles sont le siége d'une inflammation plus ou moins intense ; 3° tantôt enfin, *il est impossible de découvrir la moindre couche de soufre* dans l'intérieur du canal digestif ; la membrane muqueuse de l'estomac, d'un rouge vif, présente plusieurs ulcères larges et circulaires, entre lesquels on voit des ecchymoses de différentes grandeurs. Les poumons, ordinairement peu crépitans, sont quelquefois mollasses et gorgés d'un sang noir, livide, extrêmement fluide ; d'autres fois ils sont durs, et contiennent peu d'air. Le ventricule gauche du cœur, examiné immédiatement après la mort, renferme, dans certaines circonstances, du sang noirâtre.

Action du foie de soufre sur l'économie animale. 1º Le foie de soufre introduit dans l'estomac de l'homme et des chiens est absorbé et porté dans tous les organes et dans l'urine. 2º Il agit à la manière des poisons irritans et peut déterminer la mort dans l'espace de quelques heures, s'il a été administré à la dose de plusieurs grammes, à l'état solide, ou en dissolution concentrée, et qu'il n'ait pas été rejeté par le vomissement peu de temps après son ingestion. 3º Il est décomposé par les acides contenus dans l'estomac avec dégagement de gaz acide sulfhydrique et dépôt de soufre qui tapisse la membrane muqueuse ; si les acides libres de l'estomac sont abondans, la quantité d'acide sulfhydrique mise à nu peut être telle que la mort soit presque immédiate, parce que ce gaz rendu au moyen des éructations pénètre dans les poumons, et produit dans le sang et dans les divers organes de l'économie animale des altérations graves que je décrirai plus loin (*voyez* ACIDE SULFHYDRIQUE). 4º Si, au contraire, la quantité d'acide libre contenu dans ce viscère est peu considérable, ce qui arrive le plus souvent, les effets délétères de cette préparation ne peuvent pas être attribués au gaz acide sulfhydrique qui se dégage, la quantité de ce gaz étant au-dessous de celle que l'homme supporte tous les jours impunément : aussi la mort n'arrive-t-elle qu'au bout de vingt-quatre ou trente-six heures (si l'on a employé 4 ou 8 grammes de foie de soufre), et les altérations des organes et des liquides, loin d'être les mêmes que celles que détermine l'acide sulfhydrique, ressemblent entièrement à celles que produisent les poisons irritans. 5º On se tromperait si l'on croyait pouvoir conclure toutes les fois que la mort arrive quelques minutes après l'ingestion d'une forte dose de foie de soufre, qu'elle est le résultat d'un empoisonnement produit par le gaz acide sulfhydrique ; car plusieurs des poisons de la classe des irritans, dans lesquels on ne trouve ni cet acide ni les élémens propres à le former, agissent de la même manière que le foie de soufre lorsqu'ils sont administrés à forte dose. 6° Étant injecté dans les veines, il produit la mort en stupéfiant le système nerveux. 7° La mort qui est le résultat de son application extérieure doit être surtout attribuée à l'action stupéfiante qu'il exerce sur le système nerveux, après avoir été absorbé.

ARTICLE VI.— DE L'AZOTATE DE POTASSE, DE L'ALUN, DU CHLORHYDRATE D'AMMONIAQUE.

De l'azotate de potasse (nitre, salpêtre).

Comment peut-on reconnaître que l'empoisonnement a eu lieu par l'azotate de potasse?

L'azotate de potasse solide se présente dans le commerce sous forme d'une poudre blanche, ou de cristaux prismatiques, à six pans, demi-transparens, quelquefois cannelés, terminés par des sommets dièdres ; il est inodore, et doué d'une saveur fraîche et piquante, il est sans action sur la teinture de tournesol et sur le sirop de violettes ; mis sur les charbons ardens, il se décompose ; l'oxygène de l'acide azotique se porte sur le charbon, qu'il fait brûler avec beaucoup plus d'éclat ; il se dégage beaucoup de lumière et de calorique, et l'on entend plus ou moins de bruit. Si l'on verse de l'acide sulfurique concentré sur l'azotate de potasse pulvérisé, il se forme du sulfate de potasse, et l'acide azotique se dégage sous forme de vapeurs blanches peu épaisses, si l'azotate est pur, tandis qu'elles sont assez denses, si l'azotate contient du sel commun, comme cela arrive fréquemment. En ajoutant au mélange de potasse et d'acide sulfurique quelques gouttes d'eau et de la tournure de cuivre, le gaz qui se dégage est du gaz acide azoteux orangé, parce que le cuivre décompose l'acide azotique à mesure qu'il est mis à nu. L'azotate de potasse se dissout très bien dans l'eau ; il suffit de quatre fois son poids d'eau à 15° cent. pour opérer cette dissolution. Le mélange *jaune* d'acide sulfurique et de narcotine passe au *rouge de sang* dès qu'il est mis en contact avec la plus légère parcelle d'azotate de potasse. On distinguera aisément l'azotate de potasse solide du sulfate de soude, avec lequel il a été quelquefois confondu aux caractères suivans : 1° le sulfate de soude fond et ne fuse pas sur les charbons ardens ; 2° il ne fournit point de vapeurs blanches par l'acide sulfurique ni de vapeurs orangées par l'addition du cuivre métallique ; 3° il ne colore pas le sulfate jaune de narcotine en rouge sang.

Dissolution aqueuse concentrée. Elle est incolore, transparente et sans action sur les couleurs végétales ; le chlorure de platine y fait naître un précipité jaune serin, grenu dur et adhérent au verre ; la chaux vive n'en dégage point d'ammoniaque ; elle n'est point troublée par l'azotate d'argent, à moins que le nitre, avec lequel elle a été préparée, ne contienne, comme cela arrive souvent, du chlorure de sodium, dans lequel cas elle donnerait un précipité de chlorure d'argent blanc, caillebotté, insoluble dans l'eau et dans l'acide azotique froid ou bouillant et soluble dans l'ammoniaque. L'alcool concentré précipite une portion notable du sel, quoiqu'il en reste encore dans le liquide alcoolique. En faisant évaporer la dissolution aqueuse jusqu'à siccité, on obtient de l'azotate de potasse solide. Cette dissolution *concentrée* agit sur le sulfate de protoxyde de fer et sur la narcotine mélangée avec de l'acide sulfurique, comme je le dirai en parlant de la dissolution aqueuse étendue d'eau.

On distinguera la dissolution concentrée de nitre de la dissolution concentrée de sulfate de soude, en ce que la première ne précipite pas par les sels solubles de baryte, et qu'elle précipite par le chlorure de platine, tandis que l'inverse a lieu pour le sulfate de soude.

Dissolution aqueuse d'azotate de potasse étendue d'eau. On peut la reconnaître facilement en la transformant en une dissolution *concentrée,* au moyen de l'évaporation. Toutefois on sera autorisé à soupçonner fortement son existence, si le liquide ne dégage point de vapeurs orangées lorsqu'on le traite par l'acide sulfurique et par le cuivre, s'il ne précipite ni par le chlorure de platine, ni par l'alcool concentré, s'il n'exhale point d'odeur ammoniacale, lorsqu'il est trituré avec de la chaux vive, qu'il communique une couleur *rouge* de sang au mélange d'acide sulfurique et de narcotine, quand il est *employé en très petite proportion*, et qu'il colore en brun (café à l'eau), le sulfate de protoxyde de fer pulvérisé et délayé dans une assez grande quantité d'acide sulfurique concentré ; la coloration brune passera au violet, si on en étend une goutte ou deux dans huit à dix gouttes de ce même acide concentré.

Mélanges d'azotate de potasse et de liquides alimentaires, des matières vomies, des selles, etc. On fait bouillir dans une capsule de porcelaine pendant dix à douze minutes les matières suspectes, après les avoir étendues d'eau, si elles étaient trop épaisses ; on sépare par le filtre les matières coagulées.

Examen de la liqueur. On l'évapore au bain-marie jusqu'à ce qu'elle soit assez concentrée pour pouvoir cristalliser par le refroidissement ; on retire la capsule du feu ; si l'on obtient des cristaux de nitre, d'un blanc jaunâtre, on les sépare, et on constate leurs propriétés ; dans le cas contraire, ou bien, si, au lieu de cristaux, il se dépose une masse d'un brun rougeâtre, on pousse l'évaporation jusqu'à siccité, et l'on agite pendant huit ou dix minutes avec de l'eau distillée froide, le produit de l'évaporation déjà refroidi. Après douze ou quinze heures de contact, on filtre ; la liqueur, presque toujours d'un jaune clair, contient encore de la matière organique ; on l'évapore lentement pour la faire cristalliser ; si l'on n'a pas obtenu du nitre cristallisé, on agitera la masse solide bien refroidie avec de l'alcool concentré à 44 degrés de l'aréomètre, et on filtrera la liqueur alcoolique après un contact de quatre à cinq heures en vaisseaux clos ; l'alcool aura coagulé une assez grande quantité de matière animale ; on le filtrera, et on fera évaporer le *solutum* au bain-marie, afin d'obtenir des cristaux de nitre. Ces cristaux, qu'ils aient été obtenus à la suite du traitement aqueux seulement, comme cela arrivera le plus souvent, ou à l'aide de l'alcool, doivent se comporter avec les charbons ardens, l'acide sulfurique et le cuivre, et les sulfates acides de narcotine et de fer, comme il a été dit à la p. 184. Si, contre toute attente, la dissolution alcoolique ne cristallisait pas, il faudrait l'évaporer jusqu'à siccité au bain-marie et traiter le produit par l'eau froide ; le *solutum* aqueux serait évaporé pour le faire cristalliser. La présence du nitre *cristallisé* permettra d'affirmer que ce sel avait été ingéré. On devra encore affirmer ce fait dans les cas où il aura été impossible d'obtenir des cristaux bien distincts et où la masse solide restant à la suite des évaporations fusera sur les charbons ardens, et donnera avec les autres agens mentionnés les réactions que fournit le nitre. Il m'est souvent arrivé, dans ces sortes de recherches, de ne pouvoir pas obtenir des cristaux d'azotate de potasse, quoique la masse non cristalline et notablement animalisée sur laquelle j'agissais en contint assez pour fuser sur les charbons ardens, pour donner du gaz bi-oxyde d'azote par l'acide sulfurique et le cuivre, et pour colorer en rouge de sang et en brun les sulfates acides de narcotine et de fer. On se bornerait, au contraire, à rendre probable l'existence du nitre dans les matières suspectes, si, n'ayant pas obtenu des cristaux, la masse desséchée ne fusait pas sur les charbons ardens et ne fournissait point de bi-oxyde d'azote avec l'acide sulfurique et le cuivre, alors même qu'elle colorerait en rouge de sang le sulfate acide de narcotine et en brun café le sulfate de protoxyde de fer additionné d'acide sulfurique. Quoi qu'il en soit, dans ces différens cas, le commémoratif, les symptômes et les lésions de tissu viendraient au secours de l'expert pour résoudre la question d'empoisonnement.

Examen des matières coagulées. Ces matières, ainsi que toutes les autres matières solides, et les tissus du canal digestif coupés par petits morceaux, seront laissés pendant vingt-quatre heures dans de l'eau distillée froide ; le liquide, après avoir été filtré, sera traité, comme il vient d'être dit, en examinant la *liqueur.*

Si après toutes ces recherches, on n'avait point décelé le nitre, on agirait sur le *foie* ou les *reins.* Après avoir coupé ces organes en petits morceaux, on ferait agir sur eux pendant plusieurs heures, l'eau distillée froide ; le liquide filtré serait ensuite coagulé à la température de l'ébullition, et la liqueur serait filtrée de nouveau pour être soumise à l'évaporation et à la cristallisation, ainsi que je l'ai prescrit en parlant des matières liquides vomies, etc.

Symptômes et lésions de tissu déterminés par l'azotate de

potasse (*V*. p. 75). *Action sur l'économie animale*. Il résulte d'un très grand nombre d'expériences faites sur les chiens, et de plusieurs observations recueillies chez l'homme : 1° que l'azotate de potasse introduit dans l'estomac de ces animaux est vénéneux, et susceptible d'occasionner la mort dans l'espace de quelques heures, *lorsqu'il n'est pas vomi, et qu'il a été administré à la dose de 8 à 12 grammes, en poudre ou en dissolution concentrée ;* 2° qu'il détermine une inflammation ordinairement très intense des tissus du canal digestif, suivie de symptômes nerveux, tels que l'abolition plus ou moins complète des fonctions intellectuelles et sensitives, la perte de la parole, la paralysie des membres, et même une sorte de tétanos (1) ; 3° qu'il est *absorbé*, et qu'il agit à la manière des poisons irritans qui exercent ultérieurement une action stupéfiante sur le système nerveux ; 4° qu'on le retrouve facilement dans les viscères, tels que le foie, la rate, les reins, etc., où il est passé par voie d'absorption.

Telles sont les conclusions publiées par moi en avril 1843 ; ces conclusions ne diffèrent de celles que j'avais consignées dans mon *Traité de Toxicologie,* dès l'année 1814, qu'en ce que j'avais annoncé d'abord que l'azotate de potasse, appliqué sur le tissu cellulaire sous-cutané de la cuisse des chiens n'est *pas absorbé ;* mais, ainsi qu'on vient de le voir, j'avais rectifié cette erreur en avril 1843.

Le lundi 31 juillet de cette même année, MM. Rognetta et Mojon lurent à l'Académie des sciences une note ayant pour titre *Expériences concernant l'action du nitrate de potasse sur les lapins,* et dans laquelle ils établirent : 1° « que ce « sel est absorbé », ce qui n'avait pas besoin d'être prouvé, puisque je l'avais dit formellement ; 2° « que les lapins sont tués par

(1) Les exemples d'empoisonnement par l'azotate de potasse à l'état solide ou en dissolution concentrée sont tellement bien constatés, qu'il est impossible d'élever le moindre doute sur les qualités délétères de ce sel ; néanmoins on le voit employer journellement dans les rhumatismes aigus et dans quelques autres affections à des doses très fortes, sans qu'il occasionne les accidens dont j'ai parlé : ces résultats, en apparence contradictoires, peuvent s'expliquer en ayant égard aux conditions dans lesquelles se trouvent les individus qui en font usage, à l'état de concentration de la liqueur, etc. Le tartrate de potasse antimonié, le kermès minéral, l'oxyde d'antimoine, etc., se comportent à cet égard comme l'azotate de potasse.

« l'azotate de potasse, soit que le sel ait été mis dans le tissu cel-
« lulaire sous-cutané, soit qu'il ait été introduit dans l'estomac »,
ce qui ne surpendra personne, les effets toxiques de ce sel ayant été
mis hors de doute par des observations nombreuses recueillies
chez l'homme, et par les expériences que j'avais publiées dès
l'année 1814 ; 3° « qu'il faut au moins 2 grammes d'azotate de po-
« tasse pour tuer un lapin de taille moyenne », ce qui ne conduit
à rien pour déterminer le degré d'intensité de ce sel chez l'homme ;
en effet, les lapins succombent avec une telle facilité, lorsqu'ils
sont soumis à l'action de la plupart des toxiques que des expérimentateurs sensés n'ont jamais songé à les faire servir à
éclairer l'histoire de l'empoisonnement chez l'homme ; 4° « qu'il
« n'est pas exact de dire, comme je l'ai fait, que le nitre agit à la
« manière des poisons irritans, puisque chez les *lapins* empoison-
« nés par ces messieurs, tous les organes ont paru blancs et d'une
« flaccescence remarquable, et que nulle part on n'a pu découvrir
« la moindre trace d'inflammation. » Si, en énonçant cette conclusion, on a eu pour but de faire croire que le nitre n'enflamme pas
les tissus du canal digestif de l'homme et des chiens, on a été absurde et peu véridique ; *absurde*, parce qu'on aurait dû savoir qu'il
n'y a aucune conséquence raisonnable à tirer, pour ce qui concerne
l'homme, d'expériences toxicologiques faites sur des lapins ; on a
été *peu véridique,* parce qu'il résulte de mes expériences sur les
chiens, dont on veut contester la valeur, que le nitre enflamme
fortement l'estomac et les intestins de ceux de ces animaux qui en
ont avalé une quantité suffisante pour périr, et surtout parce
que dans plusieurs cas d'empoisonnement, suivis de mort
chez l'*homme*, l'*inflammation du canal digestif* a été portée aussi loin que possible ; ainsi Souville rapporte qu'une
domestique mourut après avoir pris 48 grammes d'azotate de
potasse ; *l'estomac était rouge, parsemé de taches noirâ-*
tres de la largeur d'une lentille ; vers le bas-fond de l'es-
tomac, une de ces taches était de la grandeur d'un liard ; dans
son centre il y avait un petit trou qui perçait le viscère ; le
canal intestinal était intérieurement rougeâtre (*Journal*
de médecine, tome LXXIII, année 1787). Laflite a vu une dame
qui succomba pour avoir pris 32 grammes d'azotate de potasse.

La membrane externe de l'estomac était d'un rouge foncé ;
on y remarquait quelques taches brunes ; sa tunique, ve-
loutée était enflammée outre mesure, *et se trouvait détachée*
dans plusieurs endroits ; l'inflammation gangréneuse, com-
mençait à l'orifice cardiaque et finissait au pylore (*Ibid.*, tome
LXXIII). Et c'est en présence de faits aussi imposans que l'on ose
articuler en 1843 que le nitre ne développe pas la moindre trace
d'inflammation !!! 5° « que le phénomène le plus remarquable de
« l'empoisonnement par ce sel, est la sécrétion extraordinaire de
« l'urine. » Il faut convenir que c'est une grande nouveauté que
d'avoir découvert en 1843 que le nitre est un puissant diurétique ;
6° « enfin que l'action du nitre est affaiblissante et qu'il faut traiter
« l'empoisonnement qu'il détermine par une *médication stimu-*
« *lante,* telle que le vin. » Il en est de cette annonce comme de celle
qui a été faite par M. Rognetta avec un aplomb qu'on ne trouverait
pas ailleurs, à l'occasion du traitement de l'empoisonnement par
l'acide arsénieux ; à cette intoxication, il fallait également opposer
le vin, l'eau-de-vie, le bouillon, et éviter les antiphlogistiques ; qu'en
est-il résulté ? C'est qu'en examinant la question de près, l'on a
reconnu à l'aide d'expériences faites sur des chiens et sur des
chevaux, qu'il n'y avait pas un mot de vrai dans les assertions
énoncées, ce qui permet de supposer que l'auteur avait voulu
mystifier le public.

De l'alun.

Comment peut-on reconnaître que l'empoisonnement a eu lieu
par l'alun ?

Alun cristallisé à base d'alumine et de potasse (sulfate
d'alumine et de potasse). Il est en octaèdres réguliers, d'une saveur acide astringente légèrement sucrée, un peu efflorescens en
été, solubles dans quatorze à quinze parties d'eau froide et dans
un peu plus de leur poids d'eau bouillante. Chauffé jusqu'au rouge
dans un creuset, l'alun à base de potasse perd quarante-cinq pour
cent d'eau, se décompose et laisse du sulfate de potasse mêlé d'a-
lumine ; en effet, l'acide sulfurique qui était combiné avec cette
base, s'est en partie volatilisé et en partie décomposé en acide
sulfureux et en oxygène. Si, au lieu d'agir à une chaleur rouge,

on calcine l'alun à *une douce chaleur dans un creuset*, jusqu'à ce que la matière ne se boursoufle plus, on dégage *presque toute l'eau* et une portion d'acide sulfurique, et l'on obtient *l'alun calciné* des pharmacies. 17 grammes 1/2 d'alun cristallisé n'ont laissé, après la calcination que 10 grammes d'alun; d'où il suit que la perte a été de 7 grammes 1/2, et que l'alun, ainsi calciné, a dû retenir un peu d'eau; en effet, si l'on admet que l'alun cristallisé soit formé de 55,56 de sulfate d'alumine et de potasse et de 44,44 d'eau, on aurait dû dégager 7 grammes 77 centièmes d'eau, si la totalité de ce liquide eût été expulsée, alors même qu'une partie de l'acide sulfurique n'eût pas été volatilisée après avoir été décomposée.

Dissolution aqueuse concentrée. Elle est incolore, transparente, d'une saveur acide astringente, légèrement sucrée, et rougit le papier bleu de tournesol. Les sels solubles de baryte y démontrent la présence de l'acide sulfurique en faisant naître un précipité blanc de sulfate de baryte insoluble dans l'eau et dans l'acide azotique pur. La potasse, la soude et l'ammoniaque y décèlent l'alumine; en effet, elles en précipitent cet oxyde sous forme d'une gelée blanche insoluble dans l'eau et facilement soluble dans la potasse et dans la soude, tandis qu'elle l'est beaucoup moins dans un excès d'ammoniaque. Enfin, on s'assure qu'elle contient de la potasse à l'aide du chlorure de platine qui y détermine la formation d'un précipité jaune serin, dur, grenu et adhérent au verre. J'ajouterai que le gaz acide sulfhydrique ne la trouble point, et que la chaux vive n'en dégage point d'ammoniaque, même après avoir été triturée pendant long-temps avec elle.

Dissolution aqueuse étendue. L'action des réactifs précités est la même que sur la dissolution concentrée, si ce n'est qu'il faut la concentrer par l'évaporation pour obtenir le précipité jaune serin avec le chlorure de platine.

Alun à base de potasse calciné des pharmacies. Il est pulvérulent, blanc, et d'une saveur très acerbe. Si on le chauffe jusqu'au rouge pendant quelque temps seulement, il se décompose en acide sulfurique, en acide sulfureux et en oxygène qui se dégagent et en sulfate de potasse et en alumine qui restent; si l'action de la chaleur était poussée encore plus loin, le résidu ne serait formé que d'alumine et de potasse (aluminate de potasse). Lorsqu'on fait bouillir l'alun calciné avec de l'eau distillée, on n'en dissout que les quatre cinquièmes ou les cinq sixièmes, suivant la manière dont l'alun a été calciné ; et la dissolution possède toutes les propriétés de la dissolution aqueuse concentrée de l'alun cristallisé. Le cinquième ou le sixième, non dissous, composé probablement de sous-sulfate d'alumine et de potasse, est soluble dans l'acide chlorhydrique pur et faible, qui lui enlève une portion de potasse et d'alumine, et le ramène à l'état d'alun cristallisé. Je me suis assuré en préparant plusieurs fois de l'alun calciné, que sa composition n'était pas identique lorsqu'on avait opéré la calcination dans un creuset ou dans un vase plus large ; ainsi, dans le premier cas, avec 10 grammes d'alun cristallisé, je n'ai obtenu que 7 grammes 9 décigrammes d'alun soluble dans l'eau et 2 grammes 1 décigramme de poudre insoluble, ce qui correspond à-peu-près à un cinquième, tandis que lorsque j'avais calciné l'alun dans un têt à rôtir large et peu profond, afin de chauffer plus également toute la masse, j'obtenais 8 grammes 34 centigrammes d'alun soluble dans l'eau et seulement 1 gramme 66 centigrammes de poudre insoluble, c'est-à-dire à-peu-près un sixième. Quoi qu'il en soit, en faisant évaporer et cristalliser la dissolution des 7 grammes 9 décigrammes d'alun préparé dans un creuset, les cristaux d'alun pèsent 14 grammes 22 centigrammes, ce qui prouve qu'ils ont absorbé 6 grammes 32 centigrammes d'eau, tandis qu'en opérant de même avec la dissolution des 8 grammes 34 centigrammes d'alun préparé dans un têt à rôtir le poids des cristaux, s'élève à 15 grammes, c'est-à-dire à 78 centigrammes de plus que lorsque l'alun avait été calciné dans un creuset. Comment admettre avec M. Devergie, après ces expériences, que la force de la dissolution de l'alun puisse être augmentée *de plus de deux cinquièmes*, en calcinant ce sel dans un têt à rôtir, quand l'augmentation n'est tout au plus que d'un *dix-septième* (*Méd. lég.*, t. iii, p. 334).

Alun cristallisé à base d'alumine et d'ammoniaque. Il cristallise en octaèdres : chauffé, il est décomposé en alumine pure qui reste dans la cornue, et en sulfite acide d'ammoniaque

qui se volatilise; chauffé ou trituré avec de la potasse, il laisse
dégager de l'ammoniaque : du reste, sa dissolution aqueuse se
comporte avec la potasse, la soude, l'ammoniaque, le chlorure
de platine, les sels solubles de baryte, l'acide sulfhydrique et le
tournesol, comme l'alun à base de potasse.

*Alun cristallisé à base d'alumine, de potasse et d'ammo-
niaque*. Il est inutile d'en exposer les caractères, attendu qu'ils
se déduisent de ceux des deux variétés d'alun qui viennent d'être
décrites.

*Mélanges d'alun à base de potasse et de liquides alimen-
taires, de la matière des vomissemens ou de celles que l'on
trouve dans le canal digestif*. Quelle que soit la consistance
de ces matières, il serait souvent difficile pour ne pas dire impossible de constater la présence de l'alun à l'aide des réactifs
qui servent à le reconnaître dans une dissolution aqueuse. Mieux
vaut cent fois dessécher les matières dans une capsule de porcelaine, et carboniser le produit avec le tiers environ de son poids
d'acide sulfurique concentré et pur; on fait ensuite bouillir le
charbon, finement pulvérisé, avec de l'eau distillée, et l'on filtre
au bout de vingt ou vingt-cinq minutes; la liqueur incolore et
parfaitement transparente cristallise spontanément ou par une
évaporation lente, et l'on peut s'assurer que les cristaux sont
formés par de l'alun à base de potasse.

*Alun à base de potasse appliqué à la surface de l'estomac,
ou combiné avec ce viscère, soit par suite d'une action chimique directe, soit par suite de l'absorption*. On fera bouillir
l'estomac coupé par petits morceaux, avec de l'eau distillée, et
l'on agira sur la dissolution aqueuse, comme il vient d'être dit.
Si l'on n'obtient pas d'alun, on carbonisera le viscère lui-même
avec de l'acide sulfurique concentré et pur.

*Alun à base de potasse dans le foie, dans la rate ou dans
l'urine*. Il résulte de mes expériences que l'on peut découvrir ce
sel dans le foie, dans la rate et dans l'urine des animaux qui ont
succombé après en avoir pris une quantité suffisante pour occasionner la mort. On parvient à le déceler, en traitant le foie et la
rate par l'eau bouillante aiguisée d'acide sulfurique, en évaporant la liqueur sulfurique jusqu'à siccité, et en carbonisant le

produit desséché avec de l'acide sulfurique pur. Quant à l'urine, on la mêle de suite, avec cet acide, et l'on chauffe jusqu'à ce que l'on ait obtenu un charbon, que l'on fait ensuite bouillir avec de l'eau distillée.

Action de l'alun sur l'économie animale.

L'alun est-il vénéneux et en cas d'affirmative quels sont les accidens qu'il détermine? Il résulte des expériences nombreuses que j'ai tentées avec ce sel : 1º qu'il peut être administré à des chiens, même faibles, à la dose de 40, 50 ou 60 grammes, sans occasionner d'autres symptômes que des vomissemens et des selles ; les animaux sont promptement rétablis, *s'ils ont des évacuations abondantes*. La nocuité de l'alun ne saurait donc être contestée, alors même qu'on laisse aux animaux la faculté de vomir, puisqu'il détermine des vomissemens souvent réitérés. Voici comment je m'exprimais à cet égard dans la première édition de ma *Toxicologie générale*, publiée en 1814 (page 274 de la 2ᵉ part. du tome I) : « J'ai fait prendre à un chien 24 grammes « d'alun en poudre ; une heure après, l'animal a vomi sans effort, « et il ne paraissait pas très incommodé. Le lendemain, il a « mangé comme à l'ordinaire, et il s'est trouvé parfaitement ré- « tabli. Cette expérience *tend à faire croire* que l'alun, mêlé « aux vins, pourrait dans certaines circonstances occasionner « des accidens. » M. Devergie, attribuant à l'alun des propriétés toxiques beaucoup plus énergiques que celles que je lui assigne, a combattu mon opinion, et s'est étayé de quelques expériences qui lui sont propres ; mais il est aisé de voir que ces expériences n'infirment en aucune manière ce que j'ai établi plus haut ; en effet, dans les trois premières expériences qu'il rapporte, les chiens avaient avalé depuis 16 jusqu'à 32 grammes d'*alun calciné*, et ils ont été rétablis, sans avoir été secourus, le premier après vingt-deux heures et demie, le second au bout de sept heures, et le troisième, qui avait avalé 32 grammes d'alun, au bout de quarante-huit heures. Il est vrai que le chien qui fait le sujet de la quatrième expérience, et à qui M. Devergie avait donné 64 grammes d'*alun calciné*, mourut *huit heures* après l'ingestion ; mais ce fait ne prouve rien contre l'assertion que j'ai émise, car l'animal *n'avait vomi qu'une petite quantité de matière verte écumeuse et n'avait pas eu de selles*, tandis que j'avais eu soin d'établir que l'alun ne produisait pas d'accidens graves *quand il avait provoqué des évacuations abondantes.*

2° Que s'il n'est pas vomi et qu'il ait été administré à assez forte dose, il tue promptement même les chiens de forte stature. Les cinq dernières expériences, tentées par M. Devergie, ne font que confirmer à cet égard, ce que j'avais publié douze ans avant lui. A l'ouverture des cadavres, on trouve les parois de l'estomac extrêmement épaisses, durcies et comme tannées par l'alun : sa membrane muqueuse est enflammée dans toute son étendue, surtout près de l'extrémité splénique, où elle est souvent d'un brun foncé.

3° Que s'il est appliqué sous la peau des chiens à la dose de 32 grammes, il brûle les parties qu'il touche, et les animaux peuvent succomber au bout de quinze à vingt jours à la suppuration abondante par laquelle l'inflammation s'est terminée.

4° Qu'il est administré journellement et sans inconvénient chez l'homme à la dose de 8 et 10 grammes dans les vingt-quatre heures, et qu'il ne détermine que fort rarement des nausées et des vomissemens, qu'il n'occasionne jamais ou presque jamais des douleurs à l'épigastre, mais qu'il a souvent donné lieu à des selles quand on en a prescrit plusieurs grammes à-la-fois.

5° Que si l'alun calciné était pris à la dose de 30 ou 40 grammes à-la-fois par un homme adulte bien portant, tout porte à croire qu'il se bornerait à produire des vomissemens et des selles, et qu'il n'exercerait pas une action plus délétère que chez les chiens, dont la stature et la force sont moindres que celles de l'homme ; aussi me serait-il impossible de partager l'opinion de M. Devergie, qui pense que les effets de l'alun chez l'homme devraient être plus funestes, parce que son estomac est plus sensible et ses *sympathies* beaucoup plus actives que chez le chien. Cette assertion, purement gratuite, est contredite par les faits qui sont actuellement dans le domaine de la science.

6° Que, si après avoir été pris à cette dose, il n'était pas expulsé par les vomissemens et par les selles, il pourrait au contraire occasionner la mort de l'homme.

13.

7° Qu'il agirait avec beaucoup plus d'énergie, si l'estomac de l'homme, au lieu d'être sain, comme je l'ai supposé jusqu'à présent, était affecté d'une phlegmasie chronique ; mais qu'il ne développerait jamais une dilatation du ventricule gauche du cœur, comme l'avait annoncé à tort, M. le docteur Fournier-Deschamps, dans une affaire médico-légale pour laquelle je fus consulté le 24 janvier 1829, et dont voici le sommaire : Madame B. fut atteinte, lorsqu'elle était encore en pension à l'Aigle (Orne), d'un vomissement presque continuel et tellement opiniâtre, qu'il résistait à tous les moyens indiqués : quelles que fussent les substances confiées à l'estomac, sans excepter l'eau, elles étaient aussitôt rejetées. Le docteur Emangard parvint, au bout de six semaines d'un traitement approprié, à faire supporter à la malade une eau légèrement lactée ; l'alimentation fut progressivement augmentée, et la santé devint aussi bonne qu'on pouvait l'espérer chez une personne dont l'enfance et l'adolescence avaient été marquées par un état constamment valétudinaire. En 1827, madame B. fut assez souffrante pour garder le lit pendant une grande partie de l'hiver. En février 1828, elle fit appeler pour la première fois le docteur Fournier-Deschamps, qui lui donna des soins pendant deux mois. Dans le courant de l'été, il survint des irrégularités dans la menstruation qui obligèrent de recourir à des sinapismes, à une infusion de safran, etc. Le 10 septembre 1828, ainsi que le déclare le docteur Fournier, madame B. fut incommodée par un *embarras sanguin, avec prédisposition inflammatoire provenant de la diminution du flux menstruel.* Quels que soient le vague et l'insuffisance d'un pareil diagnostic, on prescrivit seize sangsues, et pour boisson de la *gomme arabique;* malheureusement le pharmacien délivra par méprise deux paquets contenant chacun 16 gram. *d'alun calciné.* L'un de ces paquets ayant été dissous dans un litre environ d'eau tiède, *une tasse* de cette boisson fut présentée à madame B. A peine en avait-elle bu *deux* ou *trois cuillerées* qu'elle la repoussa, accusant des douleurs très vives dans la bouche, le pharynx et l'estomac, disant qu'elle était empoisonnée et qu'elle avait la bouche brûlée. Au rapport du docteur Fournier, « elle se plaignit de nausées, de « chaleur vive, de douleurs déchirantes dans tous les points qui

« avaient été en contact avec l'alun ; le pouls était devenu fré-
« quent et la figure animée ; *les muscles avaient été agités de*
« *petits mouvemens convulsifs ;* les envies de vomir avaient
« pris de l'accroissement ; la soif était devenue inextinguible. Ma-
« dame B. commença à vomir un quart d'heure après avoir pris
« de cette boisson ; la malade n'eut pas un quart d'heure de re-
« lâche : les vomissemens continuèrent toute la journée (1) ; ils
« se ralentirent le soir, et ils furent moins fréquens pendant la
« nuit ; mais la malade éprouva de l'insomnie ainsi que des dou-
« leurs aiguës. Le lendemain il y avait de la fièvre ; les vomisse-
« mens étaient moins fréquens ; mais les angoisses continuaient.
« La nuit fut encore très agitée. Le jour suivant 24, il n'y avait
« plus de fièvre ; la région épigastrique était devenue très dou-
« loureuse à la pression et était fortement tendue. Douze sang-
« sues ayant été appliquées, la malade était mieux le 26. » Lors
même que madame B. eût joui d'une santé parfaite, dit le docteur
Fournier dans une de ses dépositions, l'usage d'une pareille boisson était de nature à l'incommoder fortement.

Appelé pour donner mon opinion dans cette affaire, je m'exprimai ainsi : l'alun *calciné* est un sel irritant qui peut cependant
être pris à assez forte dose sans occasionner la moindre incommodité ; une quantité quintuple de celle qui a été avalée par madame B. est journellement administrée à des malades sans qu'ils
éprouvent même des envies de vomir. Toutefois je ne conteste
pas que madame B. ait éprouvé de la part de l'alun des accidens
fâcheux : depuis long-temps elle paraît atteinte *d'une affection*
de l'estomac, et nous savons qu'avec de pareilles dispositions,
telle substance ne sera pas supportée qui le serait à merveille si
l'estomac n'était pas malade. Ainsi que l'avait fait le docteur
Marc, je réduisis à sa juste valeur l'étrange assertion du docteur
Fournier, savoir : que l'alun à la dose de quelques centigrammes
aurait pu occasionner *un anévrysme du cœur;* et l'amende infligée par le tribunal de police correctionnelle au pharmacien fut
réduite de moitié (*V.* ma consultation dans le tome I des *Ann.*
d'hygiène, année 1829).

(1) Le docteur Fournier ne dit pas qu'il avait fait prendre à madame B., dans la
journée du 22, contre toutes les règles de l'art, trente-deux verres d'eau tiède.

Du chlorhydrate d'ammoniaque.

Comment peut-on reconnaître que l'empoisonnement a eu lieu par le chlorhydrate d'ammoniaque?

Le chlorhydrate d'ammoniaque est solide, le plus ordinairement sous forme de morceaux blancs salis çà et là à la surface par une matière comme charbonneuse; il est un peu élastique et ductile; sa saveur est âcre, piquante et urineuse. On peut également l'obtenir cristallisé; il ne subit aucune altération à l'air. Chauffé, il fond et se sublime. Trituré avec un alcali puissant (potasse, soude, chaux, etc.), il est décomposé avec dégagement d'ammoniaque facile à reconnaître à son odeur. Il se dissout dans trois parties d'eau à 15° c. et dans beaucoup moins d'eau bouillante.

Dissolution aqueuse. Elle est incolore, limpide et sans action sur les couleurs végétales. L'azotate d'argent en précipite du chlorure d'argent blanc, caillebotté, insoluble dans l'eau, soluble dans l'ammoniaque et insoluble dans l'acide azotique froid et bouillant. Les alcalis puissans en dégagent de l'ammoniaque. Le chlorure de platine y fait naître un précipité jaune serin grenu, dur, adhérent au verre, à moins qu'elle ne soit trop étendue. Les carbonates solubles ne la précipitent point.

Mélanges de chlorhydrate d'ammoniaque et de liquides végétaux et animaux, des matières vomies, ou de celles qui sont contenues dans le canal digestif et des selles. Si ces mélanges n'étaient pas trop colorés, on pourrait chercher à déceler le sel par les réactifs qui viennent d'être indiqués, parce que ni le thé, ni le café, ni l'eau sucrée, ni le vin, ni le bouillon, ni l'albumine, ni la gélatine, ne le précipitent, et qu'à coup sûr il existera toujours dans la partie liquide de la matière suspecte; mais il est de beaucoup préférable d'évaporer la liqueur filtrée jusqu'à siccité, et d'agiter le produit desséché avec de l'alcool concentré marquant 44 degrés à l'aréomètre, qui dissoudra le chlorhydrate d'ammoniaque. On filtre ensuite la dissolution alcoolique, et on la fait évaporer jusqu'à pellicule pour voir si par hasard le sel ne cristallise pas. Dans le cas où l'on n'obtiendrait pas des cristaux, ce qui arrivera souvent, on évaporerait jusqu'à siccité, et l'on agiterait le produit dans une petite quantité d'eau distillée, pour avoir une dissolution de chlorhydrate d'ammoniaque assez concentrée, que l'on reconnaîtrait à l'aide de l'azotate d'argent, de la chaux vive, du chlorure de platine, etc.

Chlorhydrate d'ammoniaque existant à la surface du canal digestif, dans les tissus de ce canal, dans le foie, etc. On coupera ces organes en petits morceaux, et on les fera tremper pendant douze à quinze heures dans l'eau distillée; le *solutum*, s'il contient du chlorhydrate d'ammoniaque, ne tardera pas à le fournir, lorsqu'on le soumettra, après l'avoir filtré à l'évaporation, à l'action de l'alcool, etc., comme il vient d'être dit.

Si l'on agissait sur des matières *déjà putréfiées,* on n'oubliera pas qu'il peut se développer du chlorhydrate d'ammoniaque pendant l'acte de la putréfaction, comme l'a démontré M. Chevallier, et que l'on s'exposerait à commettre des erreurs graves, si l'on affirmait qu'il y a eu ingestion de chlorhydrate d'ammoniaque, par cela seul que l'on aurait obtenu une portion quelconque de ce sel; il faudrait dans ce cas, avant de se prononcer sur l'existence plus ou moins probable de ce toxique, examiner attentivement tout ce qui se rapporte au commémoratif, aux symptômes et aux lésions cadavériques.

Action du chlorhydrate d'ammoniaque sur l'économie animale.

Ce sel, introduit dans l'estomac ou appliqué sous la peau des chiens à la dose de 6 à 8 grammes, les tue dans l'espace de quelques heures, après avoir déterminé des douleurs, des vertiges, des mouvemens convulsifs, etc., il est absorbé et peut être décelé dans le foie; il porte son action meurtrière sur le système nerveux et sur l'estomac. La lésion de ce dernier organe paraît prouvée par l'inflammation dont il a été le siége, toutes les fois que le poison a été appliqué sur le tissu cellulaire et que la mor n'a eu lieu qu'au bout de plusieurs heures.

ARTICLE VII. — DES PRÉPARATIONS ARSÉNICALES.

*De l'acide arsénieux (arsenic blanc, oxyde blanc d'arsenic,
mort aux rats, etc.).*

Comment peut-on reconnaître que l'empoisonnement a lieu par l'acide arsénieux?

Acide arsénieux solide (oxyde blanc d'arsenic). Cet acide, généralement désigné par le vulgaire sous le nom d'*arsenic,* se trouve dans le commerce sous forme d'une poudre blanche, que l'on a quelquefois confondue avec le sucre, ou de masses blanches, vitreuses, demi-transparentes; quelquefois ces masses sont opaques à l'extérieur, lorsque, par exemple, l'acide a été exposé à l'air pendant un temps suffisant; il n'est pas rare aussi de voir les portions transparentes d'un jaune assez foncé. Il est inodore, et doué d'une saveur âpre, *non corrosive,* légèrement styptique, ne se faisant sentir qu'au bout de plusieurs secondes, persistant pendant long-temps, et excitant la salivation à un dégré marqué (1). Son poids spécifique est de 3,7386 s'il est transparent, et de 3,950 s'il est opaque (Guibourt).

Mis sur des charbons ardens, il se décompose, et fournit de l'arsenic qui se répand dans l'atmosphère sous forme de vapeurs épaisses *brunâtres,* d'une odeur *alliacée.* Ces vapeurs, en absorbant l'oxygène de l'air à mesure qu'elles montent dans l'atmosphère, passent à l'état d'acide arsénieux *blanc* (2).

(1) On a lieu de s'étonner que le docteur Christison ait avancé « que l'acide arsénieux n'a pas de saveur, quoi qu'on ait dit et imprimé le contraire » (*Journal d'Edinburgh,* janvier 1830).

(2) Il est souvent arrivé que les médecins chargés de faire des rapports devant les tribunaux ont affirmé qu'il y avait eu empoisonnement par l'acide arsénieux, parce qu'ils avaient trouvé dans le canal digestif une matière qui répandait une odeur alliacée lorsqu'on la mettait sur les charbons ardens. Je blâmerai sévèrement cette manière d'agir : en effet, le phosphore, l'ail et quelques autres substances offrent la même odeur; il peut se développer dans l'estomac, pendant la digestion, des matières qui exhalent une odeur analogue lorsqu'on les chauffe : d'ailleurs, n'arrive-t-il pas souvent que l'on se trompe sur le véritable caractère des odeurs. Nous étions rapporteurs, Vauquelin et moi, dans une affaire d'empoisonnement : la matière suspecte fut mise sur les charbons ardens à quatre reprises différentes, et deux fois seulement nous crûmes reconnaître l'odeur d'ail; nous nous assurâmes bientôt après que cette matière ne contenait pas un atome d'acide arsénieux. Le caractère dont il s'agit doit donc être considéré comme un *indice,* et non pas comme une preuve

Si, au lieu de chauffer l'acide arsénieux sur des charbons ardens, on le chauffe dans un creuset, ou sur une lame de fer ou de cuivre que l'on a fait rougir, il se volatilise sous forme de vapeurs *blanches* sans se décomposer, et *n'exhale point* d'odeur *alliacée*. Ce fait n'a pas été découvert en 1827, comme l'a dit M. Devergie, par un élève en médecine dont le nom ne lui est pas connu, mais bien par Berzélius, qui l'a publié dans son ouvrage intitulé : *De l'emploi du chalumeau*, p. 153, éd. de 1821.

La plupart des auteurs de médecine légale prescrivent encore, pour reconnaître l'acide arsénieux solide, de recevoir sur une lame de cuivre les vapeurs qu'il exhale lorsqu'on le chauffe sur des charbons ardens : cette expérience fournit des résultats tellement équivoques et de si peu de valeur, que je me garderai bien de la décrire en détail.

Lorsqu'on introduit dans un tube de verre étroit, long de 25 à 28 centimètres, quelques parcelles d'un mélange pulvérulent et bien *sec* de parties égales en volume d'acide arsénieux, et d'un mélange de carbonate de potasse et de charbon, et que l'on chauffe graduellement jusqu'à faire rougir le fond du tube, on obtient de l'*arsenic* qui se volatilise et vient se condenser sur les parois du tube, à quelques centimètres de son fond. Dans cette expérience, la potasse commence par se combiner avec l'acide arsénieux, et l'empêche de se volatiliser ; alors le charbon s'empare de son oxygène, avec lequel il forme de l'acide carbonique, et l'arsenic est mis à nu. Il importe, pour éviter qu'une portion ne se dissipe dans l'atmosphère, ou ne s'oxyde, de tirer l'extrémité supérieure du tube à la lampe, après y avoir introduit le mélange ; alors on fait rougir l'extrémité fermée du tube, et l'on chasse peu-à-peu l'arsenic jusqu'à la partie la plus capillaire de ce tube. Pour cela on applique le feu dans une autre portion du tube, là où la vapeur arsénicale s'était condensée. On conçoit en effet qu'il doit être plus aisé d'apercevoir une très petite quantité d'arsenic dans un tube excessivement étroit que dans un tube large. L'expérience prouve qu'il suffit, pour réus-

de la présence de l'acide arsénieux : l'existence de ce poison devra être mise hors de doute en le faisant dissoudre dans l'eau, et en traitant la dissolution par l'acide sulfhydrique.

sir, d'agir sur le plus petit fragment d'acide arsénieux que l'on peut saisir avec des pinces.

Si l'arsenic sublimé était en trop petite quantité pour pouvoir être détaché du tube, et que la surface interne de celui-ci fût simplement recouverte d'une légère couche terne grisâtre, on se garderait bien de suivre le procédé indiqué par M. Turner, et adopté par le docteur Christison : ce procédé consiste à soumettre la petite couche noire et terne à des sublimations répétées, afin de transformer l'arsenic en acide arsénieux, et obtenir un cercle de petits cristaux blancs brillans. Il faudrait tout simplement plonger au milieu de la flamme de la lampe la partie du tube de verre où se trouvent les portions ternes : quelques secondes suffiraient pour rendre celles-ci brillantes ; et *si on voulait alors faire passer l'arsenic à l'état d'acide arsénieux*, au lieu de sublimer plusieurs fois, ce qui n'est guère praticable lorsqu'on agit sur des atomes, il suffirait de mettre l'arsenic au milieu d'un tube *assez long, ouvert par les deux bouts*, et de chauffer la portion qui contient l'arsenic ; l'oxydation ne tarderait pas à avoir lieu.

On pourrait également obtenir l'arsenic du sulfure en calcinant celui-ci avec de la chaux ou de la potasse *sans charbon ;* mais il est préférable d'ajouter un peu de ce dernier corps, pour éviter l'oxydation d'une petite portion d'arsenic. Si la quantité de sulfure d'arsenic précipité sur laquelle on veut opérer la réduction était excessivement faible, il faudrait laisser reposer ce sulfure dans le vase à expérience, décanter à l'aide d'une pipette le liquide qui le surnage, jeter une nouvelle quantité d'eau distillée sur le précipité pour le bien laver, séparer encore l'eau de lavage au moyen de la pipette, puis placer dans une capsule de porcelaine le précipité et la petite quantité d'eau que la pipette n'aurait pas pu enlever. En laissant cette capsule sur des cendres chaudes, il suffirait de quelques heures pour évaporer toute l'eau et pour obtenir le sulfure jaune d'arsenic sec : on le détacherait alors pour le calciner avec de la potasse et du charbon, ou bien on en retirerait l'arsenic à l'aide de l'appareil de Marsh, en prenant les précautions qui seront indiquées plus tard. Si, au lieu d'agir comme je le propose, on suivait la méthode ordinaire, qui consiste à laver le précipité jaune de sulfure d'arsenic *sur un filtre*, on s'exposerait à perdre le fruit de son expérience ; en effet, il serait impossible de détacher du filtre desséché la quantité excessivement petite de sulfure jaune, dont on ne pourrait par conséquent pas extraire l'arsenic.

On pourrait encore chauffer le sulfure d'arsenic dans une petite capsule de porcelaine avec de l'acide azotique pour détruire la matière organique, le décomposer et le transformer en quelques minutes en acide arsénique et en acide sulfurique, que l'on ferait dissoudre dans l'eau distillée à la température de l'ébullition, et que l'on introduirait dans un appareil de Marsh. Si le sulfure avait été précipité d'une dissolution organique et qu'il fût animalisé, il faudrait le traiter à plusieurs reprises avec de l'acide azotique.

On a de la peine à comprendre que M. G. de Claubry ait pu dire que l'on s'expose en traitant ainsi le sulfure d'arsenic à volatiliser de l'acide arsénieux, si la température est trop élevée. Et d'abord, le traitement par l'acide azotique transforme l'arsenic en un produit fixe (acide arsénique mêlé d'une très petite proportion d'arséniate d'acide arsénieux) *et non en acide arsénieux*; quant à l'élévation de température, elle n'est pas à craindre dès que je prescris de retirer la capsule du feu, aussitôt que le liquide acide est complétement évaporé (Briand, p. 697).

On s'est demandé, à l'occasion de la réduction du sulfure d'arsenic et de l'acide arsénieux, si les *tubes de verre* blanc et les verres à expérience faits avec le même verre *contiennent ou non de l'arsenic*, et, en cas d'affirmative, si l'arsenic qui existerait dans ces tubes peut se sublimer lorsqu'on les chauffe au rouge, ou bien s'il peut abandonner les verres à expérience lorsqu'on introduit dans ceux-ci des réactifs chimiques tels que ceux que l'on emploie en médecine légale pour constater la présence de l'arsenic dans des matières suspectes. L'Académie royale de médecine a été chargée par M. le garde des sceaux de résoudre cette question. On prévoit de suite son immense portée ; en effet, si cela est, il n'y a plus moyen d'établir qu'il y a eu empoisonnement par l'arsenic ; car, pour arriver à cette conclusion affirmative, il faut découvrir ce corps, soit en chauffant les matières suspectes jusqu'au rouge dans des *tubes de verre*, soit en les soumettant à l'action de certains réactifs dans des *verres à expérience :* or, chaque fois que l'on aura constaté la présence de l'arsenic par l'un ou l'autre de ces moyens, on ne manquera pas de dire : *les expériences ne sont pas probantes , car l'arsenic obtenu provient des tubes ou des verres à expérience, et non des matières suspectes.* Heureusement il n'en est rien, comme on va le voir par les résultats des recherches auxquelles se sont livrés MM. Renauldin , Marc , Delens , Pelletier et Chevallier, commissaires nommés pour résoudre cette question :

1° L'acide arsénieux n'est pas généralement employé en France dans la fabrication du verre ; cependant il est encore quelques verreries où il est mis en usage à des doses extrêmement petites ; mais cet acide se volatilise par suite de la température élevée donnée au verre lors de la fabrication ; d'où il résulte que même du verre, dans la masse vitreuse duquel on a fait entrer l'acide arsénieux, n'en retient point.

2° On n'a pas trouvé d'arsenic dans six espèces de tubes de verre blanc pris chez les marchands , ni dans six échantillons de verre à vitre blanc et très ancien qu'on soupçonnait avoir été importé de Bohême, ni dans des tubes de verre blanc dans la fabrication desquels on avait fait entrer à dessein 1/600 ou 1/500 d'acide arsénieux , ni dans des fragmens de verre obtenus en brisant une petite glace étamée et très mince donnée comme *miroiterie d'Allemagne* et venue de Nuremberg.

3° *Les verres à expérience, transparens,* tels qu'on doit les employer pour les opérations chimiques, ne contiennent pas d'arsenic, parce que l'acide arsénieux qui aurait pu entrer dans leur composition a été entièrement volatilisé pendant la formation du verre ; d'ailleurs, lors même qu'ils en contiendraient des atomes, les réactifs mis en usage dans les recherches d'empoisonnement ne pourraient pas attaquer le verre formant cet instrument et s'emparer des atomes d'arsenic qu'on supposerait y exister.

4° Il est vrai que les rapporteurs ont trouvé des traces d'arsenic dans un *verre de montre opaque,* et que, d'après les travaux de M. Bontemps , si du verre avait été fabriqué avec *un vingtième d'acide arsénieux*, il pourrait retenir de cet acide ; mais alors le verre serait *opaque* et comme de *l'émail blanc* ; d'où il suit qu'il importe de continuer ce qui a été fait jusqu'à ce jour, c'est-à-dire ne jamais employer des verres à expérience *opaques*. Il est encore vrai que le verre pourrait contenir de l'arsenic si l'acide arsénieux avait été employé dans les fabriques de gobeletterie à la dose de 1/200 à 1/500, et que la température du fourneau *n'eût pas été assez élevée lors de la fabrication* ; mais dans ce cas, l'acide ne serait qu'interposé entre des masses vitreuses et nullement combiné, et l'on pourrait le dégager par la chaleur ; en sorte qu'il est prudent, avant de se livrer aux recherches sur les matières suspectes, de chauffer les tubes jusqu'au rouge pour volatiliser les traces d'acide arsénieux *qu'à la rigueur* ils pourraient contenir.

5° Du verre préparé avec de *l'arséniate de potasse*, du sable et du carbonate de soude retient de l'arsenic et en laisse sublimer lorsqu'on le chauffe *à un feu violent* avec du charbon. Mais jamais dans aucune fabrique de verre on n'a employé un arséniate fixe, et les rapporteurs se sont vus obligés de faire eux-mêmes ce verre pour l'expérimenter ; d'ailleurs le verre préparé ainsi est *verdâtre*, en partie transparent et en partie *opaque :* on évitera donc cette source d'erreurs en ne faisant usage que de tubes de verre *transparent n'offrant aucune teinte verte.*

Il suit de ce qui précède que l'on doit continuer à faire les analyses des matières que l'on soupçonne contenir de l'arsenic dans des tubes de verre, pourvu que ceux-ci soient transparens, sans aucune teinte verte, et qu'ils aient été maintenus pendant quelque temps à une chaleur rouge avant d'y introduire le mélange suspect (*Annales d'hygiène*, janvier 1834).

L'acide arsénieux est soluble dans l'eau. Suivant M. Guibourt, 103 parties d'eau à 15° dissolvent une partie d'acide arsénieux transparent, tandis qu'il n'en faut que 80 parties si l'acide est opaque. Ce dernier se dissout dans 7,72 parties d'eau bouillante, et l'acide transparent exige 9,33 parties du même liquide bouillant. Les dissolutions saturées à la température de l'ébullition, et refroidies, retiennent, savoir : celle de l'acide transparent 1/56 d'acide arsénieux, et celle de l'acide opaque 1/34.

Dissolution aqueuse d'acide arsénieux. Cette dissolution est incolore, inodore, et douée d'une saveur âpre semblable à celle de l'acide arsénieux solide, mais se faisant sentir un peu plus tôt. Son action sur la *teinture de tournesol* est telle que jamais ce réactif ne peut servir à la faire reconnaître, et que souvent au contraire il peut induire en erreur ; aussi les experts ne doivent-ils jamais chercher à constater si la dissolution d'acide arsénieux rougit ou non ce tournesol. Elle précipite l'*eau de chaux* en blanc (caractère de peu de valeur) ; ce précipité d'arsénite de chaux, qui n'est jamais noir, malgré l'assertion de plusieurs auteurs de médecine légale, est soluble dans un excès d'acide arsénieux. Il suffit de verser quelques gouttes de cette dissolution dans du *sulfate de bi-oxyde de cuivre ammoniacal* pour obtenir un précipité vert, dont la nuance varie suivant la quantité du réactif. Ce précipité d'arsénite de cuivre ne se formerait pas, si le sulfate de cuivre ammoniacal était avec excès d'ammoniaque, parce que cet alcali dissout l'arsénite de cuivre ; il ne reste dans la dissolution que du sulfate d'ammoniaque (1).

Si l'on verse de l'acide arsénieux dans de l'*azotate d'argent ammoniacal*, on obtient un précipité d'arsénite d'argent jaune qui brunit par son exposition à la lumière (2).

(1) Je ferai observer que le sulfate de cuivre ammoniacal est bleu, et qu'il communique une couleur verte aux liqueurs jaunâtres, lors même qu'elles ne contiennent point d'acide arsénieux : cet effet dépend du mélange des couleurs jaune et bleue ; d'où il suit que la coloration en vert n'est pas un caractère suffisant pour prononcer sur l'existence de l'acide arsénieux et qu'il faudrait nécessairement décomposer l'arsénite de cuivre et en retirer l'arsenic. J'établirai en outre, à la page 217, que le sulfate de cuivre ammoniacal fournit avec l'acide arsénieux qui a été mêlé à des liquides colorés, des précipités qui ne sont pas toujours verts. Enfin, j'ajouterai que, pour peu qu'il contienne un excès d'ammoniaque, il ne précipite pas l'acide arsénieux. Ces faits me permettent de conclure *que le réactif dont il s'agit est loin de présenter les avantages de l'acide sulfhydrique dans la recherche de l'acide arsénieux ; il peut même, dans beaucoup de cas, lorsque ce poison est mêlé à des liquides colorés, induire les experts en erreur.*

(2) Pour préparer l'azotate d'argent ammoniacal, on dissout de l'azotate d'argent dans de l'eau distillée ; on en précipite l'oxyde d'argent au moyen d'une petite quantité d'ammoniaque, puis on ajoute de cet alcali, goutte à goutte, autant qu'il en faut pour redissoudre *juste* l'oxyde précipité.

Voici comment M. Hume qui a proposé ce réactif conseille de l'employer : on prend avec un tube de verre une goutte de ce réactif ; on la place sur un morceau de papier collé, et on prend, d'une autre part, une autre goutte d'acide arsénieux ; on la place à côté : on réunit ensuite les deux gouttes en faisant faire un pli au papier ; la liqueur se colore aussitôt en jaune, et il se forme un léger précipité d'*arsénite* d'argent qui passe au brun par son exposition à la lumière. — Je commencerai par avouer que, si l'on essaie comparativement l'azotate d'argent ammoniacal, l'acide sulfhydrique et le sulfate de cuivre ammoniacal, ce sera le réactif proposé par M. Hume qui décèlera le mieux des atomes d'acide arsénieux, parce qu'il fournit, avec l'oxyde d'argent, un précipité très volumineux. Mais je dirai aussi que la méthode de M. Hume peut induire en erreur : 1° parce que l'acide phosphorique et les phosphates précipitent l'azotate d'argent ammoniacal à-peu-près comme l'acide arsénieux : à la vérité, le phosphate précipité acquiert une couleur plus foncée par l'action de la lumière; 2° parce que l'azotate d'argent ammoniacal, quel que soit le soin avec lequel il est préparé, contient toujours de l'ammoniaque libre : or, cet excès d'alcali, mis en contact avec une liqueur animale *non arsénicale*, la colorera en *jaune* ou en *jaune rougeâtre ;* et comme ces sortes de liqueurs renferment toujours des chlorures que l'azotate d'argent précipite, il arrivera que l'on obtiendra des précipités *jaunâtres*, que des experts peu habitués à ce genre de recherches pourront prendre à tort pour de l'arsénite d'argent; 3° parce que, dans les cas nombreux où la dissolution d'acide arsénieux sera mélangée de sel commun ou d'autres chlorures, le précipité, au lieu d'être jaune, sera d'un blanc légèrement jaunâtre, attendu que les chlorures précipitent l'azotate d'argent en blanc.

De tous les réactifs employés pour déceler l'acide arsénieux dissous, celui qui mérite la préférence est sans contredit l'*acide sulfhydrique* liquide et mieux encore gazeux, parce qu'il fournit des résultats nullement équivoques et qu'il est assez sensible pour dénoter la présence de quantités excessivement minimes d'acide arsénieux. Lorsqu'on verse cet acide liquide ou gazeux dans une dissolution d'acide arsénieux, la liqueur devient jaune, et la plus petite quantité d'ammoniaque la rend instantanément incolore. Si au lieu de la décolorer ainsi, on l'abandonne à elle-même, il se dépose au bout de quelques heures, suivant que la température est plus ou moins élevée, du sulfure jaune d'arsenic floconneux : la précipitation a lieu sur-le-champ, si on chauffe le mélange, ou si l'on y ajoute une petite quantité d'acide chlorhydrique (1) : ce précipité est très soluble dans l'ammoniaque, et la dissolution est incolore si le sulfure est pur. Les acides azotique, sulfurique, oxalique, acétique, tartrique et carbonique déterminent aussi la précipitation de ce sulfure ; toutefois les trois derniers agissent faiblement. Si, après l'avoir lavé et desséché, on le mêle avec de la chaux ou de la potasse et du charbon, comme il a été dit en parlant de la réduction de l'acide arsénieux (*Voyez* page 201), et qu'on le calcine dans un petit tube de verre étroit chauffé jusqu'au rouge, et dont l'extrémité supérieure aura été préalablement tirée à la lampe, *on obtiendra de l'arsenic volatilisé*, et il restera au fond du tube du sulfure de calcium ou de potassium.

Indépendamment de l'acide sulfhydrique qui doit être préféré à tous les réactifs connus pour déceler la présence de l'acide arsénieux, l'appareil de Marsh, dont je parlerai bientôt, fournit encore un excellent moyen de découvrir les plus légères traces de ce toxique dissous. Après avoir décrit cet appareil je m'attacherai à faire ressortir ses avantages et ses inconvéniens comparativement avec ceux que présente l'acide sulfhydrique.

Acide arsénieux dissous dans l'eau, et mêlé avec des liquides qui ne l'ont point décomposé. Ces liquides sont le vin rouge, le café, le lait, etc. L'acide arsénieux dissous dans l'eau ne subit aucune décomposition de la part de ces liquides ; il ne forme point avec eux des composés chimiques nouveaux : d'où il suit qu'il y est simplement à l'état de mélange ; et il semblerait au premier abord qu'il pourrait être décelé en employant les réactifs propres à faire reconnaître sa dissolution aqueuse. Néanmoins il n'en est pas toujours ainsi : par son mélange avec des liquides *colorés,* cette dissolution se comporte différemment avec

(1) Si l'acide sulfhydrique dont on se sert contient un atome d'acide étranger, le sulfure se précipite dans le même moment.

plusieurs de ces réactifs qu'elle ne le ferait si elle était seule. Voici des preuves de ce fait : lorsqu'on verse 30 grammes d'acide arsénieux dissous dans 300 grammes de vin rouge, le mélange précipite en bleu noirâtre par le *sulfate de cuivre ammonia-cal :* on n'obtient point de précipité quand on mêle ce dernier réactif avec une dissolution de parties égales d'acide arsénieux et de bouillon ; la liqueur passe simplement au vert sale : l'eau de chaux précipite en *jaune* un mélange fait avec parties égales en volume de dissolution arsenicale et de *décoctum* de café : l'azotate d'argent n'occasionne aucun changement manifeste dans du lait contenant un septième de son volume de dissolution d'acide arsénieux (*Voyez* page 206, pour juger de la différence entre l'action des réactifs sur ces mélanges et sur la dissolution aqueuse).

Ces données étant bien établies, il sera facile de prévoir la marche à suivre dans la recherche du poison qui a été mêlé avec les liquides dont je parle. Si le mélange se comporte avec l'eau de chaux, le sulfate de cuivre ammoniacal, l'azotate d'argent, et surtout avec l'acide sulfhydrique, comme il a été dit aux p. 206 et 207, on conclura qu'il contient de l'acide arsénieux en dissolution. S'il n'en est pas ainsi, qu'il y ait un, deux ou trois de ces réactifs, dont les précipités tendent à faire croire à l'existence de l'acide, tandis que les autres portent à tirer une conclusion opposée, on regardera les essais par les réactifs comme insuffisans pour prononcer (1). Alors, *si le liquide est coloré,* on y versera un excès d'acide sulfhydrique et quelques gouttes d'acide chlorhydrique. L'acide sulfhydrique jouit de la propriété de décolorer plusieurs matières colorantes, en sorte que souvent la couleur du liquide deviendra moins intense ; mais ce qu'il faut surtout remarquer, c'est que, par ce moyen, tout l'acide arsénieux sera décomposé et transformé en sulfure d'arsenic d'un jaune *plus ou moins foncé;* on filtrera, et l'on obtiendra ce sulfure sur le filtre ; on le desséchera, et on le calcinera avec de la potasse ou de la chaux et du charbon pour en obtenir l'arsenic (*Voyez* p. 201).

(1) Lorsqu'on essaie ainsi une liqueur suspecte par des réactifs, il ne faut agir que sur quelques gouttes de cette liqueur, afin de ne pas en perdre sensiblement.

La présence du sulfure d'arsenic et de l'arsenic obtenu suffira pour attester que la dissolution colorée renfermait de l'acide arsénieux. Ce procédé de réduction est pour le moins aussi exact et aussi rigoureux que celui qui a été conseillé par Berzélius, qui est beaucoup trop compliqué pour que je l'adopte. Si le *liquide coloré ou incolore* ne fournit point de précipité par l'acide sulfhydrique, lors même qu'il serait jauni par ce réactif, on le traitera comme il sera dit en parlant de la matière des vomissemens.

Je ferai deux remarques importantes relativement au sulfure d'arsenic obtenu de l'acide arsénieux qui a été mêlé à *certains* liquides colorés : la première, c'est qu'il arrive quelquefois que ce sulfure, au lieu d'être d'un beau jaune, est d'un jaune rougeâtre ou rougeâtre et même brunâtre ; il peut alors être mélangé de *soufre*, d'une *matière organique*, et quelquefois même de sulfures de cuivre et de plomb. On le purifie en le lavant et en l'introduisant dans un petit flacon contenant de l'acide chlorhydrique liquide pur et concentré qui dissout la *matière organique* et la minime proportion des sulfures qu'il renferme, sans toucher au sulfure d'arsenic ni au soufre. Pour séparer celui-ci, on décante la liqueur chlorhydrique, on lave avec de l'eau distillée mélangée d'un cinquantième de son poids environ d'ammoniaque liquide qui dissout *tout le sulfure d'arsenic* et n'attaque pas sensiblement le soufre. Pour être certain d'avoir dissous tout le sulfure d'arsenic, on verse l'eau ammoniacale sur le filtre à trois ou quatre reprises différentes. La liqueur ainsi filtrée plusieurs fois étant traitée par l'acide chlorhydrique pur laisse déposer du sulfure jaune d'arsenic à-peu-près exempt de soufre. On peut à la rigueur, pour les besoins de la Médecine légale, négliger le lavage à *l'eau ammoniacale* et ne pas se préoccuper de la présence du soufre dans le mélange ; en effet le sulfure d'arsenic ainsi mélangé n'en sera pas moins décomposé par la potasse et le charbon lorsqu'on le chauffera dans un tube de verre et ne fournira pas moins d'arsenic que s'il n'était pas mélangé de soufre. Il y aurait, au contraire, quelques précautions à prendre pour obtenir l'arsenic du sulfure, si celui-ci n'avait pas été séparé *de la matière organique* par l'acide chlorhydrique, avant de le décomposer par la potasse et le charbon ; en effet, il se dégagerait alors une huile empyreumatique,

du sesqui-carbonate d'ammoniaque, etc. ; or cette huile se volatiliserait dans le tube où l'on fait la réduction, s'appliquerait sur
les parois de ce tube, en même temps que l'arsenic ; ce qui
pourrait altérer les qualités physiques de celui-ci. Les précautions à prendre en pareil cas consisteraient à chauffer graduellement le sulfure d'arsenic pour décomposer *d'abord* la matière organique, et à introduire de temps en temps dans le tube, et à plusieurs reprises, un petit papier brouillard contourné en spirale,
afin d'absorber les vapeurs huileuses et ammoniacales ; lorsqu'on
s'apercevrait qu'il ne se dégage plus de ces vapeurs, on sus-
pendrait l'opération, on effilerait le tube à la lampe, puis on
élèverait davantage la température pour décomposer le sulfure
d'arsenic et obtenir l'arsenic (1).

La deuxième remarque, sans contredit la plus importante,
c'est que déjà dans quelques expertises les matières analysées
traitées par l'acide sulfhydrique *ont fourni des précipités
jaunes solubles dans l'ammoniaque*, que l'on aurait été tenté
de prendre pour du sulfure d'arsenic et qui pourtant n'étaient
formés que de matière organique. De là l'*indispensable néces-*

(1) Il résulte de ce qui précède que *je renonce tout-à-fait*, dans la recherche de
l'acide arsénieux mêlé à des liquides colorés, au procédé *qui consiste à décolorer
préalablement la liqueur, soit au moyen du charbon animal, soit au moyen du
chlore*. L'expérience m'a prouvé en effet que cette décoloration est tout-à-fait *inutile* dans l'espèce, et que l'acide sulfhydrique sépare constamment l'acide arsénieux,
à l'état de sulfure, des liquides colorés, légèrement acidulés, dans lesquels la présence de ce poison aurait pu être démontrée par les réactifs convenables après la
décoloration. M. Devergie prescrit de décolorer la liqueur par le charbon animal,
ce qu'il ne faut pas admettre, parce que ce charbon absorbe une quantité notable
d'acide arsénieux ; il rejette, en outre, l'emploi du chlore comme décolorant, parce
que, dit-il, cet agent fait passer l'acide arsénieux à l'état d'acide arsénique, *que le
sulfate de cuivre ammoniacal et l'acide sulfhydrique ne précipitent plus* (art. Arsenic du *Dictionnaire de médecine et de chirurgie*). Il me serait difficile de ne pas
relever une pareille erreur. On lit dans tous les ouvrages élémentaires que l'acide
arsénique précipite en bleu par le sulfate de cuivre ammoniacal à froid, et en jaune
par l'acide sulfhydrique, pourvu qu'on porte la liqueur jusqu'à l'ébullition ; d'ailleurs, M. Devergie peut s'assurer de l'inexactitude du fait qu'il annonce, en décolorant du vin contenant de l'acide arsénieux par la quantité de chlore *nécessaire
pour faire perdre au liquide sa couleur rouge*, et en filtrant ; la liqueur filtrée
précipitera en vert bleuâtre et en jaune par les deux réactifs employés, comme je
l'avais annoncé ; et si M. Devergie a vu le contraire, c'est qu'il a mal expérimenté,
en versant beaucoup trop de chlore sur le liquide coloré.

14.

sité de décomposer ces précipités par la potasse et le charbon, ou par l'acide azotique et l'appareil de Marsh, *pour en obtenir l'arsenic,* avant de se prononcer sur leur nature. Dans l'affaire Lafarge, les experts de Brive, opérant sur un précipité jaune qu'ils avaient recueilli en traitant le *décoctum* aqueux de l'estomac par l'acide sulfhydrique, eurent le malheur de casser le tube dans lequel ils essayaient de réduire ce précipité jaune; ils n'obtinrent par conséquent pas d'arsenic; cependant ils conclurent que ce toxique existait dans le corps Lafarge : c'était une faute. Voici comment je m'exprimai à cet égard dans une lettre que j'écrivis à Mᵉ Paillet, défenseur de l'accusée.

Paris, le 20 août 1840.

« Monsieur,

« Vous me demandez, par votre lettre du 17 de ce mois, s'il
« suffit pour affirmer qu'une liqueur recueillie dans le canal di-
« gestif d'un cadavre ou préparée en faisant bouillir dans l'eau
« distillée une partie de ce canal, contient de l'acide arsénieux,
« d'obtenir avec elle et l'acide sulfhydrique, *un précipité jaune*
« *floconneux soluble dans l'ammoniaque.* Non, monsieur.
« Tous les médecins légistes prescrivent de réduire par un pro-
« cédé quelconque le précipité jaune et d'en retirer de l'*ar-*
« *senic.* J'ai longuement insisté dans mes ouvrages sur la né-
« cessité de recourir à cette extraction, et j'ai vivement blâmé
« ceux qui, ayant négligé de la faire, concluraient cependant à
« la présence d'un composé arsenical dans les flocons jaunes dont
« il s'agit.

« En 1830, Barruel et moi, nous avons décrit dans le tome
« IIIᵉ des *Annales d'hygiène* une affaire judiciaire dans la-
« quelle vous trouverez la solution de la question que vous m'a-
« dressez. Des experts, qu'il est inutile de nommer, élevaient de
« graves soupçons d'empoisonnement par cela seul qu'ils avaient
« obtenu, en traitant certains liquides par l'acide sulfhydrique,
« un précipité jaune floconneux soluble dans l'ammoniaque.
« Nous reconnûmes que cette prétendue préparation arsenicale
« jaune ne contenait pas un atome d'arsenic lorsqu'on cherchait
« à la réduire, et qu'elle n'était autre chose qu'une matière ani-
« male contenue dans la bile. M. Chevallier vient d'insérer, dans

« le dernier numéro du *Journal de chimie médicale*, une note
« dans laquelle il annonce avoir trouvé, deux fois depuis 1830,
« une substance analogue.

« Agréez, etc.   ORFILA. »

Acide arsénieux pulvérulent mêlé à diverses substances solides. Si l'acide arsénieux fait partie d'un emplâtre, ou de tout autre médicament externe solide, on coupera celui-ci en petits fragmens, que l'on fera bouillir pendant un quart d'heure, avec dix à douze fois leur poids d'eau distillée bouillante : par ce moyen, l'acide arsénieux, que je suppose mêlé avec les autres substances, sera dissous ; on filtrera ; la liqueur filtrée se comportera de l'une des deux manières suivantes : 1° Elle fournira avec les réactifs propres à déceler l'acide arsénieux, les mêmes précipités que la dissolution aqueuse : dans ce cas, le médecin ne balancera pas à affirmer que l'emplâtre est empoisonné. 2° Elle donnera avec les mêmes réactifs des précipités autrement colorés, ce qui peut tenir à la présence de quelque matière colorante faisant partie du médicament externe, et qui aurait été dissoute en même temps que l'acide arsénieux. Alors, avant de se prononcer, l'homme de l'art devra faire les recherches que j'ai indiquées plus haut en parlant de l'acide arsénieux mêlé à du vin, du café, etc. (*Voyez* page 208).

Acide arsénieux combiné avec diverses substances solides. Si l'acide arsénieux est tellement retenu par les substances dont je parle, qu'il soit impossible de le dissoudre dans l'eau bouillante, *ce qui n'est guère présumable*, il faut nécessairement avoir recours au procédé que je vais décrire dans le paragraphe suivant.

Acide arsénieux faisant partie de la matière des vomissemens, des liquides ou des solides contenus dans le canal digestif, des tissus qui composent ce canal.

On commencera par examiner attentivement ces matières ; peut-être découvrira-t-on une poudre blanche ou des fragmens d'acide arsénieux : on les séparera, et on les traitera comme je l'ai dit en parlant de l'acide solide. Supposons que ces premières recherches soient infructueuses, on s'occupera du liquide ;

on le filtrera, après l'avoir exprimé dans un linge fin pour le séparer des matières solides, que l'on conservera : le liquide filtré sera traité par un courant de gaz acide sulfhydrique, et par un peu d'acide chlorhydrique (*voy.* p. 207) : si l'on obtient du sulfure jaune d'arsenic, d'où l'on puisse retirer l'arsenic, on affirmera qu'il renferme de l'acide arsénieux.

Si le liquide n'avait pas précipité par l'acide sulfhydrique et quelques gouttes d'acide chlorhydrique, il faudrait faire bouillir pendant une heure, avec de l'eau distillée, toutes les matières solides suspectes, afin de dissoudre l'acide arsénieux qu'elles pourraient renfermer et de coaguler une certaine quantité de matière organique. Cette opération est indispensable; car les particules d'acide arsénieux s'attachent tellement à la membrane muqueuse de l'estomac et des intestins, et aux matières contenues dans le canal digestif, qu'il n'est pas toujours aisé de les apercevoir ni de les dissoudre autrement que par l'ébullition. Si la dissolution, après avoir été filtrée, fournissait, avec l'acide sulfhydrique et quelques gouttes d'acide chlorhydrique, un précipité jaune de sulfure d'arsenic dont on aurait retiré l'arsenic (*voy.* p. 207), il faudrait conclure qu'elle contient de l'acide arsénieux. Si elle acquérait une couleur *jaune*, sans laisser déposer des flocons de sulfure d'arsenic, même au bout de vingt-quatre heures, il faudrait, avant d'affirmer qu'elle ne renferme point d'acide arsénieux, séparer la matière organique qui pourrait empêcher la précipitation de ce sulfure. Je ne saurais assez attirer l'attention sur ce fait, savoir, que, par son mélange avec des matières animales, l'acide arsénieux dissous est *masqué* au point *de ne pas précipiter et quelquefois même de ne pas jaunir* lorsqu'on le traite par l'acide sulfhydrique; voici des faits qui mettront cette vérité hors de doute :

1° J'ai dissous un gramme et demi de gélatine dans 100 grammes d'eau distillée ; la dissolution a été divisée en deux parties égales, après avoir été mêlée avec *quatre gouttes de solutum* concentré d'acide arsénieux : dans l'une de ces parties on a versé de l'acide sulfhydrique et une ou deux gouttes d'acide chlorhydrique; la liqueur est devenue jaune sur-le-champ, mais n'a point donné de précipité de sulfure d'arsenic. L'autre partie a été soumise à l'ébullition avec 4 grammes environ d'acide azotique, pour détruire la matière animale, et au bout d'une demi-heure on a saturé l'excès d'acide par la potasse pure. Mêlée dans cet état avec de l'acide sulfhydrique, elle a fourni sur-le-champ un *précipité floconneux de sulfure jaune d'arsenic* entièrement soluble dans l'ammoniaque. M. Rapp a donc été induit en erreur en annonçant que les réactifs ne pouvaient point déceler l'acide arsénieux, lors même que l'on avait traité par l'acide azotique les liquides animaux mêlés avec ce poison : cela tient sans doute à ce qu'il n'a point cherché l'acide arsénieux par les acides sulfhydrique et chlorhydrique, mais bien par le sulfate de cuivre ammoniacal, qui, dans ce cas surtout, est un réactif fort infidèle.

2° Le 18 juillet 1826, on a introduit dans un bocal à large ouverture, qu'on a exposé à l'air, 2 litres d'eau tenant en dissolution 30 centigrammes d'acide arsénieux et environ le tiers d'un canal intestinal d'un cadavre. Le 12 août suivant le mélange exhalait à peine une odeur désagréable; la liqueur filtrée *ne jaunissait ni ne précipitait par l'acide sulfhydrique*, tandis qu'après avoir été évaporée jusqu'à siccité, il suffisait de traiter le produit par l'eau bouillante pour que l'acide sulfhydrique colorât et précipitât la dissolution en jaune (sulfure d'arsenic). Le 5 mai 1827 la liqueur était fortement alcaline et ne se colorait pas non plus en jaune par l'acide sulfhydrique.

3° Un homme avait empoisonné plusieurs personnes avec du pain contenant de l'acide arsénieux. Des experts d'Angers avaient fait bouillir ce pain dans l'eau et avaient traité le *décotum* par l'acide sulfhydrique gazeux ; voyant qu'ils n'obtenaient point un précipité de sulfure *jaune* ils avaient conclu que le pain ne renfermait point d'arsenic. Une seconde expertise, faite par deux chimistes de Paris, s'était terminée de même. Je fus alors chargé de procéder, avec Barruel, à la recherche de l'acide arsénieux. Nous attendîmes *plusieurs jours* pour laisser au précipité jaune de sulfure d'arsenic le temps de se déposer du *décotum* aqueux, ce que n'avaient pas fait les autres experts, et nous retirâmes de *l'arsenic* de ce sulfure. Le corps du délit arriva à Angers au moment où les débats allaient être clos : l'accusé, déclaré coupable, fut condamné à mort.

4° Le liquide obtenu en faisant bouillir l'estomac de *Soufflard* pendant une heure avec 2 litres d'eau distillée, fut acidulé par l'acide chlorhydrique et soumis à un courant de gaz acide sulfhydrique; au bout de *trois mois seulement* il s'était déposé du sulfure jaune d'arsenic, de manière à pouvoir être séparé par le filtre.

Est-il nécessaire, à l'occasion de ces faits, de réfuter l'assertion émise par MM. Hombron et Soullié, savoir : « Que les matières vo- « mies, les liquides contenus dans le canal digestif et les dissolu- « tions provenant des décoctions aqueuses de l'estomac, du sé- « rum, du caillot du sang et de la bile de chiens robustes empoi- « sonnés par 2 gram. 20 centigram. d'acide arsénieux, dissous « dans 64 grammes d'eau et introduit dans l'estomac ne fournis- « sent point d'arsenic à l'analyse » (*Nouvelles recherches sur l'empoisonnement par l'acide arsénieux*. Brest, 1836). L'erreur est par trop manifeste, comme je l'ai démontré dans un Mémoire lu à l'Académie royale de médecine le 29 janvier 1839. On devra donc regarder comme fabuleuse l'annonce du journal *l'Armoricain* du 18 avril 1835, qui avait provoqué le travail de MM. Hombron et Soullié. Voici le passage le plus saillant de cette annonce : « Marguerite Jœger, cette épouse, cette fille, « cette mère dénaturée, faisait bouillir une certaine quantité « d'arsenic (acide arsénieux) dans un litre d'eau, faisait passer « le liquide au travers d'un linge lorsqu'il était refroidi, et mê- « lait cette eau avec un verre de vin, avec une tasse de lait, avec « du bouillon. Il en résultait que l'arsenic, extrêmement divisé, « ne pouvait être retrouvé dans les intestins des personnes à qui « elle l'administrait. Les gens de l'art auxquels la veuve Jœger « expliqua cet infernal procédé en firent l'essai sur un veau, sur « un porc; ces animaux sont morts avec une rapidité effrayante, « et l'ouverture de leurs entrailles n'a présenté aucune trace « d'empoisonnement. »

S'il est démontré par les expériences précitées que, dans un assez grand nombre de cas, la matière organique qui reste encore après la coagulation par la chaleur de l'ébullition est un obstacle à la précipitation de l'acide arsénieux par le gaz acide sulfhydrique, et par conséquent à la découverte du toxique, il faut de toute nécessité *enlever une nouvelle proportion de matière organique et détruire la portion* que l'on ne sera pas parvenu à séparer (1). On *enlève* une nouvelle quantité de matière organique en filtrant le liquide qui surnage le *coagulum*, en l'évaporant jusqu'au

(1) C'est en vain que pour déceler l'acide arsénieux, dans ces sortes de cas, on aurait recours au *sulfate de cuivre ammoniacal*; non-seulement ce réactif serait impuissant, mais souvent encore son emploi pourrait induire en erreur. Voici des expériences qui mettront cette vérité hors de doute : 1° on a versé dans une dissolution de gélatine une goutte de *solutum* concentré d'acide arsénieux ; l'acide sulfhydrique jaunissait la liqueur sans la précipiter ; le sulfate de cuivre ammoniacal ne l'altérait point ; 2° Avec trois gouttes de *solutum* arsenical et l'acide sulfhydrique, la dissolution de gélatine prenait une couleur jaune foncé, mais ne précipitait point, même en y ajoutant de l'acide chlorhydrique ; le sulfate de cuivre ammoniacal, au contraire, ne lui faisait subir aucun changement ; 3° Sept gouttes de dissolution d'acide arsénieux ont fourni un précipité floconneux de sulfure d'arsenic jaune, surtout à l'aide de l'acide chlorhydrique ; avec quatre gouttes de la même dissolution, le sulfate de cuivre ammoniacal a donné une couleur verte sans précipiter ; il en était de même avec sept gouttes ; 4° Dans une autre expérience, après avoir détruit par l'acide azotique la matière animale que l'on avait mêlée avec quatre gouttes de dissolution d'acide arsénieux, on a obtenu des flocons jaunes de sulfure d'arsenic à l'aide de l'acide sulfhydrique et d'une ou deux gouttes d'acide chlorhydrique, tandis que le sulfate de cuivre ammoniacal se bornait à verdir la liqueur sans la précipiter, lors même qu'on y ajoutait douze gouttes de dissolution d'acide arsénieux ; 5° le sulfate de cuivre ammoniacal, versé dans un mélange de 12 ou 15 parties de vin rouge et d'une partie d'une dissolution concentrée d'acide arsénieux, précipite en *bleu noirâtre* au lieu de fournir un précipité vert. D'où il résulte que dans certaines circonstances où il existe une proportion d'acide arsénieux susceptible d'être décelée par l'acide sulfhydrique, *le sulfate de cuivre ammoniacal n'est guère propre à le découvrir.* Établissons maintenant qu'il est des cas où ce sulfate pourrait faire croire *au premier abord* qu'une liqueur *contient de l'acide arsénieux quand elle n'en renferme pas.* Ce réactif offre une couleur bleue, en sorte que si on le verse dans une liqueur jaune *ne contenant* point d'acide arsénieux, on obtiendra une coloration *verte* par suite du mélange du jaune et du bleu ; c'est ce qui arrive avec une décoction d'ognon filtrée ; à la vérité, il ne se ramasse aucun précipité dans ce cas. Le suc d'ognon, surtout s'il n'a pas été filtré, se colore également en vert et *fournit un précipité gris verdâtre,* qui pourrait faire croire à des experts inhabiles que la liqueur renferme de l'acide arsénieux ; mais pour peu que l'on examine attentivement ce précipité, on verra qu'il n'offre aucunement la couleur de l'arsénite de cuivre et qu'il ne possède aucun de ses caractères. J'ajouterai enfin que dans la plupart des cas les liquides retirés du canal digestif de l'homme sont jaunes ou jaunâtres, qu'ils verdissent et précipitent même avec le sulfate de cuivre ammoniacal, sans que pour cela ils renferment de l'acide arsénieux. Les gens de l'art ne sauraient donc assez se tenir en garde contre ce réactif, qu'il est prudent, suivant moi, de ne jamais employer.

quart de son volume, et en le mêlant, *après qu'il a été refroidi*, avec son poids environ d'alcool concentré marquant 40 degrés à l'aréomètre (Braconnot) ; l'alcool coagulera une nouvelle quantité de matière organique et *retiendra l'acide arsénieux* en dissolution ; on filtrera et on gardera la matière coagulée par le feu et par l'alcool. Le liquide alcoolique filtré, acidulé par quelques gouttes d'acide chlorhydrique, sera soumis à un courant de gaz acide sulfhydrique qui précipitera *aussitôt* du sulfure jaune d'arsenic *dont on devra retirer l'arsenic*, comme il a été dit à la page 201. La liqueur qui surnage ce précipité ne retient pas de l'acide arsénieux parce que l'acide sulfhydrique l'a précipité en entier.

Si après avoir ainsi séparé par l'alcool toute la matière organique susceptible d'être précipitée par cet agent, l'acide sulfhydrique ne décelait pas l'existence de l'acide arsénieux, on pourrait affirmer que la liqueur alcoolique n'en renferme point ou qu'elle en contient à peine ; quoi qu'il en soit, loin de jeter cette liqueur, qu'elle ait été ou non précipitée en jaune par l'acide sulfhydrique, il faudra l'évaporer jusqu'à siccité et traiter le produit de l'évaporation par un agent qui *détruise* le reste de la matière organique, comme je vais le dire dans le paragraphe suivant.

Recherche de l'acide arsénieux dans les matières coagulées par la chaleur et par l'alcool, et dans les matières solides que l'on aurait ramassées au fond des liquides vomis et de ceux qui auraient été extraits du canal digestif (1). Le procédé qu'il faut suivre dans ces recherches a pour but principal de *détruire la matière organique :* tant que cette matière restera unie à l'acide arsénieux, celui-ci pourra échapper à nos moyens d'investigation ; c'est donc là un des problèmes les plus importans de l'histoire de l'intoxication arsenicale ; ceux-là

---

(1) Je suppose que les matières solides déposées au fond des vomissemens ou trouvées dans le canal digestif, ont d'abord été traitées par l'eau distillée bouillante pendant une heure, afin de dissoudre l'acide arsénieux qu'elles pourraient contenir à l'état de mélange ; je suppose aussi qu'à la suite de cette ébullition, la liqueur n'ait fourni aucune trace d'acide arsénieux par l'acide sulfhydrique ; il faudrait évidemment renoncer au traitement dont je vais parler si déjà l'expert avait pu déceler le toxique dans la dissolution aqueuse.

qui n'ont jamais été appelés à résoudre des questions de ce genre pourront seuls contester cette importance. Je ne parlerai pas des tentatives infructueuses faites par quelques médecins légistes qui s'étaient bornés à détruire *une partie* de la matière organique, en faisant bouillir les masses suspectes avec de l'acide azotique : l'action de cet acide n'était pas poussée assez loin pour fournir un résultat satisfaisant; aussi les difficultés n'étaient-elles pas aplanies (1). La méthode décrite par Rapp et qui consistait à incinérer la matière organique à l'aide de l'azotate de potasse (nitre) était également insuffisante. Je n'insisterai que sur les moyens proposés par moi en 1839 et sur ceux qu'on a voulu leur substituer depuis, tout en déclarant, dès l'abord, que la méthode qui doit être préférée aux autres est celle qui consiste à détruire la matière animale par le *chlore*.

Destruction de la matière organique par l'azotate de potasse (nitre). Parmi les agens proposés pour détruire la matière organique, aucun ne saurait être comparé à l'azotate de potasse; en effet, son énergie est telle qu'il ne laisse *aucune trace* de cette matière, tandis que les acides azotique et sulfurique, le chlore, etc., ne la détruisent jamais en totalité. Sous ce rapport, le nitre devrait donc être préféré à tout autre agent; malheureusement son emploi entraîne des pertes assez notables d'acide arsénieux, ce qui est un inconvénient : je n'hésite pourtant pas, tout en reconnaissant que l'on peut en général recourir à un meilleur procédé, à accorder à celui-ci une place importante dans la solution du problème qui m'occupe, parce que dans cer-

---

(1) *Rose* conseillait de dissoudre la matière suspecte dans la potasse à l'aide de la chaleur, de détruire la substance organique au moyen de l'acide azotique, de saturer l'excès d'acide par le carbonate de potasse, et de précipiter par l'eau de chaux bouillante ; le dépôt, composé d'arséniate de chaux, mêlé d'un peu d'arsénite, était desséché et calciné avec de l'acide borique vitrifié pour en séparer l'arsenic. Il est aisé de voir que, par ce procédé fort compliqué, on ne parvenait jamais à détruire la totalité de la matière organique. *Roloff* traitait d'abord la matière suspecte par l'acide azotique, puis par la potasse ; il précipitait ensuite la dissolution par l'acide sulfhydrique, et il décomposait le précipité de sulfure d'arsenic pour en retirer l'arsenic. Le procédé de *Fischer* différait à peine de celui de Rose : seulement, au lieu de calciner tout l'arséniate de chaux, cet auteur voulait que l'on en soumît une portion à l'action de la pile voltaïque pour en séparer l'arsenic.

tains cas il pourra être employé avec grands avantages et de préférence à tout autre moyen. Qu'il s'agisse, par exemple, de déceler l'acide arsénieux au milieu de matières animales arrivées presque au dernier terme de la putréfaction, réduites à l'état d'une sorte de cambouis, le sel dont je parle, habilement employé, permettra de découvrir de l'arsenic, là où les acides sulfurique et azotique ainsi que le chlore ne seraient d'aucune utilité.

Rapp, comme je l'ai déjà dit, a employé le premier ce mode de traitement ; il conseillait de verser par de très petites parties, dans un matras tenant du nitre en fusion, la matière suspecte desséchée, de dissoudre dans l'eau distillée le produit de l'incinération, de décomposer par l'acide azotique la dissolution aqueuse obtenue, et de précipiter par l'acide sulfhydrique l'arséniate de potasse formé. Indépendamment de la difficulté que l'on éprouverait à décomposer, par une méthode qui procède aussi lentement, des masses considérables de matière, cette méthode offre l'inconvénient grave de ne pas s'appliquer à un mélange intime de nitre et de matière suspecte, en sorte que celle-ci est à peine touchée par le sel et qu'elle reste long-temps à l'état de charbon, au lieu de se réduire promptement en cendres : or il résulte de cet état de choses que la préparation arsenicale est transformée par les parties charbonnées *en arsenic qui se volatilise et se perd dans l'atmosphère.*

Pour obvier à ces inconvéniens graves, j'ai proposé en 1839, de couper en très petites parties les organes suspects, tels que le foie, la rate, etc., encore humides, d'introduire cette sorte de hachis dans une capsule de porcelaine, avec 10 centigrammes de potasse pur, et 400, 500, 600 ou 700 grammes d'eau distillée, et une quantité d'azotate de potasse cristallisé et *pur*, dont le poids sera *double* de celui de la matière sur laquelle on opère. On chauffe graduellement jusqu'à 80 ou 90° c., en ayant soin d'agiter de temps en temps ; lorsque la masse est épaissie, on la remue souvent et en tous sens avec une cuiller en bois, afin de mêler intimement l'azotate de potasse avec la matière organique ; et depuis ce moment, jusqu'à ce que la dessiccation soit complète, on ne cesse d'agiter le mélange. Alors on soumet celui-ci à la déflagration ; à cet effet, on chauffe au *rouge obscur* un creuset de Hesse *neuf,* et on y ajoute par pincées le mélange organo-salin jusqu'à épuisement de la matière. Si, dès la première pincée toutefois, le produit de la déflagration, au lieu d'être blanc, grisâtre, jaunâtre ou verdâtre, était charbonneux, *ce qui n'est pas probable si l'on a opéré comme il vient d'être dit,* ce serait une preuve que la proportion d'azotate de potasse n'aurait pas été assez forte pour incinérer toute la matière animale; il faudrait alors y remédier en ajoutant au mélange une proportion de sel comburant capable de produire un résidu salin tel que je l'ai prescrit. Lorsque toute la masse a subi la déflagration et qu'elle est fondue dans le creuset, on la coule promptement dans une capsule de porcelaine, sèche et bien propre, que l'on a préalablement chauffée au rouge, afin d'éviter qu'elle ne soit cassée par le contact du liquide très chaud qu'elle est destinée à recevoir; il est même convenable, pour ne pas s'exposer à perdre de la matière dans le cas où cette capsule serait cassée, de placer celle-ci dans une autre capsule également chauffée. Au même moment on verse un peu d'eau distillée dans le creuset pour dissoudre la petite quantité de matière qui pourrait être restée adhérente à ses parois; il faudra même quelquefois, pour détacher la totalité de cette matière, chauffer le creuset avec l'eau qu'il renferme, et même ajouter un peu d'acide sulfurique pur : on versera cette dissolution dans la capsule qui contient le produit de l'incinération. On décompose ensuite la masse saline par de l'acide sulfurique *concentré* et pur, que l'on emploie par petites parties et *jusqu'à ce qu'il n'y ait plus d'effervescence;* alors on fait bouillir pendant un quart d'heure, une demi-heure ou une heure, suivant la proportion de matière sur laquelle on agit, afin de chasser la totalité des acides azoteux et azotique. Il résulte d'un grand nombre d'expériences qu'en agissant sur 100 grammes de foie et 200 grammes d'azotate de potasse, la proportion d'acide sulfurique *concentré* la plus convenable pour saturer la potasse est de 86 grammes. Pour faciliter le dégagement des dernières portions de ces acides azoteux et azotique, on ajoute avec précaution, lorsque la masse est épaissie, 40 ou 50 grammes d'eau distillée, et l'on fait bouillir pendant huit à dix minutes. Il est indispensable de chasser entièrement ces acides, pour ne point enrayer d'une part le dégagement du gaz hydrogène, et éviter de l'autre des explosions, lorsque la liqueur sera introduite dans l'appareil ; pour cela, il faut faire bouillir jusqu'à ce qu'il ne se dégage plus d'odeur *nitrique ou nitreuse*. Alors on dissout dans l'eau distillée le produit de l'évaporation saline ; on ne tarde pas à obtenir des cristaux de sulfate de potasse ; on met le tout sur un filtre, et on lave ce sulfate à l'aide d'un peu d'eau distillée qui dissout la majeure partie de l'acide arsénique ; pour enlever la portion restante de cet acide, on lave ensuite les cristaux qui sont sur le filtre avec de l'alcool concentré ; la dissolution alcoolique filtrée doit ensuite être évaporée jusqu'à siccité et le produit de l'évaporation doit être dissous dans l'eau distillée et réuni à l'eau avec laquelle on avait opéré le premier lavage. Il importe d'évaporer l'alcool, surtout lorsqu'on se propose d'introduire l'acide arsénique dans l'appareil de Marsh, l'esprit de vin arrêtant bientôt le dégagement du gaz hydrogène arsénié et empêchant cet appareil de fonctionner. On reconnaîtra l'acide arsénique aux caractères que j'indiquerai en faisant son histoire.

Si, au lieu d'agir avec le nitre sur une matière solide, on cherchait l'acide arsénieux dans un liquide, après avoir mêlé celui-ci avec de l'azotate de potasse solide et pur, on évaporerait le mélange jusqu'à siccité, puis on procéderait comme il vient d'être dit à l'occasion des matières solides.

En comparant ce procédé à celui de Rapp, on pourra juger de la bonne foi de M. Flandin, qui dit qu'en *ressuscitant* ce procédé, je devais trop me l'approprier.

Parmi les objections faites à cette méthode par M. G. de Claubry, il n'en est aucune qui ait la moindre valeur, quand on a opéré comme je viens de le dire. Quel inconvénient y a-t-il, par exemple, à ce que la masse de sulfate de potasse soit plus ou moins considérable lorsqu'on sait que ce sel reste sur le filtre à l'état solide, et que dès-lors on n'en introduit qu'une faible proportion dans l'appareil de Marsh ? En second lieu, où est donc la difficulté de laver ce sulfate avec *une petite quantité* de liquide aqueux que l'on passe *à plusieurs reprises* sur le filtre pour enlever *tout* l'arséniate de potasse ; et quel inconvénient y a-t-il à procéder aussi à ces lavages avec de l'alcool très concentré? En troisième lieu, quelle importance peut-on attacher aux deux essais faits avec l'azotate de potasse par M. G. de Claubry seul ou associé à M. Devergie, dans lesquels ces messieurs n'ont pas décelé l'arsenic qui existait pourtant dans les matières suspectes? Ces résultats négatifs sont tellement en opposition avec ceux qu'ont déjà fournis plusieurs centaines d'expériences ou d'expertises, que l'insuccès doit être attribué aux opérateurs (Briand, p. 687).

M. Chevallier, dans le but de rendre plus intime le mélange du nitre avec la matière organique, avait proposé de dissoudre d'abord celle-ci dans une dissolution de potasse à l'alcool, puis de saturer la potasse par l'acide azotique, de laisser déposer une certaine quantité de matière animale, de filtrer, d'évaporer la liqueur jusqu'à siccité, et d'incinérer le produit. MM. Fordos et Gélis avaient adopté ce procédé, à quelques modifications près. Des expériences nombreuses m'ont démontré qu'il y avait danger à le mettre en pratique, parce qu'il est loin de fournir, tout étant égal d'ailleurs, autant d'arsenic que par la méthode que j'ai décrite en détail. Depuis, M. Otto a fait voir que lorsqu'on traite par la potasse des matières organiques qui contiennent du soufre, il se forme un composé de *protéine* et de potasse; et si l'on vient à traiter la liqueur par l'acide chlorhydrique, on obtient un précipité de protéine et de sulfure d'arsenic : celui-ci échappe donc à l'expert qui se bornerait à analyser la liqueur.

Décomposition de la matière organique par l'acide azotique. En 1839, j'eus recours à cet acide concentré et exempt d'arsenic pour décomposer la matière organique, et je constatai qu'en soumettant *à une douce chaleur* une matière organique solide contenant de l'acide arsénieux, l'acide se décomposait en dégageant une quantité considérable d'acide azoteux jaune orangé, et qu'il arrivait un moment où le mélange, déjà bien épaissi, exhalait tout-à-coup une fumée des plus abondantes et se trouvait *carbonisé;* ce charbon, en général volumineux et sec, retenait une grande partie du composé arsenical qui existait dans la matière organique avant de commencer l'expérience. Si, après avoir trituré le charbon, on le faisait bouillir pendant quinze ou vingt minutes avec de l'eau distillée, celle-ci dissolvait le composé arsenical, lequel pouvait être décelé dans la dissolution, soit à l'aide de l'appareil de Marsh, soit à l'aide de tout autre moyen approprié. Ce procédé est, sans contredit, le plus simple et le plus expéditif de tous ceux qui ont été imaginés pour démontrer l'existence de l'acide arsénieux mélangé à des matières animales, et il devrait être préféré à tous les autres s'il n'avait pas quelques inconvéniens : 1° il ne détruit pas complétement la matière organique, puisqu'il ne la réduit qu'à l'état de charbon, et que celui-ci est *quelquefois* même mélangé de matière animale *non encore carbonisée,* aussi lorsqu'on traite ces charbons *gras* par l'eau distillée, obtient-on des dissolutions assez fortement colorées qui moussent dans l'appareil de Marsh, ce qui est un obstacle à l'extraction de l'arsenic ; 2° au moment de la production de la fumée dont j'ai parlé, une portion d'arsenic est volatilisée, et par conséquent perdue. Malgré ces inconvéniens, je suis loin de proscrire le procédé, tant il est facile à exécuter et parce que, *dans beaucoup de circonstances,* il est aisé d'éviter la formation de charbons *gras*, en employant une quantité suffisante d'acide azotique concentré, et en ménageant la température pendant la réaction de cet acide sur la matière organique. Quant à la perte d'une portion de la matière arsenicale, elle n'est pas sensiblement plus forte que celle qui a lieu en ayant recours à la plupart des autres méthodes de décomposition. D'ailleurs, comme cette perte tourne en définitive au profit des accusés, il y a moins d'inconvénient à la subir que si le contraire arrivait. C'est la découverte de ce procédé de *carbonisation* qui a donné l'idée, d'abord à M. Barse, puis à MM. Flandin et Danger, de carboniser les matières suspectes solides par l'acide sulfurique concentré.

Ici encore je suis accusé de plagiat par M. Flandin ; le lecteur va juger de nouveau de la bonne foi de ce malheureux critique. *Rose, Roloff* et *Fischer* avaient conseillé de faire bouillir les matières suspectes avec de l'acide azotique pendant un certain temps, mais sans arriver, il s'en fallait de beaucoup à la carbonisation. M. Thenard proposa plus tard de traiter les matières suspectes par l'acide azotique bouillant, puis par l'eau, de filtrer le liquide, de le faire évaporer et de n'*incinérer* par l'azotate de potasse que le produit solide de cette évaporation. On voit que M. Thenard ne *carbonise* pas plus la matière suspecte que *Rose* et qu'il combine deux procédés, l'emploi de l'acide azotique et de l'azotate de potasse ! ! !

A propos de la carbonisation par l'acide azotique qu'il propose de rejeter, M. Gaultier de Claubry a signalé des inconvéniens qui n'existent pas ; ainsi il dit « que le charbon, arrivé à un certain « degré de dessiccation *qu'il ne faut pas outre-passer*, brûle « avec facilité, et que dès-lors on s'expose à perdre tout l'arse- « nic. » Où donc M. G. de Claubry a-t-il vu qu'il fallût dessé- cher le charbon, et ne devrait-il pas savoir, au contraire, que la carbonisation a lieu pendant que la matière est encore à l'état d'un liquide épais, et qu'à cet instant il faut retirer la cap- sule du feu et ne plus chauffer? Il dit encore « que lorsque les « matières organiques sont parvenues à l'état d'un charbon vo- « lumineux, l'influence de la température en détermine facile- « ment l'inflammation, et qu'il brûle alors quelquefois avec une « espèce de déflagration.» Cela n'est pas exact, à moins que con- tre toutes les règles que j'ai prescrites, au lieu de retirer le char- bon volumineux du feu, on ne laisse la capsule sur le fourneau, ou bien que l'opération n'ait été pratiquée à une température trop élevée. « Les experts, ajoute notre critique, ne doivent jamais « faire usage de ce procédé que l'Académie des sciences a pro- « scrit.» Je regrette d'être obligé de dire à M. G. de Claubry que si l'Académie des sciences a préféré un autre procédé à celui-ci, il n'est pas vrai qu'elle l'ait proscrit, et si elle l'avait fait, elle au- rait eu tort, puisque déjà plus de dix fois dans des cas d'empoi- sonnement jugés par les tribunaux, on a eu recours uniquement à ce procédé qui a donné des résultats satisfaisans, quoi qu'en dise M. de Claubry.

Mais, en fait d'objection, ce qui ne sera compris de personne, c'est que M. de Claubry me fasse un reproche d'avoir proposé de carboniser les matières organiques mêlées d'arsenic par de l'a- cide azotique uni à un quinzième de chlorate de potasse ; en effet, *je n'ai jamais fait une pareille proposition*, à l'occasion de la recherche de l'arsenic (Briand, p. 687).

Décomposition de la matière organique par l'acide sulfurique concentré. Il était d'autant plus aisé de prévoir, après ce qui vient d'être dit, que l'acide sulfurique concentré pourrait être substitué à l'acide azotique pour carboniser les matières animales, que l'on savait depuis un temps immémorial, que le bois et bien d'autres substances organiques sont presque instantanément charbonnés par l'acide sulfurique concentré; on n'a jamais manqué dans un cours de chimie de noircir en un clin d'œil des allumettes à l'aide de cet acide : aussi ne faut-il pas s'étonner que M. Barse ait eu l'idée d'en faire usage, en remplacement de l'acide azotique. L'historique de l'emploi de cet acide, quelque insignifiant qu'il soit, ne sera pas déplacé ici, parce qu'il fournira la mesure de la délicatesse avec laquelle certaines gens procèdent pour se faire une réputation. En octobre 1840, par conséquent seize mois après la découverte de mon procédé de carbonisation par l'acide azotique, je donnai à la Faculté de médecine de Paris un certain nombre de séances publiques qui avaient pour but de populariser parmi les médecins et les pharmaciens, les faits nombreux que j'avais découverts relativement à la question arsenicale. M. Flandin, chargé de rendre compte de ces séances dans le *Moniteur, était un de mes auditeurs les plus assidus; il était présent* lorsque M. Barse, venu de Riom exprès pour assister à ces séances, m'interrompit pour me prier de faire devant le public une expérience tendant à démontrer que du *sang arsénical,* traité par l'acide *sulfurique* concentré, serait charbonné et fournirait facilement l'arsenic qu'il contenait. *L'expérience fut faite,* et le 4 novembre 1840, M. Barse proposa à la Société de pharmacie (*Journal de Pharmacie,* n° de décembre 1840) d'employer l'acide sulfurique plutôt que l'acide azotique, parce qu'il était un peu plus sensible. *Deux mois après seulement,* MM. Flandin et Danger annoncèrent à l'Institut qu'il était préférable d'avoir recours à l'acide sulfurique, sans mentionner ce qui avait été fait à cet égard par M. Barse. *Ceci n'a pas besoin de commentaire.*

Si maintenant j'examine la question au fond, je commencerai par transcrire le passage suivant du rapport remarquable fait par M. Caventou à l'Académie royale de médecine : « Quant au

« procédé de carbonisation par l'acide sulfurique, nous le re-
« gardons comme *bon;* toutefois il ne doit point être préféré au
« procédé par incinération au moyen du nitrate de potasse, tel
« que nous l'avons décrit d'après M. Orfila : sous le rapport de
« la *netteté,* de la *sensibilité* et de *l'aspect métallique du poi-*
« *son,* ce dernier procédé est supérieur à l'autre.» L'Institut, au
contraire, avait donné la préférence au procédé de MM. Flandin
et Danger. Il suffira de lire le Mémoire publié par MM. Fordos
et Gélis, postérieurement aux débats que souleva cette question,
pour être convaincu que la commission de l'Académie de médecine avait raison contre l'Institut en préférant l'incinération par
l'azotate de potasse à la carbonisation par l'acide sulfurique ; il
résulte même des expériences de ces chimistes que l'on s'exposerait à commettre des erreurs graves en opérant comme proposent
de le faire MM. Flandin et Danger (*Journal de Pharmacie,*
décembre 1841). Voici des faits qui ne laissent aucun doute à cet
égard. Dans la carbonisation par l'acide sulfurique, on obtient
un charbon que l'on traite par l'eau régale ; ce charbon, quoi
qu'on fasse, retient *obstinément de l'acide sulfureux,* et il faut
une chaleur assez forte pour le séparer complétement. Quand on
le traite par l'eau, on dissout l'acide sulfureux, en sorte que la liqueur que l'on introduit dans l'appareil de Marsh renferme de cet
acide ; or, il suffit d'une trace d'acide sulfureux dans cet appareil pour qu'il soit décomposé par le gaz hydrogène et pour qu'il
se forme du gaz acide sulfhydrique. La présence de ce dernier
gaz au milieu d'un liquide arsenical offre le double inconvénient
de fournir de l'arsenic *mélangé de soufre,* et ce qui est encore
plus grave, *de s'opposer à la manifestation de ce métal* lorsque la préparation arsenicale n'existe qu'en petite proportion ;
en effet, l'acide sulfhydrique transforme le composé arsenical en
sulfure d'arsenic jaune indécomposable dans l'appareil de
Marsh ; ainsi il peut arriver, en suivant le procédé de MM. Flandin et Danger, que l'on *ne retire pas d'arsenic* en mettant
dans l'appareil de Marsh un liquide *qui cependant en contenait* (1). Or, comme le procédé de décomposition par le *chlore*

---

(1) M. Gaultier de Claubry n'admet pas que le charbon sulfurique lavé avec

15.

que je décrirai bientôt ne présente aucun de ces inconvéniens graves, qu'il fournit facilement de l'arsenic parfaitement pur, *et autant qu'il en existe dans la matière suspecte*, tandis qu'en employant l'acide sulfurique, comme agent de destruction, il y a encore une perte sensible d'arsenic, il n'y pas à balancer : le procédé de M. Barse, que MM. Flandin et Danger se sont approprié, doit être proscrit. Telle est la conclusion adoptée par MM. Fordos et Gélis. Je dois insister d'autant plus sur la nécessité de proscrire un mode de procéder aussi vicieux, que sur la foi de la commission de l'Institut, ce mode est celui auquel la plupart des experts ont eu recours depuis 1841. Mais il est évident que cette commission s'est trompée ; non-seulement, depuis son travail, MM. Fordos et Gélis ont signalé ce qu'il y avait de défectueux dans la méthode préconisée par l'Académie des sciences, mais encore M. Jacquelain a saisi ce corps savant d'un mémoire dans lequel il établit péremptoirement qu'il est bien plus avantageux de décomposer la matière organique par le *chlore;* aussi n'est-il pas douteux que dans un second rapport, l'Institut avec l'esprit de justice qui l'anime, ne donne la préférence au chlore sur l'acide sulfurique. On a d'ailleurs signalé un autre inconvénient de l'emploi de l'acide sulfurique. Voici ce qu'on lit dans les *Annalen der Chemie und Pharmacie,* par Liebig und Woehler, t. ii, p. 141; année 1844 : « La combustion « par le nitre est dans tous les cas préférable à la méthode de « combustion par l'acide sulfurique qui expose l'opérateur à perdre une partie de l'arsenic à l'état de chlorure, par la décompo-« sition des chlorures alcalins contenus dans le cadavre » (M. W., c'est-à-dire Woehler ou Will, préparateur en chef de M. Liebig).

Décomposition par les azotates de potasse et de chaux. Je

de l'eau bouillante, retienne de l'acide sulfureux, et il m'accuse d'avoir commis une erreur à cet égard. Je ferai d'abord observer à mon critique que ce n'est pas à moi que devrait s'adresser le reproche, puisque j'ai dit que la présence de l'acide sulfureux dans le charbon avait été signalée par MM. Fordos et Gélis. Qu'importe ! Le fait contre lequel s'élève M. G. de Claubry est exact, et j'ajouterai, ce qui est plus grave, que ledit charbon, quelque bien lavé qu'il soit, *retient de l'arsenic,* comme on peut s'en assurer en le laissant pendant plusieurs heures dans une dissolution concentrée de chlore liquide (Briand, p. 695).

ne parlerai de ce procédé que pour mémoire, car il n'est mis en usage par personne. M. Devergie avait proposé de dissoudre la matière suspecte dans de la potasse, d'ajouter de l'azotate de chaux et de la chaux, et d'incinérer le mélange pour décomposer ensuite la cendre par l'acide chlorhydrique. Dans ce procédé d'incinération, qui n'est qu'une imitation de celui que j'avais fait connaître (Décomposition par le nitre, *voyez* p. 220), l'emploi de l'acide chlorhydrique peut donner lieu à des erreurs telles qu'il y aurait trop de danger à s'en servir (*Voy.* les observations et les objections que j'ai consignées à cet égard dans le n° d'avril 1842 des *Annales d'hygiène et de médecine légale*, ou ma *Toxicologie générale*, t. I, p. 408, 4° édition).

Décomposition par le chlore gazeux. J'ai publié en 1820 (*Voy. Nouveau journal de Méd. et de Chir.*, t. VIII°, p. 214) un Mémoire intitulé : *Sur un nouveau procédé propre à faire découvrir la plupart des poisons minéraux mêlés à des liquides colorés;* le *chlore*, disais-je dans ce mémoire détruit les couleurs du vin, du café, du tabac, etc., et donne des précipités dans lesquels on trouve la matière végéto-animale, qui masquait le toxique, tandis que celui-ci reste dans la liqueur et peut être facilement reconnu soit à l'état où il y avait été mis, soit à un état d'oxydation plus avancé ; les acides arsénieux et arsénique étaient du nombre des poisons dont je m'occupais dans ce travail. Huit ans après M. Devergie proposa l'emploi du chlore gazeux pour déceler le mercure dans des matières suspectes qu'il avait préalablement fait dissoudre dans l'acide chlorhydrique affaibli (*Nouvelle bibliothèque médicale*, année 1828, tome IV). En 1836 je conseillai de faire passer *un courant de chlore gazeux* sans dissolution préalable dans l'acide chlorhydrique, à travers de l'eau tenant en suspension les matières solides combinées avec une préparation mercurielle que l'eau ne pouvait point dissoudre. En 1843 M. Jacquelain présenta à l'Institut un mémoire dans lequel il établit qu'en décomposant par le *chlore gazeux* une matière animale renfermant de l'arsenic, on pouvait extraire la *totalité* du toxique contenu dans la masse suspecte. Je fis voir bientôt que le procédé de M. Jacquelain, excellent lorsqu'il s'agit de déterminer la proportion d'arsenic contenu dans un organe ou dans un mélange quelconque, *non putréfié*, ne donnait pas des résultats satisfaisans lorsqu'on l'appliquait à des matières pourries, et qu'il était trop compliqué pour pouvoir être mis en usage par un grand nombre d'experts. Je proposai alors de soumettre le liquide provenant de l'action du chlore sur les substances organiques, *à un courant de gaz acide sulfhydrique*, après avoir traité par l'alcool, la liqueur chlorée évaporée presque jusqu'à siccité. Des expériences comparatives tentées tout récemment dans mon laboratoire par M. Jacquelain avec des liqueurs arsénicales chlorées, ont fait voir qu'il était plus avantageux de traiter celles-ci par de l'acide *sulfhydrique gazeux*, après avoir ramené l'acide arsénique à l'état d'acide arsénieux à l'aide de l'acide sulfureux, que de leur faire subir un traitement alcoolique. En agissant comme le propose en dernier lieu M. Jacquelain, il est aisé de voir que l'on obtient une quantité d'arsenic *notablement plus grande* que celle qui est fournie par le procédé de M. Barse que MM. Flandin et Danger se sont approprié.

Voici comment procède M. Jacquelain. On décompose la matière organique par un courant de chlore gazeux prolongé à froid jusqu'à ce que toute la matière animale préalablement divisée et en suspension ait acquis *la blancheur du caséum*, ce qui exige plusieurs heures. Le chlore gazeux avant d'arriver sur la matière suspecte a dû être lavé dans un flacon contenant 120 grammes d'eau et quelques décigrammes de potasse pure. On bouche le vase contenant le chlore et la matière comme *caséeuse* et on laisse réagir jusqu'au lendemain, puis on jette le tout sur un linge fin. On jauge le liquide filtré et l'on fait passer un courant de gaz acide sulfhydrique à travers une portion (la moitié par exemple), après avoir fait bouillir avec un peu d'*acide sulfureux* qui a pour but de ramener l'acide arsénique qui s'était formé pendant l'action du chlore à l'état d'acide arsénieux ; il se dépose un précipité de sulfure d'arsenic altéré par une petite proportion de matière organique, de sulfure de cuivre et peut-être d'un peu de soufre, etc. ; ce sulfure s'est évidemment produit aux dépens du cuivre naturellement contenu dans la matière organique suspecte. Il suffit pour les besoins de la médecine légale, après avoir lavé ce précipité de le dessécher et de le décomposer dans un tube de verre avec de la potasse et du charbon à une chaleur rouge, ou bien de le soumettre dans une petite capsule à l'action de l'acide azotique pur et bouillant qui détruirait la matière organique, et transformerait le sulfure d'arsenic en acides sulfurique et arsénique, et le sulfure de cuivre en sulfate de cuivre ; le produit de ce traitement serait introduit dans un appareil de Marsh et décomposé comme il sera dit à la page 258 pour obtenir l'arsenic sous forme de taches ou d'anneau. Si l'on voulait agir sur le sulfure d'arsenic privé de matière organique et de sulfure de cuivre, il faudrait traiter le sulfure impur, après l'avoir bien lavé, par l'acide chlorhydrique *fumant* et très concentré, lequel dissoudrait la matière organique et la petite proportion de sulfure de cuivre sans toucher au sulfure d'arsenic (1). *Il faut de toute nécessité voir la page* 1083.

Dans le Mémoire qu'il a présenté à l'Institut en 1843, M. Jacquelain propose de porter la liqueur chlorée à l'ébullition pour chasser l'excès de chlore, et de l'introduire avec 80 grammes de zinc dans un appareil composé d'un tube en S par lequel on verse de l'acide sulfurique, d'un tube courbé à un angle, rempli dans sa branche horizontale d'amiante calciné avec l'acide sulfurique, d'un tube droit très fusible, long de 4 décim. pour une section de 3 millim. qui communique avec un appareil *laveur* de Liebig, lequel est formé de 6 boules et doit se trouver à moitié rempli d'une dissolution de chlorure d'or représentant 0,5 d'or environ ; ce chlorure doit être pur et préparé avec de l'or précipité du chlorure des laboratoires à l'aide de l'acide sulfureux. Le tube droit, enveloppé vers son milieu d'une feuille de clinquant de 1 décim. de longueur doit être chauffé avec une lampe à l'alcool. L'arsenic se dépose dans le tube chauffé au rouge ; ce qui échappe vient réduire le chlorure d'or et former de l'acide arsénieux. Reste donc à mettre en liberté l'arsenic fixé par le chlorure d'or et à le reconnaître, si toutefois l'arsenic n'est pas condensé dans le tube hori-

(1) S'il s'agissait de doser l'arsenic contenu dans la liqueur chlorée, ce qu'il est en général très dangereux de faire en médecine légale, il faudrait dissoudre le sulfure d'arsenic ainsi purifié dans une faible quantité de sulfhydrate d'ammoniaque récent pour le dissoudre et le séparer du soufre : on précipiterait alors de nouveau la dissolution limpide par l'acide chlorhydrique, en prenant le soin d'expulser l'acide sulfhydrique et de laver convenablement le sulfure d'arsenic précipité.

zontal. Pour cela on chasse par l'ébullition l'excès du gaz acide sulfureux, on filtre, on distille à siccité la solution dans une cornue tubulée à l'émeri, munie d'un récipient, afin de décomposer une petite quantité de sel d'or qui n'a pas été réduit par l'acide sulfureux ; on soumet le tout à un courant de gaz acide sulfhydrique et l'on pèse le sulfure d'arsenic.

Je conclus des expériences nombreuses que j'ai tentées : 1° que le procédé donné en 1843 par M. Jacquelain est sans contredit le meilleur qui ait été proposé jusqu'à ce jour pour extraire l'arsenic d'une matière organique *non pourrie*, parce qu'il fournit la *totalité* de l'arsenic que renferme cette matière, et qu'il est indispensable, dans certaines expertises médico-légales où la proportion de ce toxique contenue dans un organe est très faible, d'employer la méthode *la plus propre à déceler* les plus minimes proportions d'un composé arsenical ;

2° Qu'il est par conséquent nécessaire de le mettre en pratique toutes les fois que l'on voudra *doser* la quantité d'arsenic renfermée dans une matière organique. Je ne saurais partager à cet égard l'opinion exprimée par M. Lassaigne (*J. de Ch. méd.*, année 1840, p. 682), savoir, que lorsque l'acide sulfurique étendu agit sur du zinc, dans un appareil de Marsh, ce métal retient 15/30 de l'arsenic que contenait la liqueur suspecte ; car M. Jacquelain s'est assuré, en introduisant dans cet appareil une proportion *déterminée* d'acide arsénieux, que l'on recueille exactement la même proportion de cet acide en procédant comme il l'indique ;

3° Qu'il est en effet préférable à celui qui a été proposé par l'Académie des sciences, lorsqu'il s'agira de *doser* l'arsenic, parce que la destruction de la matière organique par le chlore n'offre aucun des inconvéniens que présente la carbonisation par l'acide sulfurique (*voy.* page 226), et que d'ailleurs il est aisé de se convaincre, comme l'a fait M. Jacquelain, qu'en se bornant à décomposer le gaz hydrogène arsénié par la chaleur dans un tube de verre enveloppé de clinquant, on *perd* une portion d'arsenic qui *n'est pas perdue* si l'on fait arriver dans du chlorure d'or la portion de gaz hydrogène arsénié qui n'a pas été décomposée dans l'appareil de l'Institut ; aussi retire-t-on plus d'arsenic par le chlore que par l'acide sulfurique (*voy.* page 230).

4° Qu'il doit également être préféré, pour le même objet, à celui que j'ai adopté et décrit à la page 220, parce que l'on perd une quantité notable d'arsenic, soit pendant l'incinération des matières organiques par le nitre, soit lorsqu'on chauffe le gaz hydrogène arsénié à la lampe à alcool, là où est placé l'amiante;

5° Que malgré tous ces avantages, il n'est guère possible de supposer qu'il soit souvent employé dans les expertises médico-légales, parce qu'il faut pour l'exécuter un appareil compliqué et formé de plusieurs pièces, dont quelques-unes même ne se trouvent que dans les laboratoires les mieux fournis, et que d'ailleurs il se compose d'une série d'opérations nombreuses, fort longues et délicates;

6° Qu'il n'est pas susceptible d'application dans les cas *nombreux* où les experts sont obligés d'agir sur des matières organiques inhumées depuis quelque temps et *déjà pourries*, à cause de la quantité de mousse qui se développe alors, et qui empêche l'appareil de Marsh de fonctionner.

Procédé de M. Pettenkofer. Dans cette méthode il ne s'agit ni de décomposer ni ne détruire la matière organique, mais bien de la précipiter. Pour cela, après avoir fait bouillir pendant une à deux heures 100 grammes de matière solide suspecte avec de l'eau distillée, tenant en dissolution 2 grammes 20 centigrammes de potasse caustique pure, et après avoir passé la liqueur à travers un linge pour la séparer de la portion de matière qui n'a pas été dissoute, on la traite par l'acide chlorhydrique concentré jusqu'à ce qu'il ne se forme plus de précipité. On filtre à travers un papier non collé, et l'on concentre un peu la liqueur filtrée en la faisant évaporer; dans cet état on la précipite par un excès de tannin qui sépare la majeure partie de la matière organique; on filtre et l'on concentre de nouveau la liqueur par l'évaporation. C'est dans cette liqueur que l'on cherche l'acide arsénieux, soit à l'aide de l'appareil de Marsh, soit par tout autre moyen.

Il résulte des expériences que j'ai tentées pour apprécier la valeur de ce procédé (*Voy.* ma *Toxicologie générale*, page 412, t. 1, 4° édition) : 1° qu'en traitant un organe empoisonné par la proportion de potasse indiquée par M. Pettenkofer on ne dissout pas, ni à beaucoup près, tout l'arsenic qu'il renferme si l'on ne fait bouillir la liqueur que pendant vingt-cinq minutes, tandis qu'au contraire on enlève la totalité de l'arsenic à l'organe si l'on prolonge l'ébullition pendant deux heures ; dans ce dernier cas, la matière organique indissoute est au moins trois fois moindre que dans l'autre cas, si l'on agit sur un foie ;

2° Qu'il est facile de séparer de la dissolution, à l'aide de l'acide chlorhydrique et du tannin, la majeure partie de la matière organique qu'elle renferme, quand l'organe n'a bouilli que pendant vingt-cinq minutes, et qu'alors la liqueur ne mousse pas ou mousse à peine dans l'appareil de Marsh ; mais qu'il faut des doses *énormes* d'acide chlorhydrique et de tannin pour atteindre le même but si l'ébullition a été continuée pendant deux heures, et que si l'on n'a pas employé une suffisante quantité de ces agens, la liqueur mousse à un tel point qu'elle s'échappe promptement de l'appareil de Marsh ;

3° Que dans l'un et l'autre cas on obtient une proportion *considérable* de taches arsenicales qui en premier lieu sont brunes, tandis que celles que l'on recueille peu après sont *jaunes* et *brillantes* comme celles qui sont formées de sulfure d'arsenic, sans que l'on puisse attribuer cet effet à l'impureté des acides chlorhydrique ou sulfurique, ni au tannin, qui ont été employés. L'inconvénient que je signale dépend, je n'en doute pas, de la réaction qui s'est opérée entre l'acide chlorhydrique, le tannin et la matière organique pendant l'évaporation de la liqueur ;

4° Que ce seul motif devrait suffire pour ne pas donner la préférence au procédé de M. Pettenkofer sur celui que j'ai adopté, puisque dans celui-ci on recueille plus d'arsenic, et que les taches, au lieu d'être jaunes, sont brunes et brillantes ;

5° Qu'alors même que le procédé du chimiste allemand fournirait de l'arsenic brun et brillant, il ne devrait pas être adopté, parce qu'il ne saurait être mis à exécution d'une manière avantageuse sans employer des quantités *considérables* d'acide chlorhydrique, et qu'il y a des inconvéniens réels à faire usage de cet acide, comme je l'ai démontré en combattant le procédé de M. Devergie (*Voy.* p. 229).

Procédé de MM. Frésenius et V. Babo. On sépare au commencement un tiers de la matière à examiner pour y recourir plus tard si le premier essai ne réussit pas. On mélange les deux autres tiers avec une quantité d'acide chlorhydrique pur, égale à-peu-près au poids de la matière sèche à examiner, puis on ajoute de l'eau de manière à avoir une bouillie claire. On chauffe le mélange au bain-marie dans une capsule de porcelaine, et, quand il est chaud, on ajoute de cinq en cinq minutes 1/2 drachme de chlorate de potasse. Après le refroidissement, on jette le tout sur une batiste ; on fait bouillir le résidu insoluble avec de l'eau tant que l'eau en devient acide ; puis on évapore l'eau de lavage et la dissolution jusqu'à ce qu'il reste environ 500 grammes de liqueur, qu'on mélange avec la quantité d'eau saturée d'acide sulfureux nécessaire, pour que la liqueur en acquière l'odeur, et enfin on la chauffe pendant une heure de manière à en chasser tout l'acide sulfureux.

La dissolution acide qu'on obtient ainsi est ordinairement foncée ; on la sature d'acide sulfhydrique et on la laisse pendant 12 heures à une température de 30°, jusqu'à ce que l'odeur d'acide sulfhydrique ait disparu. On recueille le précipité sur un filtre, on le sèche au bain-marie, puis on l'humecte de part en part avec de l'acide azotique au bain-marie. Ce qui reste après cette opération doit encore être humecté avec de l'acide sulfurique concentré ; le mélange est chauffé pendant trois heures au bain-marie et ensuite à 150° au bain d'huile, de manière à carboniser la masse et la rendre cassante ; on traite ensuite ce résidu au bain-marie par 10 à 20 p. d'eau ; on filtre, on lave la partie insoluble jusqu'à ce que l'eau de lavage ne contienne plus d'acide libre, puis on ajoute l'eau de lavage à la dissolution, on y fait passer un courant d'acide sulfhydrique jusqu'à refus ; on recueille le précipité sur un filtre, on l'enlève de ce dernier en le dissolvant dans l'ammoniaque caustique, on évapore au bain-marie, on sèche le résidu à 100° et on le pèse avec le vase qui le contient. Une partie de ce résidu est mise à part pour réservé, puis on pèse le vase pour avoir le poids du sulfure d'arsenic. On s'était procuré préalablement un mélange de 3 p. de carbonate sodique anhydre et de 1 p. de cyanure potassique, préparé par la méthode de M. Liebig ; on prend 12 p. de ce mélange pour une partie de sulfure d'arsenic et l'on broie le tout dans un mortier d'agate. La réduction se fait dans un tube à baromètre, qu'on tire à l'un des bouts en tube mince; l'autre extrémité reste ouverte. On prend une bande de papier fort à laquelle on donne la forme d'un demi-cylindre, qui peut entrer exactement dans l'extrémité large, on y étend le mélange, on l'introduit dans le tube qu'on retourne ensuite de manière que le mélange tombe sur le verre libre, puis on retire le papier et l'on fixe cette extrémité du tube à un appareil qui dégage de l'acide carbonique séché sur de l'acide sulfurique, et dont il se dégage à-peu-près une bulle par seconde; le dégagement de gaz ne doit pas être plus rapide. Dès que l'acide carbonique ne contient plus d'air, on sèche le mélange à l'aide d'une lampe à l'esprit-de-vin, à partir de l'extrémité large, et l'on se rapproche graduellement de l'extrémité étirée, en chassant les vapeurs d'arsenic dans cette direction; finalement on les fait entrer dans le tube étiré, où elles se condensent contre le verre en formant une surface miroitante.

S'il y a des métaux mélangés avec l'arsenic, on retrouve : 1° le plomb dans le charbon, après le traitement par l'acide sulfurique; 2° le mercure et le cuivre dans le résidu qui est resté, après avoir traité le sulfure d'arsenic par l'ammoniaque, et 3° l'étain ou l'antimoine dans la masse après la sublimation de l'arsenic (*Ann. der Chem. und Pharm.* XLIX, 287).

Personne ne s'avisera, je l'espère, de recourir au procédé de MM. Frésenius et V. Babo, dont la complication surpasse tout ce que l'on avait imaginé en ce genre, et dont les avantages, quoi que en disent les auteurs, sont loin d'être tels qu'ils les énoncent. Que l'on compare ce procédé à celui dont j'ai parlé et qui consiste à décomposer la matière organique par un courant de chlore, et l'on verra de quel côté se trouvent la simplicité et la précision. C'est à mon avis mal servir la science que de la surcharger de méthodes d'une exécution longue, fastidieuse et inutile.

Procédé de H. Hugo Reinsch. Cet auteur, pas plus que M. Pettenkoffer, ne cherche à détruire ni à décomposer la matière organique; il propose de constater la présence de l'acide arsénieux à l'aide de lames de cuivre métallique. Pour cela il fait bouillir les matières solides avec de l'acide chlorhydrique étendu de son poids d'eau; on filtre et on traite le liquide bouillant par du cuivre qui se recouvre bientôt d'une couche grisâtre. Une très faible proportion d'arsenic est décelée par ce moyen suivant M. Reinsch. Pour prouver que les lames de cuivre contiennent de l'arsenic, M. Reinsch introduit ces lames dans un tube effilé à l'une de ses extrémités, et il adapte à l'autre extrémité un tube d'un diamètre plus petit. En chauffant le tube avec une lampe à l'alcool, à l'endroit où sont déposées les lames de cuivre, l'acide arsénieux, produit par l'union de l'oxygène de l'air, se sublime et se condense sous forme de petits cristaux brillans, bien reconnaissables. Quand il veut obtenir l'arsenic, M. Reinsch introduit les lames de cuivre couvertes d'arsenic dans un tube de verre, effilé à l'une de ses extrémités; dans ce tube, il fait passer un courant d'hydrogène pur et sec, et en même temps il chauffe les lames de cuivre; l'hydrogène se combine avec l'arsenic et forme de l'hydrogène arsénié; on enflamme cet hydrogène pour avoir des taches arsenicales, comme cela se pratique dans l'appareil de Marsh (*Echo du Monde savant,* 12 février 1843).

Les expériences que j'ai tentées pour apprécier la valeur de ce procédé, m'ont porté à conclure qu'il n'est pas, ni à beaucoup près, aussi avantageux que le croit M. Reinsch, d'abord parce qu'il est difficile, pour ne pas dire impossible, de dissoudre dans l'acide chlorhydrique la totalité de l'acide arsénieux contenu dans les organes où il a été porté par absorption; en second lieu, parce qu'alors même que par suite de l'emploi d'un *grand nombre de lames de cuivre,* on aurait enlevé à une dissolution chlorhydrique, mêlée de matière organique, tout l'acide arsénieux qu'elle contenait, on ne parviendrait pas à extraire, ni à beaucoup près, par la chaleur, la totalité de cet acide arsénieux, qui d'ailleurs pourrait très bien ne pas offrir tous ses caractères : et enfin, parce qu'il n'est pas vrai de dire que, dans l'espèce, l'hydrogène transforme facilement l'arsenic contenu dans les lames de cuivre en gaz hydrogène arsénié.

Toutefois, je ne vois aucun inconvénient, et il peut y avoir même quelques avantages à essayer une *petite partie* de la liqueur soupçonnée arsenicale par le procédé de Reinsch; en effet, si après avoir fait bouillir pendant quelques minutes 4 ou 6 grammes du liquide avec de l'acide chlorhydrique et deux ou trois petites lames de cuivre, celles-ci perdent leur couleur au bout d'un certain temps, et qu'elles tendent à blanchir, tout portera à croire qu'elles ont enlevé de l'arsenic à ce liquide, et il suffira de les soumettre à la chaleur de la lampe dans un tube contenant de l'air, pour obtenir de l'acide arsénieux. Guidé par ce résultat, l'expert pourra ensuite extraire l'arsenic en traitant toute la masse suspecte par le chlore (*voy.* p. 229). Il est indispensable, avant de faire usage du cuivre, de s'assurer, en le chauffant, qu'il ne fournit point d'acide arsénieux. La coloration brune des lames de cuivre ne saurait être considérée comme un caractère annonçant qu'elles renferment de l'arsenic, car elles acquièrent cette couleur dans un liquide faiblement chlorhydrique, *non arsenical,* surtout lorsque celui-ci contient des matières organiques.

Moyen indiqué par M. Gianelli. Ce médecin a publié en 1841 un Mémoire ayant pour titre : *Processi verbali di alcuni sperimenti istituiti sopra varii animali coll'acido arsenioso,* dans lequel il a établi qu'en faisant avaler à des *moineaux* et à des oiseaux de nid, tantôt des grumeaux de sang, tantôt des fragmens de poumons, etc., d'une personne empoisonnée par l'acide arsénieux on peut acquérir *presque la certitude* de l'empoisonnement avant de recourir aux essais chimiques qu'il considère avec raison comme le seul moyen de mettre l'existence de l'empoisonnement hors de doute. Des expériences nombreuses semblent venir à l'appui de l'opinion de l'auteur. Mais en répétant ces expériences j'ai vu que les résultats étaient loin d'être toujours tels que les avait annoncés M. Gianelli ; aussi ai-je conclu que le système de ce médecin ne repose sur aucune base solide et qu'il serait dangereux de l'appliquer aux recherches médico-légales relatives à l'arsenic, dans un moment surtout où les procédés propres à faire découvrir des quantités infiniment petites de ce toxique ont atteint un si haut degré de perfection (*voy. Toxicologie générale,* page 415, tome Ier, 4ᵉ édition).

Il résulte de ce qui précède *que de tous les procédés imagi-*

nés pour détruire la matière organique et déceler un composé arsenical, le meilleur est sans contredit le traitement par le chlore gazeux (*V*. pour les détails page 229).

Acide arsénieux en poudre fine appliqué à la surface du canal digestif. S'il est possible d'apercevoir à l'œil nu ou à l'aide d'une loupe, l'acide arsénieux en petits fragmens ou en poudre fine, on en ramassera quelques parcelles que l'on reconnaîtra facilement à l'aide des caractères indiqués à la p. 200. C'est dans cette espèce surtout que l'on s'attachera à bien démontrer que les grains recueillis à la surface du canal digestif sont bien formés par l'acide arsénieux; car il arrive quelquefois que la membrane muqueuse de l'estomac et des intestins est tapissée d'une multitude de points brillans que *certains experts ont déjà pris pour de l'acide arsénieux* et qui sont composés de *graisse* et d'*albumine*. Ces sortes de grains, mis sur les charbons ardens, font entendre un léger bruit, en se desséchant, puis ils brûlent comme les corps gras, si la matière grasse est abondante et répandent une odeur à-la-fois de suif et de matière animale brûlée. Si on les traite par l'eau bouillante, on verra que la dissolution traversée par un courant de gaz acide sulfhydrique *ne fournit point* de sulfure jaune d'arsenic. Ces globules *graisseux* et *albumineux* ont déjà été trouvés sur des cadavres d'individus qui n'avaient pas été empoisonnés.

S'il est impossible d'apercevoir de l'acide arsénieux en fragmens ou en poudre fine, sur la membrane muqueuse du canal digestif, il ne faudrait pas conclure qu'il n'en existe réellement pas, parce qu'à la rigueur le toxique peut être tellement incorporé avec cette membrane qu'il ne soit visible ni à l'œil nu ni à l'œil armé d'une loupe. On devrait alors faire bouillir dans une capsule de porcelaine très propre, pendant un quart d'heure environ, le canal digestif coupé par petits morceaux, avec de l'eau distillée et quelques centigrammes de potasse à l'alcool, afin de dissoudre toutes les particules d'acide arsénieux qu'il aurait été impossible de séparer mécaniquement. La dissolution filtrée, évaporée au quart de son volume, puis refroidie et coagulée par l'alcool concentré marquant 44 degrés, serait soumise à un courant de gaz acide sulfhydrique, après avoir été filtrée de nouveau. Si l'on n'obtenait point de sulfure d'arsenic, on traiterait par le chlore les lambeaux du canal digestif, qui pourraient rester après l'ébullition dont j'ai parlé (*V*. page 229).

Acide arsénieux dans un cas où le sesqui-oxyde de fer aurait été administré comme contrepoison. En 1840 j'ai lu à l'Académie royale de médecine une note dans laquelle je prouvais qu'il existe dans le commerce certains échantillons de sesqui-oxyde de fer anhydre ou hydraté qui contiennent une petite proportion d'arsenic, et quoique depuis, M. Legripe ait démontré qu'il est possible, en employant le gaz acide sulfhydrique, de séparer du sulfate de protoxyde de fer avec lequel on prépare le sesqui-oxyde, l'arsenic qu'il renferme, il est à craindre que dans quelques pharmacies on ne débite encore de l'oxyde de fer arsenical. Or il est aisé de prévoir que dans les expertises qui auront pour objet la recherche d'un toxique arsenical, si l'individu avait été soumis pendant la vie, comme cela se pratique souvent à l'usage du sesqui-oxyde de fer, il faudrait de toute nécessité prouver que l'arsenic obtenu par l'analyse ne provient pas du contrepoison ferrugineux. Avant d'examiner les divers problèmes qui se rattachent à ce sujet, il importe de savoir 1° que l'eau distillée bouillante ne dissout pas la plus légère parcelle de l'arsenic contenu dans le sesqui-oxyde de fer arsenical; 2° qu'il en est de même de l'eau bouillante tenant en dissolution 1/60° de son poids de potasse pure; 3° qu'au contraire l'acide sulfurique étendu de son poids d'eau, et à plus forte raison le même acide concentré, après une heure d'ébullition dissout une grande partie du composé arsenical; 4° enfin qu'il suffit pour avoir l'arsenic de certains échantillons de ces oxydes, d'en introduire quelques grammes dans un appareil de Marsh en activité.

PREMIER PROBLÈME. *On opère sur la matière des vomissemens.* On chauffe la liqueur et on la traite par l'alcool concentré, après l'avoir réduite au quart de son volume, pour en séparer la majeure partie de la matière organique; on *filtre* et on fait passer dans la liqueur un courant de gaz acide sulfhydrique; si l'on obtient un précipité jaune de sulfure d'arsenic, à coup sûr le toxique provient d'un composé arsenical vénéneux et non du sesqui-oxyde de fer, attendu que la proportion de cet oxyde, qui pourrait se trouver en dissolution dans la liqueur *filtrée*, n'est jamais précipitée par l'acide sulfhydrique.

DEUXIÈME PROBLÈME. *On agit sur les matières solubles trouvées dans le canal digestif.* On recueillera attentivement ces matières, on lavera l'intérieur du canal à plusieurs reprises avec de l'eau distillée *froide,* et après avoir réuni les eaux de lavage aux autres matières, on mettra le tout sur un filtre ; on lavera encore de la même manière la matière solide restant sur le filtre. Si le liquide filtré, après avoir été chauffé jusqu'à la température de l'ébullition, puis traité par l'alcool, comme il a été dit à la p. 218, donne par le gaz acide sulfhydrique un précipité de sulfure jaune d'arsenic, on peut être certain que cet arsenic ne provient pas de l'oxyde ferrugineux. S'il ne précipite pas par ce gaz et que pourtant il fournisse quelques traces d'arsenic, à l'aide de l'appareil de Marsh, on sera *en général* autorisé à tirer la même conclusion ; cependant comme il n'est pas impossible, que dans cette espèce, les sucs acides de l'estomac par un contact prolongé avec un oxyde de fer arsenical, aient dissous une proportion de cet oxyde suffisante pour que l'arsenic qu'il renferme puisse être rendu sensible par l'appareil de Marsh, on sera réservé sur les conclusions à tirer, et l'on n'affirmera pas que l'arsenic ne puisse pas provenir du contrepoison ferrugineux.

TROISIÈME PROBLÈME. *On agit sur les matières insolubles trouvées dans le canal digestif.* Ces matières, que je suppose avoir été bien lavées et épuisées de tout ce qu'elles pouvaient contenir de soluble, seront traitées pendant une demi-heure par l'eau distillée bouillante ; la dissolution réduite au quart de son volume par l'évaporation, refroidie et traitée par l'alcool concentré, sera soumise, après avoir été filtrée à un courant de gaz acide sulfhydrique, s'il se dépose du sulfure jaune d'arsenic, le toxique ne saurait provenir du contre-poison ferrugineux, attendu que l'eau bouillante ne dissout pas la plus légère trace du composé arsenical qu'il renferme quelquefois.

Supposons maintenant que le gaz acide sulfhydrique n'ait point précipité cette dissolution aqueuse, dira-t-on que l'individu n'a pas pu être empoisonné par l'acide arsénieux? On s'en gardera bien, car il se pourrait d'une part que cet acide eût été rejeté par les vomissemens ou par les selles, et d'autre part qu'il se fût combiné avec le sesqui-oxyde de fer et qu'il se trouvât dans les matières solides à l'état d'arsénite de fer *insoluble dans l'eau bouillante*. Pour résoudre cette dernière question il faudrait traiter *à froid* la masse solide épuisée par l'eau bouillante, par 15 ou 20 grammes de potasse pure ; cet alcali n'enlèverait pas un atome de l'arsenic contenu dans le sesqui-oxyde de fer arsenical, tandis qu'il formerait de l'arsénite de potasse avec l'arsénite de fer produit par la combinaison de l'acide arsénieux avec le sesqui-oxyde de fer *hydraté*, pour peu que cet acide se trouvât en quantité notable dans l'arsénite de fer (1). L'arsénite de potasse sera facilement reconnu aux caractères que je lui assignerai plus tard.

QUATRIÈME PROBLÈME. *On agit sur le foie des individus qui ont succombé après avoir pris le contre-poison ferrugineux.* Il résulte des expériences que j'ai tentées, que les chiens auxquels j'avais administré 120 ou 150 grammes de *colcothar arsenical,* n'ont pas été sensiblement incommodés, et qu'il a fallu les tuer au bout de deux ou trois jours, pour pouvoir opérer sur leurs foies. Ces viscères n'ont jamais fourni la moindre trace d'arsenic, d'où il semble que l'on pourrait conclure, lorsqu'on en aura extrait de l'arsenic que celui-ci provient, non pas du contre-poison ferrugineux, mais bien d'un toxique arsenical. Cependant, comme les expériences tentées à cet égard ne sont pas assez nombreuses pour que je puisse affirmer que les résultats seront toujours les mêmes, et que d'un autre côté j'ai quelquefois trouvé *des traces d'arsenic dans les liquides filtrés et recueillis dans le canal digestif* des animaux auxquels j'avais fait prendre 150 grammes de *colcothar arsenical,* il y a lieu d'agir avec circonspection, et de ne pas se hâter de conclure, *d'après le seul fait* de l'existence de quelques parcelles d'arsenic dans le foie, que ce toxique faisait partie d'une préparation arsenicale

(1) Je dis en quantité notable, parce que les composés d'acide arsénieux et de sesqui-oxyde de fer hydraté qui se forment dans le canal digestif, n'offrent pas tous la même composition ; 16 grammes de ce sesqui-oxyde hydraté sec, peuvent s'unir avec des quantités d'acide arsénieux qui varient depuis 8 jusqu'à 60 centigrammes.

vénéneuse, plutôt que du sesqui-oxyde de fer arsenical administré comme antidote. On conçoit que dans ces espèces, la nature et la gravité des symptômes éprouvés par les malades, et qui ne sauraient être rapportés au *colcothar arsenical*, fournissent des élémens importans et propres à trancher la question.

Dans tous les cas de ce genre, l'expert devra, avant de conclure, *examiner attentivement une portion du même oxyde de fer qui aura été administré au malade, afin de s'assurer s'il est ou non arsenical*. Il suffira pour cela d'en faire bouillir 10, 20, 30 ou 40 grammes avec de l'acide sulfurique, et d'introduire la liqueur sulfurique dans l'appareil de Marsh.

Acide arsénieux transformé en sulfure d'arsenic dans le canal digestif par l'acide sulfhydrique qui peut se développer dans ce canal ou qui aurait été introduit dans l'estomac (1)? J'ai démontré que l'acide arsénieux en *poudre impalpable*, mis en contact avec de l'acide sulfhydrique gazeux *sec*, commence à passer à l'état de sulfure jaune au bout de quelques heures, même à la température de 3° + 0° c., et que cette décomposition est plus rapide et plus complète, si le gaz est *humide* et que la température soit de 20° à 25° + 0°. Si l'acide arsénieux au lieu d'être en poudre impalpable est en fragmens, le changement en sulfure est beaucoup plus difficile, puisque après trois jours de contact le gaz *sec* n'avait pas encore jauni la surface de ces fragmens, et que le même gaz *légèrement humide* n'avait commencé à les jaunir qu'après trente-six heures, quoique le thermomètre marquât 35° c., et même au bout de vingt jours la surface des fragmens plongés dans le gaz humide *était à peine colorée* en jaune. D'où il suit que la transformation dont je parle peut avoir lieu toutes les fois qu'il se développera de l'acide sulfhydrique dans le canal digestif d'un individu qui aura pris de l'acide arsénieux en *poudre impalpable;* elle aura nécessairement lieu dans les mêmes conditions, si l'acide arsénieux a été avalé dissous dans l'eau, dans du vin ou dans tout autre liquide. Telle est la réponse que je fis en 1831 au président de la cour d'as-

(1) C'est à tort que M. Devergie pense que la transformation dont il s'agit ne peut avoir lieu qu'après la mort.

16.

sises du département de la Seine qui, dans son interrogatoire, avait été amené à me poser la question ; c'est également dans ce sens que répondirent MM. Lesueur et Devergie, le premier en 1843, devant la cour d'assises de Seine-et-Oise, et le dernier le 17 avril 1845, devant la cour d'assises de la Meuse. Voici une partie de la déposition de M. Devergie : « L'arsenic a été trouvé dans « le tube intestinal à l'état de sulfure jaune, au moins en grande « partie, et il est cependant acquis aux débats qu'il a été acheté « de l'acide arsénieux blanc ; dès-lors se soulève naturellement « la question de savoir si l'acide arsénieux blanc donné pendant « la vie d'un individu, peut se transformer en sulfure jaune dans « l'estomac et dans les intestins après la mort. Cette question fut « pour la première fois posée à M. Orfila aux assises de Paris en « 1831, et à M. Lesueur à Versailles en 1843 ; elle fut dans les deux cas résolue par l'affirmative » (*Gazette des Tribunaux* du 24 avril 1845).

Voyons maintenant comment devraient être conduites les recherches pour reconnaître au milieu des matières vomies ou de celles que l'on pourrait extraire du canal digestif, le sulfure d'arsenic provenant de la décomposition de l'acide arsénieux par le gaz acide sulfhydrique. S'il existe au fond des matières *liquides un dépôt jaune*, on décantera la liqueur, on lavera le sulfure jaune, et on le reconnaîtra comme il a été dit à la page 207. S'il n'y a point de précipité, on évaporera les liquides jusqu'à siccité, et on agitera pendant un quart d'heure la masse déjà refroidie avec de l'eau ammoniacale composée d'une partie d'ammoniaque et de cinquante parties d'eau, afin de dissoudre le sulfure dans l'eau alcaline : on filtrera celle-ci et on la saturera par l'acide azotique ; aussitôt le sulfure d'arsenic sera précipité. Le liquide précipité par l'acide azotique, sera examiné à son tour pour savoir s'il ne retient pas encore de l'acide arsénieux qui n'aurait pas été transformé en sulfure ; il suffira pour cela d'agir comme il a été dit à la page 206. Si les matières contenues dans le canal digestif, au lieu d'être liquides, *sont solides*, et que le sulfure, au lieu de s'être déposé, se trouve *disséminé* dans la masse, on traitera celle-ci par l'eau ammoniacale et par l'acide azotique, comme je viens de le prescrire.

Acide arsénieux absorbé et se trouvant dans le sang, dans le résidu de l'ébullition du canal digestif, dans le foie, la rate, les reins, les poumons, etc. L'expérience démontre que l'eau distillée dans laquelle on fait bouillir ces matières, ne dissout pas ni à beaucoup près la totalité de l'acide arsénieux qu'elles renferment ; on sait même que dans certaines circonstances elle en dissout une quantité assez faible pour ne pouvoir pas être décelé par le gaz acide sulfhydrique : aussi ne doit-on pas procéder à cette ébullition ; il faut au contraire, de prime abord, soumettre le sang et les autres organes à l'action du chlore gazeux, comme je l'ai dit à la page 229.

Acide arsénieux absorbé et se trouvant dans l'urine. Il arrive souvent qu'en introduisant cette urine dans un appareil de Marsh, on obtient de l'arsenic sous forme de taches ou d'anneau ; cependant comme la liqueur donne ordinairement lieu à la formation d'une grande quantité de mousse qui est un obstacle à la découverte de l'arsenic, il est préférable de saturer les acides de l'urine, y compris l'acide arsénieux par quelques centigrammes de potasse pure, et d'évaporer la liqueur jusqu'à siccité ; la masse desséchée est *légèrement* chauffée dans la capsule de porcelaine qui avait servi à l'évaporation, afin de carboniser la matière organique ; dans cet état, on traite le charbon par l'eau distillée bouillante pendant un quart d'heure, on filtre et l'on introduit la liqueur filtrée dans un appareil de Marsh ; l'arsenic ne tarde pas à paraître. Si, maladroitement, on carbonisait pendant long-temps et à une température élevée, le charbon décomposerait l'arsénite de potasse formé, et l'arsenic pourrait être entièrement volatilisé et perdu pendant la carbonisation.

Acide arsénieux dans un cas d'exhumation juridique. 1° Le 8 mai 1826, on a introduit dans un bocal à large ouverture, qu'on a exposé à l'air, un litre et demi d'eau tenant en dissolution 12 grammes d'acide arsénieux et plusieurs portions de muscles, de cerveau et d'un canal intestinal. Le 2 août de la même année, près de trois mois après, le mélange *n'exhalait aucune odeur désagréable ;* la liqueur filtrée, traitée par l'acide sulfhydrique, par le sulfate de cuivre ammoniacal et par l'eau de chaux,

se comportait comme une dissolution aqueuse et pure d'acide arsénieux.

2° Trente centigrammes d'acide arsénieux dissous dans 1 litre
1/2 d'eau furent placés, le 18 juillet 1826, dans un bocal à large
ouverture, exposé à l'air, dans lequel on avait introduit environ le
tiers d'un canal intestinal d'un adulte. Le 12 août suivant, le mélange *exhalait à peine* une odeur désagréable; la liqueur filtrée
ne *jaunissait* ni ne précipitait par l'acide sulfhydrique; le sulfate
de cuivre ammoniacal ne lui faisait éprouver aucun changement;
en l'évaporant jusqu'à siccité, il se coagulait beaucoup de matière
animale que l'on enlevait à mesure; le produit de l'évaporation,
traité par l'eau distillée bouillante pendant trois ou quatre minutes, contenait de l'acide arsénieux, puisque la liqueur *jaunissait*
par l'acide sulfhydrique, et que, par l'addition d'une goutte d'a-
cide chlorhydrique, elle fournissait un précipité de sulfure jaune
d'arsenic soluble dans l'ammoniaque. La couleur et le précipité
jaune développés par l'acide sulfhydrique étaient beaucoup moins
sensibles, lorsqu'au lieu d'agir comme il vient d'être dit, on versait ce réactif dans la liqueur chauffée simplement jusqu'à l'ébullition et filtrée, pour coaguler la matière animale. Le 5 mai 1827,
c'est-à-dire neuf mois et demi après le commencement de l'expérience, le mélange exhalait une odeur assez fétide; la liqueur
filtrait difficilement, parce qu'elle tenait déjà une grande quantité
de matière animale en dissolution; elle ramenait *rapidement* au
bleu la couleur du papier de tournesol rougi par un acide; l'acide
sulfhydrique et le sulfate de cuivre ammoniacal ne lui faisaient subir *aucune altération*, tandis qu'ils y démontraient la présence
de l'acide arsénieux, lorsque après l'avoir évaporée jusqu'à siccité
pour coaguler et séparer la matière organique, on traitait le produit de l'évaporation par l'eau distillée bouillante.

3° La même expérience, répétée le 27 février 1827, a fourni
des résultats semblables lorsqu'on a examiné la liqueur le 27 avril
suivant.

4° Le 8 novembre 1826, on renferma dans une portion d'un
gros intestin d'adulte du blanc d'œuf, de la viande, du pain, et 1
gramme 10 centigrammes d'acide arsénieux solide; l'intestin fut
placé dans une petite boîte de sapin qui, après avoir été parfaite-

ment close, fut enterrée à la profondeur de 70 centimètres. Le 14 août 1827, c'est-à-dire neuf mois six jours après, on exhuma cette boîte et on agita dans l'eau distillée tiède les matières contenues dans l'intestin ; au bout de quelques minutes on filtra, et l'on put se convaincre, en y versant de l'acide sulfhydrique, que la liqueur renfermait beaucoup d'acide arsénieux.

5° Après avoir saupoudré deux tranches épaisses de maigre de veau avec de l'acide arsénieux, Dubuc (de Rouen) les déposa dans une forte boîte en bois de chêne et les enterra dans un sol assez perméable à l'eau. Au bout de six ans, il fit l'exhumation de ce petit cercueil, et y trouva une sorte de terreau qui se délitait sous les doigts et qui contenait encore tellement d'arsenic, que 1 gramme 3 décigrammes jetés sur des charbons ardens empoisonnèrent de leur odeur alliacée un laboratoire d'une assez grande dimension (*Journal de chimie médicale*, t. II, p. 278).

6° Dans le courant d'août 1841, M. Saucon, pharmacien de Saintes, m'apporta deux petites boîtes qu'il avait enterrées en 1836, à 50 centimètres, et qui avaient par conséquent été inhumées pendant cinq ans. Dans l'une de ces boîtes on avait mis des chairs et 1 gramme 30 centigrammes d'acide arsénieux ; on avait placé dans l'autre des viscères d'animaux et 1 gramme 30 centigrammes d'*arséniate d'ammoniaque*. Indépendamment des pluies qui avaient dû si souvent mouiller le terrain, celui-ci avait été inondé à tel point, que M. Saucon ne pouvait pas croire que l'on trouvât encore des traces des préparations arsenicales. Il n'en fut pas ainsi, car nous retirâmes des débris de l'une et de l'autre de ces boîtes une proportion notable d'arsenic.

7° Déjà plusieurs fois j'ai constaté long-temps après l'inhumation, soit dans le canal digestif, soit dans le foie, la rate, le cœur, etc., la présence de l'acide arsénieux qui avait été introduit dans l'estomac, quoique la putréfaction eût parcouru toutes ses périodes et qu'il y eût eu production d'une grande quantité d'ammoniaque. Je me bornerai à citer les cadavres de Mercier, à Dijon ; de Cumon, à Périgueux ; de Lafarge, à Tulle.

Il résulte de ces faits : *A*, qu'il est possible de retirer de l'arsenic, même plusieurs années après l'inhumation, de cadavres appartenant à des individus morts empoisonnés par l'acide arsénieux, par un arsénite ou par un arséniate ; *B*, que si l'acide arsénieux a été pris à l'état solide, il ne sera pas quelquefois impossible, même long-temps après l'inhumation, d'apercevoir çà et là des grains qui, étant détachés avec la pointe d'un canif, présenteront tous les caractères de ce poison ; *C*, que dans la plupart des cas il n'en sera pourtant pas ainsi, et qu'il faudra recourir à la décomposition des matières par le chlore (*Voyez* page 229), parce qu'il ne suffirait pas de traiter ces matières par l'eau bouillante pour mettre hors de doute l'existence d'une préparation arsenicale trop intimement mélangée ou combinée avec le gras de cadavres ou avec les tissus putréfiés. Presque toujours en effet les décoctions aqueuses des organes ou des débris pourris, alors même que le composé arsenical a été en partie dissous, laissent après l'évaporation à siccité des produits noirâtres, gras, dans lesquels les réactifs ne décèleraient aucune trace d'une préparation arsenicale, qu'il serait impossible de mettre dans un appareil de Marsh sans développer des quantités de mousse effroyables, et qui ne peuvent même pas être convenablement carbonisés par les acides forts.

Peut-il arriver que le cadavre d'un individu empoisonné par l'acide arsénieux abandonne le composé arsenical qu'il renfermait au moment de la mort, de manière à ne plus en retenir après une inhumation prolongée ? Il n'est pas douteux que l'acide arsénieux ne se transforme à la longue, et à mesure qu'il se produit de l'ammoniaque, en arsénite d'ammoniaque *beaucoup plus soluble* que l'acide arsénieux, en sorte qu'il pourrait se faire qu'au bout de quelques années on ne parvînt pas à démontrer la présence de l'acide arsénieux là où il aurait été facile de la constater quelques mois après l'inhumation, parce que cet acide, auparavant solide et granuleux, une fois transformé en arsénite d'ammoniaque, serait devenu soluble et aurait filtré dans la terre, à travers les parois de la bière, ou se serait écoulé par les trous que présente souvent la face inférieure de cette boîte lorsque la putréfaction a fait de grands progrès.

En disant qu'il *pourrait* se faire qu'au bout de *quelques années* on ne parvînt pas à trouver de l'arsenic dans un cadavre, lorsqu'il aurait été facile d'en constater la présence quelques mois après l'inhumation, je n'entends parler que d'une préparation arsenicale solide *qui aurait été introduite dans l'estomac ou dans le rectum* dans le dessein de donner la mort. Il est dès lors évident que je restreins singulièrement les cas où l'expert sera appelé à décider des questions de ce genre ; en effet, le poison restera dans le canal digestif, où il était au moment de la mort, tant que ce canal conservera son intégrité et sa mollesse ; et alors même que par les progrès de la putréfaction l'estomac et les intestins se seront desséchés, en occupant un très petit volume, ils continueront à présenter une cavité dans laquelle on retrouvera encore, sinon la totalité, du moins une partie du poison. J'irai plus loin, et j'admettrai que la décomposition putride ait été portée au point de réduire les tissus de l'estomac et des intestins, ainsi que ceux des autres viscères abdominaux, en une matière gris brunâtre ou d'un vert foncé sale, comme graisseuse et semblable au cambouis ; même alors il serait encore possible de découvrir une certaine quantité d'acide arsénieux qui aurait échappé à l'action de l'ammoniaque, ou qui, s'étant combiné avec cet alcali, aurait formé un arsénite susceptible d'être retenu par les tissus et par la matière grasse dont j'ai parlé.

On voit donc, par cette première espèce, combien seront rares les cas où le poison arsenical soluble aura été *complètement* dissous par les pluies et entraîné dans la terre.

En sera-t-il de même pour la portion d'acide arsénieux qui, ayant été absorbée, se trouve *en très petite proportion* dans chacun de nos organes ? Ici, à défaut de faits, je puis m'aider du raisonnement. Plus la quantité du poison arsenical est faible par rapport à la masse de l'organe qui le contient, plus il y a de chances pour qu'il reste dans cet organe, d'abord parce que les produits de la putréfaction pourront le retenir en formant avec lui des composés nouveaux peu solubles ou insolubles dans l'eau, et ensuite parce que les acides arsénieux et arsénique étant susceptibles de s'unir à la chaux, agiront peut-être à la longue sur une portion de celle qui existe dans nos organes, et se transformeront en arsénite ou en arséniate insolubles. Toujours est-il que l'on admettra sans peine que l'ammoniaque produite pendant la putréfaction, et qui pourrait rendre l'acide arsénieux assez soluble pour être facilement entraîné par les pluies, se combinera avec les acides gras qui se développent, dans ces circonstances, pour former du gras des cadavres, et qu'elle ne se portera pas de préférence sur ce poison, à moins que ce ne soit pour l'envelopper et le retenir à l'état insoluble. Je pense donc que, même pour la portion d'acide arsénieux absorbé, il doit être excessivement rare que les pluies l'entraînent en totalité. Mais admettons que l'on soit disposé à adopter une opinion contraire avant que l'expérience ait prononcé, du moins devra-t-on s'accorder sur ce point que l'on pourra retrouver ce poison *toutes les fois que les membres et les viscères auront conservé leur intégrité,* ou bien lorsque, après avoir été détruits en partie, il restera encore *des portions* de ces membres et de ces viscères *formant un tout reconnaissable.*

Supposons actuellement que, par les progrès de la putréfaction, les diverses parties du cadavre soient déjà dans un état de putrilage qui les rende méconnaissables, sans que toutefois le corps soit réduit encore en un détritus pulvérulent, et voyons ce que deviendrait l'acide arsénieux qui aurait abandonné les tissus pour se mêler à la terre. Tout porte à croire, d'après les expériences que j'ai tentées à ce sujet, que cet acide et l'arsénite d'ammoniaque formé conserveraient long-temps leur solubilité dans un terrain *qui ne contiendrait pas du sulfate de chaux,* et ne se transformeraient par conséquent pas en arsénite de chaux insoluble ; ils resteraient sans aucun doute mélangés à la terre qui avoisine le cadavre tant qu'ils n'auraient pas été entraînés un peu plus loin par l'action des pluies, action qui n'est pas à beaucoup près aussi efficace qu'on pourrait le croire au premier abord ; d'où il suit que l'on serait grandement autorisé à penser, si l'on découvrait dans un terrain de cimetière un composé arsenical *soluble dans l'eau froide,* que ce composé provient d'un des cadavres du voisinage, à moins qu'il ne fût prouvé que cette partie du terrain avait été préalablement arrosée avec une dissolution d'acide arsénieux ou de toute autre préparation arsenicale, ou bien que l'on avait jeté à sa surface une poudre arsenicale soluble.

Admettons au contraire le cas où un cadavre contenant de

l'arsenic aura été réduit par les progrès de la putréfaction en un *détritus* qui s'est mélangé à la terre de manière à ce qu'il ne soit plus possible d'en reconnaître les débris à l'œil nu; n'est-il pas probable qu'alors encore ce mélange céderait à *l'eau froide*, ou du moins à *l'eau bouillante,* le composé arsenical qu'il pourrait renfermer? Or, comme les terrains des cimetières ne se comportent jamais ainsi quand on les traite par l'eau, l'expert n'hésiterait pas, en pareil cas, à tirer de la présence de l'arsenic, les mêmes inductions que celles dont il vient d'être fait mention à l'occasion des terrains dans lesquels il existerait un composé arsenical *soluble dans l'eau froide.*

Peut-il arriver que l'arsenic que l'on retire d'un cadavre inhumé depuis long-temps dans un cimetière dont le terrain serait arsenical, provienne de ce terrain plutôt que d'un empoisonnement? Je résoudrai cette question en répondant aux objections qui peuvent être faites au nouveau système médico-légal que j'ai introduit dans la science (*Voyez* plus loin l'objection 3ᵉ).

Acide arsénieux introduit dans le canal digestif après la mort. Si l'on applique sur l'intestin rectum d'un individu qui vient d'expirer 4 grammes d'acide arsénieux pulvérisé, et qu'on le laisse pendant vingt-quatre heures, on observe, en faisant l'ouverture du cadavre, que *la partie de la membrane muqueuse* qui a été en contact avec le poison est d'un *rouge assez vif,* et qu'elle présente une ou plusieurs taches d'un rouge noirâtre, qui sont de véritables ecchymoses : les autres tuniques sont dans l'état naturel; il en est de même des portions d'intestin qui n'ont pas été en contact avec le poison.

Dans le cas où cet acide pulvérulent n'a été introduit dans le gros intestin que vingt-quatre heures après la mort, on remarque, si on ouvre le cadavre le lendemain, que les parties sur lesquelles le poison a été mis présentent des ecchymoses de largeur variable : du reste, on n'observe aucune autre altération. Il est donc facile de distinguer si l'acide arsénieux a été appliqué sur les gros intestins avant ou après la mort; en effet, dans ce dernier cas, on trouve le poison à peu de distance de l'anus; et si le rectum est enflammé ou ecchymosé, il ne l'est que dans les parties qui ont été touchées par l'acide ; en sorte qu'il *y a une ligne de démarcation excessivement tranchée* entre ces parties et celles qui sont immédiatement au-dessus. Au contraire, si l'inflammation était le résultat de l'injection de l'acide arsénieux dans le rectum pendant la vie, elle s'étendrait bien au-delà de la partie touchée par l'acide, et la rougeur de l'intestin diminuerait graduellement d'intensité, à mesure qu'on approcherait des intestins grêles.

De l'appareil de Marsh modifié.

Jusqu'en 1836, les experts chargés de faire une analyse médico-légale relative à l'empoisonnement par une préparation arsenicale, lorsqu'ils étaient parvenus à ce point de l'opération qu'il fallait retirer l'*arsenic* de cette préparation, employaient avec un grand succès un mélange de potasse et de charbon ou du flux noir ; l'arsenic se volatilisait et apparaissait avec tous ses caractères dans une partie plus ou moins élevée du tube fermé où l'on avait fait l'opération, et jamais, que je sache, cette manière d'agir n'avait soulevé d'objection sérieuse au grand jour des débats ; chacun trouvait le procédé mis en usage très sensible, sûr, commode et assez expéditif. En octobre 1836, *Marsh* publia un travail ayant pour titre : *Description d'un nouveau procédé pour séparer de petites quantités d'arsenic des substances avec lesquelles il est mélangé (Edinburgh, New philosophical journal)* (1). Il proposa d'introduire dans un flacon du zinc, de

(1) La découverte de Marsh n'est en quelque sorte que l'application d'un fait assez anciennement connu ; ainsi *Scheele* annonça le premier, en 1775, que l'hydrogène peut se combiner avec l'arsenic et donner un gaz inflammable qui laisse en brûlant du *régule d'arsenic* (*Mémoires* de Scheele, t. 1er). En 1798, *Proust* disait qu'en brûlant le gaz hydrogène *très fétide* qui se dégage quand on dissout dans l'acide chlorhydrique de l'étain *arsenical*, il se dépose de l'arsenic sur les parois de la cloche (*Ann. de Chim.*, t. xxviii). *Tromsdorff* publiait en 1803 qu'en introduisant dans un flacon ordinaire du zinc *arsenical*, de l'eau et de l'acide sulfurique, on dégageait du gaz hydrogène *arsénié*, et que si ce tube à dégagement était suffisamment long, ce gaz laissait déposer parfois de l'*arsenic* contre les parois du tube (*Nicholson's Journal*, t. vi). On verra par la description que je vais donner du procédé suivi par *Marsh* que cet auteur n'a fait que se conformer aux principes posés par *Tromsdorff*. Mais *Serullas* allait beaucoup plus loin lorsqu'il établissait

l'eau, de l'acide sulfurique et de l'acide arsénieux ou bien une matière suspecte qui en contenait, afin de dégager du gaz hydrogène arsénié ; ce gaz, à mesure qu'il se produisait, sortait par l'extrémité effilée d'un tube où il était enflammé à l'aide d'un corps en ignition, et si l'on recevait la flamme sur une surface froide, soit sur un morceau de verre épais, soit sur une soucoupe de porcelaine, on voyait l'arsenic se déposer, tandis que si la flamme pénétrait dans le milieu d'un tube assez large ouvert aux deux extrémités, il se formait de l'acide arsénieux qui s'appliquait sur les parois internes du tube : on pouvait même obtenir à-la-fois de l'arsenic et de l'acide arsénieux, en dirigeant obliquement la flamme dans le tube, de manière à effleurer le verre. À peine l'application de Marsh fut-elle connue que partout on s'empressa de la mettre en pratique, et l'on ne tarda pas à s'assurer que l'appareil proposé par cet auteur était des plus défectueux ; s'agissait-il d'extraire l'arsenic de l'acide arsénieux *simplement* dissous dans l'eau, cet appareil fonctionnait bien, mais il paraissait trop compliqué ; fallait-il chercher à séparer l'arsenic de l'acide arsénieux mélangé avec des liquides organiques. tels que des bouillons, des potages, etc., il se produisait une effervescence écumeuse, la majeure partie de la liqueur était chassée sous forme de mousse, le gaz hydrogène arsénié ne brûlait plus, et l'expérience était manquée. Il est vrai de dire que Marsh avait aperçu ces inconvéniens, et qu'il avait proposé de les éviter à l'aide d'une forte couche d'huile d'olives qui devait s'opposer à la formation de la mousse, tandis que d'un autre côté il cherchait à emprisonner en quelque sorte le mélange suspect pendant un certain temps, et jusqu'à ce que le gaz pût se dégager librement. Mais ces précautions étaient insuffisantes, surtout lorsque la matière organique liquide ou solide avec laquelle l'acide arsénieux était mélangé au lieu d'être en très petite proportion, était assez abondante ; la mousse produite et la perte de gaz étaient telles

en 1821 que l'on peut tirer parti de la décomposition de l'*hydrogène arsénié* pour constater dans *des cas de toxicologie* la présence de l'*arsenic* ou de ses composés. Il est aisé de voir que l'application faite par *Marsh* n'est que la mise en pratique des idées de *Tromsdorff* et de *Serullas*.

alors, qu'il fallut sans hésiter renoncer à pratiquer l'opération comme Marsh l'avait proposée. Il fallait, sous peine de renoncer à une application utile, perfectionner le procédé en le simplifiant; Hérapath, Mohr, Liébig, Berzélius, Thompson, Sénior, Vogel, Chevallier, Lassaigne, Kœppeling, Kampmann, et l'Académie des sciences (qui adopta à cet égard les idées de Liébig et de Berzélius), modifièrent soit les flacons, soit les tubes, et firent connaître quelques résultats nouveaux. M. Chevallier proposa le premier de faire passer le gaz hydrogène arsénié à travers des fragmens de porcelaine entourés de charbons rouges, afin d'obtenir un *anneau d'arsenic;* depuis, la commission de l'Institut a remplacé avec avantage la porcelaine par de l'amiante.

Malgré tant de travaux, l'appareil de Marsh restait frappé d'impuissance dans un très grand nombre de cas; on ne s'était nullement préoccupé du fait capital de la question, savoir : la destruction de la matière organique au milieu de laquelle étaient en quelque sorte noyées des parcelles d'acide arsénieux; on ne se doutait pas que bientôt on serait forcé dans une foule d'expertises de soumettre une proportion considérable d'une matière animale, la moitié d'un *foie*, par exemple, à l'action de l'appareil, et qu'alors malgré tous les perfectionnemens apportés par les savans dont j'ai parlé, il se produirait une telle *quantité de mousse* que l'opération deviendrait impraticable; toutes les forces avaient été concentrées sur un point accessoire de ces questions, celui qui avait pour objet de *mieux décomposer* le gaz hydrogène arsénié, tandis qu'on avait négligé la partie vitale du problème, celle qui a pour but *le dégagement du gaz;* quel avantage y aurait-il, en effet, à être en état de décomposer complétement un gaz *dont le dégagement serait impossible? Il fallait à tout prix détruire la matière organique, ou du moins en décomposer une assez grande proportion pour empêcher la formation de cette prodigieuse quantité de mousse, qui paralyse l'opération, de telle sorte que le gaz hydrogène arsénié ne se dégage pas et ne peut, par conséquent, être ni enflammé ni décomposé.* C'est ce que je fis en 1839, lorsque je démontrai que l'acide arsénieux était absorbé, qu'il se concentrait particulièrement dans le *foie* où les médecins légistes seraient souvent tenus d'aller le chercher et que je proposai de réduire en cendres toute la matière organique de cet organe ou de tout autre, au moyen de l'azotate de potasse, ou de la décomposer en grande partie à l'aide de l'acide azotique. Plus tard, ainsi qu'on l'a vu à la page 226 et suivantes, adoptant ce principe, quelques experts ont conseillé de procéder par d'autres agens à la décomposition de cette matière. Aujourd'hui la question est parfaitement éclaircie ; l'appareil de Marsh qui aurait été si souvent inutile, avant mes recherches, est employé avec avantage, parce que j'ai fait disparaître, en détruisant ou en décomposant la matière organique, l'élément qui dans beaucoup de cas l'aurait empêché de fonctionner, puisqu'une fois la matière animale détruite, il ne se produit pas une *seule bulle de mousse*.

Je dirai plus loin combien sont nombreuses les objections que l'on a faites contre l'emploi médico-légal de l'appareil de Marsh pour extraire l'arsenic, tandis que, je le répète, avant 1836, il ne s'en était élevé aucune contre le mode d'extraction suivi jusqu'alors (réduction du composé arsenical par la potasse et le charbon) ; tout en déclarant ici que ces objections n'ont point de portée réelle, et que la plupart d'entre elles ont été présentées avec une mauvaise foi insigne, je pense qu'il y a lieu de se demander *si, en réalité, l'application de Marsh à la recherche de l'arsenic, constitue un progrès important et tel que la toxicologie ne pût s'en passer*. Je n'hésite pas à répondre par l'affirmative, parce qu'il est aisé de prouver *que l'on peut déceler* à l'aide de l'appareil de Marsh modifié, des traces d'arsenic qui *échapperaient* à l'action du gaz acide *sulfhydrique* : or, on sait que ce réactif est le seul, parmi ceux qui sont doués d'une excessive sensibilité, qui fournisse des résultats à l'abri de toute complication et de toute cause d'erreur. L'expérience suivante ne laissera aucun doute à cet égard. Si l'on dissout *cinq centigrammes* d'acide arsénieux dans 500 grammes d'eau et que l'on introduise dans un petit appareil de Marsh *trois grammes* de la dissolution, on obtiendra un assez grand nombre de taches arsénicales pour constater les divers caractères que j'ai assignés à ces taches, ou ce qui revient au même pour *affirmer* que ces taches sont formées par de l'arsenic ; tandis

que l'acide sulfhydrique gazeux , alors même que l'on agira sur
4 *grammes* de la dissolution , donnera un précipité de sulfure
d'arsenic jaune, avec lequel il sera difficile, pour ne pas dire impossible d'obtenir assez d'arsenic pour le reconnaître ; on recueillera bien , en décomposant ce sulfure par le carbonate de
potasse et le charbon, une couche arsenicale grisâtre *excessi-*
vement mince ; mais elle contiendra une si petite quantité d'arsenic que l'on ne pourra pas produire d'une manière nette, les
réactions de ce métal, ce qui empêchera l'expert de se prononcer
affirmativement. Cette infériorité de la part du gaz acide sulfhydrique serait encore plus saillante dans les cas où il serait employé pour déceler l'acide arsénieux dans un liquide mélangé de
matière organique, car alors le sulfure d'arsenic obtenu contiendrait une certaine quantité de cette matière, qui serait décomposée par le feu en même temps que ce sulfure, et il se volatiliserait une couche arsénicale *altérée* par quelques-uns des produits de la décomposition de la matière organique.

Toutefois on aurait tort de conclure de ce qui précède que
l'acide sulfhydrique n'est pas un réactif des plus utiles dans les
expertises médico-légales relatives à l'empoisonnement par l'a-
cide arsénieux ; j'irai plus loin et je dirai qu'il est indispensable
de s'en servir. Il ne faut pas croire que toutes les fois que des
experts sont appelés pour analyser une matière suspecte, les
magistrats soient assez éclairés sur la nature du poison pour
dire à ces experts que cette matière est plutôt de l'acide arsénieux, qu'un sel de plomb, de cuivre ou de mercure ; souvent ils
manquent eux-mêmes de documens sur ce point, en sorte que les
gens de l'art sont obligés de procéder dans leurs recherches de
telle manière que le poison, *quel qu'il puisse être,* ne leur échappe
pas : c'est pour atteindre ce but que le gaz acide sulfhydrique
est surtout un agent précieux, car il précipite en *jaune* l'acide
arsénieux, en *orangé rougeâtre* les sels d'antimoine, en *noir*
les sels de plomb, de cuivre et de mercure ; l'expert peut donc,
en ayant recours au gaz acide sulfhydrique, être mis *sur la voie*
des investigations qu'il devra encore tenter pour résoudre le
problème ; s'il négligeait l'essai dont je parle, il s'exposerait à
tâtonner indéfiniment et à perdre le fruit de ses expériences.

D'ailleurs il ne faut pas croire, parce que l'acide sulfhydrique est un peu moins sensible que l'appareil de Marsh, *qu'il ne jouisse pas encore d'une grande sensibilité;* nous savons, au contraire, que lorsqu'il est convenablement employé il peut déceler des quantités excessivement faibles d'acide arsénieux. Ainsi, que l'on soumette la moitié d'un foie empoisonné par cet acide à l'action du chlore gazeux pour détruire la matière organique, que l'on chasse l'excès de chlore par la chaleur, que l'on agisse ensuite sur la liqueur, avec de l'acide sulfureux et du gaz acide sulfhydrique, comme je l'ai déjà dit, on verra que l'on obtient une proportion notable de sulfure jaune d'arsenic, lequel, étant décomposé dans un tube, à l'aide du carbonate de potasse et du charbon donnera un anneau d'arsenic très épais, sans que l'on ait fait usage de l'appareil de Marsh.

Cela une fois établi, voyons en quoi consiste l'appareil modifié par moi, après des tentatives nombreuses ; tel qu'il est, cet appareil réunit à une extrême simplicité, l'avantage de fournir à la fois un *anneau* d'arsenic et des *taches* arsenicales (1).

Il se compose d'un flacon A, de 24 à 30 centimètres de haut, d'un tube N recourbé comme les tubes en S, et d'un autre tube T C D dont l'extrémité *x*, effilée à la lampe vient toucher une

(1) M. Gaultier de Claubry attaque vivement l'appareil fort simple dont je me suis servi dans les premiers temps et qui consiste dans un flacon A muni d'un tube recourbé TD (*V*. p. 258). Cet appareil, pouvant encore rendre de très grands services lorsque les experts n'auront pas à leur disposition le tube N recourbé en S, je crois devoir réfuter les observations de M. G. de Claubry. *On perd de l'arsenic au commencement de l'opération.* Quand on a presque rempli de liquide le flacon A, la quantité d'air qui reste dans ce flacon est tellement faible, que l'on peut sans danger enflammer le gaz au bout d'un temps très court, ce qui réduit la perte presqu'à zéro. *Par suite de la détonnation, on perd la totalité du produit suspecté.* Et d'abord la détonnation n'a jamais lieu, à moins de maladresse de la part de l'opérateur ; il suffit, en effet, pour l'éviter, de n'enflammer le gaz que lorsque la petite quantité d'air contenu dans le flacon A a été expulsée. D'ailleurs, il n'est pas vrai de dire que le produit suspecté est perdu en cas de détonnation ; le contraire a presque constamment lieu, parce que le bouchon et le tube sautent seuls, le flacon restant intact avec tout le produit suspect. *Il est impossible de renouveler ou d'accelerer le dégagement du gaz par l'introduction d'une nouvelle quantité d'acide.* Je regrette que M. G. de Claubry n'ait jamais vu fonctionner un appareil de ce genre ; il saurait que rien n'est plus facile que de déboucher le flacon et d'y introduire une nouvelle quantité d'acide, sans le moindre danger ; l'opération n'exige pas plus de dix secondes (*Méd. lég.* de Briand, p. 703).

III.

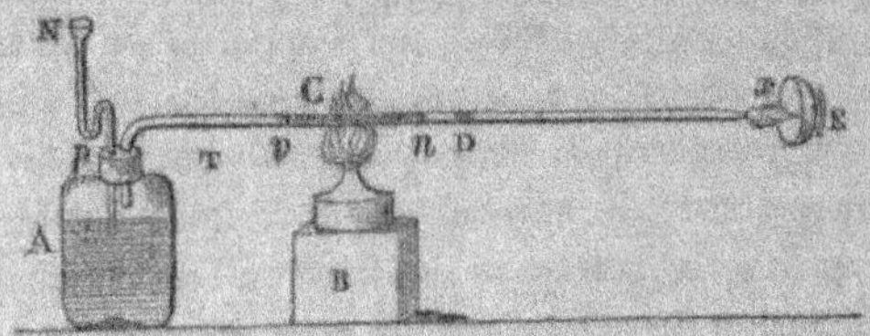

capsule de porcelaine E. Après avoir introduit dans le flacon A 50 à 60 grammes de zinc laminé, coupé en morceaux et préalablement attaqué par l'acide sulfurique pour le dépolir, on lutte avec de la cire d'Espagne le bouchon qui ferme le flacon en p, et l'on verse par le tube N. 500 à 600 grammes d'eau distillée et 3 à 4 grammes d'acide sulfurique pur. Il se dégage à l'instant même du gaz hydrogène non arsenical, si les matériaux employés sont purs (l'eau est décomposée) et que l'on n'ait pas mis une préparation arsenicale oxygénée dans le flacon A; aussi en enflammant le gaz qui sort par la partie effilée du tube x, ne se forme-t-il sur la porcelaine que de l'eau qui se condense bientôt sur la capsule. Si, au contraire, on a mis dans le flacon A, outre le zinc, l'eau et l'acide sulfurique, un milligramme d'*acide arsénieux*, ou une très petite quantité d'un liquide arsenical débarrassé de la matière animale qu'il pouvait contenir, avant que celle-ci eût été détruite ou décomposée par l'un des moyens indiqués aux p. 219 et suiv., à l'instant il se produit du gaz *hydrogène arsénié* qui brûle avec une flamme bleue, quand on l'enflamme sur le point x, et qui, au lieu d'eau pure, laisse déposer sur la porcelaine *des taches arsenicales* d'un brun fauve, plus ou moins foncé, brillantes et miroitantes. Ici l'hydrogène à l'état naissant s'est emparé de l'oxygène de l'acide arsénieux pour former de l'eau, tandis qu'une autre portion d'hydrogène s'est combinée avec l'arsenic à l'état naissant qui provenait de la décomposition de l'acide arsénieux. Si avant de recourber le tube T C D on a eu soin d'introduire de l'amiante dans sa partie $v\,n$, c'est-à-dire dans l'étendue de 5 à 6 centimètres, et qu'à l'aide d'une assez forte lampe à esprit de vin B, on chauffe la portion v C n du tube, le gaz hydrogène arsénié sera *en partie* décomposé par la chaleur en hydrogène et en arsenic; celui-ci se condensera en

D, près de l'amiante, sous forme d'*anneau*, tandis que l'hydrogène sortira par l'extrémité x du tube ; enflammé sur ce point il ne fournirait que de l'eau s'il avait été complétement décomposé : au contraire, la portion d'hydrogène arsénié qui n'aurait pas été décomposée par la chaleur, si elle est enflammée à l'extrémité x, laisserait déposer sur la porcelaine des taches arsenicales ; il est évident que si tout le gaz avait été décomposé par la chaleur de la lampe, l'arsenic se trouverait tout entier sous forme d'anneau en D. Mais il n'en sera jamais ainsi lorsqu'on emploiera cet appareil ; constamment le gaz qui sortira par l'extrémité x contiendra une certaine quantité d'hydrogène arsénié et déposera des taches arsenicales plus ou moins nombreuses, s'il est enflammé. L'amiante, indépendamment de ce qu'il divise et déchire en quelque sorte le gaz dont il favorise par conséquent la décomposition, a encore pour but de retenir les parcelles de dissolution de sulfate de zinc qui auraient pu être entraînées du flacon A dans le tube T C D à la suite du dégagement quelquefois tumultueux du gaz hydrogène et de s'opposer par conséquent à la formation de taches de zinc, assez semblables *par leur aspect* aux taches arsenicales.

Sensibilité de l'appareil modifié. Il suffit qu'une liqueur contienne *un millionième* d'acide arsénieux pour fournir un assez grand nombre de taches ; celles-ci commencent même à paraître, lorsque la liqueur ne renferme qu'un *deux millionième* de cet acide. Une dissolution arsenicale étant donnée, on obtient d'autant plus de taches que l'on emploie plus de cette dissolution ; mais ces taches ne se montrent pas mieux et ne sont pas plus intenses dans un cas que dans l'autre ; d'où il résulte qu'il y a avantage à concentrer les liqueurs arsenicales et à opérer sur un petit volume de liquide ; on obtient ainsi des taches plus épaisses.

Précautions à prendre. Ces précautions sont au nombre de cinq. 1° *Il faut s'assurer que les agens qui doivent être employés, pas plus que le flacon et le tube ne fournissent point d'arsenic, avant qu'on en ait ajouté.* Pour cela on fait une expérience *à blanc*, c'est-à-dire que l'on introduit dans le même appareil qui doit servir à faire l'expertise, des quantités égales

17.

du même zinc, de la même eau, et du même acide sulfurique que celles dont on devra faire usage, et on attend que le gaz soit complétement dégagé, ce qui pourra durer 3/4 d'heure, une heure au plus; si, après cet essai, il ne s'est pas déposé de l'arsenic en D, et que l'on n'ait obtenu aucune tache arsenicale sur la soucoupe de porcelaine, on peut être certain que les matériaux et l'appareil sont bons; si, au contraire, on avait recueilli des taches *arsenicales* ou qu'il se fût formé en D un anneau arsenical, il faudrait changer les matières, prendre du zinc et de l'acide sulfurique exempts d'arsenic et peut-être même faire usage d'un autre flacon et d'autres tubes. Il importe d'attendre quelques minutes avant de mettre le feu au gaz qui sort par l'extrémité x, parce que le flacon A contenait une certaine quantité d'air et que par le mélange de celui-ci avec l'hydrogène il se forme un gaz *détonnant* par l'approche d'un corps en combustion; on devra attendre d'autant plus que le flacon sera plus grand et qu'il renfermera moins de liquide. L'essai *à blanc* étant terminé, on démonte l'appareil, on lave le flacon et le tube en S, et l'on re charge l'appareil avec le zinc, l'eau et l'acide sulfurique déjà essayés; on lutte avec de la cire d'Espagne, comme il a été dit, et lorsque le gaz hydrogène s'est dégagé pendant quelques minutes, on introduit la liqueur suspecte dans le flacon par le tube N (1). Dans ce moment l'effervescence diminue, à moins que la liqueur suspecte ne soit elle-même acide, parce que l'acide sulfurique se trouve affaibli et qu'il ne se dégage pas assez de gaz. Il faut donc ajouter par petites parties, et en tâtonnant, de nouvelles quantités d'acide sulfurique, jusqu'à ce qu'en approchant l'extrémité du tube x des lèvres, on sente par l'impression que le gaz produit sur elles, que le dégagement est assez fort pour que ce gaz puisse brûler avec une flamme qui ne soit pas trop intense. Si, maladroitement, on avait introduit dans le flacon plus d'acide sulfurique qu'il n'en fallait et que le dégagement du gaz fût tumultueux, il faudrait à l'instant même sus-

---

(1) Le tube T C D ne pouvant pas servir deux fois, on devra en prendre un autre, en verre blanc transparent, que l'on aura préalablement bien lavé à l'eau distillée (*Voy.* p. 203).

pendre l'opération, démonter l'appareil, retirer du flacon la moitié ou les deux tiers de la liqueur que l'on conserverait dans un grand verre pour expérimenter ultérieurement sur elle, après l'avoir étendue d'eau ; on ajouterait une quantité suffisante d'eau distillée sur la moitié ou sur le tiers restant dans le flacon A pour obtenir un dégagement convenable de gaz, et l'on monterait de nouveau et de suite l'appareil, afin de le faire fonctionner.

2° *Le zinc doit avoir été préalablement dépoli.* Si le zinc était brillant et très poli, l'acide sulfurique très étendu d'eau ne l'attaquerait que très difficilement ; il faut donc commencer par traiter ce métal *dans un verre à expérience*, par de l'acide sulfurique étendu de son volume d'eau ; au bout de quelques minutes de réaction, il sera assez dépoli pour être attaqué par l'acide dilué au point où il doit l'être pour que l'appareil marche convenablement ; toutefois avant de l'introduire dans le flacon, on le lavera à plusieurs reprises avec de l'eau distillée, afin de lui enlever l'acide sulfureux qu'il pourrait retenir à sa surface. Quelques experts, au lieu de procéder ainsi, ont préféré, après avoir mis le zinc laminé et poli dans le flacon A, verser par le tube en S un peu d'eau et de l'acide sulfurique *concentré ;* c'est là un grand tort ; sans doute que le zinc est promptement décapé par ce moyen, mais comme par le mélange de l'acide avec la petite quantité d'eau employée, la température s'élève à 80° ou à 90° c., et qu'à cette température, il se produit de l'acide sulfureux, par suite de la décomposition d'une partie de l'acide sulfurique, il en résulte que le flacon contient de l'acide sulfureux, ce qui est un inconvénient grave ; en effet, l'hydrogène naissant décompose cet acide pour former de l'eau et de l'acide *sulfhydrique ,* acide dont la présence aurait le double inconvénient de donner un anneau et des taches mêlés de soufre, et surtout de transformer en *sulfure d'arsenic* insoluble, l'acide arsénieux faisant partie de la liqueur suspecte qui serait ultérieurement introduite dans le flacon : ce sulfure, comme l'on sait, n'est pas décomposé dans l'appareil de Marsh, en sorte que l'on n'obtiendrait point d'arsenic, d'une liqueur qui en aurait inévitablement fourni, s'il n'y avait pas eu de l'acide sulfureux dans le flacon. Il est évident , d'après ce qui précède, qu'il faut éviter soigneusement l'emploi de l'acide sulfurique renfermant de l'acide sulfureux.

3° L'effervescence doit être modérée et la flamme ne doit pas avoir plus de 3 ou 5 millim. de longueur. On sait que la flamme se compose de deux parties, la *flamme d'oxydation*, celle qui est la plus éloignée de l'extrémité du tube où elle se produit, et la flamme de réduction qui est plus près de cette extrémité. On obtient difficilement des taches arsenicales en plaçant la porcelaine dans la flamme d'oxydation, qui est beaucoup trop chaude. Il n'en est pas de même quand l'assiette se trouve dans la flamme de réduction, et même plus près de l'ouverture du tube. Il est des cas où les taches ne paraissent que lorsque cette ouverture est appuyée sur la porcelaine et maintenue dans cette situation pendant une minute environ. Dans beaucoup d'autres circonstances, il faut au contraire, si l'on veut obtenir de l'arsenic, opérer avec une flamme de 6 à 8 millim., et alors l'arsenic paraît presque toujours sous forme de larges taches; d'où il suit que l'expert doit tâtonner en avançant ou reculant l'assiette jusqu'à ce qu'il ait trouvé le point convenable pour recueillir la plus grande quantité possible d'arsenic. En général, si la flamme est trop faible, qu'elle ait 1 ou 2 millimètres, par exemple, et que la liqueur contienne peu d'arsenic, les taches tardent à paraître, sont fort petites, et l'on ne réussit à les bien condenser qu'en appuyant l'extrémité du tube sur la porcelaine. Si la flamme était intense, de 20 à 25 millimètres de long, l'arsenic se volatiliserait au fur et à mesure qu'il se dégagerait, et ne se déposerait pas sur la capsule, à moins que la liqueur n'en contînt beaucoup. *C'est ce qui est arrivé aux experts de Tulle dans l'affaire Lafarge;* évidemment ces chimistes n'ont pas obtenu les nombreuses taches qu'ils auraient dû recueillir, s'ils n'avaient pas agi avec une flamme de 20 à 25 millimètres. La trop grande dimension de la flamme expose aussi à un autre inconvénient, celui d'obtenir des taches de zinc, parce que le sulfate de ce métal aura été entraîné avec le gaz hydrogène, et que l'amiante aura pu ne pas l'arrêter en entier.

4° L'ouverture du tube à l'extrémité x doit être régulière et assez étroite. C'est à cette condition que l'on obtiendra une flamme convenable pour qu'il se dépose sur la porcelaine de belles taches arsenicales ; avec une ouverture large, la flamme au lieu d'être pointue et dans une direction horizontale, serait évasée, plus courte, et déjetée de côté et d'autre ; si l'ouverture x était irrégulière ou échancrée, les inconvéniens que je viens de signaler seraient encore plus saillans.

5° Il ne faut dans aucun cas substituer l'acide chlorhydrique à l'acide sulfurique pour faire marcher l'appareil, ainsi que l'a conseillé M. Devergie. L'acide sulfurique, a dit ce médecin, est souvent arsenical, et il n'agit que difficilement sur le zinc ; il faut donc lui préférer l'acide chlorhydrique. L'assertion de M. Devergie ne soutient pas le plus léger examen ; déjà, bien avant l'Institut, j'avais prouvé que l'on trouve *souvent dans le commerce* de l'acide sulfurique *non* arsenical, et qu'il est possible de priver d'arsenic celui qui, par hasard, en contiendrait. L'Académie des sciences a confirmé mon dire dans son rapport. Quant à la difficulté avec laquelle le zinc serait attaqué par l'acide sulfurique, elle est imaginaire, comme chacun peut s'en convaincre en employant ce métal *préalablement décapé,* comme je l'ai dit à la page 261. Je vais maintenant énumérer les nombreux inconvéniens que présenterait l'emploi de l'acide chlorhydrique : 1° il est souvent arsenical ; 2° souvent aussi il renferme de l'acide sulfureux, dont il est impossible de le séparer par la distillation, et l'on sait combien la présence de l'acide sulfureux dans l'appareil, peut amener de perturbation (*V*. page 261); 3° il épuise bientôt son action sur le zinc, en sorte qu'il faut en employer des quantités considérables ; 4° il transforme le zinc en chlorure, beaucoup plus facile à entraîner par le gaz hydrogène que le sulfate de zinc ; aussi même avec des flammes assez faibles, fournit-il des taches de zinc qui ressemblent par leurs caractères physiques aux taches *arsenicales,* et qui pourraient, par conséquent, induire les experts en erreur, même quand on aurait fait usage d'amiante, pour arrêter une certaine quantité de chlorure de zinc. Le fait suivant est certainement de nature à engager M. Devergie à ne plus soutenir une thèse qu'il est seul à défendre aujourd'hui. En août 1841, MM. Devergie, Ollivier (d'Angers) et moi, nous fûmes chargés de rechercher s'il existait de l'arsenic dans certaines matières suspectes. Un tiers de ces matières fut traité par l'azotate de potasse, un autre tiers par l'acide sulfurique concentré, et le dernier tiers par le procédé de M. Devergie que je combats. On n'obtint aucune tache arsenicale ni de traces d'anneau métallique avec les liquides fournis par l'azotate de potasse et par l'acide sulfurique concentré. On recueillit au contraire un assez bon nombre de *taches brunes, brillantes et d'apparence arsenicale*, avec le tiers de la matière traitée par le procédé de M. Devergie. Le lendemain, mon confrère me disait : *Les taches se sont envolées;* et en effet, il n'y avait plus sur l'assiette, à la place qu'avaient occupée ces prétendues taches arsenicales, qu'une substance *blanche opaque.* Je dis aussitôt à M. Devergie : *C'est tout simple : votre appareil de Marsh est alimenté par l'acide chlorhydrique; la liqueur que vous introduisez dans cet appareil est riche en acide chlorhydrique, il se forme beaucoup de chlorure de zinc que l'hydrogène entraîne avec lui malgré la présence de l'amiante dans le tube; ce chlorure est ensuite décomposé par l'hydrogène, et vos taches n'étaient autre chose que du zinc métallique; depuis hier ce métal s'est oxydé, et nous trouvons aujourd'hui de l'oxyde de zinc opaque; les taches ne se sont pas envolées.* Ce fait n'a pas besoin de commentaire; il signale une nouvelle cause d'erreur ou du moins de perturbation qui ne vient pas à l'appui des prétentions de M. Devergie.

Caractères de l'arsenic. Il importe de constater les caractères de ce corps, soit qu'il ait été retiré de l'acide arsénieux, du sulfure d'arsenic, de l'acide arsénique ou de toute autre préparation arsenicale; c'est là un complément de la partie chimique de l'expertise que l'on exige et que l'on est en droit d'exiger pour se prononcer sur la véritable nature d'un composé arsenical; ce qui est arrivé aux experts de Brives dans l'affaire Lafarge explique suffisamment la nécessité de l'extraction de l'arsenic (*V.* p. 212). J'examinerai donc quels sont les caractères physiques et chimiques des *taches arsenicales* et de l'*anneau* de même nature, puis je démontrerai que ces taches sont réellement formées par de l'arsenic, et que cette assertion n'a pu être contestée que par l'ignorance ou la mauvaise foi et quelquefois par l'une et par l'autre.

Caractères des taches arsenicales : 1° débarrassées de tout mélange avec de la matière organique ou avec du sulfure d'arsenic, ces taches, si elles ne sont pas très épaisses, sont d'un brun fauve, miroitant, et excessivement brillantes, tandis qu'elles sont noires et ternes ou presque ternes si elles sont très épaisses ; pour peu qu'elles renferment du sulfure d'arsenic, elles sont jaunes.

2° Soumises à la flamme du chalumeau ou du gaz hydrogène simple, elles se volatilisent complétement en quelques secondes si elles sont minces, et en quelques minutes si elles sont épaisses, et répandent une odeur d'ail très prononcée.

3° Touchées par une dissolution, même très étendue, de chlorure de soude, de potasse ou de chaux, elles disparaissent instantanément.

4° Exposées au-dessus de la vapeur d'un flacon de chlore, elles sont dissoutes, et si l'on expose à l'action du gaz acide sulfhydrique les points sur lesquels elles étaient placées avant l'action du chlore, elles reparaissent à l'instant même, mais alors elles sont jaunes miroitantes et formées par du sulfure d'arsenic.

5° Traitées par *quelques gouttes* d'acide azotique concentré et pur, elles se détachent soudain de l'assiette de porcelaine ; toutefois elles ne sont pas complétement dissoutes, puisqu'on aperçoit à la surface de l'acide des parcelles d'arsenic ; mais l'assiette, auparavant tachée, se trouve *tout-à-coup* parfaitement nettoyée. Si l'on chauffe jusqu'à l'ébullition, dans la même capsule, l'acide et ces parcelles d'arsenic, la dissolution est complète, et il se dégage de l'acide azoteux ; en évaporant jusqu'à siccité, on obtient un produit blanc ou d'un blanc légèrement jaunâtre, à peine visible, composé d'acide arsénique et d'une très petite proportion d'acide arsénieux ; dès que ce produit est *refroidi* et touché par une dissolution très concentrée d'azotate d'argent et mieux encore par un petit cristal de ce sel et une goutte d'eau, il se forme de l'*arséniate d'argent rouge brique.* Pour ne pas manquer cette expérience importante, il faut savoir que l'acide azotique, *même lorsqu'il a été distillé* à plusieurs reprises sur de l'azotate d'argent, retient souvent une matière étrangère qui se montre sous l'apparence d'un corps jaune, brun ou noir quand on a évaporé l'acide jusqu'à siccité ; évidemment on aurait à redouter la présence de ce corps, qui altérerait la couleur *rouge brique*, au point de l'empêcher de se manifester, si au lieu de traiter les taches arsenicales *par deux ou trois gouttes d'acide azotique* on en employait *un ou plusieurs grammes*. Si le précipité rouge brique ne paraît pas à froid, on ne doit jamais chauffer la capsule, parce que, par la simple action de la chaleur, l'azotate d'argent se dessécherait, et se décomposerait en prenant différentes nuances et entre autres une nuance rouge qui en imposerait. Il suffirait à la rigueur d'une forte tache pour constater le caractère dont je parle, mais il vaut mieux agir sur dix ou douze taches, avec deux ou trois gouttes d'acide azotique.

6° Si, au lieu de mettre en contact avec l'azotate d'argent, le composé blanc ou d'un blanc jaunâtre obtenu par l'action de l'acide azotique sur les taches, on le fait dissoudre dans l'eau bouillante, la dissolution fournira du sulfure jaune d'arsenic, lorsque après l'avoir acidulée et chauffée avec une goutte d'acide sulfureux, on la fera traverser par un courant de gaz acide sulfhydrique ; on peut également précipiter ce sulfure en faisant bouillir la liqueur pendant quelques minutes et en attendant jusqu'au lendemain, si l'on a pas ajouté d'acide sulfureux.

7° La vapeur d'*iode* en agissant à la température ordinaire sur les taches d'arsenic les colore peu-à-peu en *jaune citron foncé* et produit de l'iodure d'arsenic qui se volatilise ensuite à une douce chaleur ou se décompose au contact de l'air par la vapeur d'eau qu'il renferme. Lorsque cette décomposition s'est opérée dans la capsule où la réaction de la vapeur d'iode a eu lieu, il est possible, après la disparition des taches jaunes par l'action de l'air, de reproduire d'autres taches à la place qu'elles occupaient en y versant un *solutum* concentré d'acide sulfhydrique. Cet acide, réagissant alors sur l'acide arsénieux formé, donne naissance à des taches d'un jaune pâle du même diamètre que celles qui existaient après l'action de la vapeur de l'iode ; ces taches se dissolvent dans l'ammoniaque et disparaissent. On peut facilement constater ces deux caractères, sans que les taches soient détachées du fond de la capsule sur lequel elles ont été déposées.

Les taches antimoniales traitées par la *vapeur d'iode*, à la température ordinaire, se transforment aussi en iodure d'antimoine, en prenant, en moins de huit à dix minutes, une belle couleur *orangée* tirant plus ou moins sur le *rouge vermillon*. Ces taches, exposées à la douce chaleur qui vaporise les taches d'iodure d'arsenic, persistent et perdent seulement leur intensité en passant au jaune orangé. Ces réactions sont faciles à pratiquer en renversant la capsule de porcelaine, au fond de laquelle se trouvent les taches qu'on essaie, sur une soucoupe au milieu de laquelle on a placé quelques cristaux d'iode (Lassaigne, *Journal de Chimie médicale*, janvier 1846).

8° L'*acide iodhydrique ioduré* d'un jaune brun foncé dissout sur-le-champ les taches arsenicales et laisse par son évaporation spontanée des taches jaunes. Le même acide mis en contact avec les taches antimoniales ne donne point de réaction immédiate ; ces taches restent plusieurs minutes intactes et sans se dissoudre ; mais par suite du contact et de l'évaporation, elles prennent une belle couleur *rouge de vermillon* (Lassaigne, *ibid.*).

9° Si l'on ne veut agir que sur *une* tache arsenicale, M. Boutigny propose de la circonscrire avec une baguette de verre mouillée préalablement dans l'eau, contenant un centième d'acide azotique pur ; puis on fait tomber sur la tache une goutte de ce même acide au centième de manière qu'elle ne soit en contact qu'avec un *milligramme* environ d'acide réel. On chauffe légèrement et quand la tache est arsenicale, elle disparaît presque immédiatement ; elle est alors transformée en acides arsénieux et arsénique. On laisse refroidir la capsule, puis on fait arriver sur la partie où se trouvait la tache un courant d'acide sulfhydrique provenant de la décomposition de l'eau sur le sulfure de fer par l'influence de l'acide sulfurique, et bientôt apparaît une tache *jaune* où se trouvait primitivement la tache miroitante. Si l'acide sulfhydrique eût été préparé avec le sulfure d'antimoine et l'acide chlorhydrique, l'expérience serait manquée, parce qu'il se déposerait du soufre et que les réactions ultérieures ne seraient pas aussi nettes. La tache *jaune* dont j'ai parlé est dissoute dans un gramme d'ammoniaque liquide pure. On fait rougir une capsule en platine, et on y verse goutte à goutte la solution ammoniacale incolore, qui passe *à l'état sphéroïdal*. Elle forme un sphéroïde très aplati dont l'équateur va toujours en diminuant, son axe vertical restant invariable. Lorsque le sphéroïde s'est transformé en sphère et qu'il n'a plus que le volume d'un petit pois, on le touche avec un tube *mouillé* préalablement dans l'acide chlorhydrique. Le sphéroïde, qui était incolore, se colore en jaune ; on y ajoute une goutte d'ammoniaque, et il se décolore pour se colorer de nouveau en jaune si on le touche avec de l'acide chlorhydrique. Ces alternatives de coloration et de décoloration peuvent se reproduire presque indéfiniment ; c'est là un caractère qui appartient exclusivement au sulfure d'arsenic ; en effet le sulfure de cadmium, également jaune est insoluble dans l'ammoniaque. Lorsque les réactions qui précèdent ont été nettement obtenues, on place dans le sphéroïde un petit cristal de carbonate de soude, du poids de 0,05 ; on soustrait la capsule à l'action de la chaleur et on la pose sur un plan de métal ; sa température s'abaisse rapidement et le sphéroïde s'étale presque immédiatement sur la partie la plus déclive de sa surface. La petite masse saline qui en résulte, projetée sur un charbon incandescent, exhale l'odeur alliacée de l'arsenic (Boutigny, *Journal de Chimie médicale*, janvier et juillet 1846).

Le procédé de M. Boutigny est incontestablement supérieur à tous les autres, *lorsqu'on n'agit que sur une tache arsenicale*.

10° La tache arsenicale ne se dissout qu'avec lenteur dans le monosulfure d'ammonium *froid* (sulfhydrate d'ammoniaque), tandis que la tache antimoniale se dissout instantanément dès qu'elle est touchée par une goutte de ce sel. Lorsqu'on soumet comparativement ces taches à *la vapeur* du sulfhydrate, on voit, après quelques heures, que la tache arsenicale n'est pas altérée, tandis que celle d'antimoine aura plus ou moins complétement disparu. Mais ce qui vient ensuite ajouter à ces caractères, c'est que presque toujours, à la place ou autour des taches antimoniales, plus ou moins effacées, on voit se former des taches rougeâtres ou orangées de kermès ou de soufre doré d'antimoine, qui viennent s'y substituer, tandis que les taches arsenicales, résistant à l'action du sulfhydrate, ne changent pas d'état : on observe seulement que leur pourtour, qui devait se trouver imprégné d'acide arsénieux, surtout dans le sens du jet de la flamme, prend une teinte jaune, due certainement à la formation d'une couche mince d'orpiment (Leroy, professeur à Grenoble ; extrait du *Bulletin de la société* de cette ville).

11° Si l'on place sur une capsule plate du phosphore divisé en petits fragmens et que l'on renverse sur cette capsule la soucoupe contenant des taches arsenicales ou antimoniales, on verra, en agissant à la température ordinaire que les taches arsenicales disparaîtront au bout de quelques heures, tandis que les taches antimoniales persisteront pendant plus de quinze jours ; elles finiront cependant par disparaître en partie, et alors en exposant la soucoupe sur une capsule dans laquelle on verse une solution d'acide sulfhydrique, les émanations de ce gaz qui se dégagent spontanément du liquide suffisent pour faire reparaître les taches, celles d'arsenic à l'état de sulfure jaune et celles d'antimoine à l'état de sulfure rouge, conservant alors la même forme que celle qu'elles avaient avant d'avoir été soumises à l'action de la vapeur du phosphore. En chauffant légèrement le phosphore, on hâte la disparition des taches arsenicales ; mais celles d'antimoine ne sont pas plus promptement attaquées (Cottereau, *Journal de Chimie médicale*, mai 1846).

Il n'est pas nécessaire de constater les nombreux caractères dont je viens de parler pour affirmer que des taches sont arsenicales ; la réunion des trois premiers avec le 4e, le 5e ou le 6e suffisent pour qu'il ne puisse y avoir doute sur la nature de ces taches.

Caractères de l'arsenic sous forme d'anneau. Il est brillant, couleur d'acier et répand une odeur alliacée lorsqu'on le met sur un charbon ardent. Si, à l'aide de la lampe à esprit de vin, on le chauffe en D, dans le tube même où il a été formé, il est vite déplacé et va se condenser un peu plus loin, là où le tube est froid ; et si l'on continue ainsi à promener la lampe jusqu'à l'extrémité du tube x (*V*. page 258), il finit par se volatiliser et par disparaître. L'acide azotique agit sur lui comme sur les taches, en sorte que l'on pourra, après l'avoir traité par cet acide, constater les caractères 5° et 6° indiqués à l'occasion des taches. Si, au lieu d'un anneau arsenical, on ne trouvait en D qu'une *légère couche terne et grisâtre* qu'il serait impossible de détacher du tube, on casserait celui-ci, et après avoir soigneusement recueilli tous les fragmens de verre salis par cette couche, on constaterait qu'elle se volatilise en répandant une odeur alliacée, et qu'elle se comporte avec le chlorure de soude, le chlore et l'acide azotique, comme le font les taches.

C'est ici le moment d'examiner une question grave, non pas par elle-même, mais par le retentissement qu'elle a eu dans la discussion que j'ai provoquée à l'Académie royale de médecine. J'avais établi en 1839, dans mon premier mémoire sur l'arsenic absorbé, « qu'en traitant certaines matières organiques *non ar-* « *senicales* par de l'acide azotique bouillant, on obtient des « liquides, lesquels placés dans un appareil de Marsh, fournis- « sent des taches que j'appelai *taches de crasse*; ces taches, « disais-je, si elles sont quelquefois brunes et brillantes, comme « les taches arsenicales, sont le plus souvent jaunâtres et ont « un tout autre aspect que ces dernières; il suffit de les avoir « vues une fois pour les distinguer des taches arsenicales; mais « en admettant que des gens peu versés dans ces sortes de ma- « tières fussent tentés de confondre des objets aussi différens, « on les distinguerait aux caractères suivans : 1° l'acide azoti- « que froid ne détache pas *les taches de crasse*, alors même « qu'on frotte sur place avec une baguette; 2° elles finissent par « se dissoudre en partie dans une grande quantité de cet acide « bouillant, mais elles laissent toujours sur la capsule une ma- « tière brunâtre; 3° la dissolution azotique évaporée jusqu'à « siccité donne, au lieu d'un résidu blanc ou d'un blanc jau- « nâtre, une matière jaune foncé, brune ou noirâtre; 4° cette « matière ne fournit point de précipité rouge brique avec l'azo- « tate d'argent; 5° enfin l'acide sulfhydrique gazeux ne précipite « pas en jaune la dissolution dans l'eau du produit azotique « évaporé jusqu'à siccité. »

Une assertion aussi explicite aurait dû suffire pour écarter l'idée de soulever à cet égard une question quelconque. Il n'en fut rien ; il se trouva deux hommes, MM. Flandin et Danger, qui, après avoir puisé dans mon mémoire, *sans le citer,* la connaissance de l'existence de ces taches, vinrent gravement, deux ans après, lire un mémoire à l'Institut pour annoncer comme un fait nouveau *que ces taches existaient,* et non contens de ce premier plagiat, ils en commirent un second en prenant à M. Raspail une idée extravagante qu'il avait émise dans les débats concernant Mercier de Dijon et qu'il avait *publiée*, savoir qu'à l'aide de certains phosphites, d'une huile essentielle ou de charbon placés dans l'appareil de Marsh , on pouvait obtenir des taches offrant *tous les caractères physiques et chimiques des taches arsenicales.* Que cette annonce pompeuse soit vraie et nous arrivons à l'absurde, car il faudra conclure que deux corps très différens l'un de l'autre, *l'arsenic* et la matière des *taches de crasse* jouissent des mêmes caractères ! ! ! Tout cela ne pouvait pas soutenir le plus léger examen ; je m'élevai aussitôt à l'Académie de médecine contre une pareille prétention , et je n'eus qu'à rappeler, pour mettre le bon droit de mon côté, ce que j'avais écrit sur les caractères différentiels des taches de crasse et des taches arsenicales ; quelques mois après, l'Institut se prononça dans le même sens, après avoir dit que j'avais le premier fait connaître ces taches ; enfin l'Académie de médecine, à son tour, réduisit au néant une assertion dont la fausseté sautait aux yeux.

On aurait pu penser que le débat se terminerait là ; mais l'ignorance et la mauvaise foi ne reculent pas aussi facilement. Complétement battus sur ce point, on déplaça la question et l'on ne soutint plus que les *taches de crasse* pussent être confondues avec les taches arsenicales. On s'efforça de prouver alors que les *taches arsenicales n'étaient pas formées par de l'arsenic.* Une pareille thèse ne pouvait être soutenue que par des hommes complétement étrangers à la science ; aussi MM. Flandin et Danger, qui n'avaient pas le droit de prendre la parole à l'Académie, choisirent-ils M. le professeur Gerdy. Celui-ci, après avoir humblement reconnu son incompétence dans la question n'en entra pas moins en lice avec une véhémence et une passion qu'on n'a pas oubliées, et prit pour thème la proposition suivante. *Les taches ne signifient rien, car elles ne sont pas formées par de l'arsenic révivifié.* L'Institut les *a proscrites, et il faut absolument avoir obtenu un anneau arsenical pour affirmer que la matière recueillie est de l'arsenic.* Tout cela est faux et absurde ; en effet, *les taches sont formées par de l'arsenic ;* on peut les transformer en anneau en les dissolvant dans l'acide azotique, à l'aide de la chaleur, en évaporant la liqueur jusqu'à siccité, en traitant le produit par l'eau et en le mettant dans un appareil de Marsh, tout comme on peut changer l'anneau en taches, si on élève la température de cet anneau à l'aide d'une lampe à esprit de vin, et qu'on le fasse traverser par un courant de gaz hydrogène.

L'Institut n'a point proscrit les taches ; son rapport serait *frappé de nullité,* si cela était, puisque dans la plupart des cas, la commission n'a formé sa conviction qu'à l'aide des taches, et que presque jamais elle n'a cherché à obtenir l'*anneau* arsenical dans les nombreuses expériences qu'elle a tentées. *Est-ce proscrire les taches* que de dire à la page 1085 du rapport (*V. Comptes rendus de la séance du* 14 juin 1841), que les *experts qui chercheront à obtenir des taches* devront faire usage d'assiettes de porcelaine et éviter les assiettes de faïence qui contiennent des vernis plombeux ; *est-ce proscrire les taches* que d'insérer à la page 1106 du même rapport, en résumant tout le travail, *dans les conclusions,* qu'après avoir fait passer le gaz hydrogène arsénié dans un long tube de verre chauffé au rouge pour le décomposer, *on essaiera de recueillir des taches* à l'extrémité de ce tube? Il est vrai que le rapporteur de la commission, dans la séance du 12 juillet, parlant *en son propre et privé nom,* est venu dire à l'Académie des sciences *qu'il proscrivait les taches,* se mettant ainsi en contradiction avec le rapport qui était son œuvre et qu'il avait fait adopter un mois auparavant par la compagnie ; mais c'est ici une opinion personnelle, une erreur commise par un homme éminent et dont il serait injuste de rendre l'Institut responsable.

Aussi, qu'est-il résulté de tant de bruit? Que tous les experts, sans exception, qui ont été chargés d'éclairer les tribunaux, de-

puis la publication du rapport de l'Académie des sciences, ont constamment *recueilli de l'arsenic sous forme de taches*, qu'ils ont
présenté aux jurés, comme preuve de conviction; mais, et ceci
est beaucoup plus piquant, M. Flandin, lui-même a été obligé
de rétracter ses opinions et d'affirmer que des taches arsenicales,
étaient véritablement formées par de l'arsenic. Voici ce qu'on
lit dans le rapport sur l'affaire *Lacoste* qu'il a signé conjointement avec M. Devergie et M. Pelouse, membre de l'Académie
des sciences : « *Des taches ont été recueillies en interceptant*
« *la flamme avec une soucoupe de porcelaine*. Ces taches
« étaient de couleur fauve foncé, miroitantes et métalliques.
« Elles se volatilisaient à la flamme du chalumeau en donnant une
« odeur prononcée d'arsenic ; touchées par une dissolution très
« étendue de chlorite de soude, elles disparaissaient instantané-
« ment ; exposées au-dessus de la vapeur d'un flacon de chlore,
« elles étaient dissoutes, et au contact du gaz acide sulfhydrique,
« reparaissaient soudain à l'état de sulfure jaune miroitant. La
« double réaction du chlore gazeux et de l'acide sulfhydrique
« sur les taches a été indiquée par l'un de nous (M. Devergie).
« *A l'ensemble de ces divers caractères, il était* IMPOSSI-
« BLE *de ne pas* RECONNAITRE *l'arsenic* (*Gazette des tribu-*
« *naux*, du 15 juillet 1844. Rapport textuel de MM. Pelouse,
« Devergie et Flandin). »

En lisant ce passage, M. Gerdy se sera sans doute promis de
ne plus se faire le champion de mauvaises causes et de ne prêter
désormais son talent qu'à la défense d'opinions consciencieuses
et fondées sur la raison. Quant à M. Flandin, qu'ai-je besoin de
faire ressortir le rôle qu'il a joué dans cette misérable querelle
où il a fini par se donner un démenti, dès qu'il a été obligé de
dire la vérité et de partager les idées de deux hommes dont l'instruction ne saurait être contestée.

Mais dira-t-on, puisque les taches arsenicales ne sont que
de l'arsenic, comment se fait-il que dans la dernière conclusion
de son rapport, dans ce qu'elle appelle une *instruction*, la commission de l'Institut conseille de recueillir un anneau, et qu'elle
ne prescrit pas d'obtenir des taches? Cela se conçoit; là on s'a-
dresse à tous ceux qui pourront être chargés d'une expertise,

aux inhabiles et aux inattentifs, aussi bien qu'aux hommes éclairés ; or il suffit qu'il soit possible de confondre les taches arsenicales avec d'autres taches, quand les opérations ne sont pas faites avec le soin qu'elles réclament, pour que l'Institut conseille d'obtenir un anneau plutôt que ces taches ; mais il est évident que celles-ci, si l'on a constaté qu'elles possèdent les propriétés chimiques *caractéristiques* de l'arsenic, suffisent et au-delà pour affirmer que la matière que l'on examine contient de l'arsenic. Au reste, pour éviter toute controverse il vaudra mieux recueillir à-la-fois et des taches et l'anneau, comme je l'ai prescrit à la page 257, et comme j'avais conseillé de le faire dès l'année 1839, deux ans avant l'Institut (*V*. les Mém. de l'Acad.).

Taches d'antimoine, d'un mélange d'arsenic et d'antimoine, de zinc, de fer, de plomb, et d'un mélange de plomb et d'étain; ces dernières se produisent sur le vernis de la faïence. La plupart des dissolutions métalliques des quatre dernières classes, introduites dans l'appareil de Marsh, peuvent donner lieu à des taches qu'il est *extrêmement facile de distinguer des taches arsenicales;* les composés oxygénés d'antimoine en fournissent parce qu'ils donnent naissance dans l'appareil à du gaz hydrogène antimonié, absolument comme cela a lieu avec les composés oxygénés arsénicaux, lesquels produisent du gaz hydrogène arsénié ; ces taches antimoniales apparaissent promptement alors même que la flamme est faible. Quant aux autres sels métalliques, ils produisent des taches par un mécanisme différent; une partie de ces sels est entraînée avec le gaz hydrogène et portée sur l'assiette; là, l'oxyde du sel est décomposé par le gaz hydrogène, dont la température est très élevée, et le métal se dépose sur la porcelaine ; aussi faut-il, en général, pour obtenir ces taches que le gaz se dégage de l'appareil avec une vive effervescence et que la flamme qu'il produit en brûlant soit forte.

Taches d'antimoine. Elles sont bleues et brillantes quand elles sont épaisses, et d'un brun fauve si elles sont formées par une couche d'antimoine fort mince ; elles ne se vaporisent pas sensiblement à froid et n'attirent pas l'humidité de l'air. Soumises à l'action de la flamme du gaz hydrogène, à moins qu'elles ne soient très minces, elles ne disparaissent pas au bout de cinq à six minutes, comme les taches arsenicales; d'abord elles s'étendent, puis elles deviennent moins foncées et il se produit de l'oxyde blanc d'antimoine qui se volatilise; mais il reste toujours une tache moins volumineuse d'un gris fauve. L'acide azotique concentré les dissout instantanément, et si l'on évapore la liqueur jusqu'à siccité, on obtient un résidu *jaune* d'acide antimonieux, qui ne devient pas *rouge brique* par l'azotate d'argent, et qui brunit et noircit si, après avoir ajouté ce sel, on le touche par une goutte d'ammoniaque. Si l'on dissout dans l'acide chlorhydrique étendu d'eau l'acide antimonieux jaune produit par l'action de l'acide azotique, et que l'on fasse passer à travers le *solutum* quelques bulles d'acide sulfhydrique gazeux, il se forme sur-le-champ un précipité *orangé rougeâtre* de sulfure d'antimoine. Le chlorure de soude ne fait point disparaître les taches antimoniales, ce qui les distingue encore des taches arsenicales.

Taches mélangées d'arsenic et d'antimoine. On pourrait obtenir ces taches dans un cas d'empoisonnement par l'arsenic si le malade avait pris du tartre stibié. L'aspect de ces taches variera suivant la proportion d'arsenic et d'antimoine qui entrera dans leur composition, et ne saurait par conséquent être décrit d'une manière générale. Si on les soumet à l'action de la flamme du gaz hydrogène, l'arsenic se volatilisera presque aussitôt, et l'antimoine restera. Si on les dissout dans quelques gouttes d'acide azotique et que l'on évapore le *solutum* jusqu'à siccité, il suffira de faire bouillir le résidu jaunâtre avec de l'eau distillée pendant quelques minutes, pour dissoudre la presque totalité de l'acide arsénique, tandis que la majeure partie de l'acide antimonieux restera indissoute; qu'on filtre la liqueur, après l'avoir décantée, et qu'on la fasse évaporer jusqu'à siccité, l'acide arsénique obtenu deviendra *rouge brique* par l'azotate d'argent, tandis que l'acide *antimonieux jaune*, qui était resté dans la petite capsule, s'il est dissous dans l'acide chlorhydrique, donnera un *solutum* que l'acide sulfhydrique gazeux précipitera en *orangé rougeâtre* (sulfure d'antimoine).

Taches de zinc. Ces taches se produisent lorsqu'on fait marcher avec trop de force l'appareil alimenté par l'acide sulfurique, parce que alors une portion de sulfate de zinc est entraînée par

18.

le gaz hydrogène, qui réduit l'oxyde de zinc sur l'assiette de porcelaine ; mais elles se montrent plus fréquemment si l'on substitue l'acide chlorhydrique à l'acide sulfurique ; il suffit dans ce cas d'un dégagement de gaz qui n'est pas trop intense pour les faire naître. Il est d'autant plus important de les caractériser qu'elles présentent à-peu-près l'aspect des taches *arsenicales*. Voici comment on les reconnaîtra : elles s'effacent complétement à l'air, parce qu'elles se transforment en oxyde de zinc ; elles ne se volatilisent pas à la flamme du gaz hydrogène, à moins qu'elles ne soient récemment faites ; elles se dissolvent rapidement dans l'acide azotique à froid, mais le *solutum*, évaporé jusqu'à siccité, ne devient pas *rouge brique* par l'azotate d'argent, et si on dissout ce résidu dans l'eau distillée, le gaz acide sulfhydrique le précipite en *blanc* (sulfure de zinc).

Taches de fer. Elles sont grises, brillantes et quelquefois irisées ; elles ne se volatilisent pas sous la flamme du gaz hydrogène ; exposées à l'air, elles se transforment assez rapidement en sesqui-oxyde de fer rougeâtre. L'acide chlorhydrique les dissout instantanément et se colore en jaune ; le *solutum* évaporé jusqu'à siccité laisse un résidu qui devient *bleu* par le cyanure jaune de potassium et de fer, et d'un violet noirâtre par le *décoctum* de noix de galle.

Taches de plomb. Elles sont d'un gris bleuâtre, fixes au feu, solubles dans l'acide azotique à froid ; le *solutum* évaporé jusqu'à siccité laisse un résidu blanc qui devient *jaune serin* par l'iodure de potassium et noir par l'acide sulfhydrique.

Taches sur la faïence. Quand on fait arriver du gaz hydrogène sur des assiettes de faïence dont le vernis contient des oxydes de *plomb* et d'*étain*, si la flamme est forte, il se produit souvent des taches composées de plomb et d'étain, d'une couleur gris bleuâtre ou noire, ternes, fixes et insolubles dans l'acide azotique. Quoique ces taches soient, comme on le voit, faciles à distinguer des taches arsenicales, il ne faut jamais employer, dans les expertises médico-légales, des assiettes de faïence pour recueillir l'arsenic.

Appareil de Marsh successivement modifié par MM. Lassaigne et Jacquelain.

Quoi qu'on fasse, *on perd de l'arsenic* en opérant par les divers procédés dont j'ai parlé jusqu'à présent. Si l'on emploie l'appareil primitivement proposé par Marsh, la perte est considérable (1) parce que l'arsenic n'est recueilli que *sous forme de taches*, et qu'à mesure que l'hydrogène arsénié brûle près de l'assiette de porcelaine, une partie de l'arsenic est transformée en acide arsénieux qui se volatilise. Si l'on fait usage de l'appareil que j'ai proposé (*V*. page 257), ou de celui de Berzélius et Liébig adopté par l'Institut, on perd beaucoup moins d'arsenic, parce qu'une grande partie de ce corps est condensée dans le tube en D, mais on en perd encore une certaine quantité, en enflammant le gaz hydrogène arsénié qui sort par l'extrémité effilée du tube *x*. Le but qu'ont voulu atteindre M. Lassaigne d'abord, et M. Jacquelain ensuite, a été de recueillir *la totalité de l'arsenic* et d'éviter par conséquent toute perte.

Méthode de M. Lassaigne. M. Lassaigne propose, au lieu d'enflammer le gaz qui se dégage de l'appareil de Marsh et de condenser l'arsenic sur une soucoupe de porcelaine, de faire passer ce gaz à travers une dissolution d'azotate d'argent bien neutre ; on sait que dans ce cas l'hydrogène arsénié réagit sur l'azotate d'argent, qu'il se précipite de l'argent métallique noir et que la liqueur renferme de l'acide arsénieux en dissolution. On peut continuer le dégagement d'hydrogène aussi long-temps que l'on veut, jusqu'à ce que l'on soit bien convaincu que la liqueur ne renferme plus de composé arsenical. On achève de décomposer ce qui restait d'azotate d'argent dans la dissolution, en précipitant l'argent par l'acide chlorhydrique pur ; on obtient alors une liqueur qui, évaporée, donne l'acide arsénieux que l'on peut re-

(1) Je n'entends point parler ici de la perte énorme qui a lieu dans cet appareil, lorsqu'une matière arsenicale est mêlée à des liquides organiques (*voy*. p. 253) ; je suppose que cet appareil fonctionne dans les conditions les plus favorables, c'est-à-dire lorsqu'on introduit dans le flacon une dissolution d'acide arsénieux dans l'eau distillée, sans mélange de matière animale.

connaître à ses différens caractères. Ce procédé, qui paraissait déjà avoir été indiqué par Simon de Poggendorff, employé comme moyen de concentration, fait découvrir l'arsenic dans une liqueur qui n'en aurait pas manifesté par l'application de celui que j'ai fait connaître ; il est donc excessivement sensible. Il est surtout commode pour faire passer dans une petite quantité de dissolution d'azotate d'argent une portion très minime d'arsenic (à l'état d'hydrogène arsénié) qui existerait dans un grand volume de liquide.

Méthode de M. Jacquelain par le chlorure d'or. Elle a été décrite à la page 231. J'ajouterai seulement que si l'on ne perd aucune trace d'arsenic par cette méthode, cela tient en partie à ce que l'on obtient l'arsenic à l'état de *sulfure* et non pas à l'état d'*arsenic* ; celui-ci est dosé par le calcul d'après la proportion de sulfure recueilli. Or, dans les expertises médico-légales on exige avec raison que le sulfure soit réduit pour en retirer l'arsenic ; il faudrait donc, si l'on avait procédé, comme le conseille M. Jacquelain, décomposer le sulfure obtenu, soit en le traitant dans un tube fermé par la potasse et le charbon ou par le flux noir (*V*. p. 202), soit en le transformant en acides sulfurique et arsénique, au moyen de l'acide azotique bouillant et en introduisant le produit dans un appareil de Marsh ; dans ces deux cas, mais surtout dans le dernier, *on perdrait une partie d'arsenic*.

Objections faites au nouveau système de recherches médico-légales concernant les préparations arsenicales.

Lorsque je proposai, en 1839, d'appliquer à la médecine légale les faits physiologiques que je venais de découvrir, savoir, le transport de l'acide arsénieux dans le sang et dans tous nos tissus, et notamment dans le *foie*, le séjour de ce toxique pendant un temps déterminé dans l'économie animale et enfin son élimination par l'urine et par d'autres voies d'excrétion, je ne me dissimulai point que la jalousie et la médiocrité ne me pardonneraient pas aisément d'avoir agrandi à ce point le domaine de la science. Jusqu'à cette époque les experts n'avaient jamais cherché les poisons que dans *les matières vomies*, dans *les selles* et dans *le canal digestif*, n'accomplissant ainsi que la moitié de la tâche, tandis que je prescrivais de pousser ces recherches *jusqu'aux dernières limites*, en analysant des tissus et des organes que l'on avait dédaignés jusqu'alors ; et comme je faisais entrevoir qu'il en serait des autres poisons comme de l'acide arsénieux, ce que j'ai mis depuis hors de doute, il en résultait qu'il y avait là un monde nouveau à parcourir, et une nouvelle science à créer. Je m'attendais surtout à un déluge d'objections, au moment où, parfaitement sûr de l'exactitude de mes expériences, je viendrais les exposer devant les tribunaux et tirer des conséquences qui devaient avoir une si grande influence sur l'honneur et la vie des accusés. Je ne m'étais point trompé ; l'envie et la haine ne tardèrent pas à s'acharner contre moi, à ce point que pour suppléer à la faiblesse d'argumens, que l'on croyait pourtant redoutables, on alla jusqu'à me supposer capable d'empoisonner moi-même les organes que la justice soumettait à mon examen, *uniquement* pour me donner la satisfaction de faire triompher mon nouveau système. Qu'est-il arrivé de tant de sophismes et d'injures ? En moins de deux ans ce nouveau système a été acclimaté et adopté par tout le monde ; dès l'année 1841, il n'est pas un expert qui ne l'ait pratiqué et n'en ait fait son profit ; parmi les objections mises en avant, *celles que j'avais eu soin de présenter moi-même,* en annonçant ma découverte, ont été reconnues comme ayant de la valeur, et l'on a accepté toutes les raisons que j'ai données pour les réfuter ; tandis que personne ne se souvient plus de cette foule de *puérilités niaises*, sur lesquelles l'ignorance et la malveillance comptaient beaucoup pour battre en brèche un édifice aujourd'hui inébranlable. Je vais examiner attentivement ces diverses objections, afin de mettre le lecteur à même de juger que rien n'est exagéré dans ce que j'avance.

Objections sérieuses faites par moi en 1839 et en 1840.

PREMIÈRE OBJECTION. *Il existe quelquefois de l'arsenic dans les réactifs et dans les matériaux dont on est obligé de se servir pour analyser les matières suspectes, en sorte que le toxique décelé peut provenir de ces réactifs et de ces matériaux et non des organes soumis à l'examen de l'expert.*

Cette objection dont on a déjà tant abusé devant les Cours d'assises, n'a qu'une médiocre portée, parce qu'alors même que ces réactifs et ces matériaux contiendraient *souvent* de l'arsenic, *ce qui n'est pas*, on reconnaîtrait facilement qu'il en est ainsi, et l'on serait naturellement conduit à ne pas en faire usage. Etudions chacun de ces réactifs et de ces matériaux en particulier.

Acide sulfurique. J'ai constamment soutenu que l'acide sulfurique *distillé des laboratoires* est *généralement* exempt d'arsenic et qu'il en est de même dans la plupart des cas de l'acide sulfurique du commerce. M. Devergie, au contraire, avec une obstination difficile à comprendre a constamment émis une opinion contraire. Dans son rapport, l'Institut déclare que j'ai eu raison (*Comptes rendus de la séance* du 14 juin 1841). Quelque grande que soit cette autorité, il en est une plus puissante encore, *c'est la vérité*; je défie qui que ce soit de prouver que je me suis trompé sur ce point; les allégations gratuites ne peuvent rien en présence des faits. Si l'on se demande pourquoi l'acide sulfurique est *quelquefois* arsenical, on verra bientôt que certaines variétés de soufre avec lesquelles on prépare cet acide, pouvant être *arsenifères*, l'acide préparé avec ces soufres doit contenir de l'arsenic. Pour s'assurer si l'acide dont on va se servir est ou non arsenical, on introduira dans une capsule de porcelaine très propre 500 grammes d'eau distillée et l'on y versera par petites parties 500 grammes d'acide sulfurique; on ajoutera ensuite par fragmens et successivement de la potasse *pure* et par conséquent *non arsenicale* jusqu'à ce que l'acide soit à-peu-près saturé; le sulfate de potasse formé ne tardera pas à cristalliser, tandis que la préparation arsenicale qui pourrait exister dans l'acide sulfurique restera dans la liqueur surnageant les cristaux. Si par hasard tout était pris en masse, il faudrait ajouter 2 ou 300 grammes d'eau distillée que l'on agiterait avec le sulfate de potasse pour dissoudre le composé arsenical. Dans tous les cas, la liqueur filtrée sera mise dans un appareil de Marsh modifié (*V.* page 257); si elle fournit de l'arsenic, on ne doit pas se servir d'un pareil acide. Dans le cas contraire, l'expert peut en toute sûreté en employer 500 grammes, c'est-à-dire une quantité égale à celle qui a été essayée. Il est souvent inutile de faire l'essai sur une aussi grande proportion d'acide; c'est lorsqu'on ne devra faire usage que de quelques grammes de cet acide pour faire fonctionner l'appareil de Marsh; dans ce cas, on introduira dans cet appareil (*V.* page 257) de l'eau et du zinc *non arsenical* et 3 ou 4 grammes d'acide; si l'hydrogène qui se dégage ne dépose pas des taches arsenicales sur la porcelaine, vingt ou vingt-cinq minutes après qu'il a été enflammé, on conclura que l'on peut sans crainte d'erreur employer la même proportion d'acide pour rechercher l'arsenic dans une matière suspecte; en effet, les conditions de l'expérience étant les mêmes, il est évident que si, lorsqu'on agit avec 3 ou 4 grammes de cette matière, l'on obtient de l'arsenic, tandis que l'acide essayé sans la matière suspecte n'en fournit pas, le toxique ne provient pas de l'acide, mais bien de cette matière.

En supposant que l'acide sulfurique ait été reconnu arsenical, doit-on chercher à le purifier, ou ne vaut-il pas mieux prendre un autre acide? En général, on doit abandonner l'acide impur plutôt que de chercher à le purifier; mais si l'expert n'en a pas d'autre à sa disposition, il faudra qu'il le prive de l'arsenic qu'il renferme. Pour cela, il ajoutera à l'acide une petite quantité de sulfure de baryum hydraté délayé dans un peu d'eau; au bout de quelques jours il se sera déposé du sulfure d'arsenic et du sulfate de baryte; on décantera et l'on filtrera à travers de l'amiante; l'acide filtré ne contiendra plus d'arsenic; toutefois, par excès de précaution, il conviendra de le soumettre à la distillation.

Dans tous les cas, *on ne devra jamais employer* l'acide ainsi purifié avant de l'avoir essayé par la potasse ou de l'avoir introduit dans un appareil de Marsh, comme je l'ai dit plus haut.

Acide azotique. Je ne sache pas que l'on ait jamais trouvé de l'arsenic dans l'acide azotique distillé sur de l'azotate d'argent; néanmoins comme il n'est pas impossible que certaines variétés d'acide azotique préparé avec de l'acide sulfurique arsenical, contiennent de l'acide arsénieux, on devra essayer cet acide, en en saturant 500 grammes par de la potasse *pure*, et en faisant évaporer jusqu'à siccité l'azotate de potasse formé, dans lequel on cherchera l'arsenic par les moyens que j'indiquerai à la p. 284.

Acide chlorhydrique. Cet acide contient souvent de l'acide *sulfureux* et quelquefois de l'arsenic. On reconnaîtra qu'il est arsenical à l'aide de la potasse *pure;* il suffira d'en saturer 500 grammes par cet alcali, de séparer les cristaux de chlorure de potassium qui se déposeront, de filtrer la liqueur et d'introduire celle-ci dans un appareil de Marsh modifié. Si l'on obtient de l'arsenic, et que l'on n'ait pas à sa disposition un autre échantillon d'acide pur, on l'étendra de son volume d'eau, et on y fera passer un courant de gaz acide sulfhydrique; ce gaz en excès précipitera tout l'arsenic à l'état de *sulfure jaune;* on filtrera l'acide surnageant et l'on s'en servira. Il est d'autant plus important de s'assurer de la pureté de l'acide chlorhydrique, qu'il est toujours employé pour aciduler les diverses liqueurs suspectes, à travers lesquelles on fait passer le gaz acide sulfhydrique. M. Devergie s'est trompé en annonçant que l'on pouvait, à l'aide de la distillation, séparer l'arsenic qui serait contenu dans l'acide chlorhydrique; il est difficile, pour ne pas dire impossible, d'opérer cette purification par ce moyen, alors même que l'on a pris les plus grandes précautions (*Voyez* ma lettre dans les *Annales d'hygiène*, n° d'avril 1842).

On reconnaîtra que l'acide chlorhydrique contient de l'acide *sulfureux* en introduisant cet acide dans un flacon avec de l'eau et du zinc, et en faisant arriver, à l'aide d'un tube recourbé, le gaz qui se dégagera dans une éprouvette renfermant une dissolution d'acétate de plomb; si l'acide chlorhydrique contient de l'acide sulfureux, il se dégagera de l'appareil du gaz acide *sulfhydrique* (par suite de la réaction de l'hydrogène naissant sur le soufre de l'acide sulfureux), qui noircira l'acétate de plomb en formant du sulfure de plomb; tandis que rien de semblable n'aura lieu si l'acide chlorhydrique est exempt d'acide sulfureux. On tenterait en vain de séparer par la distillation l'acide sulfureux de l'acide chlorhydrique, et comme il serait dangereux dans une expertise médico-légale concernant l'arsenic d'introduire de l'acide sulfureux dans l'appareil de Marsh (*Voyez* page 227), il faut de toute nécessité renoncer à l'emploi de l'acide chlorhydrique altéré par l'acide sulfureux.

Chlore. Le chlore lavé dans de l'eau rendue alcaline par de la potasse *pure* ne contient pas d'arsenic : or, le chlore gazeux n'est jamais employé qu'après avoir été ainsi lavé (*V*. page 230).

Potasse. Je n'ai jamais trouvé de potasse à l'alcool contenant de l'arsenic. On s'assurerait, du reste, qu'elle est arsenicale, en agissant comme je l'ai dit en parlant de l'acide sulfurique, et en employant 500 grammes de cet acide pur et par conséquent *non arsenical.*

Zinc. J'avais souvent combattu dès 1839, ceux qui prétendaient que le zinc laminé du commerce fournissait souvent de l'arsenic, lorsqu'on l'introduisait dans l'appareil de Marsh. L'*Académie des Sciences* a encore été d'accord avec moi sur ce point (Voy. les *Comptes-rendus de la séance* du 14 juin 1841); non pas que j'aie prétendu qu'il n'arriverait jamais que du zinc fournît de l'arsenic à l'aide de cet appareil ; j'ai voulu seulement dire que cela n'aurait lieu que par exception ; au reste, l'expert devra, avant de commencer l'expérience sur les matières suspectes, introduire dans un appareil de Marsh de l'eau, de l'acide sulfurique et une quantité de zinc égale à celle qu'il devra employer pour l'expertise ; l'acide sulfurique agira sur ce métal jusqu'à ce qu'il n'en reste plus dans le flacon ; si après cet essai on n'a pas recueilli de taches arsenicales, c'est que le zinc ne fournit point d'arsenic et peut servir ; il faudrait au contraire le rejeter et en prendre d'autre, s'il donnait des taches *arsenicales.* Voici une expérience faite en grand dont j'ai rendu témoin la commission de l'Académie royale de médecine. J'ai introduit 2 kilogrammes de zinc en grenaille dans un grand flacon à deux tubulures, de l'énorme capacité de 11 à 12 litres; j'ai monté l'appareil et l'ai fait fonctionner pendant deux jours : on avait eu soin de faire passer le gaz dans deux tubes communiquant l'un avec l'autre par des tubes en caoutchouc, et remplis, le premier de fragmens de verre mouillés d'une dissolution aqueuse d'acétate de plomb, le second, de fragmens de même nature mouillés d'une dissolution de sulfate d'argent. L'expérience avait pour but de s'assurer si cette grande masse de zinc abandonnerait quelques parcelles d'arsenic. Le premier tube rempli de dissolution plombique a noirci dans sa partie supérieure, et cette action était évidemment due à un peu de gaz sulfhydrique dégagé par suite de la présence d'un peu de sulfure dans le zinc ; mais tous les fragmens de verre mouillés par la dissolution argentique avaient fortement bruni ; on pouvait donc craindre qu'une quantité notable d'hydrogène arsénié se fût développée et eût réagi sur la dissolution de sulfate d'argent. L'expérience ne tarda pas à prouver qu'il n'en était rien : *il n'y avait pas un atome d'arsenic* au milieu des fragmens mouillés par le sulfate d'argent, et la couleur noire était due à l'argent métallique qui avait été réduit par suite de l'action désoxygénante de l'hydrogène.

Azotate de potasse (nitre). On a beaucoup parlé aussi de *nitres arsenicaux;* j'avoue que je n'en ai jamais trouvé ; il est d'ailleurs si facile de s'assurer s'ils contiennent ou non de l'arsenic, que cela ne complique aucunement la question. Voici comment on devra procéder : on traitera dans une capsule de porcelaine très propre un kilogramme de l'azotate de potasse que l'on essaie, par 600 grammes d'acide sulfurique pur et concentré ; on chauffera pendant une heure et demie environ, en agitant de temps à autre, jusqu'à ce qu'il ne se dégage plus de vapeurs orangées d'acide azoteux ni de vapeurs blanches d'acide azotique, reconnaissables à leur odeur. Alors on retirera la capsule du feu, et quand la matière sera à-peu-près refroidie et solide, on la fera bouillir pendant dix minutes avec 100 ou 150 grammes d'eau ; on filtrera pour laisser sur le filtre le sulfate de potasse formé, et l'on introduira la liqueur dans un appareil de Marsh ; si l'on n'obtient pas de taches arsenicales, on pourra hardiment conclure que le nitre n'est pas arsenical. Il importe de chasser par l'action combinée de l'acide sulfurique et de la chaleur la totalité des acides azoteux et azotique, autrement on s'exposerait à avoir des explosions en mettant la liqueur dans l'appareil, et l'on arrêterait le dégagement du gaz hydrogène, parce que celui-ci, au fur et à mesure qu'il se produirait, se combinerait avec l'oxygène des acides azoteux et azotique pour former de l'eau.

Alcool et eau distillée. Ces liquides ne sont jamais arsénicaux ; au reste, on les essaiera à l'aide de l'appareil de Marsh, en agissant sur 200 grammes d'alcool et sur un litre d'eau distillée.

Creusets de Hesse, capsules de porcelaine, flacons et tubes de verre, verres à expérience, bouchons. Ces divers vases, pas plus que les tubes et les bouchons, ne donnent jamais d'arsenic ; il faut seulement savoir qu'ils doivent être parfaitement lavés avec une eau alcaline, puis récurés avec du sable et lavés de nouveau à grande eau, si l'on veut être certain qu'ils ne retiennent plus quelques atomes de la préparation arsenicale que l'on y aurait préalablement introduite (*Voyez* mon *Mémoire sur les réactifs*, lu à l'Académie de médecine le 16 juillet 1839).

DEUXIÈME OBJECTION. *On ne peut pas affirmer que l'arsenic obtenu à la suite d'une expertise provienne d'un empoisonnement, puisque M. Couerbe a annoncé qu'il existe de l'arsenic dans le corps de l'homme non empoisonné.*

Pour se faire une idée exacte de la portée de cette objection, il faut connaître les diverses phases qu'a subies la question de l'*arsenic* dit *normal;* c'est le seul moyen de juger la part qui revient à chacun dans la controverse qui a eu lieu à cet égard, et dont on a fait tant de bruit. M. Couerbe annonce le premier que le corps de l'homme en putréfaction renferme de l'arsenic ; il pense que ce toxique se développe pendant que les cadavres se pourrissent, sans se prononcer toutefois sur son existence dans les corps non putréfiés. Un paquet cacheté *rédigé par moi sous la dictée de M. Couerbe,* et déposé par moi à l'Académie royale de médecine, dans sa séance du 30 octobre 1838, contient l'indication de ce fait. Déjà, à cette dernière époque, M. Couerbe pensait que les os des cadavres humains non pourris renfermaient également de l'arsenic. Le 24 septembre 1839, je lis un mémoire à l'Académie, dans lequel je prouve *que les viscères de l'homme ne fournissent pas la moindre trace de ce toxique*, mais j'admets son existence dans les os. A la fin de cette même année, M. Couerbe écrit une longue lettre à l'Académie des sciences, dans laquelle il *affirme*, sans en donner la moindre preuve, que l'arsenic existe *dans les os* à l'état *d'arséniate de chaux*, et qu'il s'en produit à mesure que les *chairs se pourrissent;* dans cette lettre écrite avec une légèreté et une inconvenance que rien n'égale, M. Couerbe m'accuse de plagiat; je lui aurais volé dit-il l'idée-mère, alors que dans le paquet cacheté lu par moi à la séance du 30 octobre 1838 de l'Académie royale de médecine, je disais explicitement que c'était M. Couerbe qui, le premier, avait parlé de l'arsenic dit *normal.* En 1840, M. Devergie va plus loin que M. Couerbe et moi, et s'exprime ainsi à la page 449 du tome III de sa *Médecine légale* (2ᵉ édition) : « 1° Les os fournissent une « proportion *notable* d'arsenic. 2° *Les muscles n'en donnent* « *qu'une proportion extrêmement faible* et si petite, que l'on « ne saurait en démontrer l'existence par des preuves à l'abri de « toute objection, etc. » Pendant les neuf premiers mois de l'année 1840, nous croyons tous les trois à l'existence de l'arsenic dans les os, et cette opinion est partagée par presque tous ceux qui s'occupent de toxicologie. A la fin de septembre 1840, M. Isidore Bourdon me communique une lettre adressée par M. Audouard de Béziers, à un membre de l'Institut, dans laquelle ce savant distingué annonce n'avoir pas retiré d'arsenic en traitant des os humains, comme nous l'avions prescrit. Convaincu que ce résultat négatif n'était pas de nature à infirmer un grand nombre d'expériences dans lesquelles on avait constamment recueilli de l'arsenic, je le considère comme insignifiant. A la fin d'octobre de la même année, j'expose dans quatre séances publiques faites à la Faculté, tous les élémens de la question arsenicale telle que je l'avais conçue et résolue dès l'année 1839, et afin que chacun puisse suivre avec fruit mes leçons, dès la première séance je distribue un programme *imprimé* contenant l'énumération des divers points qui devront faire l'objet de ces leçons. On lit sur ce programme : *On retirera l'arsenic des os.* M. *Flandin* qui assiste à ces séances, *reçoit un de ces programmes.* A la fin d'octobre aussi, j'étais occupé à montrer à MM. Dumas, Regnault et Boussingault, tout ce que j'avais découvert concernant la question médico-légale de l'arsenic. Après avoir convaincu ces trois académiciens, membres de la commission de l'Institut, de l'exactitude des faits que j'avais annoncés, à l'exception toutefois de ceux qui se rapportaient à la présence dans les os de l'arsenic dit *normal,* j'entamai les opérations qui devaient mettre cette existence hors de doute, et j'échouai complétement, quoique j'eusse suivi le procédé si simple qui jusqu'alors avait constamment eu un plein succès. Ne sachant à quoi attribuer cet échec, et voulant en connaître la cause, je répétai au moins dix fois l'expérience en agissant sur des os humains, pris au hasard dans divers laboratoires d'anatomie; *il me fut impossible de retirer la moindre trace d'arsenic.* Je crus dès-lors ne pas devoir traiter dans mes séances publiques la question de l'arsenic dit *normal,* et je passai sous silence cette partie du programme; ce silence dut étonner d'autant plus que j'avais abordé toutes les autres questions inscrites dans ce programme; j'ai déjà dit que *M. Flandin suivait assidûment mes séances,* dont il devait rendre compte dans le *Moniteur!* Le rapport de l'Institut mentionne positivement le fait dont j'ai parlé plus haut; il y est dit que dans les expériences tentées devant la commission (MM. Dumas, Regnault et Boussingault), je n'ai pas retiré l'arsenic des os : or, les procès-verbaux prouvent que ces expériences étaient faites en octobre 1840. Le 3 novembre suivant, j'adressai à l'Académie royale de médecine un paquet cacheté qui fut ouvert le 15 juin 1841, et dans lequel j'établissais *que les os ne contiennent point d'arsenic.* J'avais contribué à propager une erreur, en adoptant les idées de M. Couerbe ; je fus assez heureux pour proclamer le premier que nous nous étions trompés. Que devient donc la prétention de MM. Flandin et Danger qui veulent à toute force avoir dit *les premiers* que les os ne renferment point d'arsenic, lorsqu'ils n'ont parlé de ce fait à l'Académie des sciences que le 28 décembre 1840, quand déjà bien des gens connaissaient les résultats *négatifs* des expériences tentées deux mois auparavant au laboratoire de la Faculté, en présence de trois commissaires de l'Institut et de trois élèves en médecine qui m'assistaient; que devient cette prétention si l'on se rappelle que M. Flandin avait remarqué, comme tout le monde, que j'avais omis de traiter la question relative aux os dans mes séances publiques, et surtout si l'on n'oublie pas que deux mois avant la lecture du mémoire de ces Messieurs, j'avais explicitement consigné dans le paquet cacheté dont j'ai fait mention, que les os ne contenaient point d'arsenic? Cette prétention ne pourra paraître que ridicule et peu loyale.

Il est difficile, pour ne pas dire impossible, d'expliquer pourquoi nous avons obtenu en 1839 de *l'arsenic bien caractérisé*, en calcinant les os jusqu'au gris blanchâtre, et en les traitant par l'acide sulfurique concentré, tandis qu'aujourd'hui on n'en retire pas un atome en suivant le même procédé. On a cru que cela dépendait de ce que l'acide sulfurique employé en 1839 était *arsenical*; mais il n'en est rien, car chaque fois que j'obtenais l'arsenic des os, je traitais du carbonate de chaux par une quantité *du même* acide sulfurique *égale* à celle dont je m'étais servi pour décomposer le phosphate des os, et le sulfate de chaux produit, mis dans un appareil de Marsh, ne donnait *aucune trace d'arsenic*. Ces expériences comparatives ont été publiées dans mon Mémoire sur l'arsenic dit normal, en 1840 (tome VIII des *Mémoires* de l'Académie royale de médecine). MM. Flandin et Danger n'ont pas balancé à m'accuser d'avoir méconnu la nature des taches que j'avais recueillies; « ces taches, ont-ils dit, n'étaient « pas arsenicales; vous les avez jugées telles, parce que vous les « avez confondues avec celles que nous avons fait connaître. » Je ferai ressortir le vide de cette prétention, en *affirmant* que les taches obtenues par moi offraient tous les caractères physiques et *chimiques* des taches arsenicales, caractères que j'ai souvent constatés, et que ne partagent pas les *taches de crasse* dont parlent ces Messieurs et que je devais connaître d'autant mieux, que je les ai décrites le premier. D'ailleurs, et ceci est péremptoire, si en 1839 il se formait des taches d'apparence arsenicale, en traitant les os calcinés au gris par les deux cinquièmes de leur poids d'acide sulfurique concentré, on devrait les former aujourd'hui à volonté : or cela n'est pas ; je défie qui que ce soit d'obtenir de ces taches en opérant comme je le faisais en 1839. MM. Flandin et Danger avant de hasarder une pareille explication, auraient dû remplir une assiette de ces *pseudo-taches* arsénicales ; ils ne l'ont pas fait et ils ne le feront jamais. Aussi qu'est-il arrivé, lorsqu'ils sont venus demander à l'Académie des sciences de déclarer que *les pseudo-taches qu'ils avaient obtenues, deux ans après moi, avaient été prises pour de l'arsenic que MM. Couerbe et Orfila avaient désigné sous le nom d'arsenic normal?* Il est arrivé que M, Dumas a répondu catégoriquement : « *La commission n'a pas pu comparer les taches obtenues par MM. Danger et Flandin à celles de l'arsenic normal, par la raison qu'aucun des membres de la commission n'a vu de taches d'arsenic normal.* » Donc MM. Flandin et Danger n'avaient pas pu faire ces prétendues *taches de crasse*, en traitant les os par l'acide sulfurique ; ce qui prouve qu'il y a encore loin d'articuler inconsidérément une assertion à la prouver. Avouons qu'il y a dans ce qui concerne l'histoire de l'arsenic dit *normal* un mystère des plus impénétrables.

Au reste, l'absence de l'arsenic dans le corps de l'homme est un fait heureux dont je m'applaudis le premier. *Dorénavant on ne pourra plus exploiter devant les tribunaux l'objection grave* que les avocats, avec ou sans robe, ne manquaient jamais de faire au nouveau système médico-légal que j'ai introduit dans la science ; en effet, à chaque affaire judiciaire, la défense faisait jouer à cet arsenic dit normal un rôle immense ; *c'est lui,* disait-elle, *que vous avez extrait du cadavre* sur lequel vous avez agi, et non l'arsenic qui aurait été ingéré comme poison. On avait beau répondre que *les viscères d'un cadavre à l'état normal, le foie, par exemple, n'en contenaient pas un atome* et que l'arsenic trouvé par les experts avait été extrait *de ces viscères* et non des os, on n'en persistait pas moins à soutenir avec obstination qu'il en était ainsi, et l'on poussait même le ridicule jusqu'à dire, pourquoi l'arsenic que vous dites exister naturellement dans les os, n'abandonnerait-il pas ces os pour se réfugier dans les viscères ?

Troisième objection. Certains terrains de cimetières fournissent de l'arsenic, en sorte que le toxique arsenical retiré des cadavres enterrés dans ces cimetières peut provenir des terrains et non de ces cadavres.

Animés du désir de me trouver en défaut, et cherchant des occasions de me contredire, MM. Flandin et Danger poussèrent l'imprudence jusqu'à vouloir ébranler cette proposition capitale, savoir, *que certains terrains des cimetières fournissent de l'arsenic ;* ils n'osèrent pas, il est vrai, s'inscrire formellement contre cette assertion, mais dans le premier Mémoire qu'ils lurent à l'Académie des sciences, ils déclarèrent n'avoir pas trouvé d'arsenic dans les terrains des cimetières des environs de Paris qui m'en avaient fourni ; pour eux, je m'étais trompé, en prenant pour de l'arsenic *les taches de crasse*, dont ils s'attribuent la découverte à mes dépens (1). Malheureusement pour eux,

(1) Qu'il me soit permis à cette occasion de dévoiler au public la tactique employée par certaines gens pour parvenir à se faire connaître. On lit un mémoire à l'Académie des sciences ; le lendemain tous les journaux politiques rendent compte de cette lecture, les uns avec impartialité et sans éloges, les autres avec une partialité révoltante, car non-seulement ils exaltent outre mesure le travail, mais encore ils dénigrent ceux qui ont émis des opinions contraires à celles des auteurs de ce travail. L'Institut garde le silence pendant plusieurs années, et ne fait point de rapport ; qu'importe ? *Le coup est frappé*, on vous a décerné l'épithète de grand homme ; le public est déjà tout disposé à vous accepter pour tel. Bientôt après on lit un second mémoire, puis un troisième, un quatrième, etc. : *la manœuvre est la même ;* éloges effrénés de la part des journalistes amis, qui se livrent de nouveau à une critique amère et injurieuse des hommes dont on est habitué à respecter les opinions ; et comme l'Institut continue à garder le silence, le public finit par considérer comme vraies des doctrines fausses que la presse n'a pas cessé de donner comme parfaites. Les phrases élogieuses sont même conçues de telle façon, que l'on peut croire que déjà l'Académie des sciences a sanctionné les travaux qui lui ont été présentés, quoiqu'elle n'ait pas encore parlé. On va plus loin : on pousse l'audace jusqu'à dire, dans une lecture subséquente faite devant l'illustre aréopage, qu'on le remercie de l'accueil bienveillant fait à des expériences sur le mérite desquelles il ne s'est pas encore prononcé ou dont il a reconnu l'insuffisance.

A dater de ce moment, le but est atteint : *on est arrivé.* Sans doute que des travaux médiocres, souvent détestables, ne sauraient en imposer à des hommes éclairés ; mais ils ont agi favorablement sur les masses ; *c'est là ce qu'on voulait.* Et quand le jour vient où, dans l'intérêt de tous, on démontre jusqu'à l'évidence que les gens dont je blâme sévèrement la tactique ont emprunté à d'autres, sans les citer, ce qu'ils ont dit de bon ; qu'en toute autre chose ils ont commis les erils ne devaient pas tarder à convenir que, cette fois encore, ils seraient obligés de battre en retraite. Dans six expertises faites en 1844, des terrains de cimetières furent reconnus arsénicaux par MM. Pelouse, Ollivier (d'Angers), Devergie, Lesueur, Barse, *et par eux-mêmes :* on peut lire dans plusieurs numéros de la *Gazette des tribunaux* de cette même année des rapports signés par MM. Flandin et Danger, dans lesquels il est dit que les cadavres qui faisaient l'objet des expertises, avaient été inhumés *dans des terrains arsénicaux.* Ainsi il demeure bien établi que l'assertion émise par moi en 1839 était parfaitement exacte; on va voir bientôt combien est grande en médecine légale la portée de ce fait.

On peut réduire aux deux questions suivantes celles que l'on sera appelé à résoudre à l'occasion des terrains des cimetières : 1° *Peut-on déterminer si l'arsenic extrait d'un cadavre inhumé dans un terrain arsenical provient de ce cadavre ou du terrain ?* 2° *Peut-il arriver que le cadavre d'un individu empoisonné par l'acide arsénieux abandonne le composé arsenical qu'il renfermait au moment de la mort, de manière à ne plus en retenir après une inhumation prolongée ?* Cette dernière question ayant déjà été traitée lorsque j'ai parlé de la recherche de l'acide arsénieux dans un cas d'exhumation juridique (*voyez* p. 248), je ne m'en occuperai plus ici.

Peut-on déterminer si l'arsenic extrait d'un cadavre inhumé dans un terrain arsenical provient de ce cadavre ou du terrain ? Je réponds par l'affirmative, du moins pour le plus grand nombre de cas; les expériences et les considérations que j'ai fait valoir dans le Mémoire que j'ai lu le 29 août 1839 à l'Académie royale de médecine, ne laissent aucun doute à cet égard.

A. Supposons d'abord *que le cadavre a été inhumé dans une*

---

reurs les plus grossières, et qu'ils n'ont par conséquent aucune valeur réelle, on se demande avec douleur : *Comment avons-nous pu être dupes à ce point ?* La réponse est facile : *Vous êtes trop loyaux pour avoir cru un seul instant que certains hommes ne reculent devant aucun moyen pour se frayer une route et monter assez haut pour être aperçus du public.* J'ai dû stigmatiser une pareille tactique, que l'Institut réprouvera comme moi et à laquelle il s'empressera sans doute de mettre fin, en rompant le silence qu'il garde depuis trop long-temps.

19.

bière et qu'au moment de l'expertise, celle-ci est entière et parfaitement close; l'arsenic du terrain n'aura pas pénétré dans l'intérieur de la bière, parce qu'il existe dans ce terrain à l'état d'arsénite ou d'arséniate *insoluble,* même dans l'eau bouillante, et qu'il faut pour le dissoudre traiter les terres qui en contiennent par la potasse ou par l'acide sulfurique bouillant pendant plusieurs heures, et encore après avoir fait agir pendant deux ou trois jours à froid sur ces terres cet acide étendu. J'avais beaucoup insisté sur l'*insolubilité* dont je parle; on m'a objecté que je ne pouvais pas *affirmer* que dans certains cas l'arsenic ne serait pas dissous par l'eau des pluies, parce qu'il pouvait se passer dans le sein de la terre tel phénomène électrique à la suite duquel un arsénite ou un arséniate insoluble deviendraient solubles; ou bien parce que l'ammoniaque carbonatée provenant de la décomposition du cadavre transformerait ces sels en arsénite ou en arséniate d'ammoniaque solubles; ou bien enfin parce que l'acide azotique que contiennent quelquefois les pluies d'orages, aurait pénétré jusqu'à la fosse et aurait dissous l'arsénite ou l'arséniate contenu dans le terrain. A cela je répondrai que l'expérience acquise jusqu'à ce jour ne vient pas à l'appui de l'objection mise en avant puisque dans les six cas déjà cités où les terrains des cimetières ont été trouvés arsénicaux, *l'arsenic existait dans ces terrains à l'état insoluble;* et j'ajouterai qu'ayant eu plus de vingt fois l'occasion d'analyser des terres du département de la Somme, chaulées depuis quelques mois seulement ou depuis quelques années avec de l'acide arsénieux, j'ai constamment vu que ces terres *ne cédaient pas à l'eau bouillante la plus légère trace d'arsenic,* ce qui prouve que l'acide arsénieux s'était transformé en un sel insoluble, puisque sans cela il aurait été sensiblement dissous par ce liquide; j'ai encore vu, en analysant les terres ainsi chaulées, un fait de la plus haute importance pour la solution du problème qui m'occupe : la couche de terre *prise à la surface contenait de l'arsénite de chaux,* tandis qu'on n'en trouvait pas *un atome* dans la couche prise à 36 cent. au-dessous et à plus forte raison dans celle qui était à 1 mètre au-dessous du sol. Ces diverses couches avaient été recueillis avec un soin extrême par mon honorable et savant ami le docteur Barbier (d'Amiens), qui avait bien voulu se transporter sur les lieux pour procéder à cette opération. On peut conclure de ces expériences que lorsque les terres contiennent du carbonate de chaux, l'acide arsénieux se combine promptement avec la chaux et que l'arsénite insoluble formé reste à-peu-près à la place où il a pris naissance sans *que l'eau des pluies l'entraîne plus bas* et sans que l'ammoniaque provenant de la décomposition du fumier au milieu duquel il plonge, en quelque sorte, le décompose et le change en arsénite d'ammoniaque soluble.

On voit déjà par ces faits combien l'opinion que je soutiens est fondée en raison ; il ne sera pas difficile maintenant de réfuter les objections qui m'ont été faites. Que parle-t-on de *phénomènes électriques* qui se passeraient dans le sein de la terre, et qui auraient pour résultat la transformation d'un arsénite insoluble en un arsénite soluble ; mais qu'en sait-on, et c'est avec de pareilles utopies que l'on voudrait sérieusement songer à pervertir l'opinion publique ?

Pour donner au lecteur une idée exacte des argumens mis en avant contre la proposition que je soutiens, je ne saurais mieux faire que de transcrire certains passages de la déposition faite devant la Cour d'assises de la Vendée, en août 1844, par M. Flandin, dans une affaire d'empoisonnement où il s'agissait de déterminer si l'arsenic extrait des cadavres de Roturier et de Martinie-Chabot était le résultat d'une intoxication, ou bien s'il provenait de la terre du cimetière de Saint-Michel-en-Lherni, *terre reconnue arsenicale par M. Flandin*, et au sein de laquelle les deux cadavres avaient séjourné, celui de la femme pendant plusieurs mois, et celui de Roturier pendant quatre ans et demi. Voici l'extrait de cette *étrange* déposition :

« De 250 grammes de terre, prise au-dessus de la bière de Roturier, on « a retiré dans trois analyses successives, faites par des procédés diffé-« rens, des quantités d'arsenic très sensiblement appréciables. On a opéré « sur les terres recueillies au-dessus de la bière de Martinie-Chabot, ab-« solument comme on avait opéré précédemment sur les terres recueillies « au-dessus de la fosse de Roturier. Les résultats ont été identiques. »

M. le procureur du roi. « La question de l'insolubilité des terres a été

« portée récemment devant l'Académie de médecine par M. Ollivier
« (d'Angers) et M. Flandin n'ignore pas dans quel sens elle a été résolue.
« M. Ollivier a dit en terminant que le fait particulier (affaire de la femme
« Jérôme et de Noble, jugée par la Cour d'assises d'Épinal) confirme le
« principe, établi par M. Orfila, que dans les terres l'arsenic se trouve à
« l'état insoluble, et qu'il ne peut passer dans un cadavre. »

M. Flandin. « Si M. Ollivier avait émis une pareille opinion, je serais
« obligé de n'être pas de son avis. Expérimentalement, la science n'est
« pas fixée. Il n'y a que cinq à six ans que cette question est à l'étude.
« Théoriquement je pense même qu'il ne faut pas se hâter de conclure.
« L'arsenic des terres est insoluble dans notre laboratoire ; *mais celui de
« la nature ne diffère-t-il pas du nôtre?* Et d'abord elle a pour elle *le
« temps* dont nous ne disposons pas dans nos laboratoires. Tout le monde
« connaît ces stalactites, ces sortes de cristallisations suspendues au-des-
« sus des grottes souterraines. Elles sont formées de carbonate de chaux
« insoluble dans l'eau ; cependant il a bien fallu que ce carbonate de
« chaux fût rendu soluble pour qu'il filtrât à travers le sol. La *nature*,
« le *temps* l'ont dissous atome par atome, s'il m'est permis de m'exprimer
« ainsi, comme on voit dans les montagnes se déliter jusqu'au produit
« d'anciens volcans, jusqu'aux granits eux-mêmes. Tout le monde connaît
« le kaolin, cette matière blanche dont nous faisons nos plus belles porce-
« laines. Qu'est-ce que le kaolin ? Du feldspath décomposé qui a perdu
« sa potasse. Comment la potasse a-t-elle été enlevée ? Dans nos labora-
« toires nous ne savons produire ce phénomène ni avec l'eau ni avec les
« acides. La nature et le temps sont plus habiles ; ils opèrent ces trans-
« formations que nous ne savons malheureusement pas imiter. En outre
« les eaux de pluie ne sont pas les eaux de nos laboratoires, elles passent
« à travers une atmosphère d'*oxygène et d'azote, et cela dans des temps
« d'orage.* Il est des chimistes, qui ont avancée que les eaux de pluie ren-
« ferment quelquefois *de l'acide nitrique* (composé d'oxygène et d'azote)
« et l'acide nitrique *est le dissolvant par excellence des substances miné-
« rales, de l'arsenic en particulier.*

« Dans l'acte de la putréfaction, il se dégage de l'ammoniaque qui est le
« véhicule de différens corps alcalins, acides connus et inconnus. L'am-
« moniaque est encore un des dissolvans de l'arsenic. L'acte de la putré-
« faction ne peut-il pas transformer des composés arsénicaux insolubles
« contenus dans le sol ? En présence de tant de phénomènes chimiques
« possibles ne nous hâtons donc pas de conclure. — Dans les terres sou-
« mises à notre examen, l'arsenic ne s'est rencontré que d'une manière
« à peine appréciable dans l'eau pure que l'on avait fait bouillir avec
« 250 grammes de terre ; mais l'eau à laquelle nous avons ajouté de la
« potasse de manière à la maintenir légèrement alcaline pendant une
« ébullition prolongée, a si bien dissous l'arsenic contenu dans ces
« terres, qu'il ne nous a pas été possible d'y constater ensuite

« la présence de ce corps en les traitant par des acides. Mais si l'ar-
« senic trouvé dans les terres du cimetière de Saint-Michel en Lherni,
« devient soluble par les mêmes moyens que la matière grasse, on con-
« çoit que le temps et les dégagemens alcalins des sels ammoniacaux pro-
« duits par la désorganisation des matières animales , peuvent à l'aide
« des eaux pluviales, produire des infiltrations plus ou moins chargées
« d'arsenic soluble dans les eaux et imprégner de ce poison, les restes d'un
« cadavre qui ne contenait pas d'arsenic.

« Mais il n'est pas nécessaire d'admettre une combinaison soluble d'ar-
« senic pour se faire une idée du transport possible de ce corps dans une
« bière en partie détériorée. Veuillez, messieurs les jurés jeter un coup-
« d'œil sur ce qui, chaque jour, se passe sous vos yeux. Dans un champ
« fraîchement labouré vous voyez les parties les plus fines de la terre con-
« fondues avec les parties les plus grossières; mais bientôt les eaux pluvia-
« les vont disposer les choses dans un tout autre ordre ; bientôt ce champ
« ne présentera plus à sa surface qu'une couche plus ou moins épaisse
« de petites pierres. Les parties les plus fines de la terre auront été comme
« tamisées à travers les parties les plus volumineuses. Ces parties fines,
« ainsi entraînées vers le sein de la terre , descendront de plus en plus
« profondément jusqu'à la rencontre d'un obstacle infranchissable , tel
« qu'une pierre un peu volumineuse , les parois d'une bière , les os d'un
« squelette. Pendant long-temps ces fines poussières s'accumuleront contre
« l'obstacle d'une manière notable. L'arsenic des terres peut provenir des
« charriages contenant de l'arsenic ; il peut aussi provenir d'une dissémi-
« nation dans la terre de petits fragmens de pyrites arsenicales.

M. Flandin invoque encore, à l'appui de son opinion erronée, une lettre
qui lui a été écrite par M. *Van den Broeck*, professeur de chimie à l'École
des mines de Hainault. Dans cette lettre, il est dit que l'eau tenant en dissolution *plus de deux fois son volume* d'acide carbonique peut dissoudre
des traces d'arséniate de chaux *récemment préparé* et *très peu cohérent*.
Il faut convenir que c'est là un bien stérile argument ; comment M. *Van
den Broeck* ne s'est-il pas aperçu que cette expérience n'a rien de commun
avec ce qui se passerait au sein de la terre ; où trouvera-t-il de l'eau
carbonique semblable à celle qu'il a été obligé de préparer à l'aide d'une
pompe ; et ne voit-il pas que l'arséniate de chaux des terrains en admettant à la rigueur qu'il se trouvât en contact avec de l'eau fortement chargée d'acide carbonique, ne se dissoudrait pas dans cette eau, parce qu'il a
une grande force de cohésion et qu'il n'est pas isolé comme l'arséniate de
chaux *pulvérulent* avec lequel l'expérience a été faite ?

Un autre argument aussi solide que celui-ci a été tiré par M. *Van den
Broeck* de l'altération que l'air fait éprouver au *mispikel* qu'il peut transformer en acide *sulfurique* et en *arséniate neutre de protoxyde de fer* qui
se dissout dans l'acide sulfurique. Savez-vous comment on explique l'oxydation dont on a besoin ? Comme on n'a pas d'air à profusion dans le sein

de la terre, on dit que celle-ci est perméable et d'ailleurs on fait subir aux terrains des cimetières des soulévemens fréquens ; et l'on s'inquiète fort peu de l'acide sulfurique formé, si ce n'est pour dire qu'il dissoudra l'arséniate de protoxyde, tandis qu'il est évident pour quiconque réfléchit un instant que cet acide saturera au contraire la chaux du terrain et que dès-lors il sera impuissant pour opérer la dissolution d'un produit arsenical insoluble. Tout cela n'est pas de notre siècle. Du reste M. *Van den Broeck* juge à son véritable point de vue le peu de portée de cette singulière objection, lorsqu'il dit « je crois même que le fait que je viens de citer *ne se vérifiera que rarement,* en raison du petit nombre *de localités* contenant du mispikel. » On voit d'après ce qui précède que M. Flandin eût rendu un important service à M. *Van den Broeck* en ne publiant pas sa lettre.

On se demande, après avoir lu la déposition de M. Flandin, s'il n'y a pas lieu de déplorer que les magistrats soient si peu scrupuleux dans le choix qu'ils font des experts ; on verra en effet, par l'examen critique auquel je vais me livrer, que, dans ce plaidoyer en faveur de l'accusé, l'ignorance le dispute à l'absurde.

Et d'abord on nous dit « que l'arsenic de la nature diffère de celui que nous avons dans nos laboratoires. » Cette erreur est tellement grossière qu'elle ne vaut pas la peine d'être réfutée ; tout le monde sait qu'il n'y a qu'une sorte d'arsenic ; d'ailleurs les expériences, à l'aide desquelles j'ai établi que l'arsenic des terrains des cimetières est insoluble dans l'eau, ont été faites, non pas avec de l'arsenic de nos laboratoires, mais avec des terres arsenicales, c'est-à-dire avec la substance arsenicale que M. Flandin appelle *naturelle*.

On parle ensuite des stalactites, et l'on dit que la *nature* et le *temps* ont dissous le carbonate de chaux ; il aurait été plus simple et plus vrai de substituer l'*acide carbonique* à la *nature*. C'est effectivement cet acide qui dissout le sel, et il aurait fallu pour se prévaloir de l'analogie *prouver* qu'il existe dans le sein de la terre un agent capable de dissoudre le composé arsenical insoluble, tout comme l'acide carbonique dissout le carbonate de chaux : en l'absence de cette preuve, on imagine *un je ne sais quoi* susceptible d'opérer la dissolution, tout simplement parce que l'on est déterminé à attaquer ; je démontrerai bientôt que c'est à tort que l'on a voulu faire jouer à l'ammoniaque qui se produit pendant la putréfaction, le rôle de dissolvant.

L'argument puisé dans la décomposition du feldspath n'est pas plus heureux. Comment, parce que dans le sein de la terre, et par des causes inconnues, cette matière s'altère et perd la potasse qu'elle renferme, vous vous croyez autorisé à dire qu'il peut en être de même d'un composé arsenical, alors que vous n'apportez aucun fait à l'appui de votre hypothèse, laquelle se trouve au contraire complétement renversée par les expériences les plus concluantes et par les résultats des nombreuses expertises déjà faites et dans lesquelles l'arsenic des terrains des cimetières *a constamment été trouvé à l'état insoluble !*

J'ose à peine aborder la partie de la déposition où l'acide azotique contenu dans les eaux de pluie est considéré comme le dissolvant de l'arsenic des terrains ; en lisant cette phrase, on croit rêver. Si quelques chimistes *seulement* ont avancé qu'il y a de l'acide azotique dans les eaux des pluies *d'orage* et non pas dans celles des pluies *ordinaires*, c'est apparemment que cet acide se trouve dans ce liquide *en proportion tellement minime* qu'il a pu échapper à d'autres expérimentateurs ; tout le monde sait d'ailleurs que l'eau dont il s'agit est parfaitement potable, sans produire sur l'organe du goût la moindre impression acide. Et c'est à une pareille liqueur, à de l'acide azotique dilué dans une énorme proportion d'eau que l'on voudrait attribuer la puissance de dissoudre un composé arsenical, que les acides forts ne dissolvent que lentement et à la température de l'*ébullition*, et qui se trouverait placé à côté du cadavre, à 1 mètre ou 2 de profondeur. D'ailleurs cette eau *si faiblement acidulée*, dont j'admettrai à la rigueur l'existence, ne céderait-elle pas à l'instant même l'acide libre qu'elle pourrait contenir, aux bases calcaires ou autres qu'elle trouverait à la surface du sol ? En vérité, ceci passe les bornes de la naïveté !!!

On admet encore que les parties les plus fines de la terre qui était à la surface d'un champ labouré et *que l'on suppose arsenicale*, pourront être entraînées par les pluies jusqu'à la profondeur de 1 mètre 50 centimètres ou de 2 mètres, là où se trouve la bière, ou le corps enterré à nu. Comment qualifier une pareille hypothèse ? Ou le composé arsenical contenu dans cette terre *fine* est insoluble ou soluble ; s'il est insoluble, la bière ou le cadavre qui finiraient par être entourés de cette terre, d'après notre critique, se trouveraient dans les mêmes conditions que celles dans lesquelles ont été trouvés jusqu'à présent les corps inhumés dans un terrain arsenical qui les entourait ; aussi un pareil élément ne produisant aucun fait nouveau n'apporterait donc aucune nouvelle lumière à la discussion. Si l'arsenic y est à l'état soluble, il sera arrêté à quelques centimètres au-dessous de la surface du sol, parce qu'il aura été transformé en arsénite ou en arséniate de chaux insoluble ; les expériences faites avec les terres du département de la Somme ne laissent aucun doute à cet égard (V. page 292). D'ailleurs, et cette considération suffirait à elle seule pour réduire à néant la singulière objection que je réfute, ne sait-on pas que les eaux pluviales ne pénètrent jamais jusqu'à la profondeur où il faudrait qu'elles parvinssent pour que des esprits sérieux songeassent à tenir un compte quelconque d'une assertion aussi étrange ?

On articule ensuite que l'ammoniaque provenant de la putréfaction peut transformer le composé arsenical insoluble en un sel arsenical soluble (arsénite ou arséniate d'ammoniaque). Voyons ce que l'expérience apprend sur ce point :

1° Vous n'avez pas la prétention de faire croire que la présence de l'arsenic dans les terrains de cimetières arsenicaux date d'hier. Non ; bien des années , et peut-être des siècles , se sont écoulés depuis que ces terrains reçoivent des cadavres que la putréfaction a , par conséquent , complétement détruits. Comment se fait-il donc que , pas même dans un seul des cas où l'on a déjà examiné ces terrains , l'ammoniaque, qui s'est développé à la suite de si nombreuses putréfactions des corps, n'ait transformé en arsénite , ou en arséniate solubles , l'arsenic de ces terres ? On sait en effet, et je le répète, qu'on a constamment reconnu jusqu'à présent que cet arsenic existait dans les terrains à l'état insoluble. J'irai plus loin , et j'admettrai que cela puisse être , que , pendant un instant, il y ait eu à côté des cadavres de l'arsénite d'ammoniaque soluble, ne voit-on pas que ce sel , immédiatement après sa formation, devrait être transformé en arsénite de chaux insoluble par le sulfate de chaux du terrain si celui-ci en contenait !!!

2° Les cadavres de Nicolas *Noble* et de la femme *Jérôme*, enterrés presque en même temps à 2 mètres l'un de l'autre dans une partie du cimetière d'Épinal où la terre est arsenicale, sont exhumés au bout de deux mois , et l'analyse démontre que le cadavre de *Noble* contient de l'arsenic, *tandis qu'il n'en existe pas dans celui de la femme Jérôme*. Les deux cadavres ayant été inhumés de nouveau, dans le même lieu et à côté l'un de l'autre, sont exhumés six mois après la seconde inhumation ; les résultats sont les mêmes, et pourtant la terre qui entoure le cadavre de la femme est *arsenicale* au même degré que celle qui entoure le cadavre de *Noble*. Évidemment l'arsenic contenu dans cette terre n'a pas pénétré dans le cadavre de la femme *Jérôme* pas plus que dans celui de *Noble* ; évidemment il n'est pas devenu soluble, et il est, au contraire, resté à l'état d'insolubilité où il était avant la première inhumation. Ce fait est d'autant plus important à signaler qu'il a été constaté, après huit mois d'inhumation, que les influences atmosphériques d'humidité, de chaleur, de froid, etc., ont été les mêmes, et que s'il était vrai que les agens produits par la putréfaction dussent opérer la dissolution du composé arsénical des terres, non-seulement ces terres traitées par l'eau auraient dû fournir de l'arsenic à ce liquide, *ce qui n'était pas*, mais encore le cadavre de la femme *Jérôme* aurait dû en contenir, ce qui n'a pas eu lieu non plus.

3° Le 11 juillet 1845 nous avons placé, M. Barse et moi, la moitié d'un foie d'homme dans une petite boîte de sapin mince, que nous avons entourée de terre *arsenicale* extraite du cimetière d'Épinal, et parfaitement arrosée ; la boîte, ainsi que cette terre, ont été ensuite placées dans une boîte plus grande que l'on a enterrée dans le jardin de la Faculté. Le 16 du même mois, on sort la boîte de terre ; on retire le foie que l'on enveloppe d'un linge, au lieu de le laisser dans la boîte ; puis on enterre la grande boîte qui contenait, par conséquent, le foie, le linge et la terre arsenicale. Le 25 août, le foie, de couleur verte, était pourri et réduit au tiers de son volume. La terre sur laquelle il appuyait répandait une odeur infecte. On lave le foie avec de l'eau distillée. On filtre la liqueur, on l'évapore jusqu'à siccité, puis on carbonise parfaitement le produit. *Le charbon ne contient aucune trace d'arsenic. On n'en obtient pas davantage* du foie lui-même débarrassé de terre et carbonisé. Le 30 août, on essaie successivement la terre qui avait entouré les parties supérieure et inférieure du foie pendant quarante-cinq jours. On les fait bouillir avec de l'eau ; ce liquide ne renferme point d'arsenic ; mais lorsqu'on traite la terre, ainsi épuisée par l'eau, par de l'acide sulfurique concentré à chaud, le liquide fournit *une quantité notable d'arsenic*.

4° J'ai enterré à la profondeur d'un mètre et à nu le cadavre d'un enfant à terme, âgé de deux jours, un foie d'adulte et la moitié d'une cuisse de femme âgée de quarante ans. La terre qui entourait ces parties était *arsenicale* et avait été extraite, par les soins du docteur Haxo, médecin à Épinal, du cimetière où avaient été inhumés les corps du nommé Noble et de la femme Jérôme dont il vient d'être parlé ; les 200 kilogrammes de cette terre qui m'avaient été envoyés et sur lesquels j'ai opéré, avaient été pris à environ 70 centimètres de profondeur immédiatement à côté des cadavres de Noble et de la femme Jérôme. Je me suis d'abord assuré que cette terre *ne fournissait aucune trace d'arsenic* quand on la traitait par l'eau froide ou bouillante, et qu'elle en donnait, au contraire, si on la faisait bouillir avec de l'acide sulfurique.

Trois mois après l'inhumation, j'ai attentivement extrait les matières enterrées, ainsi que 8 kilogrammes environ de la portion de terre qui adhérait à ces parties; la *putréfaction était à son comble;* l'enfant surtout était réduit à un état de putrilage tel qu'il a été impossible de l'avoir autrement que par lambeaux; l'odeur était des plus infectes.

J'ai laissé dans une grande terrine neuve, pendant vingt-quatre heures, quatre litres d'eau distillée et le mélange des 8 kilogrammes de terre et de tous les débris putréfiés; j'ai souvent agité, afin de favoriser autant que possible la dissolution. Alors j'ai passé le liquide à travers un linge, et comme je n'aurais pu le filtrer qu'avec la plus grande difficulté, je l'ai fait bouillir pendant quelques minutes, puis je l'ai filtré. La liqueur, évaporée jusqu'à siccité, a donné un produit noirâtre excessivement fétide que j'ai parfaitement carbonisé. Le charbon traité par l'eau bouillante a fourni un liquide que j'ai introduit dans un appareil de Marsh préalablement essayé, et j'ai fait passer le gaz dans une dissolution d'azotate d'argent d'après la méthode de M. Lassaigne (V. p. 277); *il m'a été impossible d'obtenir la moindre trace d'arsenic.* Ce résultat négatif m'a engagé à changer la disposition de l'appareil et à enflammer le gaz hydrogène qui se dégageait du flacon; il ne s'est condensé sur une assiette de porcelaine que douze petites taches, dont huit étaient jaunes et brillantes, tandis que les quatre autres avaient l'aspect des taches de *crasse* (*V*. p. 270); au reste, ces douze taches traitées par l'acide azotique, pour savoir si elles étaient arsenicales, ne m'ont aucunement fourni les caractères de l'arsenic. D'un autre côté, je me suis assuré que la même terre, traitée par l'acide sulfurique, donnait une quantité notable d'arsenic (1).

(1) Si l'on était tenté de répéter cette expérience, il faudrait de toute nécessité employer des terres arsenicales provenant d'un cimetière, car on pourrait bien obtenir un tout autre résultat, si, comme je l'ai fait, on enterrait les corps dans un terrain *non arsenical* que l'on aurait mélangé avec 1 ou 2 kilogrammes d'arsénite de chaux *pulvérulent*, *récemment fait* et préparé avec de l'arsénite de potasse et du chlorure de calcium. En effet, dans ces conditions, la cohésion de l'arsénite de chaux *serait tellement faible* et ce sel serait *si peu retenu* par les élémens qui entrent dans la composition de la terre, qu'il y en aurait une partie de décomposé, surtout après quelques mois d'inhumation, et de transformé en arsénite d'ammoniaque *soluble* et en carbonate de chaux insoluble, tandis qu'on vient de voir que cela n'a pas lieu lorsque le carbonate d'ammoniaque produit par la putréfaction des cadavres est en contact avec la terre arsenicale des cimetières. J'ajouterai, pour donner plus de force à l'opinion que je soutiens, qu'ayant laissé pendant un mois une dissolution de 500 grammes de carbonate d'ammoniaque dans deux litres d'eau, en contact avec 12 kilogrammes de la terre arsenicale qui m'avait été envoyée par le Dr Haxo, la dissolution, quoique je l'eusse souvent agitée avec

Pour quiconque est de bonne foi le résultat de la discussion à laquelle je viens de me livrer n'est point douteux et chacun dira : *Il serait absurde d'admettre, lorsqu'au moment de l'exhumation, la bière est entière et parfaitement close, que l'arsenic retiré du foie et des autres organes du cadavre, provienne du composé arsenical que peut contenir le terrain du cimetière et qui y est ordinairement en proportion si minime.*

On en dira évidemment autant dans les cas où la bière *déjà fendue*, constitue cependant encore un tout entier, quoique une portion des liquides qui pouvaient avoisiner cette bière, ait pénétré dans son intérieur ; en effet je viens de démontrer que ces liquides ne sont pas arsénicaux alors même que la putréfaction est à son comble.

On sera d'autant plus autorisé à adopter cette manière de voir qu'il résulte des expériences que j'ai faites en 1839 que les *dissolutions arsenicales* ne pénètrent pas facilement dans l'intérieur des organes qu'elles entourent de toutes parts, alors même qu'elles existent dans le terrain en assez forte proportion, et qu'il suffit de laver soigneusement la surface de ces organes avec de l'eau pour emporter la faible portion d'arsenic qui pourrait s'y trouver. Mais j'irai plus loin et j'admettrai que cette pénétration intime ait eu lieu ; qu'arriverait-il alors ? De deux choses l'une : ou bien que toutes les parties du cadavre fourniraient la même proportion d'arsenic, c'est-à-dire une quantité qui serait en rapport avec leur poids ; ou bien que tel organe qui se serait trouvé en contact avec la portion du terrain arsenical devrait en contenir, tandis qu'il n'y en aurait pas dans ceux que la terre arsenicale n'aurait point touchés. Or c'est ce qui n'a jamais lieu dans un cas d'empoisonnement avec absorption ; toutes les parties du corps renferment de l'arsenic dans une proportion fort inégale ,

la terre, ne m'a fourni que trois taches arsenicales, après l'avoir filtrée, évaporée et carbonisée; et cependant j'opérais avec une forte dissolution de carbonate d'ammoniaque et dans des conditions propres à favoriser bien autrement la décomposition que celles dans lesquelles se trouveront les cadavres inhumés dans une terre arsenicale. Il n'est pas douteux que si, au lieu d'agir ainsi, j'eusse fait usage d'arsénite de chaux préparé artificiellement, peu cohérent et récemment fait, le carbonate d'ammoniaque n'en eût décomposé une proportion infiniment plus forte.

et nullement en rapport avec la masse, car il y en a d'autant plus que l'organe était plus vasculaire.

En cherchant à attaquer les résultats de mes expériences sur ce point, M. Devergie a commis une erreur grave. J'avais dit qu'après avoir mis un foie à la profondeur de 1 mètre dans la terre d'un jardin, dont le fond avait été préalablement arrosé avec 40 centigrammes d'acide arsénieux dissous dans 96 grammes d'eau, je n'avais pas retiré de l'arsenic de ce foie, quoi qu'il fût resté neuf jours enterré, et qu'à plusieurs reprises j'eusse versé d'assez fortes proportions de dissolution arsenicale à la surface de la terre avec laquelle j'avais comblé le trou, et même sur la portion de terre qui recouvrait immédiatement le viscère. « Mais, réplique M. Devergie, j'ai vu le contraire en plaçant un « foie dans un seau étroit qui contenait 7 *kilogrammes* de « terre que j'avais arrosée pendant *sept jours* avec 2 *litres* « d'eau tenant 60 centigrammes d'acide arsénieux en dissolution. » Quelle parité y a-t-il entre ce mode d'expérimentation et celui que j'ai suivi ? Dans mon expérience, j'avais eu grand soin de me placer dans les *conditions du problème*, c'est-à-dire que, loin d'agir sur 7 kilogrammes de terre, j'avais enterré le foie *dans un jardin*, tout comme un cadavre serait enterré dans un cimetière, et la dissolution arsenicale que j'employais devait nécessairement s'étendre à droite, à gauche, en haut, en bas, en tous sens en un mot, en sorte que la portion de terre qui recouvrait le foie ne devait en avoir gardé que très peu. Dans l'expérience de M. Devergie, au contraire, on s'est placé dans des *conditions qui n'existeront jamais*, c'est-à-dire que l'on a mis une *forte proportion* de dissolution arsenicale dans une *petite quantité de terre*, et que, pour mieux saturer celle-ci, on l'a arrosée à *sept reprises* différentes. Quel argument peut-on tirer d'un pareil fait pour infirmer l'assertion que j'ai émise plus haut, savoir, qu'un *terrain à peine humecté d'une dissolution arsenicale ne livrera pas facilement aux organes qu'il touchera* la petite proportion d'arsenic qu'il pourrait tenir en dissolution ?

B. Supposons maintenant que par suite de la disjonction des planches qui composent la bière *les débris du cadavre pourri soient mélangés avec la terre,* ou bien que les corps *enterrés à nu* et déjà complétement putréfiés et réduits en terreau soient confondus avec la terre arsenicale. *Si le terreau traité par l'eau distillée froide pendant 24 heures et agité à plusieurs reprises, fournit une dissolution qui étant filtrée, évaporée et carbonisée,* comme il a été dit à la page 223 et suivantes, *donne de l'arsenic,* à l'aide de l'appareil de Marsh modifié, il faudra rechercher si la terre prise à 3 ou 4 mètres de distance se comporte de même. En cas de *négative,* on sera grandement autorisé à *soupçonner* que l'arsenic retiré du terreau provient du cadavre et non de la terre, parce que l'eau froide dissout parfaitement l'acide arsénieux qui aurait pu se trouver dans le cadavre et que tous les faits recueillis jusqu'à ce jour, établissent au contraire que le composé arsenical faisant partie des terres n'est point soluble dans ce liquide à la température ordinaire, alors même que la putréfaction est à son comble. Mais s'il en est ainsi, dira-t-on, pourquoi vous bornez-vous à dire, on sera grandement autorisé à *soupçonner* et pourquoi *n'affirmez-vous* pas que l'acide arsénieux provient du cadavre? Dans tous mes écrits j'ai constamment évité de me prononcer affirmativement, parce qu'à la rigueur, il pourrait se faire, *quoique cela ne soit aucunement probable,* que par des causes tout-à-fait extraordinaires, une petite proportion du composé arsenical des terres eût été rendu soluble dans l'eau. L'expert devrait surtout apporter dans les conclusions la réserve que j'indique, s'il était ultérieurement prouvé que la partie du cimetière où se trouve le corps avait été arrosée à une époque quelconque avec une dissolution arsenicale ou bien qu'une poudre arsenicale soluble avait été déposée à sa surface ; non pas que je pense qu'un composé arsenical soluble répandu à la surface de la terre puisse arriver *sous cet état* et sans avoir été transformé en arsénite insoluble jusqu'à la profondeur où est enterré le cadavre (*V*. p. 292, les expériences faites avec les terrains arsénicaux de la Somme), mais uniquement parce qu'on pourrait objecter, à tort sans doute, que le terrain traversé par la liqueur arsenicale n'était pas de nature à changer celle-ci en arsénite ou en arséniate de chaux insoluble. — Si *contre toute attente,* la terre éloignée de quelques mètres du lieu de l'inhumation cédait aussi un composé arsenical à *l'eau froide*, il faudrait bien se garder de faire *soupçonner* que l'arsenic a été fourni par le cadavre.

Si le terreau traité par l'eau distillée froide et même bouillante pendant vingt-quatre heures et agité à plusieurs reprises, fournit une dissolution qui étant filtrée, évaporée et carbonisée, comme il a été dit à la page 223 et suivantes, ne donne point d'arsenic, et que l'on en retire après l'avoir fait réagir pendant quelque temps sur l'acide sulfurique *pur*, d'abord à froid, puis à la température de l'ébullition, on serait porté à croire qu'il n'y a pas eu empoisonnement par une préparation arsenicale soluble, *si le terrain ne contenait pas de sulfate de chaux*, parce qu'*en général* les composés arsénicaux solubles qui auraient pu *abandonner* le cadavre pour se mêler *à ces sortes de terrains*, conservent pendant long-temps la faculté de se dissoudre dans l'eau froide. Toutefois, comme il n'est pas démontré que les composés arsénicaux solubles qui auraient pu être entraînés hors du corps ne puissent à la longue se transformer dans le sein de la terre en sels insolubles dans l'eau, surtout lorsque cette terre contient du sulfate de chaux, l'expert devra, dans un cas aussi épineux, analyser quelques autres parties du terrain du même cimetière, et s'il résultait de ses recherches qu'elles ne contiennent point d'arsenic, ou qu'elles en renferment beaucoup moins que le terreau, il lui serait peut-être permis d'élever de *très légères conjectures* sur la possibilité d'un empoisonnement (*Voy.* pour plus de détails mon Mémoire dans le tome VIII des *Mémoires de l'Acad. roy. de médecine*).

QUATRIÈME OBJECTION. *La préparation arsénicale peut avoir été introduite dans le canal digestif du cadavre d'un individu qui n'a pas succombé à un empoisonnement, et avoir été portée au loin dans quelques-uns de nos viscères par l'effet de l'imbibition cadavérique.*

J'ai répondu à cette objection en traitant des généralités de l'empoisonnement à la page 34 de ce volume. Je rappellerai seulement que l'on trouve dans le *foie* et dans les *autres organes* une certaine quantité des toxiques introduits dans l'estomac ou dans le rectum des cadavres, que j'ai mis ces faits hors de doute en 1840, et que l'on ne conçoit pas dès-lors comment M. Devergie a pu soutenir au procès Lacoste et devant la Cour d'assises de la Meuse, que la présence de l'acide arsénieux dans le foie d'un cadavre, suppose nécessairement la circulation et une absorption qui n'a pu avoir lieu que pendant la vie. Jamais erreur plus grave ne fût commise (*V. Gazette des Tribunaux* du 15 juillet 1844 et du 24 avril 1845).

CINQUIÈME OBJECTION. *L'individu que l'on soupçonne être mort empoisonné et des viscères duquel on retire de l'arsenic, pouvait avoir été soumis pendant la vie à l'usage d'une médication arsenicale, en sorte que le toxique recueilli par l'analyse ne proviendrait pas d'un empoisonnement.* Cette question a été sérieusement agitée devant la Cour d'assises du Gers, à l'occasion du procès *Lacoste;* on peut même dire qu'elle a presque uniquement fait l'objet du débat scientifique qui s'est élevé entre les experts; c'est qu'en effet Lacoste, avant sa mort, avait été soumis, à l'usage d'une médication arsenicale dans le but de faire disparaître une maladie de la peau dont il était atteint. Sans discuter ici un à un les moyens mis en avant par les médecins qui étaient chargés d'éclairer la justice, en cette circonstance, je dirai cependant que les experts ne se sont pas conformés aux principes de la science et qu'ils auraient pu tirer un tout autre parti de la position dans laquelle ils se trouvaient.

Il n'est pas douteux que *dans certains cas* l'on puisse retirer de l'arsenic du *foie* du cadavre d'un individu qui aurait été soumis pendant la vie, à l'usage d'une préparation arsenicale, administrée *à dose médicinale,* dans l'intention de guérir une maladie de la peau, une fièvre intermittente, etc.; tous les jours on peut se convaincre que l'urine des malades qui prennent de très petites doses de liqueur de Fowler (potion contenant de l'arsénite de potasse) renferme de l'arsenic. Le fait ne saurait donc être contesté et l'expert, appelé à décider une question aussi épineuse, doit redoubler d'efforts pour la résoudre d'une manière satisfaisante. Je vais successivement parcourir les divers cas qui peuvent se présenter et reproduire les considérations qui m'ont paru propres à amener la solution du problème, lorsque pour la première fois, cette question a été soulevée par moi devant l'Académie de médecine en 1840 (*V*. tome VIII des *Mémoires* de ce corps savant).

Premier cas. *Le malade avait fait usage à plusieurs reprises d'un médicament arsenical ; mais au moment où il a éprouvé les symptômes de l'empoisonnement aigu, il y avait déjà quelques semaines qu'il avait cessé de prendre le médicament ; on retire du foie une quantité assez notable d'arsenic ; l'invasion de la maladie a été brusque et sa marche rapide.* Si l'on a constaté les symptômes que déterminent les composés arsenicaux, si après la mort il existe dans le canal digestif et dans les autres organes des altérations cadavériques que l'on puisse rattacher à l'intoxication arsenicale, évidemment le malade a succombé à un empoisonnement par l'arsenic. On ne peut pas admettre en effet, que le toxique extrait du foie provienne du médicament, parce que l'élimination de ce poison est complète au bout de douze ou quinze jours et que d'ailleurs l'arsenic administré *à dose médicinale,* ne donne lieu à aucun des effets observés.

Deuxième cas. La mort reconnaîtrait encore pour cause un empoisonnement, alors même que *dans l'espèce*, le malade n'aurait éprouvé que quelques-uns des symptômes de l'intoxication arsenicale et qu'à l'ouverture du cadavre les organes n'auraient offert aucune altération sensible ; on sait en effet que, dans certains cas d'empoisonnement par l'arsenic, fort rares à la vérité, la mort n'a été précédée ni de douleurs ni d'évacuations, et que les organes ne paraissaient pas être le siége d'aucune altération.

Troisième cas. *Le malade avait fait usage, à plusieurs reprises, d'un médicament arsenical ; mais au moment où il a éprouvé des symptômes d'empoisonnement à peine caractérisés, il y avait déjà quelques semaines qu'il avait cessé de prendre le médicament ; on n'a retiré du foie qu'une* très petite proportion d'arsenic ; *l'invasion de la maladie a été brusque et sa marche rapide.* Ici encore *tout porte à croire* que l'arsenic extrait du foie provient d'une intoxication, parce que si ce toxique avait été administré comme médicament quelques semaines auparavant, il aurait dû être complétement éliminé au moment de la mort ; toutefois il y aurait lieu d'être circonspect et *de ne pas affirmer* qu'il en soit ainsi, parce que nous ne pouvons pas démontrer mathématiquement que toujours l'élimination du poison sera complète au bout de douze ou quinze jours, que d'un autre côté la proportion d'arsenic recueillie est extrêmement minime, et que d'ailleurs le malade n'avait point éprouvé les symptômes que déterminent ordinairement les préparations arsenicales. Serait-il donc impossible qu'un individu *qui n'aurait pas été empoisonné par l'arsenic*, et qui aurait cessé de faire usage depuis vingt ou vingt-cinq jours d'un médicament arsenical, eût été pris brusquement d'accidens graves qui auraient amené une mort prompte, et qu'en examinant le foie du cadavre, on eût encore trouvé quelques traces de l'arsenic que j'appellerai médicamenteux et qui n'aurait pas été complétement éliminé par des motifs qui nous sont encore inconnus ? Non certes, cela ne serait pas à la rigueur impossible ; aussi l'expert devrait-il se borner, dans l'espèce à établir *des présomptions* d'empoisonnement.

QUATRIÈME CAS. *Le malade, au moment où il a éprouvé les symptômes d'un empoisonnement aigu, faisait usage d'un médicament arsenical ou bien il n'avait cessé d'en prendre que depuis quelques jours ; l'invasion de la maladie a été brusque et sa marche rapide ; on retire du foie une quantité assez notable d'arsenic.* Si les symptômes ont été ceux que détermine l'intoxication arsenicale, que l'estomac et les intestins soient le siége d'altérations organiques profondes, la présence de l'arsenic ne saurait être attribuée à la médication seulement, mais bien à un empoisonnement, parce qu'une *dose médicinale* d'un composé arsenical, alors même qu'elle est administrée depuis plusieurs jours, ne peut pas donner lieu à l'ensemble des faits que je viens d'indiquer.

CINQUIÈME CAS. *Le malade, au moment où il a éprouvé les symptômes d'un empoisonnement aigu, faisait usage d'un médicament arsenical, ou bien il n'avait cessé d'en prendre que depuis quelques jours ; l'invasion de la maladie a été brusque et sa marche rapide ; après la mort on ne découvre aucune lésion dans le canal digestif et l'on retire à peine des traces d'arsenic du foie.* Tout porte à croire qu'ici encore l'arsenic trouvé provient plutôt d'un empoisonnement que de celui qui existait dans le médicament arsenical, parce qu'il est difficile de supposer que ce dernier, à l'action duquel le malade commençait déjà à être habitué, et que je suppose avoir été administré avec prudence et à une dose médicinale, ait pu développer tout-à-coup les symptômes d'un empoisonnement aigu ; toutefois l'absence de lésions cadavériques et la proportion *minime* d'arsenic extraite du foie, commandent la circonspection et font un devoir à l'expert de ne pas affirmer qu'il y a eu empoisonnement tout en lui enjoignant l'obligation de dire que l'empoisonnement est probable.

SixiÈme cas. *Les conditions sont les mêmes que dans l'espèce précédente, si ce n'est que la marche de la maladie a été lente et que l'on n'a observé que quelques-uns des symptômes que l'on remarque le plus souvent dans l'empoisonnement par l'arsenic.* Dans ce cas, excessivement épineux, le médecin ne saurait être trop réservé ; à coup sûr il serait blâmable, s'il *affirmait* qu'il y a eu empoisonnement et même s'il tendait à faire croire que l'intoxication est probable ; il devrait se borner tout au plus à faire naître quelques doutes dans l'esprit des jurés.

SeptiÈme cas. *Le malade, au moment, où il a éprouvé quelques symptômes d'empoisonnement, faisait usage d'un médicament arsenical ; l'invasion de la maladie n'a pas été brusque, sa marche a été lente, car elle durait depuis plusieurs semaines ; à l'ouverture du cadavre on n'a découvert aucune altération qui pût être rattachée à une affection aiguë et l'on a à peine décelé quelques traces d'arsenic dans le foie.* Dans ce cas il faudrait avouer l'impuissance de l'art pour résoudre le problème ; on conçoit en effet que l'empoisonnement lent qui serait le résultat de petites doses d'une préparation arsenicale souvent réitérée et long-temps continuée, se confonde nécessairement avec les effets que produirait la médication arsenicale à laquelle un individu aurait été soumis pendant plusieurs semaines.

Huitième cas. *Le malade éprouve les symptômes d'une intoxication arsenicale, et meurt empoisonné au moment où il fait usage d'un médicament arsenical* qu'il aurait dû prendre à *dose médicinale, mais que par mégarde ou volontairement* il prend à une dose quadruple ou quintuple. Dans ce cas, il est évidemment impossible de déterminer si l'arsenic trouvé dans le foie provient à-la-fois du médicament et d'un empoisonnement criminel, ou seulement du médicament.

Dans les espèces que je viens d'examiner j'ai constamment supposé que l'analyse chimique ne portait que sur le foie; j'ai compliqué le problème à dessein parce qu'il m'a semblé inutile de m'occuper des cas les plus simples; mais je dois dire en terminant, que l'expert se trouvera souvent placé dans des circonstances excessivement favorables pour résoudre promptement et sûrement la question; quelle difficulté y aurait-il par exemple à décider que l'arsenic ne provient pas d'un médicament arsenical, mais bien d'un empoisonnement, si l'on découvrait dans le canal digestif une proportion *notable*, et vingt fois plus considérable au moins d'arsenic que celle qui entre habituellement dans les médicamens arsénicaux dont on fait usage, ou bien si l'on retirait de ce canal un composé arsenical solide, soluble ou non, alors que le médicament employé n'aurait renfermé qu'une préparation arsenicale dissoute, ou bien, si l'on trouvait dans ce canal un composé arsenical *insoluble* dans l'eau, coloré ou non (sulfure jaune d'arsenic), quand la préparation arsenicale *médicamenteuse* aurait été donnée en dissolution? Évidemment la solution du problème dans ces cas, serait des plus faciles.

Sixième objection. *L'arsenic retiré du canal digestif et des autres viscères d'un individu dont on examine le cadavre provient, non pas d'une préparation arsenicale qui aurait été prise comme poison, mais bien du colcothar ou du sesqui-oxyde de fer hydraté qui lui aurait été administré comme contre-poison pendant la vie.*

J'ai déjà répondu à cette objection (*Voy*. p. 240).

Objections que je n'avais point prévues.

Ces objections *n'ont aucune portée,* et ne doivent figurer ici que pour montrer ce que peuvent enfanter l'ignorance et la mauvaise foi.

1° Je place en tête de ces objections celle de M. Magendie, parce qu'elle embrasse la partie culminante de mon travail sur l'absorption et sur les applications que j'en ai faites à la médecine légale. Admettez pour un instant que l'opinion de M. Magendie soit adoptée, et ma découverte ne sera plus qu'un fait physiologique important, mais presque sans utilité pour les experts. Voici comment s'exprime M. Magendie dans les comptes-rendus des séances de l'Institut (Séance du 14 juin 1841, page 1110). « Quant à aller rechercher à l'aide de moyens *très délicats,* d'un « *emploi difficile,* la présence de *matières absorbées* dans les « tissus, pour en déduire des conclusions *qui s'appliqueraient* « *à la médecine légale,* ce genre d'investigation où les hom- « mes les plus habiles peuvent aisément s'abuser, *offre le plus* « *grand inconvénient* et peut entraîner des erreurs funestes « dans les décisions de la justice. »

Je ne réfuterai pas sérieusement cette objection parce que M. Magendie *a lui-même rétracté son dire* à la séance du 12 juillet suivant, comme on le verra bientôt; il m'importe cependant, sous le point de vue de la moralité scientifique, de ne point cacher au lecteur la tactique déloyale et plus que singulière suivie par mon collègue. Le 14 juin 1841, immédiatement après la lecture du rapport de la commission rédigé par M. Regnault, M. Magendie prit la parole pour faire observer que la découverte de l'absorption des poisons lui appartenait, et que la commission avait eu tort de m'attribuer celle de l'acide arsénieux et des préparations arsenicales. Cette assertion était d'autant plus étrange que M. Magendie devait savoir que des auteurs recommandables et déjà anciens avaient mis hors de doute bien avant lui, l'absorption de certaines substances vénéneuses, et que jusqu'alors personne n'avait *démontré* que l'acide arsénieux fût absorbé. Là se bornèrent les objections de M. Magendie qui ne *dit pas un seul mot* de la phrase citée plus haut ; si M. Magendie eût prononcé cette phrase, le rapporteur en aurait d'autant plus promptement fait justice, qu'elle annulait le travail consciencieux de la commission dont il était organe, puisque ce travail roule complétement sur ma découverte qui y est adoptée sans restriction. M. Magendie qui, encore une fois, avait gardé le silence sur ce point, en rédigeant les paroles qu'il avait prononcées, pour les faire insérer dans le compte-rendu de la séance, se permit d'ajouter la phrase *dont il n'avait dit mot à la séance*. Un *pareil* procédé ne pouvait pas passer inaperçu ; aussi à la séance du 12 juillet suivant, M. Regnault interpella M. Magendie, non pour lui reprocher la conduite qu'il avait tenue, ce qu'il aurait dû faire, mais pour lui demander quel sens il avait voulu donner à son assertion. M. Magendie s'empressa de répondre *en se rétractant : « Je me hâte « de le déclarer, si la phrase qu'on vient de rappeler pou- « vait laisser entrevoir quelque opposition aux conclusions si « sages du rapporteur de la commission, cette phrase* n'au- « rait point rendu exactement ma pensée. » L'assertion de M. Magendie, *écrite à tête reposée*, était pourtant assez précise pour qu'on ne pût pas l'interpréter de deux manières.

Quoi qu'il en soit, après avoir essuyé cet échec, mon collègue ajouta quelques mots qui ne sont pas plus vrais que les premiers: « Aux chimistes habiles seuls, dit-il, appartient d'éclairer la jus- « tice dans les circonstances, heureusement *bien rares*, où il est « nécessaire de rechercher un poison jusque dans la *profondeur « de nos organes.* » M. Magendie se trompe de la manière la plus étrange en disant qu'il est *bien rare* que l'on soit obligé de rechercher un poison jusque dans la *profondeur des organes*. Les experts habituellement chargés de ces sortes d'opérations savent tout le contraire, et réduiront à sa juste valeur une assertion aussi dénuée de fondement.

Ils pourront surtout apprendre à M. Magendie que depuis le 14 juin 1841 jusqu'à ce jour, déjà plus de soixante fois, en France, et malgré l'anathème qu'il avait voulu lancer contre l'application de ma découverte, des hommes habiles et d'autres qui l'étaient beaucoup moins, *ont cherché les matières absorbées dans les tissus, les y ont décelées, et ont déduit de leur présence des conclusions qu'ils ont soutenues devant les tribunaux*, au grand avantage de l'ordre social, et après avoir prêté serment de dire toute la vérité. — Il ne reste donc rien d'une assertion que je m'abstiens de qualifier.

2° *D'après M. Couerbe,* il se développerait de l'arsenic *dans les tissus mous qui se pourrissent.* C'est dans le numéro d'octobre 1840 de la *Revue scientifique*, que l'on trouve cette proposition. Ici la date n'est pas sans importance. Madame Lafarge avait été condamnée en septembre, un mois auparavant, et la Cour de cassation ne devait statuer sur le pourvoi qu'en décembre ; on sait d'ailleurs que l'arsenic avait été retiré des *tissus mous* de Lafarge, dont le cadavre était déjà *complétement pourri.* On conviendra que le moment était bien choisi pour celui qui cherchait à porter une rude atteinte à l'expertise faite à Tulle. Je n'examinerai pas quel pouvait être le but de M. Couerbe en publiant cette objection dans un moment pareil, et en la faisant publier dans plusieurs journaux politiques. Je dirai seulement que le fait *est aussi faux qu'il est odieux*, que depuis, il est resté dans l'oubli qu'il mérite, et qu'il n'en fut tenu aucun compte par la cour suprême.

3° *La proportion d'arsenic obtenue soit des matières contenues dans le canal digestif, soit des organes qui en ont absorbé, est trop minime pour qu'on puisse conclure à un empoisonnement.* Je réfuterai cette objection en traitant *in extenso*, à la fin de ce volume, la question de *quantité.*

4° « *Le papier peint en tout ou en partie, avec l'arsénite de cuivre, les débris de boiseries peintes en vert, rebuts que l'on jette au fumier, que la terre dévore et s'assimile, et dont les infiltrations pluviales sont dans le cas de porter ces sels à des profondeurs plus ou moins considérables, et dans les entrailles du cadavre le plus hermétiquement enseveli dans un cercueil en bois ; une seule parcelle du fumier des villes jeté sur la surface de la terre peut fournir aux eaux pluviales de quoi empoisonner après coup d'arsenic tout un cadavre.* » Cette objection appartient à M. Raspail, et personne, je crois, ne cherchera à en revendiquer la priorité, car elle est absurde. Je ne m'arrêterai pas à montrer ce qu'il y a de *ridiculement* exagéré à prétendre qu'une seule *parcelle* de fumier arsenical peut empoisonner tout un cadavre. En examinant l'objection dans ce qu'elle pourrait présenter de spécieux, je ferai remarquer que les papiers verts, les boiseries peintes en vert que M. Raspail suppose pouvoir fournir de l'arsenic au sol, contiennent cet arsenic à l'état insoluble, même dans l'eau bouillante. Il y a plus : si, par suite d'une décomposition de la préparation arsenicale, l'arsenic pouvait être dissous par l'eau pluviale, il serait immédiatement arrêté dans le sol par les combinaisons insolubles qu'il y contracterait. C'est ainsi que lorsqu'on répand de l'acide arsénieux à la surface de la terre, en ensemençant avec du blé mélangé d'arsenic, il suffit de peu de jours pour qu'il soit devenu insoluble dans l'eau, et il faut alors avoir recours presque toujours à l'acide sulfurique bouillant pour le rendre soluble. Qui ne sait en outre combien les eaux pluviales éprouvent de difficulté à pénétrer à la profondeur de quelques centimètres dans les terrains les plus perméables? A plus forte raison lorsqu'il faudra qu'elles s'infiltrent assez profondément pour arriver jusqu'à 1 mètre 1/2 ou 2 mètres au-dessous de la surface du sol. Il faudrait, comme l'a dit quelque part M. Raspail, un foret à l'aide duquel on pût faire pénétrer dans le cercueil la préparation arsenicale !!!

5° *Les taches arsenicales ne sont pas formées par de l'arsenic revivifié, et il faut nécessairement obtenir un anneau arsenical pour conclure qu'il existe de l'arsenic.* Cette objection, présentée par M. Gerdy, a déjà été réfutée et mise au néant à la p. 271.

6° On sait que M. Raspail, en attaquant l'expertise que nous avions faite à Tulle, mit en avant l'objection suivante : *La respiration pulmonaire, dans certaines usines, est capable d'introduire dans le corps des quantités appréciables d'émanations arsenicales. Les minerais de fer du Limousin ne sont certes pas exempts d'arsenic, et Lafarge était maître de forges, s'occupant activement d'expériences propres à donner une grande extension à son exploitation.* A cette objection, qui n'appartient pas à M. Raspail, puisque M. Paillet l'avait présentée dans sa défense, je répondis qu'il n'était pas difficile de montrer qu'elle était sans valeur ; en effet,

Lafarge quitta le Glandier le 20 novembre et il mourut le 14 janvier suivant; il était resté éloigné de son usine pendant *cinquante-cinq jours*. Alors même qu'en partant du Glandier, disais-je, ses organes auraient contenu quelques atomes d'arsenic, qui y auraient pénétré sous forme de vapeur, on ne serait pas fondé à admettre que ces organes eussent conservé cet arsenic pendant deux mois environ, lorsqu'on sait, à ne pas en douter, par les expériences faites sur les animaux, qu'il suffit de *quelques jours* pour que l'économie animale *se débarrasse* de la portion de ce poison qui aurait été absorbée. D'ailleurs, pour quiconque connaît le travail du fer et les conditions dans lesquelles s'opère la réduction des minerais, cette objection n'aura aucune portée (Réponse aux écrits de M. Raspail dans l'affaire de Tulle). Paris, décembre 1840, page 39).

On verra par le travail récent et intéressant de M. Chatin *sur l'inspiration des vapeurs arsenicales*, combien ma réponse était juste.

Qu'il me soit permis de transcrire tout entière la note que je dois à l'obligeance de M. Chatin.

« Les résultats des expériences que je viens de faire sur l'acide arsénieux peuvent être rapportés aux *effets toxiques*, aux voies d'absorption, à l'élimination de ce composé, et leurs conséquences se traduire en applications à la médecine légale, à la thérapeutique et à l'hygiène.

« 1° *Effets toxiques*. Ils varient dans une espèce animale donnée, suivant les âges, les sexes, la force des individus, l'état de l'estomac, la température extérieure, et certaines constitutions organiques difficiles à apprécier dans leur essence. Les animaux qui n'ont point encore pris toute leur croissance, les femelles, ceux d'une taille plus petite, meurent les premiers; une quantité donnée de poison les tue plus vite à + 20° qu'à 0°, mais nulle cause n'a autant d'influence que l'état de plénitude ou de vacuité du tube alimentaire; les animaux à jeun périssent de beaucoup avant les autres. Toutefois, cette dernière influence ne se fait bien sentir que dans les empoisonnemens par les voies respiratoires et l'estomac, et nullement quand on opère par le mode sous-cutané.

« L'action toxique ne varie pas moins suivant les espèces animales ; de mes expérimentations sur les chiens, les chats, les lapins, les poules et les pigeons, ainsi que des faits déjà connus, j'ai déduit la loi suivante : *Les effets vénéneux de l'arsenic chez les animaux pris dans les mêmes conditions d'âge, etc., sont en raison composée de la perfection des systèmes respiratoire et cérébro-spinal.*

« Il importe beaucoup ici de tenir compte des données que nous venons de voir faire varier les effets dans une même espèce, *sous peine d'arriver à des résultats inverses.*

« 2° *Voies d'absorption.* Lorsqu'on fait respirer les animaux dans de l'air contenant de l'arsenic en vapeur, l'effet du poison ne doit pas seulement être rapporté à la vapeur déposée sur la membrane muqueuse pulmonaire, mais aussi et surtout à l'arsenic, qui après s'être arrêté à la surface de l'arrière-bouche, pénètre dans l'estomac par les mouvemens de déglutition, circonstance qui explique bien pourquoi la plénitude de l'estomac a une influence presque égale, soit que l'arsenic soit pris dans l'air sous forme de vapeur, soit qu'on le porte directement dans la cavité digestive.

« Que l'arsenic soit *respiré avec l'air*, mis dans l'estomac ou sous la peau, il est absorbé et va dans tous les organes. Cette absorption s'effectue par le système veineux et non par les lymphatiques et les vaisseaux lactés, car l'arsenic se retrouve dans le sang *et non dans le chyle du canal thoracique.*

« 3° *Élimination.* Elle doit être considérée sous les deux points de vue des voies par lesquelles elle s'opère, et du temps qu'elle met à s'effectuer.

« *L'arsenic s'en va par l'urine. M. Orfila l'a parfaitement prouvé, et depuis chacun a confirmé cette découverte importante ;* c'est là en effet la principale voie d'élimination, mais non la seule ; il résulte de mes recherches que le poison est aussi éliminé par le tube intestinal et par la peau. Sans doute, il est inutile de dire que c'est en empoisonnant par le mode sous-cutané que j'ai démontré le *passage* de l'arsenic *dans la cavité intestinale*, et que pour rechercher l'excrétion cutanée, j'ai au contraire en recours à l'ingestion immédiate du poison dans l'estomac.

« Quant au temps mis par les animaux à se débarrasser de l'arsenic, on peut l'exprimer par cette loi : *La promptitude d'élimination est en raison inverse de la faculté de résister au poison.*

« En appliquant cette loi à l'homme, j'arrive à admettre que celui qui résiste à une certaine dose d'arsenic *l'élimine en un temps qui ne pourra excéder douze ou quinze jours,* les boissons qu'il prendra n'excédant pas un litre en vingt-quatre heures.

« Les applications des faits précédens à l'hygiène et à la thérapeutique, quoique très importantes, en découlent trop naturellement pour nous y arrêter. »

Questions médico-légales concernant l'acide arsénieux.

Parmi les questions qui m'ont été adressées par les magistrats, dans les cas nombreux où j'ai été appelé à donner mon avis, il en est plusieurs qui sont relatives à l'acide arsénieux, et qu'il me semble utile de faire connaître.

Dans le département de l'Aube, en 1824. *Affaire de la veuve Laurent.* D. Est-il possible de trouver dans le canal digestif d'un individu qui ne serait pas mort empoisonné par l'acide arsénieux, des grains ayant l'apparence de ce poison ? R. Dans certaines circonstances, la membrane muqueuse de l'estomac et des intestins est tapissée d'une multitude de points brillans, composés de graisse et d'albumine : ces sortes de grains, mis sur les charbons ardens, décrépitent en se desséchant, et font entendre un bruit que l'on qualifierait mal-à-propos de *détonnation ;* ils s'enflamment comme les corps gras, s'ils contiennent une portion notable de graisse, et répandent une odeur de suif et de matière animale brûlée. On peut trouver ces globules *graisseux* et *albumineux* sur des cadavres d'individus qui n'ont pas été empoisonnés, et l'on ne saurait trop apporter d'attention à les distinguer de l'acide arsénieux. Le meilleur moyen d'éviter l'erreur consiste à traiter par l'eau toutes les parties granuleuses, et à mettre la dissolution en contact avec les réactifs propres à démontrer l'existence de l'acide arsénieux.

D. Peut-on conclure de ce qu'une poule est morte après avoir mangé de l'orge avec lequel on avait préparé une tisane, que l'orge était empoisonné? R. L'acide arsénieux, qui, suivant l'acte d'accusation, n'a été mis dans la tisane qu'après que celle-ci a été faite, a dû rester dissous dans l'eau, et l'orge ne devait pas en contenir : toutefois, s'il y avait à la surface de ce fruit un peu d'acide arsénieux qui n'aurait pas été dissous par l'eau, la poule pouvait périr empoisonnée. Voici les faits sur lesquels était fondée cette réponse : 1° Lorsqu'on fait bouillir dans l'eau des grains d'orge perlé ou mondé, avec de l'acide arsénieux pulvérisé, celui-ci se dissout, et rend le liquide vénéneux; d'une autre part, les grains d'orge se gonflent en absorbant une partie de la dissolution arsenicale : aussi voit-on, après avoir bien lavé et desséché ces grains à la température ordinaire de l'atmosphère, qu'ils renferment de l'acide arsénieux, et les poules qui en mangent périssent. 2° Si, au lieu d'agir ainsi, on prépare la tisane d'orge comme à l'ordinaire, et qu'on y ajoute quelques grains d'acide arsénieux pulvérisé lorsqu'elle est encore tiède, le liquide dissout instantanément une assez grande quantité d'acide pour produire des accidens; mais les grains d'orge, déjà complétement gonflés par l'eau, n'absorbent aucune trace de poison dans les quinze ou dix-huit premières minutes, comme on peut s'en assurer en les analysant, pourvu que l'on ait pris la précaution de séparer soigneusement la poussière arsenicale qui peut adhérer à leur surface. 3° A plus forte raison ne trouvera-t-on pas d'acide arsénieux dans l'orge, si l'on introduit ce poison dans la tisane encore tiède, et que l'on décante immédiatement après le liquide.

D. Parmi les treize sangsues qui furent appliquées à la région épigastrique du malade, deux moururent immédiatement après ; les autres furent trouvées mortes le lendemain dans le bocal où elles avaient été placées : est-il permis de tirer quelque induction d'une pareille observation? R. La mort des treize sangsues qui furent appliquées pendant la maladie de Laurent ne saurait être regardée comme une preuve d'empoisonnement. Voici les faits à l'appui de cette réponse : 1° On applique tous les jours des sangsues sur l'abdomen des individus qui ont avalé des poisons irritans, sans que ces animaux périssent dans une proportion plus forte que lorsqu'ils sont employés dans d'autres maladies. 2° Il n'est pas rare d'observer la mort de ces animaux peu de temps après leur application, dans des affections où l'on ne saurait soupçonner l'empoisonnement ; ils périssent alors d'indigestion. 3° J'ai appliqué à plusieurs reprises des sangsues à des chiens gravement empoisonnés tantôt par le sublimé corrosif, tantôt par l'acide arsénieux ; les sangsues ne sont tombées qu'une demi-heure ou une heure après, et étaient encore vivantes au bout de trois jours, quoique plusieurs d'entre elles se fussent nourries du sang qu'elles avaient sucé, puisqu'on ne les avait pas fait dégorger : du reste, le sang de celles que l'on avait dégorgées ne renfermait aucune trace de poison. Il ne sera pas inutile de remarquer combien il faut pourtant peu d'acide arsénieux pour tuer ces animaux ; ils périssent dans l'espace de douze heures, lorsqu'on les plonge dans une dissolution composée de 10 centigrammes d'acide arsénieux, et de 1 kilogramme d'eau. 4° On a plusieurs fois appliqué des sangsues à des individus atteints de syphilis, qui étaient depuis quarante à cinquante jours sous l'influence d'un traitement mercuriel (25 milligram. par jour) : quatre jours après, les sangsues étaient vivantes, et ne semblaient pas malades (*Voyez* mon Mémoire, dans les *Archives générales de médecine*, tome VII).

Département de la Marne. Affaire de la fille Brodet en 1831. D. Est-il possible, lorsque l'acide arsénieux a été avalé en poudre, sur un morceau de bœuf, que l'on ne découvre plus de cette poudre dans le canal digestif de l'individu qui a succombé, mais bien de l'acide arsénieux dissous? R. *Le plus ordinairement*, lorsque l'acide arsénieux a été pris en poudre, on en trouve une plus ou moins grande quantité sous cet état dans l'estomac ou dans les intestins, quand même il y aurait eu des vomissemens réitérés pendant plusieurs heures ; il est aisé de concevoir, en effet, que les particules arsenicales, nichées entre les replis de la membrane muqueuse, à laquelle elles adhèrent en quelque sorte, ne soient pas facilement expulsées par les vomissemens. Mais il n'est pas impossible qu'on découvre dans le canal digestif, après la mort, une certaine quantité d'acide arsénieux, *dissous*, tandis qu'il *n'y en aura pas* à l'état solide, état sous lequel nous supposons qu'il aura été avalé. Admettons, par exemple, pour éclairer cette question, que le poids de l'acide arsénieux pulvérisé répandu sur le morceau de bœuf soit de 1 gramme; que dans les dix premières heures de l'empoisonnement il y en ait 75 centigrammes de vomis; que les vomissemens cessent alors tout-à-coup, et que l'individu vive encore pendant quatre ou cinq heures, et boive plusieurs verres de tisane, d'eau sucrée, etc. : n'est-il pas évident que les 25 centigrammes d'acide arsénieux solide restans pourront être dissous dans les liquides que l'estomac contient? Objectera-t-on que le poison dont je parle, étant peu soluble dans l'eau froide, ne pourra pas être complétement dissous? Je répondrai que la dissolution devra être favorisée par les sucs propres à l'estomac, par la température, et par la vie dont jouit cet organe. — Il importait d'éclaircir ce fait au procès, l'accusation portant que la fille Brodet avait empoisonné la femme Crevot avec du bœuf *saupoudré d'acide arsénieux solide*, tandis qu'il n'avait pas été possible de découvrir dans l'estomac de Crevot de ce poison solide, et qu'on n'en avait trouvé qu'en dissolution. Or, notez que la malade avait cessé de vomir plusieurs heures avant sa mort.

Département de la Seine. Année 1831. Peut-il arriver que de l'acide arsénieux, avalé sous cet état, ne se retrouve plus dans le canal digestif, et qu'à sa place on découvre du sulfure jaune d'arsenic? — Oui, Monsieur le président (*Voyez* pour la réponse à cette question la page 243).

Ibidem. Est-il possible que l'acide arsénieux solide, que l'on aurait pu découvrir dans le canal digestif vingt-quatre heures après la mort, soit dissous et entraîné par les produits de la putréfaction, de manière à ce qu'on n'en retrouve plus, quelques jours plus tard, à l'état solide? — Oui, monsieur, parce que le carbonate d'ammoniaque provenant de la putréfaction de la matière animale, après s'être dissous dans l'eau, pourra se combiner avec l'acide arsénieux pour former de l'*arsénite d'ammoniaque soluble*. L'expérience prouve qu'à la température de 5 à 6° + 0°, il suffit de vingt-quatre à trente-six heures pour que plusieurs *petits fragmens* d'acide arsénieux soient dissous par du gaz ammoniac et quelques gouttes d'eau ; mais alors on peut découvrir l'acide arsénieux dans la dissolution, en opérant comme je le dirai à l'article ARSÉNITES.

Département de la Corrèze. Année 1840. *Affaire Lafarge.* Peut-il arriver qu'un individu soit mort empoisonné par une préparation arsenicale et qu'on ne découvre plus la moindre trace d'arsenic soit dans le canal digestif, soit dans les organes où la préparation arsenicale avait été portée par la voie de l'absorption ? Oui, Monsieur le président. Le composé arsenical peut avoir été *entièrement* expulsé du canal digestif par les vomissemens et par les selles, si les évacuati on sont été abondantes, si le malade a pris une quantité considérable de liquide, surtout lorsque le poison a été administré dissous dans un véhicule. Si la préparation arsenicale avait été donnée en poudre très fine et qu'elle fût insoluble ou peu soluble, comme l'acide arsénieux, il faudrait, pour qu'elle fût expulsée en entier, que les vomissemens et les selles eussent été excessivement abondans et souvent réitérés. Quant à la portion absorbée et portée dans tous nos tissus, il est avéré qu'au bout d'un certain nombre de jours, qu'il me serait impossible de préciser, il n'en reste plus la moindre trace dans ces tissus ; l'expérience prouve qu'avec le temps le sang ainsi que tous nos organes se débarrassent par les voies urinaires, et peut-être aussi par d'autres voies excrémentitielles, du poison arsenical qui était arrivé jusqu'à eux. Voici une preuve incontestable de ce fait : que l'on empoisonne deux chiens, en appliquant sur la partie interne de la cuisse de chacun d'eux 10 centigrammes d'acide arsénieux en poudre fine ; que l'on abandonne l'un de ces animaux à lui-même, et qu'après la mort, qui aura lieu trente ou quarante heures après l'empoisonnement, on analyse ses viscères ; *on en retirera de l'arsenic ;* que l'autre chien soit au contraire soumis à l'action de médicamens diurétiques puissans : s'il urine abondamment, il sera guéri au bout de quelques jours, et son urine renfermera à chaque instant des doses appréciables d'arsenic. Si dix ou douze jours après le commencement de l'expérience, quand cet animal est parfaitement guéri de l'empoisonnement, on le pend, et qu'on analyse ses organes, *on n'y découvre plus la moindre trace d'arsenic.* D'où il suit qu'un expert commettrait une erreur grave si, n'ayant pas retiré de l'arsenic des organes d'un individu soupçonné mort empoisonné et qui aurait vécu plusieurs jours, il concluait qu'il n'y a pas eu empoisonnement. Il ne pourrait sans doute pas affirmer que l'homme est mort empoisonné, mais encore une fois, il devrait bien se garder d'établir le contraire. Il faudrait dans ce cas tirer parti des symptômes, des lésions de tissu et du commémoratif pour arriver à une conclusion qui pourrait rendre l'empoisonnement plus ou moins probable.

Département du Tarn. Année 1840. D. Est-il vrai comme l'a annoncé le défenseur, d'après M. Raspail, qu'une décoction d'oignon mélangée avec du sulfate de cuivre ammoniacal, donne un précipité vert pomme, semblable à celui que fournirait l'acide arsénieux avec le même réactif. R. C'est une erreur que j'ai déjà relevée à Dijon, lorsque M. Raspail prétendait qu'il en était ainsi. A la vérité, le mélange précité se colore en vert, parce que la couleur jaune de la décoction d'oignon et la couleur bleue du sel de cuivre produisent une nuance verte, mais il ne se précipite rien. Le défenseur, plaçant alors la question sur un autre terrain, voulut savoir si le *suc d'oignon* et le sel de cuivre ne donneraient pas un précipité vert pomme. Voici ma réponse. Le suc d'oignon, *surtout s'il est trouble,* peut se comporter avec le sulfate de cuivre ammoniacal d'une manière autre que la décoction ; je conçois que dans certaines circonstances, non-seulement il se colore en vert, mais encore qu'il fournisse un précipité de cette nuance. Sur la proposition du défenseur, M. le président ordonne que MM. Limouzin, Lamothe, Durand et Séguin, pharmaciens d'Albi, se livreront immédiatement aux expériences nécessaires pour lever tout doute à cet égard. Ces messieurs constatent, ainsi que je l'avais dit : 1° que la *décoction* d'oignon est colorée en vert par le sel cuivreux, sans donner de précipité ; 2° que le *suc d'oignon filtré* fournit un précipité blanc grisâtre, tirant un peu au vert ; 3° que le *suc* d'oignon *non filtré* donne un précipité verdâtre, *différent* de celui que l'on obtient avec l'acide arsénieux. Au reste, les verres contenant les produits de l'expertise sont remis sur le bureau de la Cour, et chacun peut s'assurer qu'il y a loin du mode d'action de l'acide arsénieux sur le sulfate de cuivre ammoniacal, à celui du suc d'oignon sur le même sel cuivreux.

Département de la Dordogne en 1840. D. Vous venez d'entendre le docteur Boisseul qui a donné des soins à Cumon, insister sur ce fait, qu'il n'avait remarqué aucun symptôme d'empoisonnement, qu'il n'y avait eu ni salivation, ni coliques, ni diarrhée, ni refroidissement du corps, ce qui lui fait croire que Cumon a succombé à une gastrite. R. Je suis vraiment étonné d'entendre dire à mon confrère qu'il n'a observé aucun des symptômes de l'empoisonnement, lorsque cet homme a été en proie à des douleurs vives dans la région de l'estomac, et qu'il y a eu des vomissemens très fréquens ; voilà certes deux symptômes qui sont ordinairement la suite de l'intoxication arsenicale ; il ne m'appartient pas de blâmer mon confrère de n'avoir pas *soupçonné* que Cumon était empoisonné pendant qu'il lui donnait des soins, mais je sais qu'il ne m'arrivera jamais, lorsque je serai appelé près d'un malade qui aura été pris tout-à-coup de vomissemens abondans et souvent réitérés, et qui éprouvera de vives douleurs à l'épigastre, de ne pas examiner les matières vomies, parce que je présumerai que cet individu peut avoir été empoisonné. Quant au refroidissement de la peau, à la salivation et même aux coliques, M. Boisseul doit savoir, s'il a eu quelquefois occasion de voir des empoisonnemens par l'arsenic, que ces symptômes manquent dans beaucoup de cas, et que la peau loin d'être froide est excessivement brûlante. Ainsi que je l'ai dit dans ma déposition, jamais on ne trouvera réunis en une espèce, *l'ensemble* des symptômes que les auteurs ont dit avoir observé dans l'empoisonnement par l'arsenic considéré d'une manière générale.

Départemens du Gers et de la Meuse. Est-il permis, dans l'état actuel de la science, comme l'a fait M. Devergie dans l'affaire Lacoste à Auch, et devant la Cour d'assises de Saint-Mihiel, en avril 1845, d'établir *que l'existence de l'arsenic dans le foie d'un individu soupçonné mort empoisonné, suppose nécessairement qu'un toxique arsenical a été porté dans cet organe, pendant la vie, et par absorption ?* Rien n'est plus faux, car j'ai démontré péremptoirement qu'en injectant dans l'estomac ou dans le rectum *des cadavres humains* une dissolution vénéneuse quelconque, celle-ci ne tardait pas à arriver au foie, par suite de l'imbibition cadavérique (*Voyez* mon travail sur le cuivre, tome VIII, des *Mémoires de l'Académie de médecine*, année 1840). L'erreur commise par M. Devergie avait d'autant plus besoin d'être relevée, qu'elle a une portée immense en médecine légale.

Département de la Seine-Inférieure. Affaire Loursel. Audience du 2 mars 1845. On pouvait soupçonner que la fille Ponthieu, qui était morte empoisonnée par l'acide arsénieux, avait avalé un mélange de ce toxique et de laudanum.

M. le président des assises, dans le but d'éclairer cette question, interrogea MM. Morin, Girardin et Béchet.

M. le président à M. Morin. *D. La combinaison de laudanum avec de l'arsenic est-elle une combinaison habile ou une combinaison maladroite ?*

R. Le laudanum doit être considéré comme un moyen d'enrayer les vomissemens qui peuvent se produire par l'ingestion de l'arsenic dans l'estomac.

D. Mais vous ne répondez pas à la question ; est-ce une combinaison adroite ou maladroite ?

R. Le laudanum à petites doses ne peut point empêcher l'action de l'arsenic. Le mélange met l'organe dans un état de stupeur, arrête les vomissemens, au préjudice de la vie bien entendu.

M. le procureur général. *D. Il me paraît que nous nous éloignons des termes dans lesquels la question a été posée. Que l'arsenic soit ingéré à petite ou à forte dose, le meilleur curatif, ce sont les vomissemens. Or, le laudanum empêche les vomissemens. Quelqu'un qui voudrait les arrêter donnerait donc du laudanum ?*

R. Oui, monsieur.

M. le procureur général. *D. Alors il y aurait habileté dans cette combinaison ?*

R. Oui, monsieur.

MM. Girardin et Béchet pensent aussi que cette combinaison est une combinaison habile (*Gazette des Trib.* du 3 mars 1845).

J'ai voulu savoir jusqu'à quel point l'opium et ses composés pouvaient influer sur la marche de l'empoisonnement par l'acide

21.

arsénieux, et si les expériences tentées sur les animaux viendraient ou non à l'appui d'un fait publié en 1831 par *Jeunings*, dans le *Medical and physical journal*, vol. LXV, page 295. Voici ce fait :

Une jeune fille s'empoisonne avec 96 grammes de laudanum et *huit* grammes d'acide arsénieux. Il ne se développe *aucun symptôme* d'empoisonnement par l'arsenic. *La malade ne vomit point*. On donne des boissons abondantes, on fait une saignée à la jugulaire, on applique des sangsues, des vésicatoires ; on a recours aux affusions froides, et la jeune fille expire neuf heures après l'ingestion du mélange toxique (*loc. cit.*).

J'ai administré à plusieurs chiens 25 centigrammes d'acide arsénieux *dissous* dans 100 grammes d'eau et mélangés avec 2 ou avec 4 gram. de laudanum liquide de Sydenham, ou bien avec 20 ou avec 40 centigram. d'extrait aqueux d'opium ; tantôt l'œsophage était lié, tantôt il ne l'était pas. Dans d'autres circonstances je faisais prendre 60 centigrammes d'acide arsénieux *en poudre* suspendu dans 8 ou 10 grammes de laudanum liquide de Sydenham, ou bien j'appliquais sous la peau de la partie interne de la cuisse un mélange intime de 15 centigrammes d'acide arsénieux *finement pulvérisé*, et de 30 centigrammes d'extrait aqueux d'opium. Voici ce que j'ai remarqué :

1° Quand j'administrais l'acide *arsénieux* dissous mélangé de 2 *grammes de laudanum* ou de 20 *centigrammes d'extrait aqueux*, les animaux ne faisaient des efforts pour vomir qu'au bout d'une heure et demie, de deux ou de trois heures, tandis que la même dose d'acide arsénieux sans mélange aurait provoqué des vomissemens cinq, dix ou quinze minutes après l'empoisonnement. Si l'œsophage n'avait point été lié, les chiens qui avaient ainsi vomi se rétablissaient facilement, après avoir éprouvé une légère *somnolence* : or, la mort arrive constamment au bout de quatre à cinq heures, quand les animaux auxquels on a donné 25 centigrammes d'acide arsénieux, dissous et sans mélange, *n'ont pas vomi* une heure et demie après l'empoisonnement. Quand l'œsophage avait été lié, les chiens succombaient quelques heures plus tard qu'ils ne l'eussent fait si l'acide arsénieux eût été donné sans mélange du narcotique. *D'où il suit que dans ces conditions la préparation opiacée entrave l'absorption de l'acide arsénieux, ralentit ses effets délétères et prolonge la vie.*

2° Avec la même dose d'acide arsénieux dissous et *quatre grammes* de laudanum de Sydenham, ou bien avec *quarante centigrammes* d'extrait aqueux, les chiens ont fait des efforts pour vomir au bout de cinq ou six minutes, et tous ceux qui ont abondamment vomi, ont guéri, après avoir éprouvé des symptômes de narcotisme et après avoir considérablement uriné. Les animaux qui avaient été ainsi empoisonnés et *dont l'œsophage avait été lié*, faisaient des efforts pour vomir cinq ou six minutes après l'empoisonnement, ils urinaient une ou deux fois, avaient des garde-robes.

et bientôt après paraissaient être sous l'influence du laudanum. Ils périssaient, en général, trois ou quatre heures après le commencement de l'expérience, comme cela aurait eu lieu avec 25 centigrammes d'acide arsénieux, sans addition de laudanum. *Celui-ci, dans ces conditions, ne s'opposait donc pas aux vomissemens et ne prolongeait pas la vie.*

3° Lorsque j'introduisais dans l'estomac 60 centigrammes d'acide arsénieux *en poudre* suspendu dans 8 grammes de laudanum liquide de Sydenham, les chiens ne vomissaient pas et n'avaient point de selles ; ils urinaient considérablement, et deux jours après ils étaient guéris : or, ces mêmes animaux eussent incontestablement péri, avec la même dose d'acide arsénieux, s'ils n'avaient point évacué.

4° En appliquant sous la peau de la partie interne de la cuisse un mélange intime de 15 centigrammes d'acide arsénieux finement pulvérisé et de 30 centigrammes d'extrait aqueux d'opium, les animaux ne tardent pas à être sous l'influence de l'opium ; ils ne vomissent pas ou ils ne vomissent qu'au bout de deux ou trois jours ; ceux qui urinent copieusement pendant la durée de l'empoisonnement guérissent ; ceux qui n'urinent pas succombent, mais la mort arrive toujours beaucoup plus tard que dans les cas où l'on a fait usage de 15 centigrammes d'acide arsénieux sans mélange de narcotique. *On voit donc qu'ici encore l'absorption a été ralentie, et que la préparation opiacée a prolongé la vie.*

On doit admettre aussi d'après ces expériences : 1° que les mélanges dont il s'agit tendent à provoquer la sécrétion et l'excrétion urinaire ; 2° qu'il n'est pas douteux qu'à l'aide de *faibles doses* d'un composé opiacé, on ne parvienne à diminuer les vomissemens et à en retarder l'apparition, à rendre les douleurs moins aiguës et à prolonger la vie ; cela étant, M. Morin ne s'est pas trompé lorsqu'il a répondu qu'il y aurait de l'habileté à combiner l'acide arsénieux avec un composé opiacé pour faire prendre le change.

Symptômes de l'empoisonnement par l'acide arsénieux.

Il n'existe pas une seule substance vénéneuse qui ait donné lieu à autant d'observations médicales que l'acide arsénieux ; les empoisonnemens produits par ce toxique sont tellement nombreux depuis long-temps, que les auteurs anciens et modernes ont pu facilement recueillir des faits importans concernant les accidens qu'il développe. On conçoit qu'il serait impossible d'exposer en détail ces divers faits, et qu'il devra suffire d'en donner une analyse étendue et exacte.

Les symptômes de cet empoisonnement varient suivant les doses d'acide arsénieux ingéré, la forme sous laquelle il a été pris (dissolution, fragmens, poudre fine), l'état de plénitude ou de vacuité de l'estomac, l'état antérieur du canal digestif, qui peut être sain ou malade, la constitution et l'âge de l'individu, etc. Il est réellement impossible de donner une description générale des phénomènes que développe ce toxique : aussi vaut-il mieux tracer en abrégé les principaux groupes de symptômes que l'on remarque le plus souvent, tout en convenant que je n'ai pas la prétention de prévoir tous les cas qui peuvent se présenter.

A. Saveur à peine sensible au moment de l'ingestion et tout au plus légèrement âpre et nullement corrosive ; bientôt après ptyalisme fréquent, crachotement continuel, constriction du pharynx et de l'œsophage, agacement des dents, nausées, vomissemens ; ceux-ci ne se manifestent le plus ordinairement que deux, quatre ou six heures après l'empoisonnement, si l'acide arsénieux a été avalé solide, car ils auraient lieu au bout de cinq, dix, quinze, vingt ou trente minutes, si l'acide avait été pris en dissolution et qu'il eût été promptement absorbé ; ils se répètent quelquefois à des intervalles fort rapprochés et persistent pendant des heures entières, un, deux ou plusieurs jours ; les matières vomies sont muqueuses ou bilieuses, parfois mêlées de sang, et contiennent de l'acide arsénieux en dissolution, ou sous forme de poudre ou de fragmens. Anxiété, défaillances fréquentes, ardeur dans la région précordiale ; douleur avec un sentiment de brûlure dans la région de l'estomac, qui ne peut pas supporter les boissons les plus douces ; soif intense ; coliques ; déjections alvines fréquentes, verdâtres ou noirâtres et d'une horrible fétidité ; hoquet ; pouls accéléré, développé, irrégulier et quelquefois intermittent ; battemens de cœur forts et inégaux ; respiration fréquente et gênée ; chaleur vive sur tout le corps, démangeaison à la peau qui se couvre de sueur ; éruption surtout à la partie antérieure de la poitrine de boutons miliaires non vésiculeux, ou de pustules qui ne tardent pas à brunir ; quelquefois cette éruption a l'aspect de petites ampoules semblables à celles que produisent les piqûres d'orties ; le visage est coloré et animé, les yeux brillans et injectés, la tête douloureuse ; un léger délire accompagne ces accidens ; l'urine, souvent rare, est rouge et dans certains cas sanguinolente ; les pieds et les mains sont le siége de douleurs intenses ou bien ils sont insensibles et comme paralysés. Cet état persiste un ou plusieurs jours et se termine par la guérison et plus souvent par la mort ; celle-ci est alors précédée, le plus ordinairement, de convulsions presque toujours atroces, de contorsions horribles et de douleurs excessivement aiguës. Si la guérison a lieu, il n'est pas rare d'observer pendant plusieurs mois et même pendant des années, une gêne dans les mouvemens des bras et des jambes dont les articulations restent souvent tuméfiées et douloureuses ; les individus vaquent difficilement à leurs affaires, à moins qu'on ne parvienne à les soulager par des fomentations tour-à-tour émollientes et aromatiques, par des bains de vapeur, des saignées locales, etc.

On ne remarque guère l'ensemble de ces symptômes chez le même individu ; toutefois, si la maladie dure quelques jours, il peut arriver qu'ils se manifestent presque tous à des époques différentes.

B. Si la dose du poison ingéré est plus forte, les malades, après avoir éprouvé des vomissemens, des douleurs abdominales, etc., sont comme foudroyés et ressemblent jusqu'à un certain point à ceux qui seraient atteints du choléra asiatique ; les traits de la face sont promptement altérés, la peau est pâle et quelquefois violacée et couverte de sueurs froides ; les malades ressentent un froid glacial ; le pouls est fréquent, petit, filiforme et parfois insensible ; une vive anxiété précordiale et des syncopes fréquentes se manifestent, la respiration s'embarrasse, l'affaissement devient de plus en plus grand, et la mort arrive quelques heures après l'invasion des accidens, quelquefois sans avoir été précédée de convulsions.

C. Dans certains cas, à la vérité fort rares, les individus périssent sans avoir éprouvé d'autre symptôme que des syncopes souvent légères. Laborde, Chaussier et Renault ont rapporté quelques observations de ce genre.

D. Si l'empoisonnement dure depuis plusieurs jours, parce que les malades auront pris plusieurs fois, à des intervalles plus ou moins éloignés, des doses d'acide arsénieux qui ne soient pas très fortes, ou par toute autre cause, comme cela s'est vu, les symptômes seront en général analogues à ceux que j'ai décrits à la p. 326 (*V*. A.); mais le plus souvent les vomissemens et les déjections alvines persisteront opiniâtrément. On conçoit aisément que la marche de la maladie doive être modifiée dans ces cas, au point de ne pouvoir pas être prévue ici.

Lésions de tissu produites par l'acide arsénieux.

Le canal digestif peut être le siége d'altérations plus ou moins prononcées. Il importe toutefois de noter que dans un assez grand nombre de cas, les traces d'inflammation ne sont pas aussi profondes qu'on le croit ordinairement; on a même des exemples de mort produite par l'acide arsénieux sans qu'il ait été possible de découvrir la moindre lésion du canal digestif.

Dans le fait signalé par Chaussier, il n'y avait pas la plus légère apparence d'érosion ni de phlogose dans le canal digestif. Etmuller parle d'une jeune fille empoisonnée par l'acide arsénieux et chez laquelle ni l'estomac ni les intestins n'offrirent aucune trace d'inflammation ni de gangrène : cependant l'arsenic fut trouvé dans ce viscère (1). Marc rapporte que dans un cas d'empoisonnement par l'oxyde d'arsenic, loin de trouver les membranes de l'estomac érodées, on constata qu'elles étaient épaissies (2). Missa n'a pas observé d'altération dans l'estomac et les intestins d'un individu qui avait pris 12 grammes d'acide arsénieux (Voyez *observation* 5ᵉ, page 316 du tome 1ᵉʳ de ma *Toxicologie*, 4ᵉ édition). Sallin dit : « A l'ouverture d'un « homme empoisonné, et de l'estomac duquel on a retiré 4 gr. « d'arsenic en poudre, on n'a trouvé rien contre nature dans la « bouche et dans l'œsophage (3). »

Que penser maintenant de l'assertion de ce dernier auteur,

(1) *Ephemerid. Nat. Curios.*, centur. iii et iv, obs. cxxvi, *cùm scholio.*
(2) Marc, traduction de Rose ; *Manuel d'autopsie cadavérique*, p. 65, *note.*
(3) *Journal de médecine*, tome lviii, p. 176.

lorsqu'il cherche à établir une différence entre le sublimé corrosif et l'arsenic? « L'arsenic produit, à la vérité, des effets assez analogues à ceux du sublimé : cependant il y a des différences notables, en ce qu'il gangrène et perfore quelquefois l'estomac, en ce qu'il porte son action sur la totalité de ce viscère, sur la bouche et tout le long de l'œsophage, et qu'il existe une éruption à la peau » (*Recueil périodique de la Société de médecine de Paris*, tome VII, p. 357).

L'existence ou la non-existence de lésions cadavériques, l'étendue et le siége de ces altérations ne suffisent donc jamais pour affirmer qu'il y a eu empoisonnement, et ne peuvent servir qu'à corroborer les conclusions qui se déduisent des symptômes et de l'analyse chimique des matières.

Voyons maintenant quelle est la nature des diverses altérations que l'on a constatées après la mort par l'acide arsénieux. Dans plusieurs cas l'inflammation de l'estomac est extrêmement légère : elle commence à se développer immédiatement après que le poison a été avalé, et elle est d'autant plus intense que la mort tarde plus à survenir. Les parties enflammées sont en général rouges dans toute leur étendue ; quelquefois la rougeur n'existe que par plaques. Les principaux vaisseaux de l'estomac sont distendus par le sang ; mais l'inflammation est ordinairement bornée à la membrane muqueuse, qui est ramollie, comme macérée, facile à déchirer et à séparer de la tunique musculeuse qui conserve le caractère propre à son tissu. Quelquefois on remarque de petites taches, véritables ecchymoses formées par quelques portions de sang extravasé sur la surface de la membrane muqueuse ou dans l'espace qui la sépare de la tunique musculeuse, et développées le plus souvent dans les points où un petit fragment d'acide arsénieux a séjourné. Il est rare de trouver des ulcérations, à moins que la mort n'ait tardé à survenir. Dans certains cas, il existe des eschares grisâtres et dures, d'une petite étendue : cependant on en a vu qui étaient de la grandeur d'un franc. M. Brodie a fait remarquer à cet égard, et avec raison, que l'on a souvent pris pour des eschares des taches formées par une couche très mince de sang coagulé, d'une couleur foncée et fortement adhérent à la membrane muqueuse ; on peut voir, dans le muséum de Hunter, une pièce d'anatomie pathologique offrant l'altération dont il s'agit. Quelques auteurs disent avoir trouvé l'estomac perforé; je n'ai jamais constaté une pareille lésion.

L'œsophage peut être enflammé, strié et offrir des ecchymoses purpurines, principalement vers le cardia; la bouche, les amygdales, le voile du palais et la luette ont été trouvés phlogosés dans quelques circonstances. Les intestins sont quelquefois rétrécis; dans certains cas, loin d'être contractés, ils étaient distendus. Le jéjunum, l'iléum et le rectum participent parfois à l'inflammation, qui n'atteint guère le cœcum et le colon.

Les poumons sont souvent gorgés de sang, comme dans la mort par asphyxie, et quelquefois la membrane muqueuse de la trachée-artère offre une rongeur très prononcée. La cavité droite du cœur contient, en général, beaucoup de sang. La membrane interne des oreillettes et des ventricules, les valvules mitrales ou tricuspides, et les principaux faisceaux musculeux de cet organe, peuvent être le siége de taches rouges ou noirâtres plus ou moins étendues. Morgagni, Ruysch, Brodie, etc., ont attiré l'attention des observateurs sur l'état fluide du sang qui est comme sirupeux. Le système veineux abdominal est constamment gorgé de sang noir. Les tuniques des vaisseaux sanguins ne paraissent point altérées, quoiqu'elles soient imprégnées de sang et que dans quelques circonstances on y remarque çà et là des taches livides formées par ce fluide.

Les glandes du mésentère, le pancréas, le foie, les reins et le cerveau n'offrent aucune altération notable; les vaisseaux qui se distribuent à ce dernier viscère sont quelquefois gorgés de sang. Les membranes séreuses ne paraissent pas affectées. Les muscles volontaires sont quelquefois frappés d'une raideur telle qu'il faut employer une certaine force pour séparer les mâchoires et fléchir les articulations.

L'application extérieure de l'acide arsénieux est ordinairement suivie aussi d'altérations analogues à celles qui viennent d'être décrites.

Je ne terminerai pas ce sujet sans rappeler que dans certaines circonstances, on remarque çà et là dans l'estomac et dans les intestins des personnes empoisonnées par l'acide arsénieux

une multitude de points brillans que l'on serait tenté de prendre
au premier abord pour de l'acide arsénieux. *Voy.* page 316 (1).

Action de l'acide arsénieux sur l'économie animale.

Il résulte des expériences nombreuses faites sur plusieurs espèces d'animaux et des observations recueillies chez l'homme :

1° Que l'acide arsénieux est un des poisons les plus énergiques
du règne minéral. Les *chiens* les plus robustes succombent dans
l'espace de vingt, trente ou trente-six heures, lorsqu'on applique
10 centigrammes de ce poison en poudre fine sous la peau de la
partie interne de la cuisse ; il en serait de même si cette dose
était introduite dans l'estomac, et que l'acide arsénieux ne fût
pas promptement expulsé par les vomissemens et par les selles.
Les *moutons*, malgré l'assertion contraire de M. Cambassèdes, périssent également lorsqu'on leur administre de 5 à 10 grammes
de ce toxique (2). Les *chevaux* supportent, comme cela se con-

(1) Billard en a vu chez deux femmes dont l'une, âgée de soixante-douze ans,
était morte d'une gastro-colite chronique, et l'autre, âgée de cinquante ans, avait
succombé à la phthisie pulmonaire : chez cette dernière, les intestins présentaient
de nombreuses ulcérations.

(2) On s'imaginera difficilement le bruit que l'on fit au commencement de 1843
de la question relative à l'empoisonnement des moutons. M. de Gasparin avait
communiqué à l'Académie des sciences une note dans laquelle M. Cambassèdes
cherchait à établir que les moutons pouvaient prendre impunément de fortes doses
d'acide arsénieux. Ce fait, d'une fausseté insigne, aurait été sur-le-champ réduit
à néant, si quelqu'un dans la docte compagnie eût connu les expériences publiées
en 1808 par *Jæger*, qui avait prouvé le contraire. Il n'en fut rien : on chargea
M. Magendie de tenter quelques expériences. MM. Flandin et Danger et M. Rognetta, de leur côté, se mirent en avant pour tâcher de résoudre une question parfaitement décidée depuis trente-cinq ans. Peu de jours après M. Magendie déclara
gravement que l'acide arsénieux tue les moutons quand on le mélange avec le double de son poids de sel commun. MM. Flandin et Danger se hâtent d'annoncer
1° qu'ils veulent s'assurer si le sel commun n'est pour rien dans l'*innocuité*. On
sait déjà ce qu'il faut penser de cette innocuité, et l'on se demande en vertu de
quelle action chimique le sel commun pourrait arrêter les effets funestes de l'acide
arsénieux ; 2° qu'un mouton n'a pas été empoisonné avec 16 grammes d'acide arsénieux solide, mais que les selles étaient abondamment chargées d'acide arsénieux, comme si l'on n'avait pas imprimé partout, depuis quarante ans, que tous
les animaux supportent facilement des doses considérables d'acide arsénieux solide,
et qu'ils ne périssent jamais s'ils parviennent à expulser le poison par le vomisse-

çoit aisément, des doses beaucoup plus fortes de cet acide ; cependant ils meurent assez promptement lorsqu'on leur fait prendre 64 grammes de ce poison solide ou seulement 2 grammes du même toxique dissous dans l'eau. A la dose de 1 à 3 centigrammes, ce poison donne lieu *chez l'homme* à des symptômes assez graves pour caractériser un véritable empoisonnement, et suivant M. Adolphe Lachèze, médecin à Angers, il n'en faudrait que de 5 à 10 centigrammes pour occasionner la mort (*Annales d'hygiène et de médecine légale,* tome XVII). Ce dernier résultat, en admettant qu'il soit vrai pour un certain nombre d'individus, ne saurait être adopté sans de grandes restrictions, car il y a à cet égard des différences énormes suivant l'âge, le sexe, la constitution des sujets, leur état sain ou malade, etc. ;

2° Que les effets toxiques de l'acide arsénieux varient dans une espèce animale donnée, suivant les âges, les sexes, la force des individus, l'état de l'estomac, la température extérieure, et certaines constitutions organiques difficiles à apprécier dans leur essence. Les animaux qui n'ont point encore pris toute leur croissance, les femelles, ceux d'une taille plus petite, meurent les premiers ; une quantité donnée de poison les tue plus vite à + 20° qu'à 0°, mais nulle cause n'a autant d'influence que l'état de plénitude ou de vacuité du tube alimentaire ; les animaux à jeun périssent de beaucoup avant les autres. Toutefois, cette dernière influence ne se fait bien sentir que dans les empoisonnemens par les voies respiratoires et l'estomac, et nullement quand on opère par le mode sous-cutané.

L'action toxique ne varie pas moins suivant les espèces anim: ment ou par les selles ; 3° qu'il n'y a que l'arsenic absorbé qui tue, doctrine que je n'ai jamais cessé de professer depuis trente ans ; 4° qu'un mouton empoisonné avec 80 centigrammes d'acide arsénieux appliqué sur la cuisse a *uriné à plusieurs reprises,* quoiqu'il fût empoisonné d'*une manière aigue,* contrairement à l'assertion qu'ils avaient soutenue dans leur premier mémoire sur l'arsenic, où ils disaient que *les animaux n'urinaient pas* dans ces circonstances ; 5° que l'on a pu manger impunément la chair d'un mouton empoisonné et guéri ; cet animal a été tué le trente-huitième jour, alors que ses organes ne donnaient plus la moindre trace de poison, ce qui se réduit à nous apprendre que l'on peut sans crainte manger la chair d'un animal *qui n'est pas empoisonné.*

M. Rognetta, lui, au lieu de traiter la question si intempestivement agitée, vint annoncer, *comme un fait nouveau,* que l'acide arsénieux peut tuer les chevaux !!!

males ; de mes expérimentations sur les chiens, les chats, les lapins, les poules et les pigeons, ainsi que des faits déjà connus, dit M. Chatin, j'ai déduit la loi suivante : *Les effets vénéneux de l'arsenic chez les animaux pris dans les mêmes conditions d'âge, etc. sont en raison composée de la perfection des systèmes respiratoire et cérébro-spinal* (1).

(1) Voici les principaux résultats obtenus par le Dr *Jæger*, en étudiant l'action de l'acide arsénieux sur les êtres organisés (*Dissertatio inauguralis de effectibus arsenici in varios organismos*, Jæger, Tubingæ, 1808).

a. Il tue les plantes, si toutefois on excepte peut-être celles dont l'organisation est extrêmement simple. *Voy*. le beau travail publié sur ce point en 1845 par M. Chatin, travail entièrement calqué sur celui que j'avais publié en 1839, et dans lequel mon honorable ami a prouvé que ce toxique est absorbé par les plantes, qu'il se concentre particulièrement dans les feuilles et dans les réceptacles des fleurs, qu'il ne séjourne pas indéfiniment dans les végétaux et qu'il est éliminé, en général, dans l'espace de quinze jours à deux ou trois mois.

b. Les *infusoires* périssent dans 10 à 30 minutes, si l'on verse une demi-goutte de dissolution d'acide arsénieux dans le liquide qui les contient.

c. Les *insectes* meurent subitement, et la mort est précédée de mouvemens désordonnés et de l'augmentation des excrétions.

d. La mort des *crustacés* (*puce monode, cloporte* et *écrevisse de mer* ; c'est à ces animaux que M. *Jæger* donne le nom de crustacés) est précédée d'excrétions très abondantes et de mouvements convulsifs. L'irritabilité est éteinte dès que les mouvemens spontanés ont cessé.

e. Chez les *vers*, les *sangsues*, etc., la partie touchée par le poison meurt la première. La mort est toujours précédée d'excrétions fréquentes et de mouvemens suivis de l'anéantissement de l'irritabilité.

f. Parmi les *mollusques*, les limaçons périssent de la même manière que lorsque la dissolution arsenicale est appliquée sur la plaie résultant de l'ablation de la tête et des tentacules ; cependant on aperçoit déjà dans cette classe d'animaux des effets différens, suivant la partie sur laquelle le poison a été appliqué ; mais dans tous les cas il y a constamment augmentation d'excrétion et de mouvement, qui est suivie de langueur, de l'anéantissement de l'irritabilité et de la mort.

g. Parmi les *poissons*, le saumon et le goujon, plongés dans une dissolution d'acide arsénieux, périssent d'autant plus vite que celle-ci est plus concentrée : du reste, on observe les phénomènes que j'ai déjà décrits.

h. Les *oiseaux* semblent résister davantage à l'action de ce poison. Plusieurs de ces animaux ont vécu après avoir pris une dose d'acide arsénieux suffisante pour tuer des amphibies d'un égal volume. Voici les phénomènes qu'ils ont présentés après l'introduction de cet acide dans le canal digestif, dans la cavité abdominale, ou après son application sur le tissu cellulaire et sur les muscles : 1° calme général ; 2° clignotement des paupières ; 3° déjections alvines fluides, quelquefois sanguinolentes ; 4° mouvemens spasmodiques du pharynx ; 5° contraction anti-péristaltique de l'œsophage et de la poche, suivie de vomissemens et d'un tremblement général ; 6° soif ; 7° érection des plumes et crispation des tégumens. Si la

3° Qu'il agit avec beaucoup plus d'intensité quand il est dissous dans l'eau que dans le cas où il est solide : ainsi, que l'on introduise dans l'estomac d'un chien 25 grammes de ce toxique *dissous dans* 100 *grammes d'eau*, au bout de 5 à 10 minutes l'animal sera sous l'influence du poison, et commencera à vomir ; si l'on a empêché le vomissement, la mort surviendra au bout de 3 à 4 heures suivant la force du chien. La même quantité d'acide arsénieux *pulvérulent* ne développera des symptômes d'empoisonnement que plusieurs heures après l'ingestion du toxique, et si celui-ci n'est pas vomi, la mort ne surviendra qu'au bout d'un ou de plusieurs jours. Au reste, malgré l'assertion de MM. Hombron et Soulié, il sera facile, quand l'acide arsénieux aura été donné en dissolution aqueuse, de le déceler dans les matières vomies et dans le canal digestif, en traitant directement par le gaz acide sulfhydrique si la matière organique n'est pas très abondante, ou bien en se débarrassant de celle-ci, par le

dose du poison n'est pas assez forte pour les tuer, ils restent dans un état de langueur, perdent l'appétit, rendent une très grande quantité de matières liquides semblables au vert-de-gris, et finissent par se rétablir. Si, au contraire, la quantité d'acide arsénieux est assez forte pour les faire périr, ils éprouvent une grande faiblesse et perdent l'usage des sens externes et des facultés intellectuelles ; enfin, la mort est précédée d'opisthotonos et de paralysie. Le cœur, la trachée-artère, l'œsophage et les muscles des membres, soumis à l'action de la pile voltaïque immédiatement après la cessation des mouvemens spontanés, donnent encore quelquefois des signes d'irritabilité ; mais le plus souvent cette propriété s'éteint avec la vie, tandis qu'elle s'observe pendant assez long-temps sur les mêmes espèces d'oiseaux que l'on a décapités.

i. L'acide arsénieux détermine constamment la mort de tous les *mammifères*. On observe d'abord que ces animaux sont tranquilles ; quelques-uns cependant, tels que les chiens et les chats, poussent des cris, bâillent, éprouvent des mouvemens spasmodiques dans les paupières, perdent l'appétit, sont dévorés par la soif, tremblent, vomissent des matières écumeuses, et évacuent par en bas des matières liquides abondantes ; leur respiration est stertoreuse, leur marche vacillante, et il ne leur est guère possible de se soutenir sur les pattes ; la respiration devient plus lente, et ils sont si peu irritables qu'il est impossible de déterminer la contraction de leurs paupières, même en les piquant avec une aiguille ; la pupille est à peine dilatée ; ils sont en proie à des mouvemens convulsifs, principalement dans les muscles extenseurs ; enfin l'opisthotonos se manifeste et ne tarde pas à être suivi de la mort. Les cadavres offrent les muscles dans un grand état de contraction ; l'irritabilité des intestins, du cœur, des muscles volontaires est entièrement ou presque entièrement éteinte.

moyen indiqué à la page 219 et suivantes avant d'employer le courant de gaz acide sulfhydrique.

4° Qu'il détermine l'empoisonnement, soit qu'on l'introduise dans le canal digestif ou dans les veines, soit qu'on l'injecte dans le vagin ou dans les cavités séreuses, soit qu'on l'applique sur la peau ulcérée ou au-dessous de cette membrane, soit enfin qu'on le fasse aspirer sous forme de *vapeur*.

5° Qu'il agit, à peu de chose près de la même manière, quelle que soit la surface par laquelle il a pénétré dans l'économie animale, si ce n'est que son action est beaucoup plus prompte dans un cas que dans l'autre; ainsi il tue presque instantanément quand il est injecté en petite quantité dans les artères et dans les veines ainsi que dans les cavités séreuses, tandis qu'il faut plusieurs heures pour qu'il occasionne la mort lorsqu'on l'introduit dans l'estomac; et à plus forte raison dans le gros intestin, même dans une plus forte proportion. La peau recouverte d'un épiderme sec et dur le transmet à peine, et les nerfs peuvent supporter son contact, sans donner lieu à des altérations notables.

6° Qu'il produit des effets aussi funestes, étant appliqué sous la peau du dos des chiens, que dans le cas où on le met en contact avec le tissu cellulaire de la cuisse, ce qui n'a pas lieu pour le sublimé corrosif.

7° Qu'il est absorbé et que sa présence peut être décelée dans tous les tissus de l'économie animale et notamment dans le *foie*, organe sécréteur et très vasculaire, qui le reçoit le premier, à l'aide des vaisseaux de la veine porte, quand il a été introduit dans le canal digestif.

8° Qu'il existe également dans le *sang* des animaux empoisonnés, quoi qu'en aient dit MM. Flandin et Danger, qui ne l'avaient pas d'abord trouvé dans ce fluide, parce qu'ils ne l'avaient cherché que par des procédés que la science désavoue. Ils reconnaissent aujourd'hui qu'en opérant comme je l'ai proposé, on le trouve facilement dans ce fluide.

9° Qu'il *est de toute rigueur*, dans une expertise judiciaire, lorsqu'on n'a pas décelé le poison dans les matières vomies ni dans les selles, ou que l'on n'en a pas trouvé non plus, à l'*état libre* dans le canal digestif ni sur les autres parties sur lesquelles il avait été appliqué, de chercher à découvrir *la portion qui a été absorbée*, en agissant séparément sur le *foie* et sur le canal digestif et à défaut de ces organes sur les reins, la rate, les poumons, le cœur ou le sang. Un rapport médico-légal devra être déclaré incomplet et insuffisant, par le seul fait, *que dans ce cas*, on aura omis de rechercher l'acide arsénieux dans les organes dont je viens de parler. Il importe même de procéder à la recherche de l'acide arsénieux *absorbé*, alors que l'on a constaté la présence de ce toxique à l'*état libre*, dans le canal digestif, car il se pourrait que celui-ci eût été introduit dans cette cavité après la mort et pour faire prendre le change, tandis que son existence dans le foie ou dans l'un des organes précités, suppose *nécessairement* que l'empoisonnement a eu lieu pendant la vie, à moins qu'il ne soit prouvé que le poison est arrivé jusque dans ces organes par voie d'*imbibition* cadavérique (*voy.* p. 56).

10° Que l'acide arsénieux *absorbé* ne séjourne pas indéfiniment dans nos organes et qu'il est entièrement *éliminé* chez l'homme au bout de 12 à 15 jours, en supposant que les boissons prises dans les 24 heures ne dépassent pas un litre. D'après mon honorable et savant ami M. *Chatin, la promptitude d'élimination est en raison inverse de la faculté de résister au poison. La principale voie d'élimination, c'est l'urine*, comme je l'ai démontré le premier. En effet, l'urine rendue par les animaux quelque temps après l'empoisonnement renferme de l'acide arsénieux, tandis que les viscères qui en auraient fourni si les individus fussent morts quelques jours après l'invasion des accidens, n'en contiennent plus au bout d'un certain temps. Il existe encore *d'autres voies d'élimination*, moins énergiques sans doute; j'avais annoncé dès l'année 1840 que l'acide arsénieux était *probablement expulsé par d'autres voies d'excrétion;* c'est ce qui a été démontré en 1842 par M. Chatin, dans une note lue à l'Institut dans laquelle il annonce que le poison est éliminé par la surface interne du *tube intestinal* et par la *peau* (1).

(1) En janvier 1829, j'ai mis hors de doute l'absorption de l'acide arsénieux et son transport dans tous les tissus; bientôt après j'ai fait voir, par des expériences nombreuses, qu'il en était de même des préparations antimoniales, cuivreuses,

11° Que lorsque l'acide arsénieux est mis en poudre fine, sous la peau des chiens, il n'y en a guère que 75 à 100 milligrammes d'*absorbé*, quelle que soit la proportion employée, et que cette

plombiques, mercurielles, etc. Les recherches que j'ai publiées à cet égard sont consignées dans le tome VIII des *Mémoires de l'Académie royale de médecine*, ou dans les numéros de mai, juin, juillet et août du *Journal de Chimie médicale*, année 1842. Jusqu'alors on avait dit que ces poisons *devaient* être absorbés, mais personne n'avait prouvé leur existence dans la trame des tissus où ils avaient été portés par voie d'absorption ; nous verrons plus bas cependant que des tentatives avaient déjà été faites dans ce but par quelques physiologistes, et notamment par Beissenbirtz. J'ai été plus loin ; j'ai voulu que cette découverte fût dorénavant appliquée à la médecine légale, et que les nouvelles données sur l'absorption vinssent éclairer les affaires judiciaires ; peu après, je suis parvenu dans plusieurs cas à déceler de l'arsenic dans les viscères d'individus soupçonnés morts empoisonnés, lorsque le canal digestif manquait, et il a été démontré qu'un crime avait été consommé, ce qu'il aurait été impossible de faire avant 1839. Dès que mes travaux ont été connus, bon nombre d'experts en France ont eu maintes occasions d'en faire ressortir l'importance devant les cours d'assises où ils étaient appelés. MM. Fau et Bergès, à Foix ; MM. Chapeau et Parisel, à Lyon ; M. Rigal, à Albi, et bien d'autres que je pourrais citer, ont conclu à l'existence d'un empoisonnement en mettant à profit ces nouvelles recherches. Désormais, lorsqu'il faudra opérer dans des cas d'intoxication par des composés de mercure, d'antimoine, de cuivre, de plomb, d'étain, d'arsenic, etc., et que l'on ne découvrira aucune trace de substance vénéneuse dans le canal digestif, ce qui est plus commun qu'on ne pense, on agira donc sur le foie, la rate, les reins, etc., ou sur l'urine, et souvent on découvrira le corps du délit qui aurait échappé avant la publication de mes travaux.

Il en a été de ma découverte comme de toutes celles qui, par leur importance, font quelque bruit : des esprits malveillans ont cherché à m'en dépouiller. M. Magendie a prétendu qu'il avait *prouvé* que tous les poisons étaient absorbés, quand il est notoire qu'il s'était borné à répéter ce qui avait été émis quelques siècles auparavant par beaucoup d'hommes éclairés, savoir que les poisons *devaient* être absorbés, et à publier quelques expériences physiologiques sur un *petit nombre de toxiques*, expériences qui tendaient à faire croire que l'absorption avait eu lieu, mais qui étaient loin *de la mettre hors de doute*. M. Gerdy, avec un sang-froid imperturbable, a annoncé en pleine Académie qu'il était établi dans un passage de l'ouvrage du Dr Christison que Mohr avait vu bien avant moi ce que je proclamais être nouveau ; mais il m'a suffi de donner lecture dudit passage pour montrer qu'il contenait tout le contraire de ce qu'on avançait, et pour forcer l'orateur à rétracter son assertion. Aussi l'Institut d'abord, et l'Académie royale de médecine ensuite, ont-ils reconnu que j'avais prouvé le premier que l'acide arsénieux est absorbé et porté dans tous les organes, pour être plus tard éliminé par l'urine, et que les applications que j'ai faites de mon travail à la médecine légale sont exactes.

Depuis la clôture de tant de discussions passionnées, j'ai voulu savoir si par hasard quelques auteurs n'auraient pas abordé le sujet qui m'avait tant occupé, et je n'ai rien trouvé, après avoir fait les recherches les plus minutieuses, qui valût la peine d'être cité, si ce n'est un travail de M. Beissenbirtz, publié le 22 janvier

III.

faible dose suffit pour occasionner la mort, puisqu'il est impossible d'attribuer celle-ci à l'irritation locale, habituellement fort légère que détermine ce poison dans ces circonstances. Je

1823, à Berlin, sous le titre de *Arsenici efficacia periculis illustrata*. L'auteur fit prendre à un cheval en état de santé, le premier jour, 4 grammes d'acide arsénieux uni à du miel et à de la poudre de guimauve; le deuxième jour, 16 grammes d'acide arsénieux; le quatrième jour, 24 grammes du même poison; le cinquième jour, 8 grammes; le septième jour, 30 grammes. L'animal mourut le lendemain. L'auteur, après avoir décrit avec soin les lésions cadavériques, dit au chapitre VIII page 29 :

« In elaboranda hac materia scopum præfixum habui, ut mihi persuaderem, an « arsenicum digestionis et assimilationis processu partibus organismi animalis ad- « misceatur, an secretione et cutis actione ex iis iterum eliminetur. Magis tamen « credidi, substantiam hanc venenosam, similem in modum ac hydrargyri præpa- « rata cum texturâ partium organicarum communicari. Hæc opinio potissimum « experimentis a patruo meo factis confirmari videbatur, quippe qui e libris sex « sanguinis equo detractis qui drachmis sex acidi arsenicosi interemptus erat, arse- « nicum sejunxit. Quum periculis illis fidem maximam habeam, prætereaque jure « meo credam, arsenicum in sanguinis molem totius corporis traductum fuisse, « parum dubito, quin reliquæ corporis partes per sanguinem eo inquirientur, « quod et ipsa analysis chemica quam ego institui, testatum facit.

« Doctor Otto similia instituit pericula, neutiquam vero e sanguine excepto et, « reagentibus chemicis submisso arsenicum obtinuit. Facile liquet, cur experi- « menta hujus viri irrita fuerint, etenim animalcula hunc ad scopum adhibita, « tantilla fuerunt ut paucis hujus veneni granis exstinguerentur, sin minus, haus- « tum tamen arsenicum vomitu aut alvi dejectionibus maximam partem expellerent. « Horum igitur animalculorum, quæ vel paucas horas post ingestum arsenicum « trucidabantur, vel venenum antea evacuaverant, ut ne assimilari quidem san- « guinique admisceri posset, doctor Otto sanguinem excepit et arsenicum ex eo « obtinere studuit, quod utique arduum opus videtur, ubi enim nihil est, nihil re- « peries. Ut igitur de præsentia arsenici in sanguine certiores reddamur, multo aptius « esse videtur, si sanguinem singularum corporis partium eorum animalium chemicæ « analysi submittamus, quæ per longius temporis intervallum uberiorem arsenici « copiam devorarunt, nam his demum rationibus eventus exoptatus contin- « gere potest.

« Ut de existentia acidi arsenicosi in textura organorum animalis interfecti « edocerer, plures partium nobiliorum duce ill. Link examini chemico subjeci. « Quum plurima vasa in laboratorio universitatis nostræ mihi oblata, nimis essent « angusta quam ut tanta viscera, quæ equo sunt, capere possent, acquiescere me « oportebat, ut organa majora in particulas dissecarem, earumque unam vel alte- « ram explorarem.

« Experimentis chemicis ad methodum Rosii ita institutis, ut calcem arsenico- « sam ea obtentam cum pulvere carbonum et acido boracico commiscerm, su- « blimationem e cucurbita faciendam curavi.

« E singulis animalis interfecti organis, hanc calcis arsenicosæ copiam obtinui : « E ventriculo drachmam unam et grana octo.

suis parvenu à apprécier que telle était la dose absorbée, en plaçant sous la peau des cuisses de plusieurs chiens des sachets de toile fine contenant des proportions d'acide arsénieux en poudre impalpable qui variaient depuis 5 centigrammes jusqu'à 1 gramme; après la mort de l'animal on pesait les sachets dont on avait également pris le poids avant le commencement de l'expérience; la différence de poids en moins représentait la quantité de toxique qui avait été absorbée. Ces sachets avaient été desséchés, avant l'expérience, à la température de 100° centigrades; après la mort des animaux ils étaient lavés avec soin et sans effort, puis on les desséchait également à 100° centigr. avant de les peser.

12° Qu'il y en a davantage d'*absorbé*, sans que l'on puisse en préciser la quantité, lorsqu'il a été introduit dans le canal digestif, après avoir été dissous dans l'eau, ou quand l'acide solide, par son contact prolongé avec les sucs de l'estomac ou des intestins, a fini par se dissoudre en totalité ou en partie.

13° Qu'il n'est pas douteux, d'après les cas d'empoisonnement observés jusqu'ici, qu'il n'agisse de même chez l'homme.

« E cæco intestino grana quinque.
« E pulmonibus grana septem.
« Ex hepate grana sex.
« E corde grana octo.
« E cerebro grana undecim.
« Hæc omnia, ut supra dictum est, cum pulverum carbonum acidoque boracico
« commixta, in retortam vitream demisi et e balneo arenæ sublimationi subjeci,
« qua per aliquot horas protacta circiter tria arsenici regulini grana adep-
« tus sum. »

Pour peu que l'on examine le travail du docteur Beissenhirtz, on verra combien il est loin de prouver ce que l'auteur cherchait à démontrer. Il y a mieux : on ne tardera pas à s'apercevoir qu'il fourmille d'erreurs. Nous savons que de tous les organes le cerveau est celui qui fournit le moins d'arsenic, et le foie celui qui en donne le plus ; or, ici c'est tout le contraire. On a obtenu avec le premier 55 centigrammes de chaux arsenicale, et avec le foie 3o centigrammes seulement; le cœur et les poumons, qui en contiennent toujours moins que le foie, en renfermaient plus que lui. On ne dit pas comment on a détruit l'énorme quantité de matière organique sur laquelle on opérait, ni comment on s'est assuré que l'on avait réellement recueilli de l'arsenic métallique. Quoi qu'il en soit, j'ai cru devoir, par un sentiment d'équité, transcrire textuellement le passage de l'ouvrage du docteur Beissenhirtz, dont je n'ai eu connaissance qu'à la fin de 1841, et dont le contenu n'avait fait aucune sensation en Allemagne et n'avait reçu aucune application utile.

22.

Toutefois il est à présumer que la partie absorbée nécessaire pour déterminer la mort, devra être plus considérable que celle qui est nécessaire pour tuer les chiens.

14° Que s'il est vrai que l'acide arsénieux irrite et enflamme presque tous les tissus avec lesquels on l'a mis en contact, on ne saurait dans la plupart des cas attribuer les accidens graves qu'il occasionne à l'inflammation souvent assez légère qui est le résultat de son action *locale*, mais bien à son absorption et par suite à son action sur un ou plusieurs des systèmes de l'économie animale.

15° Qu'il n'est pas vrai comme l'ont annoncé MM. Flandin et Danger dans le mémoire qu'ils ont lu à l'Académie de médecine, en 1841, que la *sécrétion urinaire est supprimée chez les chiens empoisonnés d'une manière aiguë par l'acide arsénieux et que ces animaux n'urinent par conséquent pas*. L'Académie en ne détruisant pas de suite cette erreur grossière et en laissant la question indécise, *tandis que je l'avais déjà tranchée par des expériences nombreuses*, a eu un tort d'autant plus grave, qu'elle a été obligée de reconnaître deux ans plus tard, que j'avais parfaitement raison. En effet, ayant dû se prononcer sur la valeur d'un mémoire qui avait été lu dans son sein par M. Delafond, professeur à l'école d'Alfort, elle a fait justice de l'étrange assertion de MM. Flandin et Danger. M. Delafond, sans doute pour lever à cet égard les scrupules de l'Académie, a entrepris une série de recherches sur les chevaux et sur les chiens, dont les résultats *confirment pleinement* ce que j'avais établi. Il résulte de ce travail 1° que les chevaux *bien portans* qui n'ont ni mangé ni bu, sécrètent, terme moyen, 118 millilitres d'urine par heure; tandis que les chiens n'en fournissent que 24 millilitres, lorsqu'ils sont placés dans les mêmes conditions; 2° que les chevaux empoisonnés, *d'une manière aiguë*, par l'acide arsénieux, alors qu'ils ont été privés d'alimens et de *toute boisson*, sécrètent par heure *trentecinq millilitres d'urine*, c'est-à-dire *les deux septièmes* de la proportion qu'ils fournissent à l'état normal, et que les chiens, dans les mêmes circonstances, en donnent à-peu-près *un sixième*. « La sécrétion urinaire, dit M. Delafond, n'est donc pas

« supprimée, mais notablement diminuée, dans l'empoisonnement
« aigu par l'acide arsénieux. » Le tableau ci-après (p. 342) emprunté à ce professeur distingué, montrera que chez certains
chevaux soumis à l'influence de l'acide arsénieux pendant quarante-trois et cinquante-et-une heures, la quantité d'urine rendue s'est élevée à 3 litres 45 centilitres, ou à 2 litres 55 cent.,
et chez quelques chiens à *six* ou *quatre centilitres*, après un
empoisonnement aigu qui n'avait duré que huit ou douze heures.
Que l'on juge maintenant de la proportion d'urine qu'il est possible de faire sécréter à ces animaux, lorsque au lieu de les priver
de tout aliment et de toute boisson, on leur donne d'abondantes
tisanes aqueuses et nitrées.

A l'appui de mes expériences et de celles de M. Delafond, je
pourrais citer deux cas d'empoisonnement chez deux femmes,
l'une confiée aux soins du docteur Augouard, et l'autre placée
dans le service de M. Duméril, à la Maison-de-Santé ; la première, après avoir pris 15 grammes d'acide arsénieux, éprouva
les plus terribles accidens et rendit *dix litres* d'urine, grâce aux
boissons diurétiques fortement *nitrées* dont elle avait fait usage ;
elle était convalescente au bout de huit jours (*Gazette médicale* de 1843). L'autre fut promptement rétablie aussi d'un empoisonnement grave, après avoir pris, par mes conseils, d'abondantes boissons diurétiques qui la firent considérablement uriner. Dans l'un et l'autre cas, l'urine avait charrié pendant
plusieurs jours des quantités notables d'arsenic.

TABLEAU RÉSUMÉ

Indiquant la dose, la date des premiers symptômes ; le temps après lequel l'urine a charrié de l'arsenic, et la quantité d'urine sécrétée dans l'empoisonnement aigu et sur-aigu par l'acide arsénieux.

— 342 —

EXPÉRIENCES	ESPÈCES d'animaux.	QUANTITÉ d'acide arsénieux administré.	MODE de préparation du poison.	DATES des premiers symptômes de l'empoisonnement. Heur.	Min.	ÉPOQUE à laquelle l'analyse a fait constater les premières traces du poison dans l'urine. Heur.	Min.	DURÉE totale de l'empoisonnement. Heur.	Min.	QUANTITÉ d'urine sécrétée durant l'empoisonnement. Lit.	QUANTITÉ d'urine estimée par le calcul en une heure. Lit.	QUANTITÉ d'urine sécrétée en moyenne pendant une heure. Lit.	OBSERVATIONS.
1	Cheval.	30 gramm.	Partie en solution. Partie en suspension.	3	30	5	30	51	30	2,55	0,049	Lit. 0,0348	
2	Jument.	Id.	Id.	3	30	5	30	49	25	0,07	0,016		
3	Cheval.	Id.	Id.	4	»	6	30	43	30	3,45	0,079		
4	Id.	Id.	Id.	2	»	7	»	29	30	0,92	0,031		
5	Id.	Id.	Id.	4	»	7	»	21	»	1,02	0,048		
6	Jument.	Id.	En solution parfaite.	4	»	4	»	8	5	0,17	0,021		
7	Cheval.	60 gramm.	Id.	0	10	1	20	1	20	0,02	0,015		
8	Cheval.	Id.	Id.	0	20	1	»	1	»	0,02	0,020		Dans les expériences 7e, 8e, 9e et 11e, l'urine a été recueillie dans la vessie à l'autopsie.
9	Chienne.	5 gramm.	Moitié en solution. Moitié en suspension.	1	»	12	45	12	45	0,04	0,0031	0,0040	
10	Chien.	Id.	Id.	0	45	3	45	8	5	0,95	0,0037		
11	Id.	Id.	Id.	1	»	8	»	8	»	0,06	0,0075		
12	Chienne.	Id.	Id.	1	10	5	10	5	50	0,01	0,0017		

NOTA. La présence de l'arsenic dans l'urine a été constatée par M. Lassaigne en évaporant l'urine à siccité, en carbonisant par l'acide azotique, et en traitant le produit dans l'appareil de Marsh. — Cette opération était faite quand l'urine très visqueuse ne permettait pas de la traiter directement dans l'appareil. Les urines très fluides étaient mises dans l'appareil avec une couche d'huile pour éviter la mousse.

16° Que l'action de l'acide arsénieux, lorsqu'il a été pris à une dose capable de produire un empoisonnement intense, est d'une nature *spéciale*, et que c'est par conséquent à tort que

Rasori, Giacomini, Boudin, etc., la considèrent comme *hyposthénisante*; que les argumens puisés dans les effets de diverses médications dirigées contre l'empoisonnement, ne viennent nullement à l'appui de cette dernière hypothèse; qu'en effet la médication tonique et stimulante tant vantée dans ces derniers temps par l'école italienne et par M. Boudin a constamment échoué dans les expériences tentées sur des chiens et sur des chevaux, devant deux commissions de l'Académie royale de médecine, tandis que la médication antiphlogistique, *employée convenablement et en temps opportun*, compte des succès nombreux tant sur l'homme que sur les chiens (*voy.* p. 333 à 338 et p. 372 de ma *Toxicol.*, 4ᵉ édit.); qu'il est peu conforme aux véritables principes de la science, de considérer comme étant l'effet d'une action *hyposthénisante* des phénomènes d'abattement, la petitesse et la faiblesse du pouls, le refroidissement du corps, la diminution de la contractilité et d'autres phénomènes de ce genre que l'on observe dans certains cas d'empoisonnement par l'acide arsénieux, parce qu'ils existent aussi, sinon tous, du moins en grande partie dans quelques maladies évidemment inflammatoires contre lesquelles les antiphlogistiques sont suivis de succès, telles que la fièvre typhoïde à sa dernière période, et dans d'autres affections que l'on pourrait appeler *spécifiques* telles que le choléra asiatique, maladie dans laquelle la saignée a été souvent pratiquée avec avantage.

17° Que l'action *spéciale* exercée par l'acide arsénieux se rapproche assez de l'action *sténique* ou excitante, pour que l'on ne dût pas balancer à l'envisager comme telle, s'il fallait absolument la ranger dans l'une ou l'autre des actions *sténique* ou *hyposthénisante*; que les faits recueillis jusqu'à ce jour chez l'homme sont d'accord avec cette opinion, adoptée aujourd'hui par tous les praticiens, sans idées préconçues, qui ont eu occasion d'examiner des individus empoisonnés par des doses d'acide arsénieux qui n'amenaient la mort qu'au bout de quelques jours (1).

(1) Je devrais peut-être laisser dans l'oubli, où elle est justement tombée, l'opinion émise il y a quelques années par M. Rognetta qui, voulant faire du bruit, avait cherché à faire prévaloir en France la manière de voir de Rasori, de Giaco-

18° Que, d'après *Jæger*, l'action dont je parle aurait pour effet de déterminer la lésion du cœur et de détruire la contractilité. Suivant Brodie, le système nerveux et les organes de la

mini, etc.; il ne prétendait à rien moins qu'à prouver que la saignée était funeste dans le traitement de l'empoisonnement par les préparations arsenicales, et qu'il fallait de toute nécessité combattre cet empoisonnement par des toniques et des stimulans, tels que le bouillon, le vin ou l'eau-de-vie mélangés avec une certaine quantité d'opium ou de laudanum. L'Académie de médecine saisie de ces absurdes prétentions, renvoya M. Rognetta devant une commission composée de cinq de ses membres; des expériences furent faites en présence de cette commission et *sous la direction* de M. Rognetta. Dans un premier rapport qui avait été rédigé par Ollivier (d'Angers), les commissaires qui évidemment n'étaient guère versés dans ces sortes de matières, faisaient au travail de M. Rognetta un honneur que certes il ne méritait pas; ils concluaient en disant que les idées de l'auteur *demandaient à être examinées de nouveau*. Ce simulacre d'encouragement fut pour le médecin napolitain une occasion de fausser l'opinion publique, en écrivant et en répétant pendant dix mois et plus, avec une audace dont il n'y avait pas eu d'exemple jusqu'alors, que l'Académie, jugeant en dernier ressort, *avait adopté* l'emploi des toniques et proscrit la saignée. Irrité d'une pareille manière de procéder et désireux de connaître ce qu'il pourrait y avoir de réel dans cette théorie, je me livrai à des recherches minutieuses, qui ne tardèrent pas à me convaincre que M. Rognetta avait induit l'Académie et le public en erreur. Je lus un mémoire à cette société savante, le 20 octobre 1840, après avoir fait cent cinquante-sept expériences, dont je donnai les détails (voy. *Archives de médecine*, septembre 1841), et je démontrai la fausseté de toutes les assertions émises par M. Rognetta. Voici les principales conclusions de mon travail:

1° On tue indistinctement tous les chiens dans l'espace de vingt-quatre à trente-six heures, en les soumettant *uniquement*, et à des intervalles de trois heures, à l'action de cinq ou six doses de la médication à-la-fois tonique, excitante et narcotique proposée par M. Rognetta (mélange de bouillon, de vin, d'eau-de-vie et de laudanum).

2° Les chiens qui ont avalé 30, 50 ou 60 centigrammes d'acide arsénieux en *poudre fine* guérissent presque constamment par l'administration de quelques doses de bouillon tonique et spiritueux, *s'ils vomissent à plusieurs reprises peu après l'ingestion du poison*. Ce résultat ne saurait être attribué à l'action sténique du médicament; car on l'obtient de même, et plus sûrement encore, en faisant avaler simplement de l'*eau tiède* aux chiens qui se trouvent dans les mêmes conditions. Dans tous les cas où la médication tonique détermine des vomissemens *très abondans*, le rétablissement des animaux est plus rapide, comme on devait le prévoir. Si l'œsophage est lié, pendant quelques heures seulement, avant l'ingestion du médicament tonique-spiritueux, la mort survient en général, et si quelques animaux guérissent, étant placés dans cette dernière condition, c'est que les vomissemens se sont manifestés aussitôt après que le lien a été détaché, ou bien que les animaux ont prodigieusement uriné, sous l'influence de la médication tonique.

3° Les chiens empoisonnés par 30, 50 ou 60 centigrammes d'acide arsénieux circulation sont atteints, en sorte que la mort est le résultat immédiat de la suspension des fonctions du cœur et du cerveau, et si les animaux ne succombent pas aux premiers accidens produits par le poison, si l'inflammation a le temps de se dévelop-

en poudre, et traités par une forte décoction de quinquina, périssent tous, si l'œsophage a été maintenu lié pendant dix à quinze heures.

4° Les chiens auxquels on laisse la faculté de vomir, guérissent en leur donnant seulement de l'*eau tiède*, même lorsqu'ils ont avalé 110 grammes d'acide arsénieux en poudre, si à la suite de cette médication, qui peut n'être employé *qu'au bout de quelques heures*, ils vomissent promptement et à plusieurs reprises.

5° On guérit un grand nombre de chiens empoisonnés par 20, 30 ou 50 centigrammes d'acide arsénieux *en poudre*, à l'aide de la *saignée*, alors même que l'œsophage a été maintenu lié pendant trois, quatre ou cinq heures, si les animaux urinent passablement.

6° Le bouillon tonique et excitant *n'empêche pas la guérison* des chiens empoisonnés par 25 centigrammes d'acide arsénieux *dissous dans l'eau*, pourvu que des vomissemens aient lieu quelques minutes après l'empoisonnement; car s'il s'est écoulé une heure et demie depuis l'intoxication, sans que les animaux aient vomi, *ils périssent tous sans exception*, de quelque manière et à quelque dose que le bouillon soit administré.

7° Tous les chiens empoisonnés par 25 ou 30 centigrammes d'acide arsénieux *dissous dans l'eau*, qui vomissent abondamment *quelques minutes* après l'empoisonnement, guérissent au bout de quelques heures, *en leur faisant prendre simplement de l'eau tiède*, alors même que le liquide n'est ingéré pour la première fois qu'une demi-heure, une ou deux heures après l'ingestion du poison.

8° Les chiens placés dans la catégorie qui précède guérissent tout aussi facilement en employant à-la-fois et la médication aqueuse et la *saignée*; celle-ci, en la supposant même inutile, n'est donc pas nuisible dans l'espèce.

9° D'où il suit que les toniques devront être soigneusement proscrits, parce qu'ils sont inutiles et qu'ils peuvent nuire.

Depuis la lecture de ce mémoire, M. Roguetta réunit un grand nombre de fois la commission de l'Académie, dans le but de prouver les *merveilleux effets* de la médication tonique excitante sur des chevaux empoisonnés par l'acide arsénieux. On prétend, disait-il, que les chiens que j'ai sauvés par les toniques n'ont été guéris que parce qu'ils ont vomi; eh bien! je vais répéter mes expériences sur des chevaux, animaux qui ne vomissent pas. Qu'est-il résulté? Dix-huit ou vingt de ces animaux ont été consacrés à ces expériences; on leur a fait prendre des doses d'acide arsénieux suffisantes pour les tuer dans l'espace de quelques jours, et on leur a administré du bouillon, de l'eau-de-vie pure ou des narcotiques; le traitement était dirigé par M. Roguetta: *tous les chevaux sont morts*, à l'exception d'un seul que l'on a abattu le vingtième ou le vingt-deuxième jour; plusieurs d'entre eux ont péri plus vite que d'autres chevaux empoisonnés de la même manière et qui n'avaient pas été soignés. On devait s'attendre à un pareil résultat en opérant sur des animaux qui ne vomissent pas, et qui ne peuvent par conséquent pas se débarrasser promptement du poison qui leur a été donné. Il est du devoir de la commission de l'Académie de faire au plus tôt son rapport, et de per, il n'y a point de doute qu'elle ne puisse anéantir la vie. *Earle* rapporte, ajoute Brodie, qu'une femme qui avait pris de l'acide arsénieux, résista aux symptômes alarmans qui se déclarèrent d'abord, mais qu'elle mourut le quatrième jour ; à l'ouverture du cadavre, on trouva la membrane muqueuse de l'estomac et des intestins ulcérée dans une très grande étendue (*Philosophical Trans.*, année 1812). Le docteur *Smith* pense aussi que l'acide arsénieux exerce une action spéciale sur le cœur, et que la mort générale n'arrive que par l'interversion ou la cessation des mouvemens de cet organe. Le résultat de mes observations me porte à croire que l'acide arsénieux tue en agissant sur le système nerveux et sur le cœur dont il anéantit la contractilité et dans le tissu duquel il développe assez souvent une congestion appréciable après la mort ; on sait d'ailleurs que les fonctions de ce dernier organe sont constamment altérées pendant la vie des malades qui sont sous l'influence de ce poison. Je pense aussi qu'il exerce une action délétère sur le canal digestif, car indépendamment des symptômes qui annoncent une altération constante de cet organe, il n'est pas rare de le trouver enflammé après la mort, alors même que le poison a été appliqué *sur le tissu cellulaire ou injecté dans une cavité séreuse.*

Des arsénites.

Comment peut-on reconnaître que l'empoisonnement a eu lieu par un arsénite?

Les arsénites solubles de potasse, de soude et d'ammonia-

stigmatiser comme il convient un mode de traitement à-la-fois incendiaire et absurde, qui n'est, en définitive, que le rêve d'une imagination égarée.

Je ne quitterai pas ce sujet sans dire que des expériences sur les diurétiques et sur la saignée ont été tentées aussi sur des chevaux par M. Rognetta, en présence de la même commission, et que la plupart des animaux ont succombé. Mais ces expériences ont été tellement mal dirigées, qu'il serait insensé d'en tenir compte ; ainsi, peu de temps après avoir empoisonné ces animaux, on les saignait, ou bien on leur administrait des diurétiques. *Je n'ai jamais proposé une pareille méthode de traitement*, puisque j'ai toujours dit : *Commencez par évacuer la majeure partie du poison contenu dans le canal digestif*, et ce n'est qu'après avoir obtenu ce résultat que vous aurez recours aux diurétiques. Quant à la saignée, j'ai constamment conseillé de ne la pratiquer que dans les cas où il y aurait *réaction* évidente, et jamais dans les premiers momens de l'empoisonnement.

que , s'ils sont solides, sont décomposés sur les charbons ardens qui enlèvent l'oxygène à l'acide arsénieux, et il se dégage des vapeurs d'arsenic, d'une odeur alliacée. Chauffés dans un petit tube de verre avec du charbon , ils donnent de l'arsenic (*V*. page 201). Dissous dans l'eau et mis en très petite proportion (une ou deux gouttes) dans l'appareil de Marsh modifié, ils fournissent à l'instant même des taches arsenicales ou un anneau. L'acide sulfhydrique n'altère pas ces dissolutions à moins qu'elles ne soient concentrées; dans ce dernier cas elles se colorent en jaune; les sulfures solubles les précipitent au contraire constamment (*V*. SULFURE JAUNE D'ARSENIC, p. 207). L'acide chlorhydrique en sépare de l'acide arsénieux pulvérulent , à moins qu'elles ne soient trop étendues. Le chlorure de platine les précipite en jaune serin, tandis qu'il est sans action sur l'acide arsénieux.

Teinture minérale de Fowler. Elle est composé d'eau distillée (500 grammes), d'acide arsénieux (5 grammes), de carbonate de potasse (5 grammes), et d'alcool de mélisse composé (16 grammes). Liquide laiteux, d'une odeur aromatique, verdissant le sirop de violettes , sans action sur l'acide sulfhydrique, précipitant en jaune par les sulfures solubles (sulfure d'arsenic), et ne se troublant pas avec l'acide chlorhydrique. Mis dans l'appareil de Marsh , il fournit à l'instant des taches arsenicales.

Les arsénites agissent sur l'économie animale, comme l'acide arsénieux , et avec beaucoup d'énergie. S'ils étaient mêlés à des matières organiques, il faudrait, pour déceler la présence de l'acide arsénieux qu'ils renferment, agir comme je l'ai dit en parlant de ce toxique (*V*. page 213).

De l'arsénite de bioxyde de cuivre (vert de Scheele, vert de Schweinfurt).

L'arsénite de cuivre est sous forme d'une poudre verte, dont les nuances varient suivant la manière dont il a été préparé: il est insoluble dans l'eau, et se décompose en répandant *une odeur alliacée*, lorsqu'on le met sur les charbons ardens; si on le fait bouillir avec une dissolution de potasse, on le transforme

en *arséniate* de potasse soluble, et en protoxyde de cuivre ; si
on filtre, celui-ci restera sur le filtre, et pourra être reconnu, en
le dissolvant dans l'acide azotique qui donnera de l'azotate
de cuivre, dont le métal pourra être précipité, à l'aide d'une
lame de fer ou de zinc : quant à la liqueur filtrée, on s'assurera
qu'elle renferme un arséniate, par les moyens qui seront indiqués en parlant des arséniates, et notamment par la réduction de
l'arsenic. Introduit dans l'appareil de Marsh modifié l'arsénite
de cuivre fournit aussitôt de l'arsenic.

S'il s'agissait de prouver, comme cela a déjà eu lieu plusieurs
fois, que des *bonbons* ont été colorés par de l'arsénite de cuivre,
on mettrait un de ces bonbons dans de l'eau distillée, en le tenant entre les doigts ; puis, à l'aide d'un pinceau très fin, on détacherait les parties colorées qui ne sont qu'à la surface ; l'arsénite de cuivre se précipiterait ; on agirait de même sur plusieurs
autres bonbons, afin de se procurer une plus grande quantité
d'arsénite que l'on reconnaîtrait comme il vient d'être dit.

De l'acide arsénique.

Comment peut-on reconnaître l'empoisonnement déterminé par
cet acide ?

L'acide arsénique est *solide*, blanc, incristallisable, inodore,
doué d'une saveur aigre, caustique et métallique ; il rougit l'eau
de tournesol ; son poids spécifique est de 3,391. Si, après l'avoir
desséché, on le met sur des charbons incandescens, il se décompose, cède une portion de son oxygène au charbon, et se trouve
transformé en arsenic qui se volatilise et répand des vapeurs
d'une odeur alliacée. Lorsqu'on le mêle avec du charbon et de
la potasse pulvérisés, et que l'on chauffe le mélange dans un
tube de verre étroit, on obtient de l'arsenic (*Voyez* page
201). Introduit dans un appareil de Marsh modifié, il fournit
aussitôt des taches arsenicales et un anneau (*V.* page 58). Il est
déliquescent, et par conséquent très soluble dans l'eau. Sa dissolution aqueuse *concentrée* est incolore, sapide, et précipite
en blanc les eaux de chaux et de baryte : les arséniates précipités se dissolvent facilement dans un excès d'acide arsénique ; si

on la verse dans de l'acétate de cuivre dissous, on obtient sur-le-champ un précipité blanc bleuâtre d'arséniate de cuivre ; l'azotate d'argent cristallisé et dissous dans l'eau distillée, est précipité en rouge brique par l'acide arsénique : l'arséniate d'argent formé, étant soluble dans l'acide azotique, ne se précipiterait point, si l'on employait de l'azotate d'argent avec excès d'acide. Un des caractères les plus importans, consiste à faire chauffer la dissolution d'acide arsénique, *étendue* ou *concentrée*, dans une fiole à médecine avec de l'acide sulfhydrique liquide : à mesure que le liquide s'échauffera, il se troublera et jaunira ; au bout de quelques minutes d'ébullition, il deviendra d'un très beau jaune, et laissera déposer par le refroidissement du *sulfure jaune d'arsenic*, que l'on reconnaîtra aux caractères indiqués à la page 207. Il est évident que, dans cette expérience, l'oxygène de l'acide arsénique s'est combiné avec l'hydrogène de l'acide sulfhydrique pour former de l'eau. Si la dissolution d'acide arsénique était excessivement faible, on commencerait par la faire bouillir avec quelques gouttes d'acide sulfureux liquide qui la ramenerait à l'état d'acide arsénieux. On chasserait l'excès d'acide sulfureux par l'ébullition, puis on ferait passer dans la liqueur un courant de gaz acide sulfhydrique.

L'action de l'acide arsénique sur l'économie animale ne diffère point de celle qu'exerce l'acide arsénieux ; mais elle est encore plus énergique (*V*. page 331). Il est absorbé.

Des arséniates solubles.

Comment peut-on reconnaître que l'empoisonnement a eu lieu par ces arséniates ?

Les arséniates de potasse, de soude et d'ammoniaque, offrent les caractères suivans : ils sont *solides*, blancs, inodores, acides ou neutres, par conséquent jouissant ou ne jouissant point de la propriété de rougir l'eau de tournesol. Lorsque, après les avoir réduits en poudre, on les met sur des charbons ardens, ils répandent des vapeurs blanches d'une odeur alliacée, ce qui dépend de la décomposition de l'acide arsénique, et de la volatilisation de l'arsenic (*V*. ACIDE ARSÉNIQUE, p. 348). Mêlés avec du charbon pulvérisé, et chauffés dans un petit tube de verre, ils sont décomposés et fournissent de l'arsenic (V. page 201). Introduits dans un appareil de Marsh modifié ils donnent des taches arsenicales et un anneau (V. page 258). Ils se dissolvent dans l'eau ; le *solutum concentré* n'est point troublé par l'acide chlorhydrique (ce qui les distingue des arsénites). Ils agissent sur l'azotate d'argent dissous, sur la pierre infernale, et sur l'acétate de cuivre, comme l'acide arsénique (V. page 348). Ils précipitent le sulfate et l'azotate de cuivre en blanc bleuâtre ; le précipité est de l'arséniate de cuivre. Ils fournissent avec le chlorure de cobalt un précipité rose d'arséniate de cobalt, pourvu que le chlorure ne soit pas acide ; car alors l'arséniate de cobalt serait dissous par l'excès d'acide, et le précipité ne paraîtrait point. Il suffit de les laisser en contact pendant douze ou quinze heures avec de l'acide sulfhydrique liquide, et quelques gouttes d'un autre acide à la température de 15 à 20°, ou de faire bouillir ce mélange pendant quelque temps *pour les décomposer et en précipiter du sulfure jaune d'arsenic. Si la dissolution aqueuse* d'arséniate était *très affaiblie,* on la traiterait par l'acide sulfureux et par l'acide sulfhydrique (V. Acide arsénique, p. 349).

Les arséniates agissent sur l'économie animale comme les autres préparations arsenicales (V. page 331).

M. Bouley jeune a administré de l'arséniate de potasse à sept chevaux qui ont tous succombé. On a trouvé des traces d'une vive inflammation dans l'estomac, les intestins et la vessie, et des ecchymoses dans le ventricule gauche du cœur. Le diaphragme d'un de ces chevaux était déchiré près de ses attaches au sternum (*Séance de l'Académie de médecine,* du 20 octobre 1834).

De l'arsenic et des vapeurs arsenicales.

L'arsenic est-il vénéneux ? Voici ce que je disais dans la première édition de cet ouvrage, en 1814.

« Bayen a donné à des chiens jusqu'à 4 grammes de ce mé-
« tal récemment préparé sans que leur santé ait été sensible-

« ment altérée. Renault a fait prendre à ces animaux 8 grammes
« de mispickel (alliage formé d'arsenic et de fer) : ils n'ont ja-
« mais eu de nausées ni de vomissemens, et il n'est résulté au-
« cun dérangement dans leurs fonctions. Ce fait semble confir-
« mer les résultats obtenus par Bayen, mais il ne suffit pas pour
« mettre l'innocuité de l'arsenic métallique hors de doute ; car,
« dans plusieurs expériences, il est arrivé que l'administration
« de cette substance a causé la mort des animaux auxquels on
« l'avait fait prendre. Cet effet dépendait-il de la facilité avec
« laquelle l'arsenic se convertit en acide arsénieux dans l'es-
« tomac ? »

Depuis cette époque j'ai été chargé, avec MM. Barruel et Chevallier, d'une expertise médico-légale dont les résultats établissent l'action vénéneuse de ce métal ; en effet, nous avons constaté que la matière extraite de l'estomac du cadavre de J. L.,
soupçonné mort empoisonné, était formée d'un mélange d'*arsenic*, d'oxyde de fer, de sable quartzeux et de paillettes de
mica ; l'arsenic formait la moitié du poids de ce mélange,
qui se présentait sous forme d'écailles à éclat métallique,
dont quelques-unes avaient la couleur gris d'acier, tandis que
d'autres étaient irisées ; ces dernières avaient la plus grande
ressemblance avec le cobalt ou l'arsenic du commerce pulvérisé. Un gramme de cette matière administré à des chiens a
déterminé les symptômes de l'empoisonnement par les préparations arsenicales, et les animaux sont morts au bout de dix
heures ; nous nous sommes assurés que les *liquides* contenus
dans l'estomac et dans les intestins de J. L. ne contenaient aucune trace d'acide arsénieux, en sorte que l'empoisonnement
avait été l'effet *de l'arsenic* à l'état pulvérulent (Rapport par
MM. Orfila, Chevallier et Barruel, *Journal de chimie médicale*, année 1839, page 3).

L'observation publiée par M. Batilliat dans le *Journal de
chimie médicale* (année 1840, page 33), sous le titre d'*empoisonnement par l'arsenic métallique*, n'est pas, à beaucoup près,
aussi probante que celle dont je viens de parler, car il est évident que les accidens éprouvés par MM. S..., père et fils,
après avoir bu du vin contenu dans une bouteille au fond de

laquelle il y avait de l'arsenic, dépendaient d'une certaine quantité d'acide arsénieux qui s'était formé aux dépens de l'arsenic qui avait été pendant huit mois en contact avec le vin.

Comment reconnaître que l'empoisonnement a eu lieu par l'*arsenic?*

J'ai déjà donné les caractères de l'arsenic sous forme de *taches* et d'*anneau* (*V*. pages 265 et 269).

L'arsenic en *masse* est solide, gris d'acier et brillant lorsqu'il est récemment préparé ; sa texture est grenue et quelquefois écailleuse, sa dureté peu considérable, sa fragilité très grande et son poids spécifique est de 5 , 189 ; il est insipide et répand une légère odeur quand on le frotte. Il se sublime si on le chauffe en vaisseaux clos. Il est terni par le contact de l'air, s'il est en poudre fine. Mis sur les charbons ardens, il se volatilise en donnant une fumée d'une odeur alliacée. L'acide azotique agit sur lui comme sur les taches arsenicales et sur l'anneau (*V*. p. 265 et 269) ; il ne fournit point de gaz hydrogène arsénié, quand on l'introduit dans l'appareil de Marsh modifié.

Vapeurs arsenicales. Takénius fut atteint d'une toux considérable, d'une grande difficulté de respirer, de vives coliques, de pissemens de sang, de convulsions, etc., pour avoir été exposé pendant quelque temps aux vapeurs qui sortaient d'un appareil dans lequel on sublimait de l'arsenic. L'usage du lait et des huileux dissipa ces accidens ; mais il lui resta pendant long-temps une toux sèche et une espèce de fièvre hectique. L'emploi des boissons adoucissantes et des choux pour aliment fit cesser ces symptômes (1).

« Inspirées en grande quantité, dit Mahon, les vapeurs arsenicales rendent la bouche et la gorge sèches, arides et enflammées ; elles produisent d'abord l'éternuement, puis la suffocation, l'asthme, une toux sèche, des anxiétés, des vomissemens, des vertiges, des douleurs de tête et des membres, des tremble-

_____

(1) Hippocrates, *Chymicus*, cap. xxiv.

mens ; et quand elles ne donnent pas la mort, elles conduisent à la phthisie pulmonaire (1).»

Lorsqu'on fait respirer les animaux dans de l'air contenant de l'arsenic en vapeur, l'effet du poison ne doit pas seulement être rapporté à la vapeur déposée sur la membrane muqueuse pulmonaire, mais aussi et surtout à l'arsenic, qui, après s'être arrêté à la surface de l'arrière-bouche, pénètre dans l'estomac par les mouvemens de déglutition, circonstance qui explique bien pourquoi la plénitude de l'estomac a une influence presque égale, soit que l'arsenic soit pris dans l'air, sous forme de vapeur, soit qu'on le porte directement dans la cavité digestive. L'arsenic *respiré avec l'air* est absorbé par le système veineux et non par les lymphatiques et les vaisseaux lactés; aussi M. Chatin l'a-t-il trouvé dans le sang et *non dans le chyle du canal thoracique*. L'arsenic introduit sous forme de vapeur est éliminé surtout par l'urine, mais aussi par le tube intestinal et par la peau ; l'élimination est toujours complète au plus tard du 12e au 15e jour (Chatin).

De l'oxyde noir d'arsenic et de la poudre aux mouches.

Comment reconnaître que l'empoisonnement a eu lieu par ces corps ?

L'oxyde noir est terne, sans éclat, peu dur et très friable. Il est décomposé par les charbons ardens, avec dégagement de vapeurs arsenicales d'une odeur alliacée. Mis dans l'appareil de Marsh modifié, il fournit des taches arsenicales et un anneau. L'acide azotique agit sur lui comme sur l'arsenic.

La poudre aux mouches est formée d'arsenic et d'une petite quantité d'oxyde d'arsenic. On la trouve aussi, dans le commerce, en pains composés de lames irrégulièrement arrangées ; elle se comporte avec le feu et l'acide azotique comme l'oxyde d'arsenic ; introduite dans l'appareil de Marsh modifié, elle donne des taches arsenicales et un anneau.

L'oxyde d'arsenic et la poudre aux mouches sont vénéneux,

(1) Marc, *Médecine légale*, tome II, page 329, ann.

23

comme on peut s'en assurer en lisant les expériences de Renault (*voy.* ma *Toxicologie*, p. 463, tome 1ᵉʳ, 4ᵉ édition).

De l'iodure d'arsenic.

Comment peut-on reconnaître que l'empoisonnement a eu lieu par l'iodure d'arsenic?

Cet iodure est solide, d'un beau rouge de laque, très fusible et soluble dans l'eau bouillante. Introduit dans un appareil de Marsh modifié, il donne à l'instant même de larges et belles taches arsenicales et un anneau. Si on le fait bouillir avec de l'acide azotique concentré, il fournit de l'iode en *vapeurs violettes*, de l'acide azoteux *orangé rougeâtre*, et un produit solide composé d'acides arsénique et iodique, lequel, après quelques instans d'ébullition avec de l'acide sulfureux, se trouve n'être plus qu'un mélange d'acide arsénique et d'acide sulfurique. Il suffit alors d'évaporer ce mélange jusqu'à siccité pour obtenir une masse blanche qui se colore en rouge brique par l'azotate d'argent (arséniate d'argent). La dissolution aqueuse d'iodure d'arsenic est précipitée en jaune par l'acide sulfhydrique (sulfure d'arsenic), et colorée en bleu violacé par l'amidon, pourvu que l'on ajoute deux ou trois gouttes de chlore.

D'après M. Thomson, cet iodure est un poison énergique qui exerce une influence délétère sur les centres nerveux et sur le cœur, et qui détruit l'irritabilité de l'estomac, soit qu'il ait été introduit dans le canal digestif, soit qu'il ait été appliqué sur les surfaces séreuses ou muqueuses ou sur des plaies. Indépendamment de cette action, il enflamme les parties qu'il touche ; il ramollit et gélatinise en quelque sorte la membrane muqueuse gastrique, en développant même quelquefois des ulcérations (Antony Todd Thompson. *Journal de Ch. médicale*, année 1839, page 385).

Des sulfures d'arsenic jaune et rouge.

Comment peut-on reconnaître que l'empoisonnement a eu lieu par l'un de ces sulfures?

Sulfure jaune d'arsenic artificiel, obtenu avec la dissolution d'acide arsénieux et l'acide sulfhydrique. Il est solide, jaune, pulvérulent ou en masse, et *très soluble dans l'ammoniaque;* la dissolution est incolore si le sulfure est pur. Lorsqu'on le chauffe avec un alcali et du charbon, il donne de l'arsenic (*voyez* pour ce caractère important la page 208). S'il a été bien lavé, *il ne fournit point d'arsenic* quand on l'introduit dans un appareil de Marsh, à moins qu'on ne l'ait préalablement fait chauffer dans une petite capsule de porcelaine avec de l'acide azotique, pour le transformer en acides sulfurique et *arsénique.*

M. de Courdemanche a fait connaître le premier une propriété remarquable de ce sulfure: lorsque, après l'avoir *bien lavé* pour le priver de l'acide arsénieux qu'il pourrait retenir, on le fait bouillir avec de l'eau distillée, on le décompose, et l'eau est également décomposée, en sorte que l'on obtient de l'acide sulfhydrique gazeux et de l'acide arsénieux qui reste en dissolution. Si l'on agit avec de l'eau distillée, à la température de 10 à 12°, le même phénomène a lieu, mais il est à peine sensible, et il faut, pour le rendre manifeste, un contact de cinq à six jours. Si le sulfure jaune pur est ajouté à du vin, à du bouillon gras, à du bouillon aux herbes, à du cidre, à du café, à une décoction de racines, il s'y décompose plus facilement que dans l'eau, soit à froid, soit à chaud (*Journal de Chimie médicale,* tome III).

L'action du sulfure jaune d'arsenic sur l'économie animale ne diffère point de celle qu'exerce l'acide arsénieux, mais elle est beaucoup moins énergique (*voy.* p. 331). Il est probable que ce sulfure ne doit ses propriétés vénéneuses qu'à l'acide arsénieux qui doit se développer pendant son séjour dans l'estomac, d'après les expériences de M. Courdemanche.

Sulfure jaune d'arsenic artificiel préparé en sublimant dans des vases en fonte de l'acide arsénieux avec une certaine quantité de soufre. Il contient, d'après M. Guibourt, 6 parties de sulfure et 94 d'acide arsénieux sur 100. Il doit donc être beaucoup plus vénéneux que le précédent. Il est solide, jaune, assez pesant; mis dans un appareil de Marsh modifié, il donne à

23.

l'instant même de larges taches arsenicales et un anneau, parce qu'il renferme une énorme proportion d'acide arsénieux ; traité par l'eau distillée bouillante, il fournit une dissolution contenant beaucoup d'acide arsénieux. Si on l'épuise par ce liquide, il laisse du sulfure jaune, offrant, à peu de chose près, les propriétés du sulfure précédent fait par la voie humide.

Sulfure jaune d'arsenic naturel (orpiment natif). Il est solide, luisant, d'un jaune citrin tirant un peu sur le verdâtre ; son tissu est composé de lames translucides brillantes, quelquefois d'un poli très vif ; traité par l'eau distillée bouillante, il cède à celle-ci une petite quantité d'acide arsénieux ; il est décomposé par les alcalis, comme les précédens. Il agit sur l'économie animale comme les autres poisons arsenicaux : toutefois, son action est peu intense.

Sulfure rouge d'arsenic natif (réalgar). Il est solide, rouge, avec une teinte d'orange lorsqu'il est en masse, orangé quand il a été réduit en poudre : il s'éclate aisément par la pression de l'ongle ; il se comporte avec les alcalis comme les sulfures précédens (p. 355) ; il fournit à l'eau distillée bouillante gr. 0,15 sur 10 grammes. Il agit comme les autres préparations arsenicales ; mais il est peu énergique.

Il résulte évidemment de tout ce qui précède, que l'empoisonnement peut encore avoir lieu par le sulfure d'arsenic, lors même que celui-ci n'a pas été avalé ; en effet, qu'un individu prenne un potage, une boisson qui aura séjourné pendant quelque temps sur un de ces sulfures, l'acide arsénieux que contiendra ce sulfure sera en partie dissous, et pourra occasionner la mort ; si le sulfure ne renferme point d'acide arsénieux, il pourra s'en former par la décomposition de l'eau, comme je l'ai dit à la page 355, à l'article *Sulfure artificiel.*

Sulfure d'arsenic dans un cas d'exhumation juridique. Lorsque, après avoir mêlé quelques décigrammes de sulfure jaune d'arsenic (orpiment artificiel) avec des matières alimentaires, on enferme le tout dans un estomac que l'on enterre dans une petite boîte, on voit au bout de six, huit, dix mois d'inhumation, que le sulfure jaune est reconnaissable à sa couleur, et qu'on peut le retrouver aussi facilement que si l'examen des matières eût été fait le lendemain de la mort. Si, au lieu d'agir ainsi, on avait mis le sulfure finement pulvérisé dans un vase exposé à l'air et contenant de l'eau et des substances animales, on trouverait aussi plusieurs mois après du sulfure jaune d'arsenic au fond du vase ; mais, dans ce cas, une portion du sulfure *pourrait* avoir été dissoute par l'ammoniaque qui se produit pendant la putréfaction ; en sorte que s'il en était ainsi, il faudrait, pour obtenir toute la quantité de sulfure, filtrer la liqueur et la traiter par l'acide chlorhydrique, pour précipiter le poison.

Question médico-légale relative au sulfure d'arsenic.

Peut-il se faire que l'on découvre de l'acide arsénieux dans le canal digestif d'un individu qui n'en a point avalé, mais qui a pris du sulfure jaune d'arsenic *pur?* Oui, monsieur le président. Les expériences de M. Courdemanche, que j'ai répétées et trouvées exactes (*voy.* page 355), établissent que ce sulfure peut se transformer en acide arsénieux en très peu de temps, sinon en totalité, du moins en partie, lorsqu'il est soumis à l'action d'un certain nombre de liquides alimentaires, à la température du corps de l'homme. Il y a mieux, il peut arriver alors que l'empoisonnement, qui n'eût pas été très intense si le sulfure fût resté indécomposé, devienne plus grave à mesure qu'il se formera de l'acide arsénieux, parce que ce poison est plus actif que le sulfure pur.

Du caustique arsenical du frère Cosme, et de la poudre de Rousselot.

Comment peut-on reconnaître que l'empoisonnement a été produit par ces caustiques ?

Le caustique du frère Cosme est composé de 2,6 grammes d'acide arsénieux, de 8 grammes de cinnabre et de 60 centigrammes de sang-dragon. La poudre de Rousselot est formée de deux parties d'acide arsénieux de 32 de cinnabre et de 16 de sang-dragon. On les reconnaît : 1° à leur couleur rouge ; 2° en les faisant bouillir pendant dix minutes dans cinq parties d'eau distillée, qui dissout l'acide arsénieux (*voy.* page 206, pour les caractères de cette dissolution); 3° en traitant par l'alcool bouillant la portion du caustique épuisée par l'eau : l'alcool dissout le sang-dragon et se colore en rouge foncé : aussi cette dissolution précipite-t-elle en orangé par l'eau; 4° en desséchant le cinnabre, qui n'a été dissous ni par l'eau ni par l'alcool, et qui, par conséquent, reste sous forme d'une poudre d'un beau rouge : cette poudre, chauffée avec de la potasse dans un tube de verre, se décompose, et fournit du mercure métallique et du sulfure de potassium.

Il résulte des expériences tentées jusqu'à ce jour sur les animaux, et des observations recueillies chez l'homme, 1° que l'application extérieure de poudres contenant une assez forte dose d'acide arsénieux pour cautériser, peut être suivie des plus grands dangers; 2° que les symptômes de l'empoisonnement déterminé par ces poudres ne diffèrent point de ceux que produit l'acide arsénieux; 3° qu'il importe, lorsqu'on juge convenable d'employer de pareils caustiques, de les préparer avec la plus petite quantité possible de cet acide.

ARTICLE VIII. — DES SELS D'ANTIMOINE, DE MERCURE, DE CUIVRE, DE PLOMB, D'ÉTAIN, DE BISMUTH, D'ARGENT, D'OR ET DE ZINC.

Les toxiques compris dans cet article ont une saveur âcre métallique plus ou moins analogue à celle de l'encre, moins caustique que celle des acides et des alcalis concentrés; ils déterminent le plus ordinairement les symptômes suivans : sentiment de constriction à la gorge, douleurs dans la bouche, le pharynx, l'estomac et les intestins, qui sont d'abord légères, puis deviennent insupportables; nausées, vomissemens fréquens de matières de couleur variable, souvent mêlées de sang, ne faisant point effervescence sur le carreau, ne verdissant jamais le sirop de violettes, pouvant rougir l'eau de tournesol, mais à un degré très faible; constipation ou diarrhée : la matière des déjections alvines est quelquefois sanguinolente; rapports fréquens et souvent fétides; hoquet, difficulté de respirer, menace de suffocation; le pouls, ordinairement accéléré, petit, serré, est quelquefois inégal, intermittent; soif intolérable, difficulté d'uriner, crampes, froid glacial des extrémités; mouvemens convulsifs, partiels ou généraux; assez souvent prostration des forces, décomposition des traits de la face, délire ou libre exercice des facultés intellectuelles : mort. Il est rare de trouver tous ces symptômes réunis chez un même individu; quelques-uns d'entre eux se manifestent à mesure que la maladie fait des progrès, et il peut arriver alors qu'un certain nombre de ceux qui avaient signalé le début de l'empoisonnement aient disparu : on voit même dans certaines circonstances que la maladie se termine sans que l'on ait observé plusieurs de ces symptômes.

La plupart des substances vénéneuses rangées dans cet article déterminent des altérations de tissu semblables à celles que j'ai décrites en parlant des acides (*voyez* page 75) : aussi me dispenserai-je de les faire connaître en détail; je ferai observer seulement qu'en général elles sont moins intenses.

§ Ier.

Des préparations d'antimoine. Du tartrate de protoxyde de potassium et de protoxyde d'antimoine (émétique, tartre stibié).

Comment peut-on reconnaître que l'empoisonnement a eu lieu par ce sel ?

Émétique solide. Il est blanc, en poudre ou cristallisé en tétraèdres réguliers ou en pyramides triangulaires ou en tétraèdres allongés, inodore, et doué d'une saveur âpre légèrement métallique. Lorsque, après l'avoir réduit en poudre, on le met sur des charbons ardens, il décrépite, puis se décompose; l'acide tartrique qui entre dans sa composition, et qui est formé d'oxygène, d'hydrogène et de carbone, fournit plusieurs produits volatils et beaucoup de charbon : les premiers se dégagent dans l'air sous forme de *fumée blanche;* le charbon décompose l'oxyde d'antimoine faisant partie de l'émétique, et s'empare de son oxygène, avec lequel il donne de l'acide carbonique; d'où il résulte que l'*antimoine* métallique est mis à nu; et en effet, ce métal reste appliqué sur le charbon : il en est de même de la *potasse* provenant du tartrate de potasse et d'antimoine décomposé. On reconnaîtra que le métal obtenu est de l'antimoine aux caractères suivans : *a*) Il est solide, d'un blanc bleuâtre, cassant, et facile à pulvériser. *b*) Si on le fait bouillir avec de l'acide azotique, il s'empare d'une portion d'oxygène de cet acide, se transforme en acide antimonieux, qui ne se dissout point dans l'acide, qui reste au fond de la fiole sous forme d'une masse blanche terne, et qui se dissout à merveille dans l'acide chlorhydrique, et fournit un chlorure liquide qui précipite en blanc par l'eau, et en rouge orangé par l'acide sulfhydrique (Voyez *Chlorure d'antimoine,* p. 379).

L'émétique est efflorescent et soluble dans 14 parties d'eau froide. Introduit dans un appareil de Marsh modifié, qu'il soit solide ou dissous dans l'eau et dans une proportion excessivement minime, il est instantanément décomposé et donne du gaz hydrogène antimonié, lequel étant enflammé, dépose sur une capsule de porcelaine froide des taches antimoniales dont j'ai donné les caractères à la page 274. Si, au lieu de recueillir l'antimoine sous forme de taches, on veut avoir un anneau métallique, on chauffera le tube à la partie C, à l'aide d'une lampe à l'alcool B (*voyez* la figure à la page 258), sans qu'il soit nécessaire de faire usage d'amiante. Le gaz hydrogène antimonié se décompose avec une telle facilité par l'action de la chaleur, que l'on ne tardera pas à obtenir un *anneau métallique* brillant et bleuâtre d'antimoine, tandis que le gaz hydrogène se dégagera par l'extrémité *x* du tube. On chercherait en vain à condenser des taches antimoniales sur la capsule E, en même temps qu'il se forme un anneau, tant la décomposition du gaz est facile et complète, pour peu que la température ait été suffisamment élevée à la partie C. On distinguera sans peine l'anneau antimonial de l'anneau arsenical aux caractères suivans : 1° il se condense précisément à l'endroit même où l'on chauffe le tube, tandis que l'anneau arsenical se trouve à une petite distance de la portion chauffée ; 2° celui-ci peut être promptement déplacé et porté dans les diverses parties du tube, suivant que la chaleur de la lampe est concentrée sur tel ou tel autre point ; l'anneau antimonial, au contraire, ne subit aucun déplacement ; quand on le chauffe pendant quelques minutes, s'il y a de l'air dans le tube, il s'oxyde peu-à-peu, et blanchit partout où il a été oxydé, en sorte qu'il semble diminuer d'étendue, et alors il est en partie composé d'une zone métallique bleuâtre et d'une zone d'oxyde blanc ; 3° il suffit d'introduire quelques gouttes d'eau régale dans le tube pour dissoudre à-la-fois et instantanément l'antimoine et l'oxyde ; 4° le *solutum*, évaporé jusqu'à siccité, laisse de l'acide antimonieux jaune, très soluble dans une petite quantité d'acide chlorhydrique pur ; 5° cette dissolution fournit sur-le-champ avec du gaz acide sulfhydrique un précipité jaune orange de sulfure d'antimoine, bien différent du sulfure d'arsenic, et avec l'eau distillée un précipité blanc, pourvu que la liqueur ne soit pas trop acide.

Dissolution aqueuse concentrée d'émétique. Elle est incolore, transparente, inodore et douée d'une saveur âpre métallique ; elle rougit l'eau de tournesol. L'eau de chaux y fait naître un précipité blanc très abondant, soluble dans l'acide azotique et composé de tartrate de chaux et de tartrate d'antimoine ; la liqueur qui surnage le précipité ne contient plus que de la potasse. Cet alcali caustique la décompose et en sépare du protoxyde d'antimoine blanc : un excès de potasse dissout facilement le précipité. Les acides sulfurique et azotique précipitent en blanc la dissolution concentrée d'émétique. L'acide sulfhydrique la décompose et donne naissance à un précipité jaune orangé qui passe au rouge brun si on l'emploie en plus grande quantité ; ce précipité, composé de soufre, d'antimoine et d'eau, est légèrement soluble dans l'ammoniaque, mais sans que la liqueur se décolore, tandis que le sulfure d'arsenic jaune est excessivement soluble dans l'alcali volatil, avec décoloration complète (*voyez* page 206). L'*infusum* aqueux, alcoolique ou éthéré de noix de galle, détermine, dans la dissolution dont je parle, la formation d'un précipité abondant, caillebotté, d'un blanc sale, tirant un peu sur le jaune, dans lequel il est aisé de démontrer la présence de l'oxyde d'antimoine. J'ai déjà dit que la dissolution d'émétique fournit instantanément de l'antimoine métallique quand on l'introduit dans un appareil de Marsh.

Dissolution aqueuse très étendue. Si la dissolution d'émétique est assez étendue pour que le papier de tournesol, l'eau de chaux et l'acide sulfurique ne déterminent aucune des réactions qui viennent d'être indiquées, on la traitera par l'acide sulfhydrique, qui la colorera en jaune orangé, et la troublera légèrement, surtout si l'on ajoute quelques gouttes d'acide chlorhydrique; l'ammoniaque pourra faire disparaître ce léger trouble avec décoloration de la liqueur, *exactement comme cela aurait lieu avec une dissolution très étendue d'acide arsénieux*; mais du jour au lendemain, le précipité jaune, occasionné par l'acide sulfhydrique avant l'addition de l'ammoniaque, se sera déposé sous forme de flocons *jaunes orangés* qu'on ne pourra méconnaître pour du sulfure d'antimoine. Il suffira en effet de traiter ceux-ci pendant trois ou quatre minutes par une faible proportion d'acide azotique chaud, dans une petite capsule de porcelaine, de délayer le produit dans l'eau bouillante et de l'introduire dans un appareil de Marsh, pour obtenir des taches antimoniales. J'ajouterai que la dissolution très affaiblie d'émétique, mise elle-même dans cet appareil, fournira également ment de ces taches. Enfin si, après avoir fait ces divers essais, il reste encore de la liqueur, on la concentrera par l'évaporation jusqu'au sixième de son volume et même davantage, si cela est nécessaire, pour obtenir avec le tournesol, l'eau de chaux et l'acide sulfurique, les réactions que j'ai dit appartenir à la dissolution d'émétique concentrée.

Emétique mélangé à des liquides alimentaires ou médicamenteux, à la matière des vomissemens ou à celle que l'on trouve dans le canal digestif. Parmi les liquides végétaux et animaux dont on fait usage comme aliment ou comme médicament, il en est qui décomposent l'émétique en totalité ou en partie, et qui le transforment en un composé entièrement insoluble dans l'eau; si la décomposition a été complète, loin de chercher l'émétique dans la liqueur, il faudra s'attacher exclusivement à démontrer que le précipité contient de l'oxyde d'antimoine; si elle n'a été que partielle, on examinera à-la-fois et la liqueur et le dépôt. D'autres liquides végétaux et animaux ne décomposeront pas du tout l'émétique, en sorte que pour déceler celui-ci, on devra nécessairement agir sur les portions liquides. Le vin, la bière, le thé, l'albumine, la gélatine, le lait, le bouillon, quelques infusions ou décoctions végétales, et les matières des vomissemens sont des liquides qui peuvent tenir en dissolution une certaine quantité d'émétique. Quoi qu'il en soit, l'expert appelé à résoudre le problème dont je m'occupe devra-t-il constater seulement qu'il existe dans les matières suspectes une préparation antimoniale, ou bien faudra-t-il de toute nécessité prouver que le composé toxique est du tartrate de potasse et d'antimoine? Il serait à souhaiter que, dans tous les cas, l'expertise eût pour résultat la découverte de l'émétique; mais des difficultés nombreuses empêcheront sans doute souvent qu'il en soit ainsi; comment, par exemple, établir l'existence d'une très petite proportion d'acide tartrique, au milieu de liqueurs ou de précipités fort complexes, et comment affirmer, en admettant que l'on eût décelé cet acide, qu'il ne provient pas de certains tartrates qui font quelquefois naturellement partie de ces liqueurs ou de ces précipités? Aussi ai-je toujours donné comme règle à suivre, de s'attacher surtout à mettre en évidence dans la matière suspecte un composé antimonial soluble ou insoluble; presque toujours la justice se trouvera suffisamment éclairée si l'on établit d'une manière péremptoire que la personne empoisonnée a dû prendre une préparation antimoniale, que ce soit l'émétique, le chlorure, le sulfate d'antimoine, etc. Cela étant, voyons comment on doit procéder, suivant les cas, à la recherche de la préparation antimoniale.

Premier cas. Le liquide filtré est transparent et nullement visqueux. On le fera traverser par un courant de gaz acide sulfhydrique qui précipitera l'antimoine à l'état de *sulfure* orangé rougeâtre; quand même le précipité, par suite de son mélange avec de la matière organique, serait coloré en rouge brun ou en noir, on le laverait, et après l'avoir desséché dans une petite capsule, on le ferait bouillir à plusieurs reprises avec de l'acide azotique pur et concentré, pour le transformer en sulfate de protoxyde d'antimoine, tandis que la matière organique serait en grande partie détruite par l'acide azotique; le sulfate obtenu, mis dans un appareil de Marsh modifié, ne tarderait pas à donner des taches antimoniales ou un anneau d'antimoine métallique.

Deuxième cas. Le liquide, transparent ou non, est visqueux, difficile à filtrer et nullement susceptible de fournir avec l'acide sulfhydrique un précipité de sulfure d'antimoine. On le fera bouillir pendant un quart d'heure pour coaguler une portion de matière animale ; on le filtrera, et on évaporera la liqueur à une douce chaleur, jusqu'à ce qu'elle soit réduite au tiers de son volume. Dès qu'elle sera refroidie, on l'agitera pendant quelques minutes avec de l'alcool concentré, marquant 40 degrés à l'aréomètre, qui coagulera une nouvelle quantité de matière organique ; et comme, après cette opération, l'émétique se trouvera en partie dans la liqueur, en partie dans le coagulum (1), il faudra le chercher dans l'un et dans l'autre. La liqueur sera filtrée et traitée par un courant de gaz acide sulfhydrique qui se comportera avec elle comme je viens de le dire en examinant le premier cas. Quant aux deux *coagulum* obtenus, soit par le feu, soit par l'alcool, on les traitera par le procédé que M. Millon a fait connaître en juin 1846. Voici ce procédé : on introduit dans un ballon de verre, de la capacité d'un litre, 50 à 200 grammes de *coagulum* aussi divisé que possible, puis on ajoute de l'acide chlorhydrique pur et fumant jusqu'à ce qu'on en ait pris, en poids, la moitié de la matière organique. On abandonne le mélange sur un bain de sable chaud, qui ne doit pas néanmoins mettre l'acide en ébullition. Après cinq ou six heures de digestion on chauffe davantage, et dès que le liquide bout on y fait tomber du chlorate de potasse par petites pincées : on ajoute ainsi de 15 à 16 grammes de chlorate par 100 grammes de matière ; cette addition, qui se fait en agitant le ballon, doit durer quinze minutes environ. Dès qu'elle est terminée, on filtre la liqueur bouillante. Le filtre retient une matière jaune ou brune, résinoïde, insoluble, variable suivant la nature du liquide organique ou des tissus. On lave le filtre et le produit insoluble avec un peu d'eau distillée, puis on plonge une lame d'étain dans la liqueur filtrée qui est limpide et souvent incolore. Si l'antimoine

(1) Lorsqu'on verse de l'alcool à 40 degrés, dans un *solutum* fait avec 4 grammes d'eau et 5 centigrammes d'émétique, tout le sel reste dans la liqueur, en sorte qu'on n'obtient point de précipité.

est abondant, l'étain noircit fortement ; dans le cas contraire, il se ternit à peine et se recouvre de quelques points noirs. Quoi qu'il en soit, après un séjour de vingt-quatre heures dans la liqueur acide, on sépare la lame d'étain qui trempait et dont l'épaisseur est déjà plus ou moins diminuée, on l'introduit dans un petit flacon et on l'arrose avec une quantité d'acide chlorhydrique suffisante pour le dissoudre à froid ; après quelques heures de contact, l'antimoine qui serait appliqué sur la lame d'étain ne sera pas dissous par l'acide chlorhydrique. On dissout cet antimoine dans l'acide chlorhydrique, additionné d'une ou deux gouttes d'acide azotique. La dissolution est enfin portée dans un appareil de Marsh.

Troisième cas. Au lieu d'opérer sur des liquides, on n'agit que sur les dépôts ramassés au fond de ces liquides, sur les matières solides vomies, ou sur celles qui ont été retirées du canal digestif. Après avoir desséché ces matières, on les traite comme il vient d'être dit.

Emétique se trouvant à la surface du canal digestif. Après avoir enlevé les matières contenues dans ce canal, on lave et on malaxe à plusieurs reprises sa surface interne avec de l'eau distillée ; on filtre, et l'on cherche l'émétique par les moyens qui viennent d'être indiqués, soit dans la dissolution, soit dans les flocons qui auraient pu se déposer ou qui seraient restés sur le filtre.

Emétique absorbé et contenu dans le canal digestif, dans le foie, la rate et les reins. On coupe l'un ou l'autre de ces organes par petits morceaux, puis on les traite par l'acide chlorhydrique, etc. (*V*. page 364).

Emétique dans l'urine. Après avoir évaporé l'urine presque jusqu'à siccité, on la soumet à l'action de l'acide chlorhydrique, comme il a été dit à la page 364.

Emétique dans un cas d'exhumation juridique. Le 29 mars 1826, on mit dans un bocal à large ouverture qu'on laissa exposé à l'air, 12 grammes de tartre stibié dissous dans 2 litres d'eau, le quart d'un foie humain et une portion d'un canal intestinal. Le 9 avril suivant, le mélange était déjà pourri ; la liqueur filtrée se comportait avec l'acide sulfhydrique, l'acide

sulfurique, l'eau de chaux et la noix de galle, comme une dissolution d'émétique. Le 28 avril, l'acide sulfhydrique et les sulfures
ne précipitaient plus la liqueur, preuve qu'elle ne contenait plus
d'émétique, ou bien, si elle en renfermait, que la matière animale
qui avait été dissoute empêchait ces réactifs d'en démontrer la
présence; l'acide sulfurique et la noix de galle y faisaient naître
un précipité blanc grisâtre, produit évidemment par l'action de
ces réactifs sur la matière animale tenue en dissolution.

En filtrant cette liqueur et en l'évaporant jusqu'à siccité à une
douce chaleur, on obtenait une masse qui, étant agitée pendant
quelques minutes avec de l'eau distillée tiède, fournissait une
dissolution qui contenait de l'émétique, puisqu'on pouvait précipiter du sulfure d'antimoine par l'acide sulfhydrique. Le 6 juin
de la même année, la liqueur ne renfermait plus d'émétique, car
l'acide sulfhydrique n'agissait plus sur elle, lors même qu'on l'a-
vait fait évaporer et qu'on avait traité le produit par l'eau; mais
alors les matières solides, desséchées et calcinées pendant un
temps suffisant, fournissaient de l'antimoine métallique.

Le 18 juillet 1826, on a dissous dans 1 litre 1/2 d'eau 30 centigrammes de tartre stibié que l'on a placé dans un bocal où il y
avait environ le tiers d'un canal intestinal. Le 2 août suivant,
l'acide sulfhydrique et les sulfures ne troublaient point la liqueur.
Les matières solides, d'une odeur infecte, desséchées et calcinées
pendant un temps suffisant, donnaient de l'antimoine métallique.

Il résulte des faits qui précèdent : 1° que le tartre stibié,
mêlé avec des matières animales, se décompose au bout de
quelques jours; l'acide tartrique est détruit et l'oxyde d'antimoine est précipité; 2° qu'il est alors impossible de démontrer sa présence en traitant la liqueur par les réactifs que l'on
met ordinairement en usage pour reconnaître les sels antimoniaux; mais que l'on peut retirer de l'antimoine métallique
des matières solides, même au bout de plusieurs mois; 3° que
l'altération dont il s'agit est plutôt le résultat de l'action de l'eau
et de l'air sur le sel, que des matières animales; car l'expérience
prouve qu'une dissolution de 12 grammes d'émétique dans 1 litre 1/2 d'eau distillée, exposée à l'air, éprouve la même décom-

position, et qu'il n'est pas plus possible d'y démontrer la présence du sel antimonial au bout de trente à quarante jours en été, que dans une pareille dissolution à laquelle on aurait ajouté de l'albumine et de la gélatine.

On voit que dans aucun des cas précités je n'ai eu recours à l'emploi de l'acide tartrique conseillé tour-à-tour par MM. Turner et Devergie, dans le but de dissoudre le tartre stibié que des matières organiques auraient rendu insoluble; c'est qu'il n'y a aucun avantage à compliquer ainsi les opérations. Qu'importe, en définitive, que la préparation antimoniale se trouve dans les parties solubles ou insolubles ? Il faudra toujours finir par en séparer l'antimoine métallique, et quand on aura celui-ci on pourra le transformer facilement en sulfure d'antimoine : or, le procédé que j'ai décrit à la page 364 est tellement simple qu'il devient inutile de recourir à un autre. Il n'est pas exact de dire, avec M. Devergie, que la réduction de l'antimoine dans l'appareil de Marsh ne permette d'établir aucune évaluation quantitative; rien n'est aisé comme de peser l'anneau antimonial condensé dans le tube $C\,x$ (V. page 258), ou le sulfure d'antimoine provenant de l'action du gaz acide sulfhydrique sur cet antimoine préalablement dissous dans l'eau régale. D'ailleurs, loin qu'il y ait des avantages à apprécier le poids de l'antimoine obtenu, il y a à cela des inconvéniens graves que j'ai signalés dans mon Mémoire *sur l'influence des quantités* (V. à la fin de ce volume).

Emétique mélangé à l'acide arsénieux. On conçoit que si dans un cas d'empoisonnement par l'acide arsénieux on a fait prendre au malade une certaine quantité d'émétique pour le faire vomir, ou bien que lorsqu'on aura mélangé à dessein ces deux toxiques, l'expert se trouvera dans la nécessité de rechercher si le métal obtenu à la fin de l'analyse contient à-la-fois de l'arsenic et de l'antimoine (V. la page 275 où j'ai déjà traité cette question).

Symptômes de l'empoisonnement par le tartrate de potasse et d'antimoine.

Les symptômes généraux de cet empoisonnement peuvent être réduits aux suivans : goût métallique austère, nausées, vomissemens abondans, hoquet fréquent, cardialgie, chaleur brûlante à la région épigastrique, douleurs d'estomac, coliques abdominales, météorisme, selles copieuses, syncopes, pouls petit, concentré et accéléré, peau froide, quelquefois chaleur intense ; respiration difficile, vertiges, perte de connaissance, mouvemens convulsifs, crampes très douloureuses dans les jambes, prostration des forces ; mort. Quelquefois à ces symptômes se joint une grande difficulté d'avaler ; la déglutition peut être suspendue pendant quelque temps ; les vomissemens et les déjections alvines n'ont pas toujours lieu, ce qui augmente en général l'intensité des autres symptômes.

Lésions de tissu produites par le tartre émétique.

Ces lésions consistent principalement dans l'altération des poumons et du canal digestif ; on trouve chez les animaux qui ont succombé à l'action de ce poison les poumons profondément altérés, d'une couleur orangée ou violacée, nullement crépitans, gorgés de sang et d'un tissu serré ; ils sont comme hépatisés dans certains points et semblables au parenchyme de la rate dans d'autres. Chez l'homme on a constaté l'existence de taches noirâtres, irrégulières, s'étendant plus ou moins dans le parenchyme de ces organes avec hépatisation du tissu. Quant au canal digestif, on a vu sa membrane muqueuse, depuis le cardia jusqu'à l'extrémité du rectum, rouge et fortement injectée ; quelquefois l'inflammation de cette membrane était beaucoup plus intense, et l'on apercevait des taches ecchymosées irrégulières, d'un rouge cerise, sur un fond rose violacé ; dans certaines circonstances, au dire de Hoffmann, l'estomac était gangréné. D'après MM. Millon et Laveran, les chiens que l'on a soumis pendant quelques jours à l'usage d'alimens mêlés d'une certaine quantité de tartre stibié et qui meurent au bout d'un temps plus ou moins long, présentent une augmentation considérable du foie, soit en volume, soit en poids; tandis que le poids de ce viscère est à celui du corps comme 1 : 14 à 32 ou à 40, il est de 1 à 10 ou à 12, si les chiens ont pris de l'émétique.

Action de l'émétique sur l'économie animale.

1° L'émétique est absorbé, soit qu'il ait été introduit dans l'estomac, dans le rectum, dans les cavités séreuses ou muqueuses, soit qu'il ait été appliqué sur le tissu cellulaire sous-cutané ou sur des surfaces ulcérées.

2° Il détermine la mort, au bout de quelques minutes, s'il est injecté dans les veines et dans les cavités séreuses; plus tard s'il est introduit dans la vessie ou dans le vagin, et au bout de quinze, vingt ou trente heures s'il a été appliqué sous le tissu cellulaire sous-cutané, à la dose de 12 à 15 centigr. S'il a été administré à des chiens même robustes, à la dose de 25 à 30 centigrammes, et *qu'il n'ait pas été vomi*, il tue dans l'espace de quatre, six ou huit heures, tandis que s'il est expulsé peu de temps après son ingestion, comme cela a souvent lieu, les animaux ne tardent pas à se rétablir. On croira difficilement qu'un professeur de thérapeutique et de matière médicale, à Padoue, M. Giacomini, ait eu l'imprudence de publier que la mort des chiens que M. Magendie d'abord et moi ensuite nous avions soumis à l'influence de 20 à 25 ou 30 centigrammes d'émétique, devait être attribuée à la ligature de l'œsophage que nous avions pratiquée dans le dessein d'empêcher les animaux de vomir, et non à l'action délétère de l'émétique. J'ai déjà dit à la page 33, en parlant des effets de cette ligature sur l'économie animale, combien l'assertion de M. Giacomini est absurde, et combien il est à regretter qu'un homme qui a précisément pour mission d'enseigner tout ce qui se rapporte à l'action des médicamens sur l'économie animale, n'ait pas mieux connu celle de l'émétique.

3° Il est vrai que dans certaines *affections pathologiques* l'émétique peut être administré à l'homme, à des doses assez fortes, sans qu'il soit vomi en entier, et pourtant sans qu'il occasionne aucun des symptômes de l'empoisonnement. *Rasori* a signalé le premier cette singulière faculté qu'ont *alors* les organes de *tolérer* d'assez fortes doses de tartre stibié et de quelques autres médicamens.

4° Quelle que soit la voie par laquelle l'émétique est introduit dans l'économie animale, il développe à-peu-près la même série d'accidens, à moins que les animaux ne meurent très promptement.

5° On démontre facilement la présence de l'antimoine dans le canal digestif *épuisé par l'eau*, dans la rate, les reins, les poumons, le cœur, et *surtout* dans le foie des animaux qui ont succombé à l'empoisonnement par l'émétique, ainsi que je l'ai publié en 1840 (*V*. tome VIII des *Mémoires de l'Académie*). MM. Millon et Laveran, après avoir confirmé ce fait en 1846, ont en outre décelé l'antimoine dans le cerveau, dans la graisse et dans les os. Rapprochons de ces données la singulière conclusion énoncée par MM. Flandin et Danger, le 13 juin 1842, c'est-à-dire deux ans après mon travail. « Dans le cas d'empoisonne-« ment par les préparations antimoniales, disent-ils, c'est dans « le *foie* que l'on retrouve plus spécialement l'antimoine. *On* « *ne le retrouve pas dans les poumons*, non plus que dans *les* « *systèmes nerveux, musculaire et osseux* » (Mémoire lu à l'Institut). Ceci n'a pas besoin de commentaire, surtout lorsque ces messieurs faisaient grand bruit de la découverte d'un nouveau procédé à l'aide duquel on parvenait à découvrir les plus petites traces d'un poison antimonial !!!

6° L'urine renferme aussi des quantités d'antimoine faciles à apprécier peu de temps après le commencement de l'intoxication, et si, à l'aide d'*une médication diurétique active*, on parvient à guérir les animaux, on voit à chaque instant l'urine charrier une proportion plus ou moins considérable d'une préparation antimoniale soluble. J'avais dit que si l'on tuait les animaux, quand ils étaient guéris (dix, douze ou quinze jours après l'empoisonnement), on pouvait s'assurer *en traitant le foie et les reins par l'acide azotique, mélangé d'un quin-*

rième de chlorate de potasse, que ces organes ne retenaient plus aucune trace du composé antimonial qu'il aurait été si facile d'y déceler dans la première période de l'intoxication. MM. Millon et Laveran ont reconnu depuis, *en employant un autre procédé* (*V.* page 364), que l'élimination de l'antimoine n'a pas lieu, ni à beaucoup près aussi promptement que je l'avais cru. Voici les faits intéressans qui ont été décrits par MM. Millon et Laveran.

A. Un chien nourri pendant dix jours avec des alimens mélangés d'émétique (3 grammes en tout) mourut six jours après que l'on eut cessé de lui donner cet aliment. La dissémination de l'antimoine était générale ; le foie, la chair musculaire, les membranes intestinales, les poumons, le cerveau, tout était également envahi ; l'animal avait succombé à une sorte de diathèse antimoniale.

B. Un autre chien nourri comme le précédent mourut treize jours après la cessation de la nourriture antimoniale (il avait pris 3 grammes d'émétique). L'antimoine était répandu partout ; mais le cerveau en avait condensé une quantité comparativement plus forte que celle des autres organes.

C. Un autre chien, nourri pendant dix jours comme les précédens, était parfaitement rétabli six semaines après la cessation de l'alimentation antimoniale, lorsqu'il mourut subitement par suite de la perforation de l'intestin par un lombric qui fut retrouvé dans l'abdomen. L'antimoine existait en proportion notable dans le foie et dans la graisse ; mais il s'était surtout accumulé dans les os, c'est-à-dire dans un tissu où son séjour est compatible avec l'exercice régulier de toutes les fonctions.

D. Un chien fut tué trois mois et demi après qu'on eut cessé toute administration stibiée (il avait pris 3 grammes d'émétique en dix jours). On trouva que l'antimoine s'était surtout condensé dans la graisse. Le foie en contenait ainsi que les os et les autres tissus ; mais 50 grammes de graisse en fourniront autant que 500 grammes des autres tissus réunis.

E. Chez un chien qui depuis quatre mois entiers n'avait plus pris d'émétique (3 grammes en dix jours), le métal s'était accumulé dans les os. Le foie en contenait aussi beaucoup. Les autres tissus n'en ont donné que fort peu.

F. Une jeune chienne prit de l'émétique pendant cinq jours, quinze jours environ avant de faire ses petits ; ceux-ci vinrent à terme et furent sacrifiés ainsi que la chienne. Le foie des petits chiens contenait une quantité notable d'antimoine.

MM. Millon et Laveran tirent de ces faits les conclusions suivantes :

Bien que l'antimoine semble s'organiser, *on ne saurait affirmer encore* qu'il se fixe à jamais dans nos tissus. Il ne faut pas non plus déclarer d'avance que les faits de permanence qui se sont révélés dans l'administration de l'émétique, *s'étendront à d'autres poisons métalliques ;* attendons l'expérience. Mais pour affirmer qu'un métal provient d'une ingestion récente, pour préciser son origine et fixer le moment de son introduction dans l'économie animale, il faut attendre aussi.

L'antimoine pénètre-t-il simultanément tous les organes essentiels, tels que les poumons, le cerveau, les parois intestinales, l'animal succombe à l'intoxication et semble mourir partout à-la-fois, en réduisant les tissus au dernier degré de l'émaciation.

L'antimoine est-il condensé dans le cerveau, même atteinte à la vie générale ; mais la mort frappe au milieu d'un cortége de symptômes nerveux qui indiquent le siége principal du poison.

Que le métal au contraire arrive à des organes moins sensibles ou d'une sympathie moins générale, à des tissus qui vivent lentement et tacitement, tels que les systèmes cellulaire et osseux, et les effets du poison s'effaceront ; on pourra croire à son élimination ou à son absence (Mémoire cité).

7° L'émétique paraît porter son action irritante particulièrement sur le tissu des poumons et sur la membrane muqueuse qui revêt le canal digestif depuis le cardia jusqu'à l'extrémité inférieure du rectum. On peut prolonger la vie des animaux, même lorsqu'ils ont pris une forte dose d'émétique, en leur coupant un des nerfs pneumogastriques, et mieux encore en les coupant tous les deux.

La découverte de l'absorption de l'émétique et son transport dans le foie, dans les reins, etc., devait nécessairement conduire à établir une série de préceptes concernant les recherches médico-légales ; les voici tels que je les ai formulés dans le mémoire que j'ai lu sur ce sujet à l'Académie royale de médecine, le 10 mars 1840. J'ai dit :

1° Qu'il est indispensable de recourir à l'extraction de l'antimoine, de la portion d'émétique qui aura été absorbée, lorsqu'on n'a pas trouvé le poison dans le canal digestif ou sur les autres parties sur lesquelles il avait été immédiatement appliqué, ou dans la matière des vomissemens ; car en se bornant à rechercher le tartre stibié dans l'estomac et les intestins, on court d'autant plus le risque de ne pas le découvrir, qu'il est très facilement vomi, tandis que l'on pourra obtenir le métal d'une partie au moins de la portion qui aura été absorbée.

2° Qu'un rapport médico-légal devra être déclaré incomplet et insuffisant, par le seul fait *que, dans le cas indiqué*, on aura omis de rechercher le tartre stibié dans les tissus où il peut se trouver, après avoir été absorbé, et notamment dans le foie.

3° Que si l'émétique est décomposé par le sang et par les organes dans lesquels il se rend, cette décomposition n'est pas complète, puisqu'en traitant ces organes par l'eau bouillante, on obtient un liquide très sensiblement antimonial ; à la vérité, il ne serait pas impossible que l'acide tartrique seul fût décomposé et que le tartre stibié fût réduit à de l'hypo-antimonite de potasse soluble dans l'eau bouillante.

4° Que l'on peut déceler ce poison en traitant convenablement un des viscères de l'économie animale préalablement desséché, surtout lorsque ce viscère est un organe de sécrétion.

5° Qu'il pourrait cependant arriver dans une expertise médico-légale, que l'on ne retirât aucune trace de ce métal en analysant certains viscères, parce que l'émétique ne séjourne que pendant un certain temps dans ces viscères, et que déjà il aurait pu les abandonner pour se mêler aux liquides des sécrétions ; alors on pourrait obtenir une proportion notable d'antimoine en agissant convenablement sur ces liquides, et en particulier sur l'urine (*V.* le travail de MM. Millon et Laveran, page 364).

6° Que l'extraction de l'antimoine métallique des tissus ou de l'urine des cadavres d'individus qui n'avaient pas été soumis à l'usage médicamenteux d'une préparation stibiée, prouve d'une manière incontestable qu'il y a eu empoisonnement, à moins que cette préparation ne soit arrivée dans les organes par suite d'une imbibition cadavérique, puisque ni les tissus, ni l'urine de ces individus traités de la même manière, ne fournissent aucune trace d'antimoine.

Quel n'a pas dû être mon étonnement en voyant MM. Flandin et Danger venir à l'Institut, deux ans après la publication de mon mémoire, pour émettre comme *faits nouveaux* les idées et les résultats qui se trouvaient tout au long dans mon travail ! A la vérité, tout dans la note de ces messieurs n'était pas du plagiat, puisqu'on y trouvait un mot nouveau, une contradiction et plusieurs erreurs qui n'existaient pas dans mes écrits. La *localisation*, mot dont on ne s'était pas encore servi, était présentée comme une donnée précieuse qui ouvrait une voie nouvelle aux recherches physiologiques et thérapeutiques ; « *c'est dans le* « *foie*, plus spécialement, que l'on retrouve l'antimoine, di- « saient-ils ; les préparations de ce métal sont portées dans cet « organe, où elles sont *localisées : aussi ne les trouve-t-on pas* « dans les poumons, pas plus que dans les systèmes nerveux, « musculaire et osseux. Cette découverte menait tout droit à la « solution du problème concernant les empoisonnemens simu- « lés. » Il m'était impossible de garder le silence et de ne pas réduire à leur juste valeur de pareilles prétentions ; aussi adressai-je une note à la commission de l'Institut chargée de rendre compte à l'Académie du travail de MM. Flandin et Danger ; dans cette note je démontrai que j'avais fait voir le premier que les poisons *se concentrent particulièrement dans le foie*, où ils arrivent par les vaisseaux de la veine porte ; que dans les recherches médico-légales, l'expert doit choisir le foie de préférence lorsqu'il sera appelé à déceler le poison qui aura pu être absorbé ; et je m'élevai contre le *rapt* qui m'était fait de cette donnée physiologique importante ; en un mot, tout en laissant à ces messieurs l'honneur d'avoir inventé un mot nouveau, je revendiquais la chose. On ne tarda pas à me répondre que je ne pouvais avoir aucun droit de priorité à cet égard, puisque ni dans les expertises que j'avais faites, ni dans les expériences que j'avais tentées sur les animaux, *je n'avais jamais agi sur le foie seul, et que j'avais constamment cherché les poisons absorbés dans les mélanges de plusieurs organes ;* dès-lors, disait-on, vous ne pouviez pas savoir si la proportion du toxique était plus forte dans le foie que dans un autre organe. Cette assertion était complétement fausse ; j'écrivis à l'Académie des sciences pour lui signaler les nombreux passages de mes mémoires où l'on pouvait s'assurer que j'avais souvent expérimenté sur le *foie seul*, et que j'avais insisté sur la quantité notable de toxique qui existait dans cet organe par rapport à celle que l'on trouve dans les autres viscères. Le résultat de cette seconde réclamation fut d'amener les deux auteurs à convenir que, par le fait, ils me dépouilleraient de ma propriété, s'ils persistaient à s'approprier l'idée qui m'appartenait : aujourd'hui personne ne songe à l'attribuer à MM. Flandin et Danger. Mais je me hâte d'abandonner ces misérables questions de priorité pour arriver à ce qu'il peut y avoir de sérieux dans le mémoire lu à l'Académie des sciences, le 13 juin 1842, par MM. Flandin et Danger ; j'ai annoncé une contradiction et plusieurs erreurs. La *contradiction* consiste en ce que, après avoir dit dans le corps du mémoire que l'on a retiré de l'antimoine par exception, il est vrai, *des poumons et des systèmes nerveux et musculaire,* on établit dans la quatrième conclusion qu'on n'en trouve point dans ces organes. *Quant aux erreurs,* elles se pressent en foule ; je me bornerai à en relever quelques-unes. 1° « Les poisons sont portés de l'esto« mac au foie par la veine porte ; ils séjournent là pendant quelque « temps, sans jamais entrer dans la circulation générale, aussi n'en « découvre-t-on pas la moindre trace dans le sang des animaux « empoisonnés que l'on saigne, ni dans le sang que l'on recueille après la mort, alors même que l'on a soumis à l'expérience, la to« talité de ce sang. » Nier l'existence des toxiques dans le sang des animaux empoisonnés, c'est nier que le soleil éclaire ; aussi, après la réclamation adressée par moi à l'Institut, à ce sujet, avonsnous vu ces messieurs reconnaître que l'acide arsénieux et l'antimoine peuvent être extraits de ce liquide. La nouvelle théorie, réduite à néant par cet aveu, recevait au besoin un nouvel échec de ce fait important, savoir que, lorsqu'on applique de l'acide arsénieux, de l'émétique, un sel de morphine , etc., sur le tissu cellulaire de la partie interne de la cuisse , les animaux sont empoisonnés et les toxiques absorbés ; dira-t-on, dans ce cas, que ces toxiques arrivent au foie par les vaisseaux de la veine porte?!!!! 2° « L'antimoine est éliminé par l'urine, contraire- « ment à l'arsenic. » Il semblerait, d'après cet énoncé, qu'on ne doit plus trouver d'antimoine dans l'urine, quelques heures après le commencement de l'empoisonnement : or, il est aisé de prou- ver chez les chiens que l'urine de ceux qui ont été empoisonnés par 10 centigrammes *seulement* d'émétique placé sous la peau de la cuisse , fournit encore de l'antimoine au bout de six jours. 3° « La localisation des poisons est une donnée *précieuse* pour « résoudre la question des empoisonnemens simulés. » Je re- tourne la proposition et je dis : La localisation des poisons, si l'on y avait égard, serait une donnée *funeste* pour résoudre la question des empoisonnemens simulés. On sait que j'ai soulevé le premier la question des empoisonnemens simulés ; j'ai fait voir que les poisons introduits dans l'estomac ou dans le rectum, après la mort, se transportent à la longue, par l'effet d'une imbi- bition cadavérique, dans les organes éloignés du point où ils avaient été placés, et j'ai indiqué les moyens de distinguer si ces poisons avaient été mis en contact avec le corps de l'homme avant ou après la mort. MM. Flandin et Danger, tirant parti de cette découverte, ont cru pouvoir l'exploiter pour résoudre la question des empoisonnemens simulés ; suivant eux, « les poi- « sons introduits *pendant la vie* se localisent *dans le foie* et ne « se trouvent pas indistinctement, du moins pour la plupart, « dans les autres tissus ; donc si on en trouve dans les poumons, « dans le cœur, dans le cerveau, etc., c'est qu'ils y ont été « portés par imbibition *après la mort.* » Il suffit du plus léger souffle pour renverser une pareille théorie. Supposons qu'il s'a- gisse d'un empoisonnement par l'acide arsénieux, les poumons, le cœur, la rate, les reins, les muscles, etc., *traités séparé- ment,* fourniront de l'arsenic ; direz-vous que ce toxique a été porté dans ces organes par suite de l'imbibition qui aurait eu lieu après la mort? Vous pourriez vous tromper grossièrement. S'a- git-il de l'émétique , vous avouez vous-mêmes que vous avez trouvé quelquefois de l'antimoine dans les poumons des animaux que vous aviez tué avec ce sel; eh bien! direz-vous qu'il y a eu imbibition, après la mort, parce que ce métal a été décelé ailleurs que dans le foie? Au surplus, le travail de MM. Millon et Laveran ne réduit-il pas à néant votre fabuleuse élucubration (*V*. page 371).

Des oxydes d'antimoine.

Comment peut-on reconnaître que l'empoisonnement a eu lieu par les oxydes d'antimoine?

Les oxydes d'antimoine connus sous les noms de protoxyde (fleurs d'antimoine, acide hypo-antimonieux), d'acide antimonieux et d'acide antimonique, sont solides, à peine solubles dans l'eau bouillante, et insolubles dans l'acide azotique concentré. Chauffés avec du charbon dans un creuset de terre, ou bien chauffés au chalumeau, ils sont réduits et laissent de l'antimoine métallique. L'acide chlorhydrique les dissout promptement, et fournit des chlorures précipitables par l'eau en blanc et par l'acide sulfhydrique en orangé rougeâtre. Il suffit d'introduire une parcelle de ces oxydes dans un appareil de Marsh modifié, pour obtenir à l'instant même de l'antimoine métallique sous forme de taches ou d'anneau.

Ils agissent avec assez d'énergie sur l'économie animale, et leur mode d'action est analogue à celui de l'émétique.

Du verre d'antimoine (protoxyde d'antimoine sulfuré vitreux). Le verre d'antimoine est composé de protoxyde d'antimoine, de sulfure d'antimoine et d'acide silicique; il contient ordinairement en outre du fer, du manganèse et de l'alumine. Il est solide, transparent et couleur d'hyacinthe; il fournit de l'antimoine métallique comme les oxydes, lorsqu'on le calcine avec du charbon. Si, après l'avoir pulvérisé, on le chauffe pendant quelques minutes avec de l'acide chlorhydrique, il se dégage du gaz acide sulfhydrique, et le verre se dissout en entier, à moins qu'il ne renferme une trop grande quantité d'acide silicique. La dissolution contient du chlorure d'antimoine, dont je ferai bientôt connaître les caractères. Mis dans un appareil de Marsh modifié, il ne tarde pas à donner de l'antimoine métallique. Le verre d'antimoine est vénéneux, et agit à-peu-près comme l'émétique page 369.

On a vu le verre d'antimoine occasionner chez l'homme, des vomissemens abondans, des déjections alvines fréquentes, des convulsions, un tremblement général, une grande anxiété et la mort. La nécropsie a prouvé que l'estomac était enflammé et gangréné (*Friderici Hoffmanni opera omnia*, tome I, 1761, part. 11, cap. v, page 212).

Du kermès minéral et du soufre d'antimoine.

Le kermès minéral, désigné tout-à-tour sous les noms de *soushydrosulfate d'antimoine, d'oxyde d'antimoine hydrosulfuré brun, d'oxysulfure d'antimoine hydraté, de sulfure d'antimoine hydraté*, est composé de protosulfure d'antimoine, de protoxyde d'antimoine et d'eau ; il est même probable que le protosulfure et le protoxyde ne sont que mélangés ; du moins c'est ce qui semble résulter de l'inspection microscopique. Le kermès est solide, d'un rouge brun plus ou moins foncé, inodore et insoluble dans l'eau. Lorsqu'on le fait bouillir pendant quelques minutes avec une dissolution de potasse caustique, il est décomposé et transformé en protoxyde d'antimoine et en sulfure de potassium : ce dernier est soluble, d'une couleur *jaunâtre*, et tient en dissolution une partie du protoxyde d'antimoine : la majeure partie de cet oxyde se dépose sous forme d'une poudre *d'un blanc jaunâtre*. Si, après avoir filtré la liqueur, composée de sulfure de potassium et de protoxyde d'antimoine, on la mêle avec quelques gouttes d'acide azotique, celui-ci s'empare du potassium, et formé de l'azotate de potasse soluble, tandis que l'acide sulfhydrique s'unit avec le protoxyde d'antimoine, et donne naissance à du sulfure d'antimoine rougeâtre qui se précipite. Lorsque, après avoir mêlé le kermès avec son volume de charbon, et autant de carbonate de potasse desséché, on le fait rougir dans un creuset pendant un quart d'heure environ, il est décomposé, et fournit de l'antimoine métallique. Si l'on introduit dans un appareil de Marsh une parcelle de kermès, on obtient à l'instant même de l'antimoine métallique.

Le soufre doré contient plus de soufre que le précédent; il est solide, d'un jaune orangé, inodore et insoluble dans l'eau. Mis dans un appareil de Marsh, ou calciné avec du charbon et de la potasse, il se comporte comme le kermès. La dissolution de potasse agit sur lui comme sur le kermès.

L'action de ces composés sur l'économie animale est analogue à celle de l'émétique. On a vu le soufre doré produire des vomissemens abondans, des selles copieuses et l'inflammation d'une portion du canal digestif.

Du protochlorure d'antimoine (beurre d'antimoine).

Comment peut-on reconnaître que l'empoisonnement a eu lieu par le beurre d'antimoine?

Le beurre d'antimoine (protochlorure d'antimoine) est solide, épais, d'une consistance graisseuse, incolore, demi-transparent, très caustique, et fusible au-dessous de la température de l'eau bouillante. Lorsqu'on le met en contact avec l'eau, il se transforme en oxychlorure d'antimoine blanc, insoluble dans l'eau, et en acide chlorhydrique qui reste dans la liqueur avec une portion d'oxychlorure; aussi celle-ci, après avoir été filtrée, fournit-elle avec l'acide sulfhydrique un précipité jaune orangé. Exposé à l'air, le beurre d'antimoine solide jaunit, attire l'humidité et se transforme en un liquide dense, oléagineux, très caustique, sans donner de précipité. Si l'on fait dissoudre le protochlorure d'antimoine dans de l'acide chlorhydrique, le *solutum*, d'une excessive causticité, rougit le tournesol et précipite en blanc par les alcalis (protoxyde), en orangé rougeâtre par l'acide sulfhydrique (sulfure), en blanc grisâtre par l'infusion aqueuse de noix de galle, et en blanc par l'azotate d'argent (chlorure). Si l'on introduit dans un appareil de Marsh modifié le beurre d'antimoine solide, celui qui est tombé en *deliquium*, celui qui a été dissous dans l'acide chlorhydrique, ou bien la liqueur provenant de celui qui a été décomposé par l'eau, on obtient sur-le-champ de l'antimoine métallique.

Le protochlorure d'antimoine solide, ou celui qui est tombé en *deliquium*, agit sur l'économie animale à la manière des caustiques les plus puissans.

De l'oxychlorure d'antimoine (poudre d'Algaroth, mercure de vie, mercure de mort).

L'oxychlorure d'antimoine est solide, blanc, insipide, insoluble dans l'eau et soluble dans l'acide chlorhydrique ; cette dissolution se comporte avec les réactifs comme celle du chlorure d'antimoine dans le même acide. L'acide sulfhydrique transforme sur-le-champ l'oxychlorure solide en sulfure d'antimoine orangé rougeâtre. Mis dans un appareil de Marsh modifié, cet oxychlorure donne aussitôt de l'antimoine métallique.

Il agit sur l'économie animale comme les autres toxiques antimoniaux.

Des hypo-antimonites, des antimonites, des antimoniates de potasse et de soude, de l'antimoine diaphorétique lavé et non lavé, de la matière perlée de Kerkringius, du foie d'antimoine et du crocus metallorum.

Ces diverses préparations contiennent une plus ou moins grande quantité d'oxyde d'antimoine, aussi fournissent-elles de l'antimoine métallique, soit lorsqu'on les chauffe à une température rouge avec du charbon dans un creuset, soit lorsqu'on les introduit dans un appareil de Marsh modifié. Ces caractères suffiraient au besoin pour établir la nature antimoniale de tous ces composés ; on pourrait encore les traiter par l'acide chlorhydrique bouillant, afin d'obtenir du chlorure d'antimoine qu'il serait aisé de reconnaître.

Du vin antimonié (vin émétique).

Ce vin est ordinairement préparé en faisant digérer dans du

vin de Malaga ou dans tout autre vin blanc, du verre d'antimoine. On conçoit que les acides tartrique, malique et acétique contenus dans ce vin, dissolvent une plus ou moins grande quantité d'oxyde d'antimoine, suivant qu'ils sont plus ou moins acides et qu'ils agissent plus ou moins long-temps sur ce verre ; de là les différences que présentent ces vins sous le rapport de leur composition.

Quoi qu'il en soit, le vin antimonié est, en général, d'un jaune tirant plus ou moins sur le rouge, d'une saveur douceâtre, légèrement styptique, et d'une odeur alcoolique ; il est transparent ou trouble ; dans ce dernier cas, il est plus énergique ; il rougit le tournesol. Distillé, il fournit de l'alcool, et laisse dans la cornue un liquide plus ou moins épais, dont il suffit d'introduire une petite partie dans un appareil de Marsh modifié, pour obtenir de l'antimoine métallique. L'acide sulfhydrique fait naître dans ce vin un précipité de sulfure d'antimoine orangé rougeâtre. L'eau ne trouble point le vin antimonié. La noix de galle le précipite en gris blanchâtre, et l'acide sulfurique en jaune foncé tirant sur le gris.

Si par hasard le vin ne renfermait pas assez d'antimoine pour fournir avec l'acide sulfhydrique, la noix de galle et l'acide sulfurique, les réactions que je viens d'indiquer, on devrait s'attacher pour le reconnaître à constater les caractères donnés par la distillation et par l'appareil de Marsh.

On a vu le vin antimonié introduit dans l'estomac de l'homme, occasionner les accidens les plus graves, semblables à ceux que produit l'émétique, et déterminer même la mort.

Des vapeurs antimoniales.

Les individus exposés à l'action des vapeurs antimoniales éprouvent une grande difficulté de respirer, un serrement à la poitrine accompagné d'une toux plus ou moins sèche, et qui n'est souvent que le prélude d'une hémoptysie ; ils sont sujets à des coliques et au dévoiement. Fourcroy parle de cinquante personnes chez lesquelles tous ces symptômes se développèrent dix ou douze heures après avoir respiré les vapeurs du sulfure d'antimoine qu'on avait fait détoner avec du nitre. M. Lohmerer a vu quatre individus qui étaient fréquemment exposés à des émanations antimoniales dans un établissement où l'on préparait en grand du tartre stibié, du beurre et du verre antimonié, où l'on fondait de la poudre d'Algaroth, et où il se dégageait surtout des vapeurs d'acide antimonieux, d'acide antimonique et de chlorure d'antimoine. Il a observé les symptômes suivans : douleurs de tête, difficulté de respirer, point de côté et douleur pongitive dans le dos, râle muqueux et sifflement dans la poitrine, expectoration difficile de quelques grumeaux tenaces, insomnie, sueurs abondantes et abattement général, anorexie, diarrhée, dysurie avec écoulement de mucosités causant un sentiment de brûlure dans l'urètre, flaccidité de la verge, dégoût du coït, et même impuissance complète, pustules sur différentes parties du corps, mais principalement sur les cuisses et sur le scrotum, douleurs dans les testicules, atrophie de ces organes ainsi que du pénis (*Jour-de Chimie médicale*, année 1840, page 629).

Il n'est pas douteux que l'action prolongée de ces vapeurs ne puisse amener la mort; mais il n'est pas encore démontré que les accidens dont il vient d'être fait mention ne soient dus, en partie du moins, aux vapeurs *arsenicales* que fournissent la plupart des antimoines du commerce, lorsqu'ils sont chauffés ou traités par quelques agens énergiques.

De l'émétine.

Comment peut-on reconnaître que l'empoisonnement a eu lieu par l'émétine?

L'émétine est un alcali végétal découvert par Pelletier dans le *cephælis ipecacuanha*, dans le *psycothria emetica* et dans le *viola emetica*. Il est composé d'oxygène, d'hydrogène, de carbone et d'azote (1). Il est solide, blanc, pulvérulent, légère-

______

(1) L'émétine, décrite en 1817 par MM. Pelletier et Magendie, est un composé d'émétine, d'un acide et d'une matière colorante. Pelletier est parvenu quelque temps après à séparer de ce sel l'émétine pure.

ment amer, et très peu soluble dans l'eau, quoiqu'il se dissolve plus facilement que la morphine et la strychnine. Mis sur des charbons ardens, il se tuméfie, se décompose, et laisse un charbon très léger et spongieux. Il n'attire point l'humidité de l'air. Tous les acides minéraux le dissolvent, et forment des sels dont la noix de galle précipite des flocons d'un blanc sale, et que le tartrate de potasse ne trouble point. L'acide azotique concentré *ne le fait point passer au rouge,* comme cela a lieu pour la morphine et la brucine. Il se dissout très bien dans l'alcool, et la dissolution *ramène au bleu le papier de tournesol rougi par un acide.* Il est peu soluble dans l'éther. L'action de l'émétine sur l'économie animale est en tout semblable à celle qu'exerce le tartrate de potasse et d'antimoine (*voyez* p. 369).

La violette (*viola odorata* de L.) renferme dans toutes ses parties, et notamment dans la racine, d'après un travail de M. Boullay, un principe alcalin comparable par ses propriétés à l'émétine, dont il diffère seulement par une moindre solubilité et une plus grande âcreté, et qui a reçu le nom de *violine* ou d'*émétine indigène.* Introduite dans l'estomac ou appliquée sur le tissu cellulaire sous-cutané des chiens à la dose de 30 à 50 centigrammes, la violine occasionne la mort dans l'espace de vingt-quatre à quarante-huit heures;

§ II.

Des préparations mercurielles, du sublimé corrosif.

Comment peut-on reconnaître que l'empoisonnement a eu lieu par le sublimé corrosif?

Sublimé corrosif pulvérulent ou cristallisé (bi-chlorure de mercure). Il est sous forme de poudre, ou de masses blanches compactes, demi-transparentes sur leurs bords, hémisphériques et concaves, dont la paroi externe est polie et luisante, et dont l'interne est inégale, hérissée de petits cristaux brillans, tellement comprimés, qu'on ne peut en distinguer les faces; quelquefois il se présente sous forme de faisceaux aiguillés, que l'on a comparés à des poignards, ou sous forme de cubes ou de prismes quadrangulaires ou hexaèdres. La saveur du sublimé corrosif est excessivement âcre et caustique ; elle est accompagnée d'un sentiment de stypticité métallique très fort, et suivie d'un resserrement à la gorge, qui persiste pendant quelque temps : son poids spécifique est de 5,1398.

Mis sur les charbons ardens, le sublimé corrosif pulvérisé se sublime, et répand une fumée épaisse, d'une odeur piquante, rougissant le papier de tournesol, et ternissant une lame de cuivre parfaitement décapée : lorsqu'on frotte la partie ternie, elle acquiert la couleur blanche, brillante, argentine, qui caractérise le mercure. Si l'on chauffe graduellement et pendant cinq ou six minutes dans un tube de verre étroit, et long de 25 à 28 centimètres, un mélange pulvérulent de sublimé corrosif et de potasse pure, ou de pierre à cautère, ou de carbonate de potasse, on obtient du mercure métallique qui se volatilise, et vient se condenser sur les parois de la partie moyenne du tube, du gaz oxygène qui se dégage, et du chlorure de potassium qui reste au fond de cet instrument (ce chlorure est pur, si l'expérience a été faite avec de la potasse pure) ; ce qui prouve que le chlore du sublimé corrosif s'est combiné avec le potassium de la potasse, tandis que l'oxygène et le mercure ont été volatilisés, le premier à l'état de gaz, le mercure à l'état de vapeur.

Le sublimé corrosif se dissout dans onze fois son poids d'eau froide, dans deux parties d'eau bouillante, et dans une plus petite quantité d'alcool et d'éther.

Dissolution aqueuse concentrée. Cette dissolution est transparente, incolore, inodore, et douée de la même saveur que le bichlorure ; elle rougit le papier de tournesol. Si on la distille en vaisseaux clos et au bain marie à 80° c. afin d'éviter des soubresauts qui pourraient faire arriver une partie de la liqueur dans le récipient, on pourra s'assurer, malgré l'assertion contraire de M. Devergie, que le produit de la distillation contient une quantité *notable* de sublimé. La *potasse caustique* pure et l'*eau de chaux*, versées en petite quantité, déterminent dans cette dissolution un précipité jaune-rougeâtre, qui devient rouge par l'addition d'une nouvelle quantité d'alcali (sous chlorure de mercure) et qui finit par être d'un beau jaune-serin, si l'on emploie encore plus de potasse ou d'eau de chaux : dans ce dernier cas, le précipité est du bioxyde de mercure. Cet oxyde lavé, desséché et chauffé dans un petit tube de verre se décompose et donne du gaz oxygène et du mercure métallique. *L'ammoniaque* liquide fait naître dans cette dissolution un précipité blanc qui est un composé de bichlorure et d'ammoniaque, et qui ne change point de couleur, comme on l'a annoncé mal-à-propos, même lorsqu'il a été lavé et desséché à la température ordinaire ; chauffé il jaunit d'abord, puis passe au rouge et donne du gaz ammoniac, du gaz azote, du protochlorure de mercure et du mercure. Le cyanure jaune de potassium et de fer, versé dans cette dissolution, la précipite en blanc ; mais le dépôt ne tarde pas à passer au jaune, et au bout d'un certain temps au bleu plus ou moins foncé(1). Les deux derniers précipités dont je viens de parler fournissent du mercure métallique, lorsque, après les avoir lavés et desséchés sur un filtre, on les chauffe graduellement pendant quelques minutes dans un tube étroit, long de 25 à 28 centimètres. *L'acide sulfhydrique* et *les sulfures de potassium, de sodium,* etc., décomposent le bichlorure dissous, et en précipitent du sulfure de mercure noir, s'ils ont été employés en assez grande quantité ; ce qui prouve que le chlore du bichlorure de mercure s'est combiné avec l'hydrogène de l'acide sulfhydrique, tandis que le soufre de ce dernier s'est uni avec le mercure du bichlorure. L'azotate d'argent décompose également cette dissolution, et y fait naître un précipité de chlorure d'argent (*voyez* page 103, pour les caractères de ce précipité). Une *lame de cuivre* parfaitement décapée, plongée dans le bichlorure de mercure dissous, se recouvre d'un enduit terne, qui, par le frottement avec un morceau de papier, devient blanc, brillant, argentin : ce phénomène dépend de la décomposition du bichlorure par le métal, et de l'application d'une portion du mercure métallique mis à nu sur le cuivre : aussi suffit-il de chauffer sur des charbons ardens la lame pour en volatiliser le

(1) Cette couleur bleue dépend de la présence du bleu de Prusse, qui a été formé aux dépens du chlorure de fer que renferme le sublimé corrosif du commerce.

mercure, et pour lui faire reprendre la couleur propre au cuivre. La *lame de ce métal* se comporte de la même manière lorsqu'on la frotte avec les divers précipités dont j'ai parlé, et que l'on obtient en versant dans le bichlorure dissous de la potasse, de l'eau de chaux ou de l'ammoniaque.

Dissolution aqueuse très étendue. Lorsqu'on a fait dissoudre 5 centigrammes de sublimé corrosif dans 60 grammes d'eau distillée et que la dissolution est soumise à la distillation avec les précautions indiquées en parlant de la dissolution concentrée, on voit, quoi qu'en ait dit M. Devergie que le premier tiers du liquide distillé renferme à peine du *sublimé* corrosif ou n'en renferme pas du tout, *tandis que le second tiers en contient sensiblement.* Si le sublimé corrosif est dissous dans une quantité d'eau *tellement considérable* qu'aucun des réactifs propres à le déceler ne puisse servir à prouver son existence, on aura recours à la *pile de James Smithson* et mieux encore à une *lame de cuivre*.

Pile de Smithson. On recouvre en spirale d'une petite feuille d'étain roulée une lame ou un anneau d'or, ou de cuivre, de manière toutefois à ce que l'or ne soit pas entièrement caché par l'étain ; on ajoute une ou deux gouttes d'acide chlorhydrique , et l'on voit au bout de quelques minutes, d'une demi-heure, ou quelquefois seulement de plusieurs heures, le mercure du sublimé se porter sur l'or ou sur le cuivre et les blanchir ; il suffit ensuite de chauffer la lame ou l'anneau d'or dans un petit tube pour obtenir le mercure, et faire reprendre la couleur jaune à la portion blanchie ; il est évident que, dans cette expérience, l'étain, corps électro-positif, s'empare du chlore qui était combiné avec le mercure, tandis que celui-ci est attiré par l'or, électro-négatif. Mais il importe de savoir que ce petit appareil, imaginé par M. James Smithson, ne peut servir à déceler des atomes d'une préparation mercurielle dans une liqueur suspecte, qu'*autant qu'on retire du mercure métallique par la distillation*, et qu'il ne suffit pas, comme l'avait dit M. Smithson, de voir la lame d'or blanchir , puis reprendre sa couleur jaune par l'action du feu ; en effet, ce petit appareil blanchit lorsqu'on le place dans des liqueurs *non mercurielles,* légèrement acides, ou qui contiennent seulement une petite quantité de sel commun ; c'est alors l'étain qui s'applique sur la lame d'or, et la blanchit : ainsi blanchie, cette lame reprend sa couleur jaune par le feu, parce que l'étain qui était à la surface pénètre dans l'intérieur de la lame, *mais elle ne fournit point de mercure à la distillation*. Le caractère dont je parle est tellement sensible, que j'ai obtenu des globules mercuriels, visibles surtout à l'aide d'une loupe, en distillant une lame d'or qui avait été blanchie dans une liqueur contenant à peine du sublimé corrosif ; toutefois, pour réussir dans ces sortes de cas à voir les petits globules mercuriels, il faut, après avoir placé la lame d'or blanchie dans un tube de verre fermé par une de ses extrémités, tirer l'autre extrémité à la lampe, de manière à la bien effiler, puis chauffer le fond du tube où se trouve la lame ; lorsque celle-ci sera jaunie, que tout le mercure sera volatilisé, on appliquera le feu plus loin, dans une autre portion du tube, là où la vapeur mercurielle s'était condensée, afin de faire passer celle-ci dans la partie la plus capillaire du tube ; on conçoit, en effet, qu'il doit être plus aisé d'apercevoir un très petit nombre de globules mercuriels dans un tube excessivement étroit, que dans un tube large. On pourrait encore, malgré l'opinion contraire de M. Devergie, recourir à un autre caractère pour reconnaître si la lame d'or est blanchie par le mercure ou par l'étain : l'acide chlorhydrique concentré et pur dissout instantanément la couche d'étain, et rend à l'or sa couleur jaune, tandis qu'il ne change pas la couleur de l'or blanchi par le mercure ; mais, comme on le sentira aisément, ce caractère ne peut servir qu'à rendre probable l'existence du mercure sur la lame d'or, mais non à la démontrer (*Voyez* mon Mémoire dans le *Journal de Chimie méd.* et dans les *Ann. de Chim. et de Phys.*, année 1829).

Dans le travail sur le mercure qu'ils ont lu à l'Institut en 1845, c'est-à-dire seize ans après la publication de mon mémoire, MM. Flandin et Danger, prenant toutes mes idées, les ont exposées sans me citer, et comme si elles leur étaient propres ; j'en ai réclamé la propriété, non pas à cause du fait en lui-même, mais afin de faire ressortir aux yeux de tous la moralité de l'action ; ces messieurs ont été obligés de reconnaître qu'ils avaient voulu s'enrichir à mes dépens.

25.

C'est ici le lieu de relever une erreur grave commise par M. Devergie, dans un Mémoire publié en 1828. « L'or, dit-il, décèle la présence des plus petites proportions de mercure ; mais pour être certain que la lame est recouverte d'une couche métallique, il ne faut pas se contenter de l'examiner quand la lame est humide, il faut aussi la voir lorsqu'elle est sèche » (*Nouvelle Bibliothèque médicale*). Or, personne n'ignore que l'or *n'exerce aucune action* sur les liquides mercuriels.

Lame de cuivre. J'ai voulu savoir jusqu'à quel point la pile de Smithson pouvait être plus sensible qu'une lame de cuivre parfaitement décapée et qui ne serait pas surtout grasse ; à cet effet j'ai dissous 1 centigr. de sublimé dans 400 gramm. d'eau distillée et autant dans 800 grammes, c'est-à-dire dans 40,000 et dans 80,000 fois son poids d'eau ; ces liqueurs ont été légèrement acidulées. En agissant comparativement j'ai vu que la lame de cuivre laissée pendant vingt-quatre heures dans la dissolution la moins étendue était assez fortement recouverte de mercure *dans toute son étendue,* et qu'elle reprenait sa couleur rouge dès qu'on la chauffait ; ce n'est aussi qu'après vingt-quatre heures de contact que l'or de la petite pile placé entre les feuilles d'étain était fortement blanchi par le mercure, qui par cela même qu'il s'était concentré sur une surface moindre que celle de la lame de cuivre, paraissait beaucoup plus évident. La liqueur contenant une partie de sublimé sur 80,000 parties d'eau, avait donné des résultats analogues, quoique moins saillans. D'où il suit que la lame de cuivre est d'une sensibilité excessive, et comme elle n'offre pas quelques-uns des inconvéniens de la petite pile, on doit la substituer à celle-ci pour déceler des atomes d'un sel mercuriel dissous dans des quantités énormes d'eau. Je dirai à cette occasion qu'en se déposant sur du cuivre, le mercure donne une tache grise qui a besoin d'être frottée pour devenir blanche, brillante, argentine ; tandis que la tache serait blanche, comme l'a vu M. Mialhe, si le sel mercuriel était mélangé avec un chlorure soluble. La couleur grise dépend d'une certaine quantité d'oxyde ou de chlorure de cuivre qui altère la couche mercurielle ; il suffit de mettre cette lame en contact avec une ou deux gouttes d'ammoniaque ou d'acide chlorhydrique pour donner au mercure

sa couleur blanche. Je ferai encore observer, d'après M. Mialhe, que tous les sels neutres mercuriels tachent la lame de cuivre en gris.

Quelle que soit la sensibilité de la pile ou de la lame de cuivre, l'expérience démontre qu'elles agissent avec d'autant plus de succès que les dissolutions sont moins étendues ; aussi y a-t-il avantage à concentrer ces dissolutions par la chaleur en *vases clos*, avant de les plonger dans les liquides supposés mercuriels.

En admettant, comme le prétend M. Devergie, que le protochlorure d'étain soit encore plus sensible que la petite pile pour déceler le sublimé dans une dissolution très étendue, il ne faudra jamais lui préférer ce réactif ; que signifie, en effet, un léger précipité gris, qui peut se former dans mille autres circonstances, en présence du caractère si probant que fournissent la pile ou la lame de cuivre ?

Dissolution aqueuse moins étendue. On pourra, après avoir fait l'expérience qui précède avec une petite portion de la liqueur, séparer le bichlorure de l'autre portion par le procédé suivant : On introduit la dissolution dans un flacon ; on verse par dessus 8 à 12 grammes d'éther sulfurique ; on bouche le flacon, et on agite *lentement* pendant dix à douze minutes, de manière cependant que l'éther soit en contact avec toutes les parties du liquide ; l'éther enlève à l'eau la majeure partie du sublimé, et le liquide se partage en deux couches lorsqu'on cesse d'agiter : la couche supérieure est formée par l'éther tenant le sublimé corrosif en dissolution. On verse le tout dans un entonnoir dont l'ouverture du bec est fermée avec le doigt indicateur : après quelques instans, lorsque l'on aperçoit dans le corps de l'entonnoir les deux couches dont j'ai parlé, on laisse écouler la couche inférieure ou aqueuse, ce qu'il est facile d'obtenir en écartant du bec de l'entonnoir une partie du doigt indicateur qui en bouche l'ouverture : à peine cette couche s'est-elle écoulée que l'on ferme de nouveau l'ouverture pour empêcher la sortie de la couche éthérée ; alors on reçoit celle-ci dans une petite capsule ou dans tout autre vase qui présente beaucoup de surface : l'éther se vaporise, et le sublimé reste à l'état solide : on le fait dissoudre dans une petite quantité d'eau distillée, et l'on obtient une dissolution aqueuse concentrée, facile à reconnaître, en ayant égard aux caractères indiqués à la page 384. Si l'agitation des deux liquides était vive et très prolongée, et que l'éther employé ne fût pas en assez grande quantité, l'expérience serait manquée : en effet, l'éther serait entièrement dissous par l'eau, et l'on n'obtiendrait point les deux couches, sur lesquelles repose tout le succès de l'opération.

J'avais vu qu'à l'aide de ce procédé on pouvait facilement extraire du sublimé corrosif en dissolvant 5 centigrammes de ce corps dans 3456 parties d'eau distillée. M. Lassaigne a constaté depuis : 1° que 0,500 grammes de sublimé dissous dans 10 grammes d'eau, traité par un égal volume d'éther sulfurique, enlevait à l'eau les *sept dixièmes* de sublimé ; 2° qu'une liqueur aux quatre millièmes de sublimé ne cédait à l'éther que les *trois* dixièmes de son poids de bichlorure.

Que penser, après de pareils faits, de l'opinion de M. Devergie, qui veut que l'on rejette l'éther pour *reconnaître* les dissolutions de sublimé étendues d'eau, parce que ce moyen est trop peu sensible ? Il ne me sera pas difficile de montrer que cette manière de voir est insoutenable. Il est de précepte en médecine légale qu'il faut autant que possible *découvrir* le corps du délit ; or, rien n'est si simple que de retirer par l'éther une *partie* du sublimé *en nature* de certaines dissolutions aqueuses ou de quelques liquides alimentaires colorés. M. Devergie dira-t-il qu'il n'est pas nécessaire d'extraire le sublimé pour affirmer que l'empoisonnement a eu lieu par ce corps, et qu'il suffit de prouver que la liqueur contient du chlore par l'azotate d'argent et du mercure par la lame de cuivre ? Ce serait méconnaître les principes les plus élémentaires de la science ; en effet, que l'on fasse dissoudre 5 centigrammes d'azotate de bi-oxyde de mercure et autant de chlorure de sodium dans 60 grammes d'eau distillée, l'azotate d'argent donnera un précipité de chlorure d'argent, et la lame de cuivre décèlera le mercure contenu dans l'azotate de bi-oxyde. Conclura-t-on qu'il y a du sublimé en dissolution ? Ce serait une erreur grave. On voit donc combien il pourra être utile de recourir à l'éther pour déterminer si une matière suspecte renferme du sublimé dans les cas nombreux où une préparation mercurielle aura été dissoute dans de l'eau *impure* ou dans des liquides colorés contenant des *chlorures solubles*. Je devais croire que ces réflexions si péremptoires, insérées dans le tome III° de ma *Médecine légale* (édition de 1836), seraient au moins discutées par M. Devergie en 1840, lorsqu'il a publié sa deuxième édition de *Médecine légale*. Il n'en est pas ainsi; ce médecin ne réfute rien, et persiste dans son erreur.

En résumé, la petite pile et la lame de cuivre sont plus sensibles que l'éther pour établir qu'il existe du mercure dans une dissolution; mais elles ne peuvent servir ni à faire connaître *dans quel état* se trouve le métal, ni à *extraire* le composé mercuriel. L'éther, au contraire, permet de *retirer le sublimé corrosif en nature* et d'en constater *tous* les caractères. Il devra donc être préféré à la petite pile ou à la lame de cuivre, toutes les fois que les dissolutions ne seront pas *étendues au-delà du degré* où il puisse leur enlever une portion quelconque de sublimé.

Je n'ai pas besoin d'ajouter que si les liqueurs contiennent fort peu de bi-chlorure de mercure, on devra, avant de les traiter par l'éther, les rapprocher en les distillant en *vases clos* et au *bain-marie*, pour agir ensuite sur le liquide restant dans la cornue, et qui aura été réduit à la moitié ou au tiers de son volume; on devra également opérer sur le liquide qui aura passé dans le récipient.

Dissolution alcoolique concentrée. Cette dissolution se comporte avec la potasse, l'eau de chaux, l'ammoniaque, l'acide sulfhydrique et l'azotate d'argent, comme la dissolution aqueuse concentrée (*voy.* page 384); elle peut en être distinguée par l'odeur d'alcool qu'elle exhale.

Dissolution alcoolique étendue. La dissolution peut être tellement étendue, que l'odeur de l'alcool soit inappréciable. Quoi qu'il en soit, on constatera la présence du mercure au moyen d'une lame de cuivre, et si la dissolution n'est pas trop affaiblie, au moyen de l'éther, qui jouit également de la propriété de le séparer de la dissolution alcoolique (*Voyez* le procédé page 389). La *liqueur de Van-Swieten*, que l'on prépare le plus ordinairement aujourd'hui en dissolvant 5 centigrammes de sublimé corrosif dans 60 grammes d'eau, sera également reconnue, comme je viens de le dire. Il en serait de même si elle avait été préparée avec l'alcool : dans ce cas seulement, on aurait un caractère de plus, l'odeur alcoolique du liquide.

Dissolution éthérée. Lorsqu'on expose cette dissolution à l'air, l'éther s'évapore, et le sublimé reste à l'état solide. Il est alors facile de le reconnaître en le faisant dissoudre dans l'eau (*Voy.* les propriétés de cette dissolution p. 384).

Sublimé corrosif mêlé à des liquides alimentaires, à la matière des vomissemens ou à celle que l'on trouve dans le canal digestif, ou bien combiné avec quelques-uns de nos tissus. Avant d'indiquer le procédé le plus convenable pour démontrer dans ces matières, sinon la présence du sublimé corrosif, du moins celle d'un composé mercuriel, il est utile d'examiner l'action du bichlorure de mercure sur les principaux liquides végétaux et animaux et sur quelques-uns de nos tissus. 1° La liqueur conserve sa transparence, lorsqu'on ajoute 60 centigrammes de sublimé dissous à 200 grammes de *vin rouge ;* si la quantité de sublimé est sensiblement plus forte, il se dépose un précipité violacé ; 2° l'eau saturée de *sucre* ne se trouble qu'au bout de quelques jours et *l'alcool* après trois ou quatre mois ; 3° le *thé* fournit à l'instant même des flocons d'un jaune grisâtre ; 4° les eaux *distillées* de certaines plantes, les *extraits*, les *huiles*, les *sirops*, les *gommes*, etc., précipitent la dissolution de sublimé au bout d'un certain temps ; 5° le *sucre de lait* et la matière résineuse de la bile ne sont point troublés ; 6° le *picromel* donne à la longue un précipité blanchâtre, collant et peu abondant ; 7° la *gélatine* en dissolution concentrée précipite une matière blanche collante gélatineuse si on la verse dans une dissolution également concentrée de sublimé, mais froide ; car, dès que le précipité est chauffé, il se dissout ; 8° le *bouillon* ordinaire filtré et dégraissé se trouble légèrement sans donner de précipité par une petite quantité de sublimé corrosif dissous ; il se dépose au contraire des flocons blancs très lourds, si la proportion de bichlorure est plus forte ; 9° l'*osmazome* est précipité en jaune rougeâtre ; 10° le *lait* fournit un coagulum blanc très lourd avec une proportion notable de sublimé, tandis qu'il n'est

point précipité si la quantité de bichlorure employé est faible ; 11° la *fibrine*, la *chair musculaire*, le *sang*, les *membranes muqueuses et séreuses*, le *tissu fibreux*, le *cerveau*, le *foie*, la *rate*, etc., donnent presque instantanément naissance à un précipité blanc et la matière animale devient friable ; 12° la *bile* fournit un précipité jaune rougeâtre assez abondant ; 13° le *blanc d'œuf* filtré, versé dans une quantité notable de dissolution de sublimé donne un précipité blanc floconneux, lourd, *légèrement soluble* dans un excès de blanc d'œuf. Si la proportion de sublimé est très faible, le précipité ne se dépose qu'au bout de quelques heures, quoique la dissolution ait été troublée sur-le-champ ; si l'on filtre on obtient un liquide composé d'albumine et d'une portion du précipité tenu en dissolution par celle-ci. Si l'on emploie une faible proportion de sublimé et moins d'albumine que dans l'expérience précédente, on obtient également un précipité blanc au bout de quelques heures, mais la liqueur filtrée contient alors de l'albumine tenant en dissolution une certaine proportion du précipité et du bichlorure de mercure *libre*. L'existence *simultanée* du *sublimé* et de l'*albumine* dans la liqueur, signalée d'abord par moi, a été vérifiée plusieurs années après par M. Lassaigne dans l'estomac d'un cheval empoisonné par le sublimé ; 14° le *jaune d'œuf* enlève encore mieux que l'albumine, le sublimé corrosif à la dissolution aqueuse comme l'a fait voir M. Devergie ; aussi la liqueur qui surnage le précipité retient-elle moins de sublimé, tout étant égal d'ailleurs, que si l'on eût employé l'albumine ; 15° le *gluten* sépare complétement et rapidement tout le sublimé contenu dans une dissolution aqueuse, d'après Taddei, savant professeur de Florence.

Les divers précipités dont je viens de parler, ainsi que les matières solides animales qu'on a laissées pendant quelque temps avec le sublimé, fournissent du mercure métallique s'ils sont bien lavés et desséchés et qu'on les chauffe, avec de la potasse, et quelquefois seuls, dans un petit tube de verre. Quant aux liqueurs qui surnagent les précipités ou qui entourent les matières organiques, elles retiennent, le plus ordinairement des proportions variables de sublimé ; toutefois il pourrait y avoir des inconvéniens à chercher le bichlorure dans ces liqueurs, à

l'aide des réactifs seulement (potasse, acide sulfhydrique, etc.),
parce que plusieurs d'entre eux étant colorés ou fortement ani-
malisés ne fourniraient pas avec ces agens des précipités semblables à ceux que donne la dissolution aqueuse pure, et souvent même ne précipiteraient pas ; on devrait dans ce cas plonger
dans ces liqueurs légèrement acidulées une lame de cuivre et si
celle-ci ne se recouvrait pas de mercure, il faudrait évaporer ces
liqueurs jusqu'à siccité et chauffer avec de la potasse le produit
desséché comme je le dirai en décrivant le procédé d'analyse qu'il
me paraît préférable d'adopter.

On a beaucoup disserté pour savoir *si les divers précipités
que l'on obtient avec le bichlorure de mercure et des matières organiques contiennent du sublimé à l'état de bichlorure, ou de protochlorure ;* dans le premier cas le toxique
serait à l'état de combinaison ; dans l'autre cas il eût été décomposé et transformé en protochlorure. J'ai long-temps partagé cette
dernière opinion avec Berthollet, Taddei, Boulay, etc., et je ne
suis pas encore certain que dans beaucoup de cas il n'en soit
ainsi, tout en admettant avec M. Lassaigne que dans le précipité
que forme l'albumine avec le sublimé corrosif, *celui-ci se
trouve combiné et non décomposé* (à l'état sec ce précipité
contient environ 5 p. % de sublimé). Le doute que j'exprime est
fondé sur ce que j'ai parfaitement réussi à retirer du sublimé
corrosif du précipité albumineux, en l'agitant à froid pendant un
quart d'heure, lorsqu'il était encore gélatineux, avec une dissolution aqueuse saturée de chlorure de sodium et en agitant ensuite avec de l'éther sulfurique la dissolution saline filtrée (méthode de Lassaigne), tandis qu'il m'a été impossible d'obtenir la
moindre trace de sublimé corrosif, en agissant de même sur
l'estomac parfaitement lavé d'un animal empoisonné par le bichlorure de mercure, quoique ce viscère contînt un *composé
mercuriel*. La question me paraît d'autant plus indécise
que M. Lassaigne n'ayant pas étudié la nature des composés
que forme le sublimé avec *les tissus animaux*, les résultats
qu'il a obtenus avec le précipité albumineux ne peuvent être
considérés dans l'état actuel de la science, que comme un fait
isolé, d'une grande portée sans doute, mais insuffisant pour éri-

ger en principe que toujours les choses se passeront comme avec le précipité albumineux.

Indépendamment des données qui précèdent et qui sont de nature à prémunir les experts contre les erreurs qu'ils pourraient commettre en analysant les mélanges toxiques dont je parle, il est un certain nombre de résultats obtenus par des expériences nombreuses que j'ai tentées et qu'il ne faudra pas perdre de vue non plus, si l'on veut procéder sûrement à la recherche des poisons mercuriels. Dans ces expériences, j'ai tour-à-tour comparé les diverses méthodes proposées pour découvrir des traces de sublimé, j'ai examiné comparativement aussi des matières alimentaires non empoisonnées et déjà à moitié digérées, et les mêmes matières mélangées de faibles proportions de sublimé et à moitié digérées aussi ; j'ai cherché et trouvé le sublimé corrosif dans le foie et dans l'urine et mis par là son absorption hors de doute. Voici au reste les conclusions que j'ai tirées de mon travail, inséré dans le *Journal de Chimie médicale*, année 1842.

1° Si les travaux de M. Lassaigne prouvent que le précipité fourni par l'albumine et le sublimé corrosif contient, après avoir été desséché, environ cinq pour cent de *bichlorure de mercure*, il n'en est pas moins vrai qu'il est impossible d'appliquer à la médecine légale le procédé que ce chimiste a fait connaître, lorsqu'il s'agira de déceler dans les tissus du canal digestif, dans nos viscères ou dans certaines substances alimentaires, la présence d'un composé mercuriel *insoluble dans l'eau*, soit que ce composé contienne du bichlorure de mercure à l'état de combinaison, soit que le mercure s'y trouve à l'état de protochlorure ; en effet, le chlorure de sodium proposé par ce chimiste distingué n'enlève pas le composé mercuriel aux *masses charnues*, dans lesquelles il existe ordinairement en très petite proportion (voy. *expérience* 2°, p. 563 de ma *Toxicologie*, 4° édit.).

2° Le procédé de M. Devergie, qui consiste à dissoudre l'organe ou toute autre matière solide dans de l'acide chlorhydrique concentré, puis à faire traverser la dissolution par un courant de chlore gazeux, doit également être abandonné, parce qu'il est *quelquefois* insuffisant pour *déceler* le mercure qui existe dans une matière suspecte, et qu'alors même que l'on parvient à le découvrir ou n'en obtient pas, ni à beaucoup près, autant que l'on peut en extraire par d'autres moyens. Le chlore gazeux, en effet, ne détruit pas complétement la matière organique, même quand on en a fait passer plusieurs courans pendant plusieurs heures, ce qui est long et fastidieux ; quoi qu'on fasse, il reste toujours une matière grasse jaunâtre qui est, en partie du moins, le résultat de l'action de cet agent sur les substances organiques. Cette matière huileuse est *tellement abondante* dans le traitement du foie et de quelques autres viscères, que les liquides *lorsqu'ils ont été concentrés par l'évaporation* (ce qu'il est indispensable de faire) sont fortement colorés en rouge ou en brun rougeâtre, et que cette huile s'oppose à la précipitation du mercure, soit sur une lame de cuivre ou sur la petite pile d'or, soit à l'aide des réactifs ; il arrive même dans les cas dont je parle que le cuivre ou la pile se recouvrent d'une couche terne, d'un gris bleuâtre, que l'on serait tenté d'abord de prendre pour du mercure, et qui pourtant n'en contient pas un atome (voy. *expér.* 3°, p. 563 de ma *Toxicologie*) (1).

3° Il est au contraire facile d'extraire du mercure métallique des matières suspectes, quelles qu'elles soient, en les traitant d'abord par l'eau régale à une douce chaleur pendant une ou deux heures, et en faisant passer *un seul* courant de chlore à travers la dissolution obtenue, qui est ordinairement jaunâtre et déjà troublée par des flocons d'un blanc tirant sur le jaune ; il ne s'agit, après avoir laissé pendant plusieurs heures cette liqueur en contact avec l'excès de chlore que le courant y avait amené, que de la filtrer et de l'évaporer au bain-marie jusqu'à siccité pour chasser la majeure partie de l'acide, puis de l'étendre d'eau distillée. Une lame de cuivre plongée dans cette liqueur se recouvre bientôt de mercure métallique, que l'on peut recueillir *sous forme de globules* en chauffant la lame dans un tube effilé à la lampe. Je dirai toutefois qu'il ne *m'a jamais été possible*, en suivant ce procédé, d'extraire de cette liqueur mer-

---

(1) La présence de cette huile dans les liqueurs chlorées, contenant de l'arsenic, ne gêne en aucune manière l'opérateur, parce que ces liqueurs fonctionnent très bien dans l'appareil de Marsh, ou bien sont précipitées par l'acide sulfhydrique, sans qu'on ait été obligé de les concentrer par l'évaporation (*V.* p. 230 et suiv.).

curielle, à l'aide de l'éther, ni du sublimé corrosif ni un autre sel mercuriel susceptible d'être caractérisé, ce qui tient à la présence de cette matière grasse jaune dont j'ai parlé, et qui, pour être beaucoup moins abondante que dans le cas où l'on a traité d'après la méthode de M. Devergie, ne se trouve pas moins encore en assez grande quantité pour s'opposer à la séparation du sublimé corrosif par l'éther.

4° Il est beaucoup plus avantageux, pour établir l'existence du sublimé dans une matière suspecte, de carboniser celle-ci en vases clos à l'aide de l'acide sulfurique concentré ; le charbon et surtout les liquides volatilisés fourniront du *mercure* et du *sublimé corrosif* en *proportion notable,* dès qu'ils seront soumis aux opérations que je vais décrire en parlant du procédé qui doit être préféré (voy. *expér.* 5°, p. 566 de ma *Toxicologie*).

5° Tout en admettant que le sublimé corrosif est facilement transformé par plusieurs matières alimentaires ou par nos tissus en un composé insoluble, il n'en est pas moins nécessaire, dans toute expertise médico-légale relative à ce sujet, d'opérer d'abord sur les portions liquides filtrées, parce qu'il arrivera souvent qu'elles contiendront encore une certaine quantité de sublimé en dissolution facile à reconnaître à l'aide d'une lame de cuivre, mais surtout en carbonisant la liqueur évaporée jusqu'à siccité par l'acide sulfurique concentré (voy. la 5° *exp.* p. 566 de ma *Toxie.*). Dans ces sortes de cas, on ne devra jamais mettre la liqueur filtrée en contact avec des réactifs, tels que la potasse, l'iodure de potassium, l'acide sulfhydrique, etc., parce que souvent ils ne la troublent pas, et que presque toujours ils fournissent des précipités tout autrement colorés que ceux que doit donner la dissolution de sublimé corrosif.

6° L'absorption du sublimé corrosif ne peut plus faire l'objet d'un doute, puisque j'ai retiré du mercure métallique du *foie* et de l'*urine* des chiens empoisonnés par ce sel, ainsi que de l'*urine* des malades atteints de syphilis, à qui l'on faisait prendre depuis quelques jours de petites doses de bichlorure de mercure en dissolution ;

Sans nier que M. Cantu ait obtenu, en 1823, du mercure métallique de l'urine des syphilitiques soumis à l'usage des frictions mercurielles, je ferai remarquer que *Rhades*, *Meissner*, *Schwergger* et M. Devergie, qui ont répété les expériences du chimiste de Turin, n'ont pas retiré un atome de ce métal, quoiqu'ils se fussent placés dans les mêmes conditions que lui ; que je n'ai pas été plus heureux que ces expérimentateurs en agissant exactement comme l'a conseillé M. Cantu, sur l'urine de malades qui avaient pris du sublimé à l'*intérieur* ; qu'à la vérité je n'ai opéré que sur le précipité fourni par 16 kilogrammes d'urine, tandis que ce chimiste a fait ses recherches sur le dépôt provenant de 30 kilogrammes de ce liquide. En tout cas, le procédé suivi par M. Cantu est loin d'être le plus propre à extraire les atomes de mercure métallique que renferme une matière organique, comme cela résulte des *expériences* 10° et 12° (*voyez* pages 569 et 570 de ma *Toxicologie*, 4° édition) ;

Je suis convaincu qu'en employant l'une des deux méthodes auxquelles je donne la préférence, on découvrira aisément le mercure dans le *lait* des nourrices et dans la *salive* des individus soumis à un traitement mercuriel, et si l'on a échoué jusqu'à ce jour, c'est que les expérimentateurs n'ont pas agi sur une assez forte proportion de ces liquides, et qu'ils n'ont pas suivi un procédé convenable.

7° L'absorption du sublimé corrosif étant un fait acquis à la science, il devient désormais indispensable, dans les expertises médico-légales relatives à l'empoisonnement par les préparations mercurielles, de soumettre aux opérations qui vont être décrites, le foie, la rate, les reins et l'urine, toutes les fois que l'on n'aura pas retiré du mercure ou du sublimé corrosif des matières expulsées par haut ou par bas, de celles qui ont été trouvées dans le canal digestif ou des tissus de ce canal.

8° Il ne suffit pas pour *affirmer* qu'un individu est mort empoisonné par du sublimé corrosif, d'avoir obtenu du mercure métallique ou du bi-chlorure de mercure des matières précitées, parce que ce poison est journellement administré à des malades atteints de syphilis, que l'on emploie aussi d'autres composés mercuriels qui, d'après M. Mialhe, semblent se transformer en sublimé aussitôt qu'ils sont en contact avec des chlorures alcalins et avec l'air, et que dans tous ces cas l'expert pourrait constater, soit dans le canal digestif, soit dans le foie, soit dans l'urine, la présence du mercure métallique ou du sublimé, en proportion, à la vérité, excessivement minime.

9° Il importe dès-lors, avant de conclure, de s'enquérir attentivement de la position antérieure de l'individu, afin de savoir s'il n'aurait pas été soumis à une médication mercurielle à une époque plus ou moins éloignée, quel a été le mode d'invasion de la maladie, quels en ont été les symptômes, la marche, la durée, et quelles altérations cadavériques ont été constatées après la mort. Dans la plupart des cas d'empoisonnement par le sublimé corrosif, les accidens seront tellement graves et subits qu'il sera impossible d'expliquer la présence du mercure ou du sublimé corrosif décelé dans les matières suspectes autrement que par un empoisonnement ; dans la plupart des cas aussi, la proportion de mercure ou du sublimé trouvée sera telle, qu'il sera facile de voir que le composé mercuriel n'a pas été administré comme médicament ; en effet, le sublimé se combinant rapidement avec les tissus organiques, n'est pas aussi complétement vomi que d'autres poisons solubles, ce qui fait qu'on en trouve en général une quantité assez notable, soit dans les organes digestifs, soit dans la partie solide des matières alimentaires vomies, ou de celles qui existent dans l'estomac ou dans les intestins.

Procédé. — *Matières liquides vomies ou trouvées dans le canal digestif.* On les décante ou bien on les passe à travers un linge fin très propre, pour les séparer des portions solides, puis on les fait bouillir dans une capsule de porcelaine pendant une ou deux minutes ; cette opération a pour but de coaguler une partie de la matière animale contenue dans ces liquides ; on garde le *coagulum* et l'on filtre la liqueur après l'avoir acidulée avec quelques gouttes d'acide chlorhydrique ; on y plonge une ou plusieurs lames de cuivre, minces et parfaitement polies, qui seront ternies au bout d'une ou de plusieurs heures, si la liqueur renferme un composé mercuriel *libre ;* s'il en est ainsi on retire ces lames du liquide et on les laisse pendant quelques minutes dans de l'ammoniaque étendue d'eau afin de dissoudre l'oxyde ou le chlorure de cuivre qui auraient pu se former ; on lave ensuite ces lames avec de l'eau distillée, on les presse entre deux feuilles de papier joseph pour les essuyer, on les coupe en petits morceaux, on introduit ceux-ci dans un tube de verre étroit que l'on effile à la lampe et que l'on chauffe jusqu'au rouge pour volatiliser le mercure qui ternissait les lames. Si l'on a obtenu ce métal, on n'a pas besoin de recourir à de nouvelles opérations, et l'on peut conclure qu'il existe dans le liquide un composé mercuriel *libre*. Admettons, au contraire, qu'après avoir séjourné pendant plusieurs heures dans ce liquide, les lames de cuivre n'aient pas été ternies et qu'elles n'aient subi aucune altération apparente, on évaporera le liquide jusqu'à siccité dans une capsule de porcelaine et au bain-marie ; le produit de cette évaporation sera ensuite introduit dans une cornue avec le sixième de son poids d'acide sulfurique pur et concentré ; on adaptera à cette cornue un ballon bitubulé que l'on entourera d'eau froide et dont l'une des tubulures donnera passage à un tube recourbé à angle droit et dont la longue branche verticale viendra plonger dans une éprouvette à moitié remplie d'eau distillée et entourée elle-même d'eau froide. On chauffera graduellement et de plus en plus la cornue jusqu'à ce que la matière organique soit réduite en un charbon à-peu-près sec, ce qui n'arrivera qu'après qu'il se sera dégagé des vapeurs abondantes d'acide sulfureux. Si le liquide suspect contenait un composé mercuriel, celui-ci se trouverait dans le charbon, mais surtout dans le liquide condensé dans le ballon ; l'eau de l'éprouvette en contiendrait aussi. Le charbon sera traité à la température de l'ébullition, dans une capsule de porcelaine avec quelques grammes d'eau régale formée de deux parties d'acide chlorhydrique et d'une d'acide azotique concentrés ; on continuera à le chauffer jusqu'à ce qu'il soit à peine humecté et que la majeure partie de l'eau régale ait été évaporée ; dans cet état on le fera bouillir avec de l'eau distillée dans la même capsule et au bout de dix à douze minutes d'ébullition on filtrera la liqueur. La dissolution ordinairement limpide sera incolore ou jaunâtre ; on en prendra quelques grammes dans lesquelles on plongera plusieurs lames de cuivre minces et polies afin de déceler le mercure comme il a été dit plus haut ; le restant de la dissolution, c'est-à-dire la majeure partie, quel que soit le résultat fourni par les lames, sera agité avec de l'éther sulfurique dans un tube ou dans un petit flacon ; si la couche supérieure éthérée contient du sublimé corrosif en dissolution, il suffira de la séparer de la couche inférieure à l'aide d'un entonnoir (*voy*. p. 389), et de la faire évaporer à *une très douce chaleur* pour que l'éther se volatilise en laissant le bi-chlorure de mercure à l'état solide.

Pour rechercher le composé mercuriel qui pourrait exister dans les *liquides* distillés pendant la carbonisation de la matière organique par l'acide sulfurique, après avoir réuni celui qui était dans le ballon à l'eau distillée contenue dans l'éprouvette, on les fera bouillir dans une capsule de porcelaine pendant quinze ou vingt minutes avec quelques grammes d'eau régale dans le triple but de détruire la petite quantité de matière organique qu'ils renferment, de transformer le composé mercuriel en bi-chlorure de mercure et de faire passer à l'état d'acide sulfurique l'acide sulfureux qui s'était formé pendant la carbonisation. Après cette ébullition et lorsque ces liquides seront déjà refroidis, on les fera traverser par un courant de chlore gazeux pendant une heure, afin de décomposer le restant de la matière organique, et de la précipiter à l'état de flocons blancs graisseux et albumineux ; on filtrera et l'on fera évaporer la liqueur filtrée au bain-marie. La proportion de sublimé corrosif contenue dans cette liqueur peut être assez notable pour qu'on l'obtienne cristallisé ; s'il en est ainsi on le reconnaîtra facilement. S'il ne se forme point de cristaux, on continuera à chauffer au bain-marie presque jusqu'à siccité, afin de chasser l'excès d'acide, et l'on partagera le produit en deux parties inégales dont l'une sera dissoute dans l'eau et mise en contact avec une ou plusieurs lames de cuivre, tandis que l'autre sera agitée avec de l'éther sulfurique, comme je l'ai dit en parlant de la recherche du composé mercuriel dans le charbon.

Matières solides vomies ou trouvées dans le canal digestif; coagulum formé en chauffant les matières liquides qui viennent d'être examinées. On carbonise ces matières en vaisseaux clos, avec un sixième de leur poids d'acide sulfurique pur et concentré, comme je l'ai indiqué en parlant des matières liquides. On peut à la rigueur se dispenser d'analyser ces matières solides, si déjà l'on a mis l'existence du mercure hors de doute dans les matières liquides.

Estomac, intestins, sang, foie, rate, etc. Au lieu de faire bouillir ces organes ou le sang avec de l'eau distillée, ce qui allongerait les opérations, pour ne donner souvent que des résultats incertains, il vaut mieux, après avoir coupé les organes en petits morceaux, carboniser ceux-ci en vases clos avec un sixième de leur poids d'acide sulfurique pur et concentré, en s'attachant de préférence à chercher le composé mercuriel dans les portions grisâtres ou dans celles qui paraissent être le siége d'une inflammation. Le charbon et les liquides obtenus seraient ensuite analysés comme il a été dit plus haut.

Urine. On la filtre et on la fait traverser par un courant de chlore gazeux ; on laisse réagir l'excès de chlore pendant vingt-quatre heures, puis on filtre ; la dissolution est ensuite évaporée au bain-marie jusqu'à siccité ; le produit obtenu est dissous dans l'eau distillée et mis en contact avec une ou plusieurs lames de cuivre minces et polies, après avoir été légèrement acidulé par l'acide chlorhydrique. Mais c'est surtout dans le dépôt de l'urine que l'on devra chercher le composé mercuriel ; pour cela on traitera ce dépôt par l'eau régale bouillante, puis on le fera traverser par un courant de chlore gazeux, et l'on agira sur la dissolution filtrée, comme il vient d'être dit.

Salive. J'avais dit, dans mon mémoire sur les préparations mercurielles (*voy. Journal de chim. méd.*, année 1842), qu'en employant le procédé que je viens de décrire, on découvrirait aisément le mercure dans le *lait* des nourrices et dans la *salive* des individus soumis à un traitement mercuriel. M. Audouard de Béziers, après avoir retiré, à l'aide de ce procédé, du mercure de l'*urine* des malades atteints de syphilis, qui faisaient usage de bi-chlorure de mercure, en a également extrait de la *salive* d'un jeune commis marchand, qui prenait depuis vingt jours plusieurs pilules mercurielles de Dupuytren matin et soir (*Journal de chim. médicale*, mars 1843, p. 137).

Sublimé corrosif dans un cas d'exhumation juridique. 1° Le 8 mars 1826, on a mis dans un grand bocal à large ouverture contenant 2 litres d'eau, 12 grammes de sublimé corrosif dissous dans 60 grammes d'eau bouillante ; on a ajouté de la viande, de la matière cérébrale et des portions d'intestin. Le 19 mars, le mélange n'exhalait aucune odeur fétide ;

les matières animales étaient dures et comme tannées ; la liqueur filtrée brunissait à peine par l'acide sulfhydrique ; la potasse et l'ammoniaque la rendaient tout au plus opaline ; mais la pile de Smithson se recouvrait d'une couche de mercure métallique aussitôt qu'on la plongeait dans cette liqueur et qu'on ajoutait quelques gouttes d'acide chlorhydrique. La viande, la matière cérébrale et l'intestin, lavés et bien desséchés, fournissaient du mercure métallique lorsqu'on les calcinait avec de la potasse dans une cornue ou dans un petit tube de verre. Il en était de même le 18 juin 1827.

Dès le 18 avril 1826, on avait pris la moitié de la liqueur dont il s'agit, et dans laquelle il y avait déjà si peu de sublimé, et on l'avait mise en contact avec d'autres matières organiques (foie, rate, intestins). Le 28 du même mois, le mélange exhalait *une odeur des plus fétides*, et la liqueur ne se colorait plus par l'acide sulfhydrique ; la petite pile n'était pas blanchie non plus au bout d'une heure.

2° Le 18 juillet 1826, on mit dans un bocal à large ouverture un litre d'eau, une portion d'un canal intestinal et 20 grammes de sublimé corrosif. Le 2 août suivant, le mélange exhalait une *odeur très fétide* ; la liqueur ne se colorait pas avec l'acide sulfhydrique ni avec les sulfures ; la petite pile n'était blanchie qu'au bout de plusieurs heures. Les intestins, bien lavés, desséchés et calcinés avec de la potasse, fournissaient du mercure métallique.

3° Si l'on enterre dans une bière de sapin blanc, à la profondeur d'un mètre, des chiens morts empoisonnés par 2 ou 3 grammes de sublimé solide, sans que l'œsophage ait été lié, et qu'on les exhume quelque temps après, on verra qu'il n'existe point de *mercure* métallique dans le canal digestif ; mais dans un certain nombre de cas les tissus de ce canal, desséchés et calcinés avec de la potasse, donneront du mercure. Si, au contraire, les animaux avaient promptement et considérablement vomi avant de mourir, on pourrait bien ne pas découvrir dans ces tissus la moindre trace d'un composé mercuriel.

4° Si l'on enferme dans un gros intestin 1 ou 2 grammes de bi-chlorure de mercure dissous dans 16 ou 20 grammes d'eau et mêlé à de la viande hachée, à du pain émietté et à de l'eau albumineuse, et que l'on place cet intestin dans une boîte de sapin que l'on enterre à 6 ou 7 décimètres de profondeur, on remarquera trois ou quatre mois après, que la matière renfermée dans l'intestin n'offre aucune trace de *mercure métallique*, quoiqu'au premier abord on soit disposé à prendre pour ce métal une foule de globules graisseux, brillans, qui font partie de la masse ; pourtant on pourra démontrer dans le mélange la présence d'un composé mercuriel, en le desséchant et en le calcinant dans une cornue avec de la potasse ; en effet, on en retirera du mercure métallique.

Il résulte de ces expériences, 1° qu'il suffit de quelques jours d'inhumation pour qu'il ne soit plus possible de constater la présence du sublimé corrosif dans la liqueur, autrement que par une lame de cuivre mince et polie, ou par la pile de Smithson ; 2° que cet effet est d'autant plus prompt qu'il y a une plus grande quantité de matière animale mélangée avec le sublimé ; 3° que dans tous les cas on peut, en traitant par l'eau régale ou en carbonisant par l'acide sulfurique (*voy.* pages 396 et 400) les matières animales qui ont été en contact avec le sublimé, en extraire du mercure métallique, même plusieurs années après l'inhumation : or, la présence de ce métal, si elle ne prouve pas qu'il y avait du bi-chlorure de mercure dans les matières enterrées, ne laisse aucun doute sur l'existence d'une préparation mercurielle dans ces matières.

Sublimé corrosif introduit dans le rectum après la mort. Appliqué sous forme de poudre sur le rectum d'un individu *qui vient d'expirer,* et laissé pendant vingt-quatre heures sur cet intestin, le sublimé corrosif détermine les altérations suivantes : la portion de la membrane muqueuse qui a été en contact avec lui est rugueuse, comme granuleuse, légèrement durcie, et d'un blanc d'albâtre ; elle offre çà et là des plis d'un *rose clair,* semblables, par leurs dispositions à des ramifications veineuses : il suffit d'étendre cette membrane sur la main pour en faire disparaître les rugosités et la rendre lisse ; la tunique musculeuse correspondante à la portion de la membrane muqueuse dont je parle, est blanche comme de la neige ; il en est de même de la tunique séreuse, qui, en outre, présente une opacité et un épaississement remarquables ; les vaisseaux du méso-rectum sont sensiblement injectés ; la portion de l'intestin rectum qui n'a pas été en contact avec le poison *est dans l'état naturel.*

On observe des phénomènes analogues lorsque le sublimé corrosif, réduit en poudre fine, a été appliqué sur le rectum une heure et demie après la mort de l'individu, et qu'il a été laissé en contact avec cet intestin pendant quatre jours. Il en est à-peu-près de même lorsqu'on injecte dans le rectum, trois quarts d'heure après la mort d'un individu, 60 ou 90 grammes d'une dissolution concentrée de sublimé corrosif, qu'on laisse agir pendant vingt-quatre heures.

Dans le cas où le sublimé corrosif pulvérulent n'est appliqué sur le rectum que vingt-quatre heures après la mort de l'individu, on voit, si on ouvre le cadavre le lendemain, que les membranes musculeuse et séreuse sont devenues épaisses, dures et très blanches dans la *portion d'intestin touchée par le poison ;* la tunique muqueuse est tapissée par une matière grisâtre, mêlée de points blancs, et formée de sublimé corrosif et d'un composé de ce corps et de matière organique. Il est impossible de découvrir la moindre injection des vaisseaux sanguins, ni aucune *zone rose* ou d'un rouge clair.

Ces faits me permettent de tirer une conclusion importante pour la médecine légale, savoir, qu'il est extrêmement facile de distinguer si les altérations de tissu produites par le sublimé corrosif sont le résultat de l'action qu'il a exercée pendant la vie ou après la mort d'un individu ; en effet, indépendamment des caractères propres à chacune de ces lésions, on remarque, lorsque le poison a été introduit après la mort, que l'altération des tissus ne s'étend qu'un peu au-delà de la portion d'intestin qui a été en contact avec le poison, ce qui n'arrive point dans le cas contraire, car alors l'inflammation déterminée par le sublimé corrosif est beaucoup plus intense, et décroît insensiblement à mesure que l'on s'éloigne du point le plus enflammé, en sorte qu'il n'y a *jamais une ligne de démarcation parfaitement tracée* entre les parties affectées et celles qui ne le sont point. En outre, lorsque le poison a été introduit après la mort et sous forme de poudre, on le retrouve en assez grande quantité à peu de distance de l'anus ; tandis qu'il en existe à peine s'il a été injecté pendant la vie, la majeure partie ayant été expulsée par les selles qu'il détermine.

Symptômes de l'empoisonnement déterminé par le sublimé corrosif.

Lorsqu'on introduit dans l'estomac de l'homme 30 ou 40 centigrammes de sublimé corrosif, indépendamment de la saveur âcre, styptique, métallique et insupportable que l'individu ressent à l'instant même, il éprouve bientôt après les symptômes suivans ou du moins plusieurs d'entre eux : chaleur brûlante à la gorge qui ne tarde pas à être le siége d'une inflammation tellement vive qu'elle pourrait à elle seule constituer une maladie des plus graves suivie de la mort, en supposant même que le sel n'arrivât pas jusqu'à l'estomac; douleurs déchirantes dans la bouche, le pharynx, l'œsophage, mais surtout dans l'estomac et dans les intestins; les douleurs abdominales se manifestent successivement dans plusieurs points du ventre avec une intensité variable; nausées, vomissemens, *presque toujours très fréquens*, de matières filantes, diversement colorées, souvent sanguinolentes ou simplement striées de sang; diarrhée et quelquefois dysenterie; anxiété précordiale. Ces symptômes, loin de cesser persistent alors que le malade, entrant dans une seconde période de l'empoisonnement est plongé dans un état d'abattement remarquable; les battemens du cœur sont profonds et lents et tendent de plus en plus à s'affaiblir; le pouls est petit, filiforme, serré et fréquent; la respiration est singulièrement ralentie; la peau froide et couverte de sueur, et les membres dans un grand état de relâchement. Bientôt après l'abattement devient extrême; il survient des syncopes, une insensibilité générale, qui commence presque toujours par les pieds, et qui est telle que l'on peut pincer la peau des membres sans que les malades s'en aperçoivent; quelquefois il se manifeste des convulsions; le corps continue à être couvert d'une sueur glaciale, et la mort ne tarde pas à arriver. Le plus souvent, la sécrétion urinaire est diminuée et quelquefois même supprimée pendant plusieurs jours et jusqu'au moment de la mort; il est des cas cependant, suivant la dose de sublimé ingéré et l'état de dilution dans lequel il a été pris, où les malades urinent, surtout lorsqu'on leur administre d'abondantes boissons aqueuses. On a vu également une érection douloureuse du pénis. En général, les facultés intellectuelles conservent leur intégrité jusqu'au dernier moment.

Lorsque la proportion de sublimé corrosif introduite dans l'estomac, au lieu d'être forte, n'est que de 2 ou de 3 centigrammes, et qu'elle est continuée pendant quelque temps, la mort peut encore survenir au bout de plusieurs jours; mais alors les symptômes diffèrent assez de ceux qui viennent d'être décrits; indépendamment des coliques, des vomissemens et des selles, les glandes salivaires s'enflamment et deviennent très douloureuses; la salive, sécrétée en plus grande quantité, est âcre, corrosive et d'une odeur infecte; la langue et les gencives se tuméfient et offrent des ulcères rongeans très douloureux; les dents commencent à noircir, à vaciller, elles tombent, et leur chute est souvent suivie de celle des os palatins ou maxillaires; l'haleine est fétide; la face et toute la tête sont enflées, ce qui rend la déglutition et la respiration difficiles; la voix s'éteint ou devient semblable à un mugissement. La cardialgie, la dyspepsie, la diarrhée, la dysenterie, diverses inflammations, la dyspnée, l'hémoptysie, la toux, une bronchite chronique, la phthisie pulmonaire, des douleurs très violentes dans les muscles, dans les tendons ou dans les articulations, des tremblemens des membres, la paralysie, le tétanos, la fièvre lente, le marasme et la mort, peuvent être la suite du mauvais emploi de ce corps.

Lésions de tissu produites par le sublimé corrosif.

Si ce toxique a été introduit dans l'estomac, la luette, les piliers du voile du palais, l'épiglotte, les cartilages du larynx, la trachée-artère et même les bronches sont rouges et enflammés; l'œsophage, ordinairement blanchâtre, est cependant quelquefois profondément altéré par quelques particules de sublimé avec lesquelles il a été mis en contact pendant un certain temps. L'estomac plus ou moins contracté est fortement enflammé dans son intérieur, d'un rouge brique, avec des ecchymoses çà et là, notamment sur les replis de la membrane muqueuse et avec des érosions plus ou moins multipliées; tous les vaisseaux sont fortement injectés et paraissent noirs. Il arrive quelquefois que, dans cet empoisonnement, les tissus sur lesquels le sublimé corrosif a été appliqué sont d'une couleur gris blanchâtre, *même* du vivant de *l'individu;* en général, les intestins sont peu altérés, si ce n'est le rectum, qui est ordinairement enflammé. On voit des ecchymoses nombreuses, noirâtres, dans les épiploons. Le cœur peut également être le siége d'une lésion remarquable; ses cavités offrent une ou plusieurs taches rougeâtres ou noirâtres (*voy.* expér. 16ᵉ, page 510 de ma *Toxicologie*). Le cerveau a quelquefois été trouvé gorgé de sang. Il est impossible, comme l'avait prétendu Sallin, de distinguer, à l'aspect des altérations cadavériques, si l'empoisonnement a eu lieu par cette substance.

Action du sublimé corrosif sur l'économie animale.

Il résulte des nombreuses expériences tentées sur les animaux par Brodie, Gaspard, Smith et moi, et des observations recueillies chez l'homme (*V*. ma *Toxicol. générale,* tome 1er, 4e édition, p. 506) : 1° que le sublimé corrosif est un des toxiques irritans les plus énergiques du règne inorganique;

2° Qu'il tue en très peu de temps quand il est introduit à la dose de quelques centigrammes dans l'estomac; qu'il est beaucoup plus actif quand on l'a injecté dans les veines, mais qu'il l'est beaucoup moins lorsqu'on l'a appliqué sous la peau des animaux ou sur les surfaces ulcérées. Toutefois, Dehorne se trompait en disant que dans ce dernier cas l'application extérieure de ce poison n'est pas aussi dangereuse que l'avait annoncé Pibrac;

3° Qu'il est absorbé, quelle que soit la voie par laquelle il ait été introduit dans l'économie animale et qu'il exerce une action délétère sur le cœur et sur le canal digestif. Suivant Brodie, quand il a été pris par la bouche il commence par corroder l'estomac, puis il affecte le cœur et le cerveau; les poumons ne seraient aucunement intéressés, et l'atteinte portée au cœur aurait lieu sans l'intermède du système nerveux. D'après M. Gaspard, il agirait, au contraire, sur les poumons d'une manière spéciale, lorsqu'il a été injecté dans les veines, tout en exerçant également une action sur les glandes salivaires et sur la membrane muqueuse des intestins. M. Brodie n'hésite pas à considérer les lésions du cerveau et du cœur comme étant la cause immédiate de la mort, puisque l'inflammation de l'estomac ne peut pas la produire d'une manière aussi subite.

Absorption du sublimé corrosif. Je crois avoir démontré le premier d'une manière incontestable que le sublimé corrosif est absorbé. Christison n'avait pas trouvé de mercure dans le sang ni dans les solides de deux lapins qu'il avait empoisonnés avec du sublimé corrosif. *Zeller* disait en avoir retiré du sang et de la bile, mais *Klaproth* et *Bergmann* cherchèrent en vain du mercure dans une portion du même sang et de la même bile qui leur avait été envoyée par *Zeller*. *Buchner* prétendait avoir trouvé du mercure dans la salive, dans l'urine et dans la bile d'animaux qu'il avait tués avec du sublimé. *Schubart* disait en avoir extrait du sang; mais *Rhades*, *Meissner* et *Schwergger* ont repris ensemble les recherches de ces auteurs, et ne sont pas parvenus à déceler la moindre trace de ce métal. *Rhodius Breger, Valvasor, Guidot, Vercelloni, Burghard, Didier, Haschhlter*, etc., prétendaient avoir extrait du mercure de l'urine des syphilitiques. *Fallope* affirme que chez des malades atteints de salivation, le mercure vient se fixer à la surface de l'or que l'on place dans leur bouche; d'un autre côté, M. *Colson* assure qu'ayant laissé en contact du sang provenant de trois individus dont deux avaient pris du sublimé corrosif à l'intérieur, et dont l'autre avait fait usage de frictions mercurielles, avec des lames du cuivre, ces lames s'étaient recouvertes de plaques blanches qu'*il dit* être formées par du mercure. Mais ces assertions ne s'accordent aucunement avec les faits observés depuis par M. Devergie. « Une femme de vingt-six ans, dit ce médecin, entre le 25 mars 1826 à l'hôpital des vénériens; le 9 août suivant on la saigne. Deux cent six pilules d'onguent mercuriel, contenant chacune 5 centigrammes de mercure métallique, avaient été prises depuis l'entrée de la malade. Le sang est reçu sur une tige de laiton de 6 millimètres de diamètre; la même tige reste vingt-quatre heures dans le sang, et après ce temps écoulé, je ne trouve pas d'apparence mercurielle.

« Le même jour, la nommée R***, âgée de vingt-et-un ans, ayant pris soixante-dix pilules analogues aux précédentes, fut saignée pour des symptômes de congestion sanguine au cerveau. L'expérience, répétée comme dans le cas précédent, donne les mêmes résultats.

« Une pièce d'or décapée est laissée pendant vingt-quatre heures dans le sang de ces deux malades : elle ne change pas de couleur.

« Une pièce d'or plongée pendant vingt-quatre heures dans le sang d'un troisième malade qui avait pris cent dix pilules d'onguent mercuriel, ne nous a fourni aucune trace de mercure. De pareils essais ont été plusieurs fois répétés depuis, et toujours sans succès.

« Un malade étant affecté d'une salivation mercurielle abondante avec tuméfaction des gencives et des joues, je lui fais garder dans la bouche une pièce de vingt francs depuis sept heures du matin jusqu'à sept heures du soir ; les infirmiers surveillent le malade. A cette époque la pièce de monnaie fut placée jusqu'au lendemain matin dans la salive rendue pendant la journée : elle n'avait pas changé de couleur. Ainsi se trouve détruit le reproche adressé à Cullerier oncle, alors qu'il niait la coloration en blanc de l'or par la salive des syphilitiques.

« Le sang que nous avons exploré par le cuivre (après l'avoir traité par le chlore), dans les exemples que nous venons de rappeler, ne contenait pas un atome de mercure ; il en était de même de la salive et de dix litres d'urine du matin recueillie dans une salle d'hommes en traitement par les frictions mercurielles » (*Méd. lég.*, t. III, p. 387).

On sait ce que j'ai dit du travail de M. Cantu, à la page 397.

Quelle foi ajouterons-nous à tant d'assertions vaguement énoncées par *Gallus, Fallope, Fernel, Petronius,* qui disent avoir trouvé le mercure dans les os : par *Zwinger, Sehenkius, Bonnet,* etc., qui prétendent avoir vu ce métal dans l'arachnoïde et dans les ventricules du cerveau ; par *Fontanus, Rhodius, Moulin, Honorius, Vieussens, Mead,* etc., qui assurent en avoir trouvé tantôt dans les capsules synoviales, tantôt dans les cavités des plèvres, dans les humeurs de l'œil ou dans le tissu cellulaire du périnée ? Le professeur Pickel de Wurtzbourg, au rapport de M. Haindorff, aurait retiré du mercure métallique en distillant le cerveau d'un individu qui avait pris pendant long-temps une préparation mercurielle. M. Duméril, après avoir ouvert ou fait ouvrir sous ses yeux environ deux mille cadavres, a observé huit ou dix fois des globules mercuriels dans diverses parties du corps. Ces divers faits ne pourraient servir à établir l'absorption des préparations mercurielles, qu'autant qu'il serait bien démontré 1° que les cadavres qui ont été l'objet des observations n'auraient pas été injectés avec du mercure, dans le but d'étudier ou de préparer les vaisseaux lymphatiques ; 2° que lors de leur inhumation ils n'ont pas été soumis à l'action de quelque préparation mercurielle employée dans le dessein de les conserver : or des documens précis manquent à cet égard, en sorte que sans nier que ces faits soient de nature à fournir la preuve de l'absorption des composés mercuriels, je pense qu'il y a lieu de se tenir sur ses gardes, et de ne pas accepter légèrement toutes les conséquences que l'on a voulu tirer de la présence du mercure dans les diverses parties mentionnées.

Suivant moi, les exemples cités par les auteurs d'exhalation du mercure par la peau, dans certains cas où des individus faisaient usage de préparations mercurielles ou bien tenaient une partie de leur corps plongée dans un bain de mercure, ne prouvent pas davantage, *d'une manière irrévocable*, l'absorption des composés mercuriels, parce qu'il s'en faut de beaucoup qu'ils soient tous authentiques ; que plusieurs d'entre eux sont évidemment fabuleux ; que ceux qui ont été décrits par des observateurs éclairés et dignes de foi n'ont pas pu être constamment reproduits, et enfin parce que de nos jours on est à-peu-près certain de ne pouvoir pas les constater quand on répète les expériences. Rappelons quelques-uns de ces exemples : 1° *Walter Pope* parle d'un homme qui depuis plus de six mois n'avait pas travaillé aux mines de mercure, et qui blanchissait à l'instant même une pièce de cuivre lorsqu'il la frottait entre les doigts. Cet homme, dont le corps aurait été imprégné de mercure, n'éprouvait pourtant, ce qui est inconcevable, qu'une paralysie incomplète, un affaiblissement dans les mouvemens, une sorte d'atonie du système nerveux.

2° M. *Colson* rapporte (*voyez Archives géné. de méd.*, septembre 1826) que M. Duméril ayant plongé une des mains de trois individus *pendant quelques instans* dans un bain de mercure, vit blanchir, *chez l'un d'eux seulement* la boîte d'une montre en or qui était tenue dans l'autre main. L'amalgame se forma si rapidement, dit M. Colson, qu'il n'est guère possible de concevoir que le mercure ait d'abord été absorbé et ensuite exhalé par la peau.

3° *Schelarius* raconte, ce qui est vraiment incroyable, qu'un ducat placé dans la bouche d'un homme qui avait le gros orteil dans du mercure, ne tardait pas à blanchir (*Ephemerid. Nat. Cur.*, an 1684 ; dec. 2, obs. 159).

4° On lit dans les *Maladies des Artisans* de Ramazzini, ouvrage traduit par Fourcroy, page 42, un fait rapporté par ce dernier dans lequel il s'agit d'un doreur sur métaux dont les jambes et les cuisses étaient le siége de phlyctènes qui s'ouvrirent et donnèrent beaucoup de sérosité que l'on recueillit dans des vases au fond desquels il existait une infinité de globules mercuriels. On n'indique pas quelle était la proportion de sérosité recueillie, ni quel était le volume et le nombre des phlyctènes ; cette omission est d'autant plus fâcheuse qu'on ne conçoit pas facilement la possibilité de se procurer par ce moyen une quantité un tant soit peu notable de sérosité.

5° On a souvent annoncé que les bijoux en or de certaines personnes qui subissaient un traitement mercuriel étaient blanchis. Or, ce fait est en opposition avec ce que l'on voit tous les jours, alors même que l'on examine dans les grands hôpitaux des centaines de femmes dont les bijoux conservent leur couleur jaune, pendant l'action prolongée de la médication mercurielle à laquelle elles sont soumises.

Du cyanure de mercure (prussiate de mercure).

Comment peut-on reconnaître que l'empoisonnement a eu lieu par le cyanure de mercure ?

Le cyanure de mercure est composé de cyanogène et de mercure. Il est sous forme de longs prismes quadrangulaires coupés obliquement ; il est inodore, plus pesant que l'eau, et d'une saveur styptique. Chauffé dans un petit tube de verre, il se décompose et fournit, entre autres produits, du mercure métallique qui s'attache en grande partie aux parois du tube, du *cyanogène* et une matière comme charbonneuse. Il se dissout très bien dans l'eau froide ; la dissolution n'est troublée ni par la potasse ni par l'ammoniaque ; l'acide sulfhydrique et les sulfures la décomposent et donnent naissance à du sulfure de mercure noir insoluble ; l'azotate d'argent en précipite du cyanure d'argent blanc caillebotté, soluble dans l'ammoniaque, insoluble dans l'acide azotique froid ; cet acide bouillant le dissout et le décompose en acide cyanhydrique qui se volatilise, et en azotate d'argent. Le sulfate de sesquioxyde de fer ne l'altère point ou la colore en bleu, suivant qu'elle contient ou non du cyanure de potassium et de fer. On en précipite du mercure par une lame de cuivre (*voy*. p. 388).

Si le cyanure de mercure était mêlé à du *vin*, à du *café* ou *à tout autre liquide coloré*, on le séparerait au moyen de l'éther, comme je l'ai dit en parlant du sublimé corrosif (*voyez* p. 389).

Action du cyanure de mercure sur l'économie animale.

Le cyanure de mercure est un poison violent. Lorsqu'il est introduit dans l'estomac ou appliqué sur le tissu cellulaire des chiens à la dose de 25 à 30 centigrammes, il les tue au bout de douze à quinze minutes; il suffit d'en injecter 2 centigrammes dans les veines pour déterminer la mort en cinq ou six minutes. Il résulte des expériences d'Ollivier (d'Angers), 1° que ce poison est absorbé, et que cette absorption est plus rapide sur le tissu cellulaire que sur les membranes muqueuses. Tiedemann et Gmelin l'ont trouvé dans le sang des animaux qui en avaient avalé; 2° que son action immédiate sur les parties avec lesquelles on le met en contact est à-peu-près nulle dans les premiers instants, de sorte qu'on ne peut la considérer comme essentiellement irritante; cependant il produit quelquefois des phénomènes évidemment inflammatoires, mais dont l'intensité n'est pas assez grande pour qu'on puisse lui attribuer les symptômes généraux qui se manifestent et qui sont bientôt suivis de la mort (1); 3° qu'il semble agir sur le système nerveux cérébro-spinal, comme l'annoncent les convulsions générales et le trouble très grand des fonctions respiratoires et circulatoires : tout porte à croire en outre qu'il affaiblit directement la force contractile des muscles,

(1) Il est probable que l'inflammation des parties qui ont été en contact avec le cyanure de mercure serait plus marquée, si l'animal vivait plus long-temps. Dans le courant de l'année 1823, un jeune homme avala, dans l'intention de se suicider, 13 décigrammes de ce poison; il n'expira qu'au neuvième jour. Le canal digestif était fortement enflammé dans plusieurs de ses parties (*voy.* ma *Toxicologie générale*, 4ᵉ édition, t. ɪ, p. 582).

car ils ont cessé d'être irritables au moment où l'animal vient d'expirer : cet effet est d'ailleurs en rapport avec l'affaissement général qu'on observe après chaque convulsion ; les efforts pour vomir qui ont eu lieu constamment, même après l'injection du cyanure de mercure dans le tissu cellulaire sous-cutané, prouvent que l'estomac est influencé soit directement, soit sympathiquement ; 4° que lorsque la mort est rapide elle paraît résulter du ralentissement graduel et de la cessation complète des mouvemens du cœur et de la respiration, qui sont si intimement liés les uns aux autres ; mais lorsque les animaux continuent de vivre pendant quelque temps après l'ingestion du poison dans l'estomac, il semble que la mort est la suite d'une inflammation très intense de la membrane muqueuse gastro-intestinale (*Jour. de chimie méd*. juin 1825).

Des iodures de mercure.

Comment peut-on reconnaître que l'empoisonnement a eu lieu par l'iodure de mercure ?

Le *protiodure* de mercure est jaune verdâtre, insipide, insoluble dans l'eau et dans l'alcool ; il se volatilise lorsqu'on le met sur des charbons ardens, et donne des vapeurs jaunes mêlées de vapeurs violettes ; chauffé avec de la potasse dans un petit tube de verre, il fournit de l'oxygène et du mercure métallique qui se volatilisent, et de l'iodure de potassium qui reste au fond du tube. Chauffé seul, il donne des vapeurs violettes d'iode.

Le *bi-iodure* est d'un très beau rouge ; il jaunit lorsqu'on le chauffe ; il est fusible et susceptible de se sublimer en lames rhomboïdales ; mis sur des charbons ardens, il donne des vapeurs jaunâtres, au milieu desquelles on peut apercevoir une coloration violette ; l'eau ne le dissout point ; il est soluble dans les acides et dans l'alcool ; chauffé seul ou avec de la potasse il se comporte comme le protiodure. Mis en contact avec une petite quantité de chlore, il est décomposé et l'iode est mis à nu : aussi, en ajoutant de l'amidon et en agitant, celui-ci acquiert-il une belle couleur violette, sinon instantanément, au moins au bout de quelques secondes.

Ces composés agissent sur l'économie animale à-peu-près comme le sublimé corrosif, mais ils sont doués d'une moindre activité.

Du bromure de mercure.

Comment peut-on reconnaître que l'empoisonnement a eu lieu par le bromure de mercure?

Le bromure de mercure est solide, blanc, d'une saveur âcre, désagréable et caustique; il est volatil et peut être sublimé : lorsqu'on le chauffe dans l'air, il répand une vapeur blanche, irritante, qui prend à la gorge et provoque la toux; il est soluble dans l'eau, dans l'alcool et dans l'éther. Ces dissolutions se comportent avec les alcalis, l'acide sulfhydrique, les sulfures, le cuivre et l'or, comme le sublimé corrosif (*voyez* p. 384), ce qui prouve qu'elles renferment du mercure. Quant à la présence du brôme, on la démontrera par l'azotate d'argent et par les acides sulfurique et azotique : en versant le premier de ces réactifs dans une dissolution de bromure, on obtiendra un précipité *jaune serin*, caillebotté de bromure d'argent; ce précipité sera insoluble dans l'acide azotique, soluble dans une quantité notable d'ammoniaque, et noircira par l'action des rayons lumineux; les acides azotique et sulfurique, ainsi que le chlore, mis sur du bromure de mercure solide, en dégageront du brôme sous forme d'une vapeur rutilante.

Action du bromure de mercure sur l'économie animale. 1° Il offre la plus grande analogie d'action avec le bichlorure de mercure; 2° injecté dans le tissu cellulaire du col, il est absorbé, et détermine la mort en agissant principalement sur le canal intestinal (Barthez).

Du protochlorure de mercure (calomélas, mercure doux).

Comment peut-on reconnaître que l'empoisonnement a été déterminé par le protochlorure de mercure?

Le protochlorure de mercure est solide, cristallisé ou en poudre fine, blanc, à moins qu'il n'ait été exposé à la lumière, car alors il est jaune et même violet; il est insipide et insoluble dans l'eau. L'acide sulfhydrique le décompose à froid et le transforme en sulfure noir et en acide chlorhydrique. La potasse, la soude, la baryte, la strontiane, la chaux et l'ammoniaque fournissent avec lui, à froid, un chlorure soluble de l'un de ces alcalis et du protoxyde de mercure *gris noirâtre*. Lorsqu'on le chauffe dans un petit tube de verre effilé à la lampe, avec de la potasse ou du carbonate de potasse sec, on obtient du mercure métallique qui se volatilise, et du chlorure de potassium.

Action du protochlorure de mercure sur l'économie animale. Le protochlorure de mercure *pur et parfaitement exempt de sublimé corrosif*, est vénéneux à la dose de quelques grammes, et peut même déterminer la mort (*voyez* Hofmann, *De medicamentis insecuris et infidis opera omnia*, tome VI, page 314). Administré à une dose toxique, il a donné lieu à la salivation mercurielle, à des vomissemens, à des selles nombreuses, à un sentiment de brûlure dans la gorge, à des tremblemens dans les membres et à des convulsions; si les selles ont été très abondantes, on a vu les malades dans un grand état de prostration et d'insensibilité. A l'*ouverture des cadavres* on a trouvé le canal digestif enflammé.

Les physiologistes qui ont nié les effets toxiques du protochlorure de mercure ont particulièrement fondé leur opinion sur les deux faits suivans : 1° le protochlorure qui a occasionné des accidens graves contenait du sublimé corrosif; sans nier qu'il en ait été ainsi dans certains cas, je dirai cependant que ces accidens se sont manifestés quelquefois, alors même que le calomélas ingéré avait été parfaitement lavé et ne renfermait pas un atome de sublimé corrosif; 2° on a souvent administré, non-seulement sans inconvénient mais avec avantage, 1 gramme et plus de protochlorure de mercure; dans la fièvre jaune, le choléra asiatique, etc. Sans doute; mais ne sait-on pas qu'il en est ainsi de beaucoup d'autres substances vénéneuses journellement employées comme médicamens, et que l'homme dans certains états pathologiques supporte impunément des doses de toxiques qui le tueraient infailliblement s'il était dans d'autres conditions de santé; qui oserait dire, par exemple, que le tartre stibié n'est pas vénéneux, parce que certains malades, atteints de pneumonie, de rhumatismes aigus, peuvent en prendre plusieurs grammes par jour sans être empoisonnés?

D'après M. Mialhe, les effets délétères du protochlorure de mercure devraient être attribués à ce qu'il aurait été transformé peu-à-peu en sublimé corrosif dans le canal digestif, sous l'influence du chlorure de sodium ou du chlorhydrate d'ammoniaque; aussi ce chimiste pense-t-il qu'il n'est vénéneux que lorsque, par une cause quelconque, il a *séjourné long-temps dans ce canal*. Ce qui prouve qu'il en est réellement ainsi, dit M. Mialhe, c'est qu'il est d'observation clinique que, lorsque le protochlorure ne purge pas, mais qu'il est long-temps digéré par les voies digestives, on observe une excrétion anormale des glandes salivaires, et cela parce qu'une plus grande quantité de sublimé prend alors naissance; le même phénomène arrive aussi lorsque l'on continue pendant long-temps l'usage du protochlorure de mercure, et par la même cause.

Comme il ne peut jamais se former qu'une quantité de sublimé correspondante à la quantité de chlorure alcalin que renferment nos viscères, les grands mangeurs de sel de cuisine, toutes choses étant égales d'ailleurs, doivent être plus sujets à saliver sous l'influence d'une médication calomélique.

Les propriétés anti-syphilitiques du calomel lui sont probablement communiquées, en tout ou en partie, par le sublimé et le mercure auxquels sa décomposition chimique donne naissance. Il en est sans doute de même de ses vertus anthelmintiques; c'est en produisant l'empoisonnement des ascarides par les deux agens précités que le protochlorure de mercure nous débarrasse de ces vers.

M. Mialhe fut amené à entreprendre ces recherches par le récit d'un fait consigné dans un Mémoire de Vogel, qui mérite d'être rapporté : « Un médecin ayant prescrit à un enfant douze « paquets contenant chacun 25 centigrammes de chlorhydrate « d'ammoniaque, autant de sucre et 7 centig. 5 millig. de proto- « chlorure de mercure, et l'enfant étant mort, après avoir pris « plusieurs de ces poudres, le pharmacien fut accusé d'avoir « commis une erreur dans l'exécution de l'ordonnance; par bon- « heur pour lui, l'accusation ne fut que de courte durée, Peten-

« koffer n'ayant pas tardé à démontrer qu'en présence du chlor-
« hydrate d'ammoniaque et de l'eau, le protochlorure de mer-
« cure se change en partie en sublimé corrosif » (*Journal de
Pharmacie*, février 1840, et Mémoire lu à l'Institut en 1842).

Du sulfure de mercure (cinabre).

Comment peut-on reconnaître que l'empoisonnement a été déterminé par ce sulfure?

Le cinabre est solide, violet lorsqu'il est en fragmens, d'un
beau rouge quand il est pulvérisé (vermillon). A une température
élevée, l'oxygène de l'air transforme le soufre en acide sulfureux
et le mercure est mis à nu. Le fer et plusieurs autres métaux lui
enlèvent le soufre à l'aide de la chaleur, le mercure se volatilise
et il reste du sulfure de fer ou un autre sulfure métallique. Il est
insoluble dans l'eau.

Il est peu vénéneux et tout porte à croire qu'il agit principalement sur les poumons (*V*. ma *Toxicologie*, t. 1, p. 579, 4ᵉ édit.).

Des oxydes et de quelques sels de mercure.

Comment peut-on reconnaître que l'empoisonnement a eu lieu
par les oxydes de mercure?

Le *protoxyde de mercure* n'existe que dans les sels de protoxyde de ce métal; néanmoins on a donné ce nom au produit
noirâtre, composé de mercure et de bioxyde, que l'on obtient
lorsqu'on précipite un sel de protoxyde de mercure par un alcali. Il est noirâtre et insoluble dans l'eau; chauffé dans un petit
tube il se décompose, et fournit de l'oxygène et du mercure métallique; l'acide chlorhydrique le transforme en une poudre
blanche insoluble dans l'eau, qui n'est autre chose que du calomélas, et en bichlorure soluble; il se dissout à froid dans l'acide
azotique pur et affaibli, et forme de l'azotate de protoxyde (*voy*.
p. 419). Comprimé entre deux feuilles de papier, il laisse apercevoir à la loupe des globules mercuriels. Il agit sur l'économie
animale comme le sublimé corrosif, mais avec beaucoup moins
d'intensité.

Le *bi-oxyde de mercure* (précipité rouge, précipité *per se*)
est solide, rouge, quelquefois cependant il est jaune; alors il

contient de l'eau. Il est peu soluble dans ce liquide, et très soluble dans l'acide chlorhydrique, qui le transforme en bi-chlorure de mercure, dont il offre par conséquent toutes les propriétés (*voy. Dissolution aqueuse concentrée du sublimé*, à la page 384. Chauffé dans un tube de verre, il se décompose en oxygène et en mercure métallique. Lorsqu'on le triture avec une dissolution de potasse pure, il ne se forme point de sulfate de potasse, parce qu'il ne contient point d'acide sulfurique ; ce caractère peut servir à le distinguer du turbith minéral (sulfate basique de bi-oxyde de mercure). Frotté sur une lame de cuivre décapée, il la rend blanche, brillante, argentine. Il agit sur l'économie animale, comme le précédent.

Bi-oxyde de mercure dans un cas d'exhumation juridique. Si l'on enferme dans une boîte de sapin un gros intestin dans lequel on a mis 2 grammes de cet oxyde mêlé à de la viande et à du pain hachés et réduits en bouillie épaisse par de l'eau albumineuse; si l'on enterre cette boîte à 6 ou 7 décimètres de profondeur, et qu'on procède à l'exhumation trois ou quatre mois après, on remarquera dans la matière que renferme l'intestin plusieurs points rouges formés par l'oxyde, mais on ne découvrira aucune trace de mercure métallique.

Si l'on fait avaler à un chien de moyenne taille, à jeun, 3 grammes de bi-oxyde de mercure, et qu'après la mort on l'enterre dans une bière de sapin à 6 ou 7 décimètres de profondeur, et qu'on ne procède à l'exhumation qu'au bout de trois ou quatre mois, on verra qu'il n'existe dans le canal digestif aucune trace de mercure métallique, tandis qu'on découvrira aisément çà et là des portions d'oxyde rouge de ce métal, à moins toutefois que celui-ci n'eût été entièrement expulsé par les vomissemens ou par les selles.

De l'azotate de protoxyde de mercure. Il est pulvérulent ou cristallisé, blanc ; sa saveur est âcre, styptique ; il rougit l'*infusum* de tournesol ; mis sur les charbons ardens, il fond dans son eau de cristallisation ; puis se décompose et laisse dégager des vapeurs de gaz acide azoteux, d'une odeur caractérisque et d'une couleur jaune orangé ; traité par l'eau, il se transforme en azotate très acide, soluble, incolore (eau mercu-

27.

rielle, remède du capucin du duc d'Antin), et en azotate basique pulvérulent. La dissolution fournit, par la potasse, la soude et l'ammoniaque, un précipité noir, qui n'est autre chose que le protoxyde dont j'ai parlé à la p. 418. L'acide chromique et les chromates le transforment en chromate de mercure orangé rougeâtre, insoluble dans l'eau ; l'acide chlorhydrique y fait naître un précipité blanc de protochlorure de mercure (calomélas). L'acide sulfhydrique en précipite du sulfure noir.

Du sulfate acide de protoxyde de mercure. Il est blanc, pulvérulent, et légèrement soluble dans l'eau bouillante : sa dissolution fournit les mêmes précipités que celle de l'azotate de protoxyde lorsqu'on la traite par les alcalis, l'acide chromique, les chromates et les acides chlorhydrique et sulfhydrique. Si l'on verse de l'eau de baryte dans cette dissolution, il se forme un précipité olive *clair*, composé de sulfate de baryte blanc et de protoxyde de mercure noir : en traitant le précipité par l'acide azotique pur, le protoxyde de mercure seul est dissous, et le sulfate de baryte paraît avec la couleur blanche qui lui est propre.

De l'azotate acide de bi-oxyde de mercure. Il est sous forme d'aiguilles blanches ou jaunâtres, douées d'une saveur âcre et rougissant l'*infusum* de tournesol. Lorsqu'on le met sur les charbons ardens, il se décompose, et laisse dégager des vapeurs de gaz acide azoteux, d'une odeur caractéristique et d'une couleur jaune orangé : si on le chauffe dans un matras, il se décompose, et laisse du bi-oxyde rouge (précipité rouge). Mis dans l'eau distillée bouillante, il est décomposé et transformé en azotate très acide soluble, et en *turbith nitreux* jaune verdâtre (azotate basique). Le *solutum* se comporte avec la potasse, l'eau de chaux, l'ammoniaque, l'acide sulfhydrique et les sulfures, comme la dissolution aqueuse de sublimé (*V*. page 384). Le *turbith nitreux* peut être reconnu aux caractères suivans : il est solide, pulvérulent, jaune, ou d'un jaune verdâtre ; mis sur les charbons ardens, il se décompose, passe à l'état de bi-oxyde rouge, et fournit des vapeurs de gaz acide azoteux d'une odeur caractéristique et d'une couleur orangée ; chauffé jusqu'au rouge dans un tube de verre étroit, il fournit des globules de mercure : il noircit lorsqu'on le mêle avec un sulfure soluble.

Du sulfate de bi-oxyde de mercure. Il est solide, acide, blanc, déliquescent, et susceptible d'être décomposé par l'eau en sulfate très acide soluble, et en sulfate basique insoluble jaune (turbith minéral). *Caractères du sulfate très acide soluble.* Il est liquide, incolore, doué d'une saveur âcre, caustique; il rougit fortement l'eau de tournesol; il précipite par la potasse, l'eau de chaux, l'ammoniaque et l'acide sulfhydrique, comme le sublimé corrosif dissous (*V*. page 384); mis en contact avec l'eau de baryte, il fait naître un précipité jaune serin clair, composé de sulfate de baryte blanc et de bi-oxyde de mercure jaune; lorsqu'on traite ce précipité par l'acide chlorhydrique pur, le bi-oxyde est dissous, et il reste du sulfate de baryte blanc. *Caractères du turbith minéral* (sulfate basique). Il est pulvérulent, jaune, et insoluble dans l'eau; chauffé jusqu'au rouge dans un tube de verre étroit, et long de 25 à 28 centimètres, il se décompose, et fournit, entre autres produits, du mercure métallique; traité par l'acide azotique pur, il se forme, aux dépens de l'excès de bi-oxyde, de l'azotate de bi-oxyde de mercure, facile à reconnaître (*voyez* page 420); enfin, lorsqu'on agite pendant quelques minutes le turbith minéral avec une dissolution de potasse à l'alcool (ne contenant point de sulfate), on obtient du bi-oxyde de mercure jaune et du sulfate de potasse : donc le turbith minéral renferme de l'acide sulfurique. On reconnaît aisément qu'il s'est formé du sulfate de potasse, en filtrant la liqueur et en la mêlant avec du chlorure de baryum : on obtient sur-le-champ un précipité blanc de sulfate de baryte, insoluble dans l'eau et dans l'acide azotique.

Les divers sels de mercure dont je viens de parler exercent sur l'économie animale une action semblable à celle du sublimé corrosif.

Des vapeurs mercurielles et du mercure extrêmement divisé.

Les vapeurs mercurielles et le mercure métallique sont-ils vénéneux, et en cas d'affirmative comment peut-on reconnaître que l'empoisonnement a été déterminé par eux?

Les effets toxiques des vapeurs mercurielles ne sauraient être mis en doute ; quant à l'action du mercure métallique, il est avéré qu'elle peut être funeste *dans certains cas* qui seront spécifiés plus bas.

Vapeurs mercurielles. Ramazzini, Burdett, Ollivier (d'Angers), etc., ont rapporté des faits qui prouvent combien les ouvriers employés aux mines de mercure, les doreurs, les étameurs de glaces, les constructeurs de baromètres et tous ceux qui manient le mercure, éprouvent souvent des accidens graves, que l'on peut résumer ainsi : tremblement et paralysie des différens membres, vertiges, perte de la mémoire et des autres facultés intellectuelles, salivation et ulcération des différentes parties de la bouche, coliques, asphyxie, asthme, hémoptysie, atrophie, apoplexie, mort (*Essai sur les maladies des artisans*, par Ramazzini, page 43 ; Burdett, *Archives générales de médecine*, tome IV, page 282 ; Ollivier (d'Angers) et Roger de l'Orne, *Annales d'hygiène*, avril 1841).

Mais, dira-t-on, les élèves des hôpitaux des vénériens ne contractent jamais la maladie mercurielle, quoiqu'ils soient journellement en contact avec des individus soumis à l'usage de frictions mercurielles ; cela tient probablement à ce que le mercure qui entre dans la composition de l'onguent gris est retenu par l'axonge et ne se volatilise pas, et probablement aussi à ce que les salles de ces hôpitaux sont en général spacieuses, surtout relativement à la quantité de vapeur qui se produit.

Quoi qu'il en soit, les experts chargés de déterminer si un empoisonnement a été ou non occasionné par des vapeurs mercurielles, devront surtout avoir égard aux symptômes éprouvés par les malades, et à la profession qu'ils exercent, car les recherches chimiques ne pourront guère leur venir en aide, à moins qu'on n'admette avec certains auteurs, ce qui est loin d'être démontré, que l'on trouve quelquefois du mercure métallique dans les articulations, dans les organes ou dans certains liquides de l'économie animale de ceux qui ont été soumis à l'influence des vapeurs mercurielles (*V.* page 410). Si l'on adoptait l'opinion de M. Mialhe, peut-être parviendrait-on à découvrir *quelquefois* dans certains tissus ou dans certains liquides des doreurs, des étameurs de glaces, etc., des traces de sublimé corrosif; en effet, d'après ce chimiste, l'action délétère des vapeurs mercurielles dépendrait de la facilité avec laquelle ces vapeurs absorbent l'oxygène et se transforment ensuite en bi-chlorure de mercure, à la faveur des chlorures alcalins qu'elles trouvent dans l'économie animale.

Mercure métallique. Parmi les faits publiés jusqu'à ce jour, il en est un certain nombre qui ne laissent aucun doute sur les qualités nuisibles du mercure métallique, tandis que d'autres tendent à établir son innocuité. Les premiers ont été signalés par Zwinger, dans les *Ephémérides des curieux de la nature,* déc. II, an. 1688, obs. 230; par Laborde, dans le *Journal de médecine*; tome I, page 3; par Paul Jalon dans les *Ephémérides des curieux de la nature,* obs. 107, déc. II, an. 1687; et par le docteur Pinjou, médecin de Saint-Etienne (*V.* ma *Toxicologie générale,* t. I, 4ᵉ édit., p. 598). Les faits qui semblent déposer en faveur de l'innocuité du mercure métallique ont été observés ou décrits par Scret (*V.* les *Ephémérides des curieux de la nature,* ann. 1670 ou 1678); par Debaen, par Desbois de Rochefort (*Matière médicale,* tome I, page 213, ann. 1688); par Sue (*Mém. de la Soc. médicale d'Emulation,* 4ᵉ année, p. 252); et par moi (*voyez* ma *Toxicologie générale,* p. 600).

Après avoir mûrement examiné les deux opinions émises à ce sujet, je crois pouvoir conclure que le mercure métallique agit comme *toxique* toutes les fois qu'il séjourne assez de temps dans le canal digestif, *pour éprouver un grand degré de division, et pour être absorbé, soit qu'il reste, après l'absorption, à l'état de mercure métallique, soit qu'il se transforme d'abord en oxyde, puis en bi-chlorure* comme le pense M. Mialhe. Bien des faits viennent à l'appui de cette manière de voir.

1° On sait que l'humidité et la graisse sont susceptibles d'atténuer prodigieusement les molécules du mercure, au point de les rendre noires; pourquoi ne pas attribuer dès-lors les effets nuisibles observés par *Zwinger* et *Laborde* au mercure que les malades avaient gardé pendant plusieurs jours dans le canal digestif et qui avait éprouvé une grande division par son contact avec les sucs de l'estomac?

2° Les effets délétères des vapeurs mercurielles, ainsi que je l'ai dit, ne sauraient être contestés : or, ces vapeurs ne sont que du mercure très divisé.

3° L'onguent mercuriel appliqué en frictions chez l'homme donne souvent lieu à des symptômes d'empoisonnement. Swediaur a constaté des accidens graves chez un chien qu'il avait soumis à l'usage de ces frictions : or, l'onguent mercuriel n'est formé que de graisse et de mercure *très divisé*.

S'il s'agissait de constater l'existence du mercure très divisé dans l'onguent mercuriel, on ferait fondre celui-ci dans l'eau bouillante, la graisse surnagerait et le mercure serait précipité à l'état métallique. Que si du mercure très divisé et noir avait été recueilli dans le canal digestif, on le ferait dissoudre dans de l'acide azotique étendu de son poids d'eau, et l'on reconnaîtrait l'azotate formé aux caractères indiqués aux p. 419 et 420.

Questions médico-légales concernant les préparations mercurielles.

L'existence d'une certaine quantité de mercure métallique dans le canal digestif d'un individu qui a succombé après avoir éprouvé les symptômes d'un empoisonnement aigu, suffit-elle pour établir qu'il y a eu empoisonnement, lorsqu'il est avéré que le mercure n'a été ni avalé, ni injecté dans le rectum à l'état métallique ?

Telle est la question qui me fut adressée en 1829 par M. l'avocat général de la Cour royale d'Orléans, quelques jours avant le jugement de l'affaire concernant la femme Villoing. Cette femme, malade depuis cinq à six jours lorsque le docteur Caron de Gien fut appelé, se plaignait d'une oppression très forte à la région épigastrique ; elle éprouvait de fréquentes envies de vomir qui de temps à autre étaient suivies de vomissemens bilieux excessivement abondans. Le médecin regardait la maladie comme une affection bilieuse ; son pronostic n'avait rien de fâcheux, lorsqu'au bout de quatre jours on vint lui annoncer que la femme Villoing était morte après avoir éprouvé des vomissemens extrêmement fréquens et de copieuses déjections alvines.

L'estomac était le siége de deux perforations ; on voyait adhérer à plusieurs points de sa membrane muqueuse *plusieurs globules mercuriels*; il y avait encore plus de ces globules dans le duodénum que dans l'estomac; quelques-uns égalaient la grosseur d'un grain de *millet*. Le cœcum contenait du mercure en *gros globules*, il y en avait aussi dans le colon et dans le rectum. On pouvait évaluer à 8 grammes la quantité de mercure trouvée dans le canal digestif de cette femme.

Il résulte des expériences nombreuses que j'ai tentées, 1o que ni le bi-chlorure ni les oxydes de mercure ne se décomposent dans le canal digestif des chiens auxquels on les fait avaler, de manière à fournir du mercure métallique; mais qu'il est encore possible, au bout de plusieurs mois d'inhumation, de démontrer dans ce canal l'existence d'un composé mercuriel, quoiqu'on n'aperçoive nulle part de globules mercuriels; 2° que cependant la masse noire, connue sous le nom de protoxyde de mercure, étant retirée de l'estomac, desséchée et comprimée, laisse apercevoir du mercure *non réuni en globules mobiles*, tel qu'on peut le voir dans cette masse avant qu'elle ait été avalée; 3° que l'azotate et le sulfate de protoxyde de mercure, qui jouissent de la propriété d'être ramenés, en totalité ou en partie, à l'état métallique par l'albumine et la gélatine, peuvent, au contraire, dans certains cas, être revivifiés, surtout au bout de quelques jours, par les tissus de l'estomac ou des intestins', ou par les alimens qu'ils renferment; mais alors le mercure métallique mis à nu reste comme incorporé avec la matière qui l'a séparé des sels, et, *loin d'être réuni en globules mobiles*, ne peut être aperçu qu'à l'aide d'une loupe; 4° qu'il existe un très grand nombre de mélanges de composés mercuriels et d'autres corps, dans lesquels, à la suite de réactions chimiques, le mercure peut être réduit à l'état métallique, à froid, ou à l'aide d'une légère chaleur, tantôt presque instantanément, tantôt seulement au bout de plusieurs heures et même de quelques jours; ainsi l'azotate et le sulfate de protoxyde de mercure, l'azotate et le sulfate de bi-oxyde mêlés avec de l'huile essentielle de térébenthine, de l'arsenic, du fer, du cuivre, du phosphore ou du sulfate de protoxyde de fer sont décomposés même à la température ordinaire et donnent du mercure métallique au bout de plusieurs heures ou de plusieurs jours. L'éther sulfurique, l'eau-de-vie, l'alcool à 40 degrés, le sucre et l'huile d'olives ne séparent point le mercure métallique des azotates de ce métal à la température ordinaire, tandis que l'alcool chauffé à 50° peut revivifier le métal de ces sels. Le bi-oxyde de mercure ne donne du mercure que lorsqu'il est mélangé avec le sulfate de protoxyde de fer. Le sublimé fournit du mercure métallique quand il est en contact à froid avec le fer, le cuivre, le zinc, l'arsenic ou le phosphore; l'huile essentielle de térébenthine ne paraît pas l'altérer; l'albumine, la gélatine, l'eau-de-vie, l'éther et l'huile d'olives ne le réduisent pas à l'état métallique. J'ai administré 2 gram. d'azotate de protoxyde de mercure à un chien, et bientôt après je lui ai donné 4 gram. de sulfate de protoxyde de fer : l'estomac et les intestins, après avoir été desséchés, laissaient apercevoir, à l'aide de la loupe, du mercure métallique en globules très divisés et adhérens. J'ai trouvé des globules de mercure visibles à la loupe et incorporés dans la membrane muqueuse de l'estomac d'un chien auquel j'avais fait prendre 1 gram. de sublimé dissous dans 50 grammes d'eau et mélés à 12 grammes de cuivre pulvérisé ; après la dessiccation de la membrane muqueuse on voyait aussi de ces globules à sa surface. J'ai obtenu le même résultat après avoir donné à un chien 2 grammes d'azotate de mercure délayé dans l'eau distillée, et mélangé avec 60 grammes d'huile essentielle de térébenthine ; 5° qu'il peut arriver, en faisant avaler de pareils mélanges à des animaux vivans, et en les ouvrant après la mort, que l'on ne trouve pas du mercure métallique dans l'estomac ni dans les intestins; ce qui tient à ce que les animaux périssent trop vite pour que la décomposition de la préparation mercurielle en mercure métallique ait eu le temps de s'opérer ; et si l'estomac contient des alimens, à ce que le contact entre le poison mercuriel et la substance qui doit le réduire à l'état métallique, peut ne pas être intime : d'ailleurs, par suite de l'irritation que détermine la substance vénéneuse, il y a une sécrétion plus abondante de liquides, et le poison se trouvant plus affaibli, on conçoit que sa décomposition puisse ne pas avoir lieu. Ainsi, que l'on administre à des chiens un mélange de sublimé corrosif dissous et d'un métal capable de le revivifier, tel que le zinc, le cuivre, le fer, etc., ce métal, beaucoup plus pesant que la dissolution, pourra tomber au fond de l'estomac, se loger entre les replis de la membrane muqueuse, et agir à peine sur le *solutum* du sublimé, qui, de son côté, sera déjà mêlé aux alimens et en partie décomposé par eux; 6° qu'il existe toujours du mercure métallique globuleux dans une partie du canal digestif, lorsque les animaux ont avalé du *sucre mercuriel*, et qu'on ne les a tués qu'au bout de quelques heures : il est évident que le mercure gommeux, l'onguent mercuriel et toutes les autres préparations dans lesquels ce métal n'est que divisé, doivent se comporter comme le sucre mercuriel; 7° que l'existence d'une certaine quantité de *mercure métallique* dans les voies digestives d'un individu qui a succombé *après avoir éprouvé les symptômes d'un empoisonnement aigu*, me paraît suffisante pour rendre l'empoisonnement par un composé mercuriel *très probable*, lorsqu'il est avéré que le mercure n'a été ni avalé ni injecté dans le rectum à l'état métallique, ou, ce qui revient au même, à l'état de sucre mercuriel, d'onguent gris, d'onguent napolitain, de mercure gommeux; 8° que cette *probabilité* sera encore plus grande lorsque, dans le cas dont je parle, on découvre dans les voies digestives, indépendamment du mercure métallique, un reste de la substance qui a pu décomposer et revivifier la préparation mercurielle, ou du moins le nouveau composé que cette substance a dû fournir : ainsi, pour mieux me faire comprendre, supposons que le poison mercuriel ait été avalé avec du cuivre ou du fer, et que l'on trouve, outre le mercure métallique, des restes de fer ou de cuivre, ou un sel de ces métaux, formé aux dépens de l'acide, ou du corps avec lequel le mercure était combiné dans le poison mercuriel.

Mais, objectera-t-on, vous n'admettez donc pas que chez des individus soumis depuis long-temps à l'usage de petites doses d'une préparation mercurielle ou de frictions de même nature, le mercure puisse se présenter à l'état métallique dans les voies digestives? Des médecins dont l'autorité est d'un grand poids nient la possibilité d'une pareille décomposition, et traitent de fabuleuses toutes les observations ayant pour objet d'établir le fait. Je partage leur opinion : toutefois, comme en médecine légale il pourrait être dangereux d'établir un précepte d'après des données qui ne seraient pas rigoureusement prouvées, j'engage les experts à user de la plus grande circonspection , et à ne pas *affirmer* que du mercure métallique trouvé dans le canal digestif d'une personne qui faisait *depuis long-temps* usage de préparations mercurielles, ne peut pas provenir de ces préparations qui seraient décomposées dans nos organes ; mais je pense aussi qu'ils doivent faire sentir l'invraisemblance de l'opinion contre laquelle ils n'osent pourtant pas se prononcer d'une manière absolue. Faisant application de ces données à l'affaire de la dame Villoing , je résumai ainsi ma consultation :

A. Il est impossible d'*affirmer* que cette femme soit morte empoisonnée, parce qu'on n'a découvert aucun poison dans les matières soumises à l'examen des experts ; B. dans l'espèce, on ne saurait considérer comme des traces d'une substance vénéneuse le mercure *métallique* qui existait dans le canal digestif, parce que ce métal, en admettant qu'il agisse comme poison, ne détermine jamais les accidens ni les lésions de tissu observés chez la femme Villoing, et que d'ailleurs rien ne fait supposer, comme je crois l'avoir bien établi, que ce mercure provienne d'un composé mercuriel vénéneux qui aurait été revivifié dans les voies digestives ; C. néanmoins les symptômes qui ont précédé la mort et les lésions de tissu dont le canal digestif était le siége, sont de nature à faire soupçonner que l'empoisonnement pourrait avoir eu lieu ; D. il est à-peu-près certain que le mercure a été avalé en nature, soit qu'on l'ait administré dans une intention criminelle pour faire prendre le change, soit qu'il ait été employé, d'après des idées populaires, dans le dessein de faire cesser les douleurs dont la femme Villoing se plaignait depuis quelques jours (Voyez mon Mémoire dans le *Journal de chimie médicale*, t. vi^e, année 1829).

Affaire d'empoisonnement devant la Cour royale du département de la Seine. Est-il possible que du sulfure de mercure trouvé dans le canal digestif d'un individu n'ait pas été avalé sous cet état, et qu'il soit le résultat de la décomposition éprouvée par un poison mercuriel ou par un médicament à base de mercure ? Oui, monsieur le président :

j'ai vu un malade atteint d'une gastro-céphalite, qui prenait tous les jours 40 ou 50 centigr. de protochlorure de mercure en poudre impalpable, et qui rendait par les selles une quantité notable de sulfure de mercure noir; il se dégageait évidemment du gaz acide sulfhydrique dans le canal intestinal, et ce gaz transformait le protochlorure en sulfure de mercure : cette décomposition était favorisée à-la-fois par la température du canal digestif et par les sucs qui s'y trouvaient, car à froid et à sec, elle n'arrive que lentement et d'une manière incomplète, surtout lorsque le protochlorure est en fragmens. Le sublimé corrosif et les sels mercuriels solubles et vénéneux qui existeraient dans les intestins, au moment où il se dégage du gaz acide sulfhydrique, seraient encore plus rapidement décomposés et transformés en sulfure noir, que le protochlorure.

Comment reconnaître que le mercure métallique recueilli à la suite d'une expertise médico-légale provient, non pas d'une préparation mercurielle soluble qui aurait été administrée comme poison, mais bien du protochlorure de mercure qui aurait été pris comme médicament ?

Un individu, malade depuis long-temps et habituellement constipé, prend, dans le dessein de se purger, 30 ou 40 centigr. de calomélas (protochlorure de mercure) ; il meurt trois ou quatre heures après : on soupçonne qu'il a été empoisonné. Le médecin est requis pour faire l'ouverture du corps ; il trouve le canal digestif enflammé ; il fait l'analyse des liquides, qui ne lui apprend rien sur la véritable cause de la mort ; il examine les solides, comme je l'ai conseillé, et il découvre à la fin de l'expérience du mercure métallique : tout le porte à croire qu'il y a eu empoisonnement par un sel soluble de mercure. Cette opinion est pourtant erronée dans le cas dont je m'occupe ; car la rougeur du canal digestif tient à une phlegmasie chronique dont le malade était tourmenté depuis long-temps : le mercure métallique provient de la petite dose de calomélas qu'il avait prise, et qui certes ne peut pas avoir occasionné l'empoisonnement.

Je crois pouvoir indiquer les moyens propres à éviter des méprises de ce genre. Il faut savoir, 1° que le calomélas que l'on a introduit dans le canal digestif peut bien se retrouver après la mort, mais qu'alors il est le plus ordinairement appliqué sur les tissus sous forme d'une poudre blanchâtre, que l'on peut enlever en ratissant les membranes, parce qu'il ne se combine pas avec elles ; en outre, qu'il est insoluble dans l'eau, et que, lorsqu'on le met en contact avec de l'eau de chaux à la température ordinaire, il acquiert une couleur noire parce qu'il se forme du protoxyde de mercure : d'ailleurs, il conserve toutes ses propriétés physiques. Si par hasard il était intimement mêlé avec les substances alimentaires solides contenues dans le canal digestif, il suffirait de diviser celles-ci dans l'eau : alors le calomélas, d'un poids spécifique très considérable, gagnerait le fond du vase, tandis que les autres matières tarderaient beaucoup plus à se précipiter ; 2° que le composé mercuriel qui résulte de la combinaison du sublimé corrosif avec les substances végétales ou animales, et dont l'existence suffit pour prononcer qu'il y a eu empoisonnement, n'est jamais appliqué sous forme de poudre sur les membranes du canal digestif ; qu'il ne se présente jamais avec ses propriétés physiques, parce qu'il est intimement combiné avec les substances qui ont déterminé sa formation ; enfin que, si l'on verse de l'eau de chaux sur les matières qui sont ainsi combinées, on ne remarque aucun changement de couleur. Indépendamment de ces données qui sont immédiatement fournies par l'expérience, le médecin peut apprendre que le malade avait pris du mercure doux ; ce qui doit nécessairement contribuer à rectifier le jugement qu'il aurait pu porter d'abord.

Est-il possible de découvrir du sublimé corrosif dans l'estomac, dans le foie ou dans l'urine d'un individu qui n'a jamais fait usage de ce composé mercuriel ? *Un individu peut-il périr empoisonné par du sublimé corrosif,* lorsqu'il n'en a pas pris ?

M. Mialhe ne balance pas à résoudre ces deux questions affirmativement. Voici sur quoi il se fonde : « Tous les composés « mercuriels autres que le sublimé, y compris le mercure, fournissent, dit-il, une plus ou moins grande quantité de bichlorure de mercure, lorsqu'ils ont été en contact avec des chlorures alcalins, comme ceux de potassium, de sodium et de ba-

« ryum ou avec du chlorhydrate d'ammoniaque, ou avec de l'acide
« chlorhydrique. Le chlorhydrate d'ammoniaque surtout pos-
« sède au plus haut degré la propriété d'opérer la transformation
« dont je parle. Le contact de l'oxygène la favorise beaucoup :
« aussi les préparations mercurielles qui peuvent être changées
« en bichlorure, en l'absence de l'oxygène, sont plus rapidement
« et plus complétement transformées si ce corps agit sur elles ; il
« en est même qui ne subissent cette transformation que par
« l'action combinée d'un chlorure et de l'oxygène : tel est le mer-
« cure métallique. La quantité de composé mercuriel qui passe
« à l'état de sublimé dépend à-la-fois de la nature de ce composé
« et de la proportion de chlorure alcalin ; ainsi les sels solubles
« de bioxyde de mercure et les cyanures sont entièrement trans-
« formés ; tandis que toutes les autres préparations ne le sont
« que partiellement : pour celles-ci la transformation est d'au-
« tant plus considérable que l'on a employé plus de chlorure.
« Les sels de protoxyde commencent par passer à l'état de pro-
« tochlorure de mercure, puis se changent en bichlorure ; tandis
« que les sels de bioxyde se transforment de suite en sublimé.
« 60 centigrammes de *protochlorure* de mercure donnent, terme
« moyen, 15 milligram. de sublimé. Le *protoxyde*, le *sulfate*,
« l'*acétate*, le *tartrate de protoxyde de mercure* et le *mercure*
« *de Hahnemann*, sont à-peu-près dans le même cas. L'*azo-*
« *tate de protoxyde* en donne moins que le calomel. Le *proto-*
« *iodure* exige le contact de l'oxygène pour être transformé, et
« fournit à peine autant de sublimé que le protochlorure. Avec
« le *mercure métallique* on n'obtient guère de bichlorure
« qu'autant qu'il y a contact de l'oxygène, que la température est
« un peu élevée et que la dissolution du chlorure alcalin est plus
« concentrée. Le *sulfure de mercure* donne encore moins de
« sublimé que le mercure métallique. Le *bioxyde* en produit à-
« peu-près dix fois autant que le protochlorure ; le *bi-iodure* en
« fournit encore plus et le *turbith nitreux* un peu moins. Ainsi
« que je l'ai déjà dit, les sels de *bi-oxyde* solubles et le *cyanure*
« sont entièrement changés en sublimé.
« Ces divers résultats, obtenus par l'expérimentation directe
« dans des vases inertes, se reproduisent évidemment dans l'éco-

« nomie animale, parce que là les composés mercuriels sont in-
« cessamment en contact avec des chlorures alcalins et avec
« l'air ; on conçoit qu'alors l'oxygène contenu dans l'oxyde de
« mercure d'un sel de protoxyde ou d'un sel de bi-oxyde se porte
« sur le métal du chlorure pour l'oxyder, et que le chlore de
« celui-ci se combine avec le mercure de l'oxyde décomposé. Si
« la préparation mercurielle n'est pas à base d'oxyde, l'air four-
« nit de l'oxygène et les effets sont les mêmes. »

Voici à l'appui de ce fait une expérience curieuse : « Douze
« heures après avoir pris 6 décigrammes de protochlorure de
« mercure, mon urine contenait un composé mercuriel soluble
« (sublimé corrosif) ; il suffisait de filtrer ce liquide et d'en
« mettre une goutte en contact avec une lame de cuivre par-
« faitement décapée, pour que celle-ci se recouvrît à l'instant
« même d'une couche de *mercure métallique*. »

<h2 style="text-align:center">§ III.</h2>

*Des préparations de cuivre, du cuivre métallique, des émana-
tions de cuivre, et du cuivre naturellement contenu dans
le corps de l'homme et dans certains liquides alimentaires.*

CUIVRE MÉTALLIQUE. Quelque divisé que soit le cuivre métallique, il n'est point vénéneux ; les expériences et les observations
de *Thomas Bartholin*, *d'Amatus Lusitanus*, de *Lamotte*,
d'*Hévin*, de *Drouard*, etc., ne laissent aucun doute à cet égard;
en effet, ces auteurs ont souvent constaté son innocuité chez
l'homme et chez des animaux qui en avaient avalé des quantités
notables. Cependant je crois devoir consacrer un article à son
histoire, parce que, dans certaines circonstances, il peut arriver
que des alimens solides ou liquides cuits dans des vases en cuivre, soient rendus vénéneux par une portion de ce métal avec
laquelle ces alimens se sont unis ; ainsi, que l'on fasse bouillir
dans un chaudron de cuivre *jaune*, et mieux encore de cuivre
rouge, pendant une heure ou deux de l'eau distillée tenant en
dissolution 1/20ᵉ de son poids de chlorure de sodium, la dissolution *contiendra du cuivre* comme on pourra s'en assurer en
l'évaporant jusqu'à siccité, et en traitant le produit par l'acide

acétique ; on obtiendra de l'acétate de bioxyde de cuivre facile à reconnaître (*voyez* p. 442) (Eller, physicien de Berlin). D'un autre côté, que l'on fasse bouillir dans un chaudron de cuivre un litre d'eau contenant 150 grammes de chlorure de sodium , du bœuf, du lard et du poisson ; le bouillon *filtré* renfermera du cuivre, qu'il sera facile de déceler par une lame de fer ; le *bœuf parfaitement lavé*, pendant plusieurs jours, pour le débarrasser du bouillon dont il était imprégné, en contiendra aussi, car il suffira de le traiter à la température de l'ébullition par de l'eau aiguisée d'acide acétique pour obtenir un *solutum*, dans lequel on constatera la présence du cuivre, en l'évaporant jusqu'à siccité, en carbonisant par l'acide azotique le produit de l'évaporation et en traitant le charbon par de l'eau acidulée par l'acide acétique. Eller s'est trompé en disant d'une manière absolue que le bouillon obtenu dans ces sortes d'expériences ne renferme point de cuivre ; apparemment qu'il n'avait agi qu'avec une très petite proportion de chlorure de sodium , et avec une grande quantité de substances alimentaires ; dans ce cas, en effet, la matière organique s'empare de la totalité du cuivre qui avait pu être dissous par le bouillon et transforme ce métal en un composé insoluble qui se trouve exclusivement dans les matières solides.

Il est inutile de faire ressortir l'importance de ces faits dans certaines expertises médico-légales dans lesquelles il s'agirait d'alimens assaisonnés qui auraient été préparés dans des vases de cuivre jaune ou rouge et qui auraient donné lieu à des accidens.

On avait avancé à tort que du lait, du thé, du café, de la bière et de l'eau de pluie que l'on avait fait bouillir pendant une heure ou deux dans un chaudron de cuivre, tenaient en dissolution une certaine quantité de ce métal. Eller a prouvé par des expériences concluantes, qu'il n'en est rien.

S'il s'agissait de constater *la présence du cuivre* métallique précipité d'une dissolution cuivreuse par une lame de fer et déposé sur elle, problème que l'on sera souvent appelé à résoudre, on laverait cette lame avec de l'eau distillée, on l'essuierait entre deux feuilles de papier joseph, et après avoir reconnu qu'elle offre la couleur rouge du cuivre, on verserait sur les parties rouges une ou plusieurs gouttes d'ammoniaque liquide ; quelques minutes après l'exposition au soleil de la lame ainsi disposée, l'ammoniaque serait colorée en bleu, parce qu'il se serait formé du bioxyde de cuivre et ultérieurement de l'ammoniure de ce bioxyde de couleur bleue. On pourrait encore détacher à l'aide d'un canif, et avec précaution, le cuivre appliqué sur les deux faces de la lame de fer ; la limaille obtenue, quoique mêlée d'un peu de fer, offrirait toutes les propriétés physiques du cuivre ; cependant pour être certain qu'elle est presque entièrement formée par ce métal, on devrait la chauffer avec de l'acide azotique étendu de son poids d'eau qui dissoudrait le cuivre et le fer ; en faisant évaporer la liqueur jusqu'à siccité, il resterait de l'azotate de cuivre mêlé d'une petite proportion d'azotate de fer ; pour séparer ces deux sels, on les ferait bouillir pendant deux ou trois minutes avec de l'ammoniaque liquide qui transformerait l'azotate de cuivre en azotate de cuivre ammoniacal *soluble*, sans dissoudre sensiblement de fer ; cet azotate double étant filtré et évaporé jusqu'à siccité, donnerait un produit qui se colorerait fortement en rouge brun par le cyanure jaune de potassium et de fer, et qui se comporterait avec d'autres réactifs, comme les sels de bioxyde de cuivre.

Émanations de cuivre. Les ouvriers qui travaillent le cuivre sont exposés à deux sortes d'affections : la première due au plomb avec lequel le cuivre peut être allié, ne diffère pas de la *colique des peintres* (*voyez* Plomb). L'autre se montre sous une forme très différente et porte le nom de *colique de cuivre ;* dans celle-ci les douleurs sont permanentes avec des exacerbations ; elles augmentent par la pression extérieure ; elles sont accompagnées de chaleur vive dans l'abdomen et d'un appareil fébrile proportionné à l'intensité des symptômes abdominaux ; des vomissemens verdâtres ont lieu comme dans la colique saturnine ; mais au lieu de constipation il y a ici des selles abondantes, glaireuses, verdâtres, fréquemment répétées, accompagnées quelquefois de ténesme ; c'est une véritable inflammation gastro-intestinale produite par l'introduction du cuivre dans les organes digestifs. Les lapidaires, les monteurs et tourneurs en cuivre, les bijoutiers *en faux*, les marchands de vieux métaux, les chaudronniers, sont par leur profession spécialement exposés à la colique de cuivre qui est infiniment plus rare que la colique saturnine.

Cuivre naturellement contenu dans le corps de l'homme et dans certains liquides alimentaires. En 1830 M. Sarzeau (de Rennes) publia dans le *Journ. de Pharmacie*, t. xvi, un Mémoire dans lequel il établissait positivement l'existence du cuivre dans certains *végétaux* et dans le *sang*, et où se trouve le passage suivant : « *Il est naturel de penser que les matières animales en contiennent ; il se trouve nécessairement dans les muscles, dans les os, dans toute l'organisation.* » Il détermina par des expériences nombreuses combien le quinquina, le café, la garance et le sang renfermaient de ce métal, et il arriva à cette conséquence, qu'en général ces substances en contiennent très peu ; ainsi, pour ce qui concerne le sang, il prescrivit d'agir au moins sur 500 grammes de ce fluide, si l'on voulait en démontrer la présence. Dans une autre partie de son Mémoire, il calcula la quantité de cuivre avalée avec le pain seulement par les habitans de la France, au nombre de trente millions pendant une année (année 1830), et il évalua cette quantité à 3,630 kil. Enfin il fit pressentir combien l'existence naturelle du cuivre dans le corps de l'homme, pouvait compliquer les expertises médico-légales relatives à l'empoisonnement par les sels cuivreux. Déjà bien avant M. Sarzeau, Gahn, Meissner et Vauquelin avaient retiré du cuivre de certains végétaux ; ce dernier savant avait même trouvé ce métal dans le *sang* plusieurs années avant M. Sarzeau, mais comme il s'était servi d'un vase de cuivre pour faire l'expérience, il crut, à tort, que le métal provenait du vase et non du *sang*. En 1832 M. Pernetti (de Rome) annonça l'existence du cuivre dans les vins. En 1833 M. Boutigny en retirait du blé et d'un grand nombre d'autres substances. En 1837 M. Bouchardat le trouvait dans les moules. En 1838 MM. Hervy et Devergie obtinrent quelques traces de ce métal en incinérant plusieurs des organes de l'homme et de la femme, quel que fût leur âge et quelle que fût la maladie à laquelle ils avaient succombé ; ils constatèrent encore sa présence chez un enfant nouveau-né. Enfin, en 1840, après avoir reconnu que le sang, le foie, le canal digestif, etc., de l'homme renferment du cuivre, j'indiquai un procédé simple et exact à l'aide duquel il est permis de décider si du cuivre obtenu en faisant une expertise médico-légale *provient d'un empoisonnement*, ou de la petite proportion de celui qui est *naturellement contenu dans le corps de l'homme* (*V*. les nombreuses expériences que j'ai tentées à cet égard, t. VIII des *Mémoires de l'Académie royale de médecine*).

Le croira-t-on? Après tant d'imposans travaux, MM. Flandin et Danger poussèrent la légèreté et l'imprudence jusqu'à dire *qu'il n'existe point de cuivre dans le corps de l'homme ;* dans un premier travail lu à l'Académie des sciences le 24 avril 1843, ils soutiennent cette proposition avec un aplomb imperturbable, et ils s'appuient sur ce qu'ils n'ont point trouvé ce métal en procédant par une *méthode nouvelle* qui, suivant eux, permettait pourtant de découvrir un *cent millième* de cuivre, et sur ce que ayant fait prendre de très petites doses d'un sel cuivreux à des chiens pendant long-temps, ils ne décelaient pas le cuivre dans le foie de ces animaux. D'après eux, l'école toxicologique moderne, bien autrement exacte que l'ancienne, sait se mettre à l'abri des causes d'erreur ; ainsi elle écarte les réactifs impurs et qui pourraient contenir du cuivre; elle n'incinère pas les matières organiques dans des creusets de porcelaine ; afin d'éviter le cuivre que pourrait contenir la cendre qui voltige autour des creusets et qui pénètre dans leur intérieur, elle incinère en vaisseaux clos dans un tube de porcelaine.

Une pareille annonce ne pouvait pas rester sans réponse : aussi trois de mes élèves, MM. Barse, Lanaux et Follin adressèrent-ils en août 1843 un Mémoire à l'Académie des sciences dans lequel ils réfutaient par des faits nombreux l'étrange prétention de MM. Flandin et Danger, et demandaient à prouver par des expériences irrécusables l'exactitude de leurs assertions. Il n'avait encore été donné aucune suite à cette demande, lorsque en octobre 1844 MM. Flandin et Danger, plus mal inspirés qu'en 1843, lurent un nouveau travail dans lequel non-seulement ils persistaient dans l'opinion erronée qu'ils avaient d'abord émise, mais encore ils citaient, *pour les attaquer*, les passages de mon Mémoire et de celui de M. Devergie ayant trait à l'existence du cuivre naturellement contenu dans le corps de l'homme; ils allèrent plus loin; oubliant toutes les convenances, ils compromirent l'un des membres de la commission (M. Pelouze) en annonçant que les expériences qu'ils croyaient si probantes avaient été faites en sa présence : c'était un moyen plus adroit que loyal de persuader au public que leurs assertions étaient vraies. Mais que peuvent de pareils stratagèmes devant les faits? La vérité est bien autrement puissante que des manœuvres propres tout au plus à faire obtenir un succès bien éphémère. Aussi qu'est-il arrivé? C'est que M. Pelouze, sur l'insistance de MM. Barse, Lanaux et Follin, a retiré du cuivre du foie de l'homme, dès qu'il a abandonné le procédé vicieux inventé par MM. Flandin et Danger pour suivre celui que j'emploie; désormais MM. Flandin et Danger ne pourront se refuser à admettre ce qu'ils ont nié avec tant d'obstination et il ne restera de tout le bruit qu'ils ont suscité qu'une nouvelle erreur à ajouter à tant d'autres.

Preuves de l'existence du cuivre dans le corps de l'homme non empoisonné. On carbonise la moitié d'un foie ou le canal digestif, en chauffant dans une capsule de porcelaine ces organes coupés en petits morceaux; cette carbonisation peut être opérée soit par le feu, soit par l'acide azotique concentré et pur, soit par ce même acide mêlé d'un quinzième de son poids de chlorate de potasse, soit enfin par l'acide sulfurique pur et concentré. On lave le charbon à plusieurs reprises avec de l'eau distillée, afin de rendre l'incinération plus facile et plus complète; on l'incinère ensuite en le chauffant dans un creuset de porcelaine, à l'aide de la lampe de Berzélius, ou mieux encore en faisant passer un courant d'air atmosphérique pendant une ou deux heures sur ce charbon préalablement disposé dans un tube de porcelaine, que l'on maintient à une chaleur rouge dans un fourneau à réverbère. On peut également procéder à cette incinération en chauffant le creuset dans un fourneau *ordinaire* alimenté par du charbon; il faut seulement éviter, dans ce cas, que la cendre produite par ce charbon ne s'introduise dans le creuset, ce à quoi on parvient aisément en fermant celui-ci avec son couvercle, en n'enlevant ce couvercle que de temps à autre pour que le charbon puisse recevoir le contact de l'air et en ne soufflant pas le feu pendant

que le creuset est ouvert. Quoi qu'il en soit on fait bouillir la
cendre avec de l'eau distillée pour lui enlever la majeure partie
des sels solubles; on filtre la liqueur, puis on fait bouillir pendant
quelques minutes avec de l'acide chlorhydrique pur, la portion
de cendre charbonneuse non dissoute; on filtre et l'on évapore
la liqueur jusqu'à siccité pour chasser l'excès d'acide; on dissout
le produit de cette évaporation dans l'eau distillée et l'on fait passer un courant de gaz acide sulfhydrique à travers la dissolution;
que ce gaz brunisse ou non instantanément cette liqueur, on
abandonne celle-ci à elle-même jusqu'à ce qu'il se soit déposé un
précipité brun noirâtre composé de sulfure de cuivre et de sulfure
de plomb. On décante la liqueur avec une pipette, on lave le précipité avec de l'eau distillée et l'on attend que les deux sulfures se
soient déposés de nouveau; on décante encore avec la pipette,
puis on introduit le précipité mêlé d'un peu d'eau dans une capsule de porcelaine; on ajoute quelques gouttes d'acide chlorhydrique et une ou deux gouttes d'eau régale et l'on chauffe
légèrement; le soufre des deux sulfures se sépare. On filtre et
l'on évapore presque jusqu'à siccité la liqueur dans laquelle se
trouvent les chlorures de cuivre et de plomb débarrassés de l'excès d'acide. Dès que la masse est refroidie, on la traite par l'ammoniaque liquide qui dissout le chlorure de cuivre et laisse du
protoxyde de plomb; on filtre et l'on sépare le cuivre du chlorure
ammoniaco-cuivreux qui se trouve dans la liqueur filtrée, en
acidulant légèrement celle-ci et en y plongeant une lame de fer
parfaitement décapée.

On peut encore procéder d'une manière *beaucoup plus expé-
ditive et aussi sûre* pour déceler la présence du cuivre; pour
cela on fait bouillir pendant quelques minutes la cendre obtenue
à l'aide des procédés indiqués plus haut, avec de l'acide chlorhydrique pur mêlé de quelques gouttes d'eau régale; on filtre,
on évapore la liqueur jusqu'à siccité et l'on traite le produit
desséché par de l'acide chlorhydrique pur étendu de son poids
d'eau; on filtre et l'on plonge la lame de fer dans la liqueur filtrée et préalablement acidulée par une ou deux gouttes d'acide
chlorhydrique; le cuivre ne tarde pas à se déposer sur le fer.

Est-il indispensable d'incinérer les organes précités pour obtenir le cuivre qu'ils renferment ? Je n'hésite pas à répondre par l'affirmative, si l'on veut extraire la *totalité* du cuivre contenu dans ces organes ; mais si l'on tient à démontrer seulement que le cuivre existe dans ces tissus, on parvient à en retirer une *petite partie* soit en faisant *une très forte décoction aqueuse* de plusieurs de nos viscères, en l'évaporant jusqu'à siccité, en carbonisant le produit par l'acide azotique et en *incinérant* le *charbon* qui en provient, soit en faisant bouillir pendant deux ou trois heures dans l'eau régale, les mêmes viscères, en évaporant jusqu'à siccité le liquide obtenu et en traitant le produit desséché par de l'eau distillée bouillante aiguisée d'acide chlorhydrique.

Existe-t-il un procédé pour découvrir le cuivre qui a été administré comme poison, et qui se trouve dans nos viscères, tandis que ce même procédé serait inefficace pour déceler le cuivre naturellement contenu dans ces mêmes viscères ? Oui, certes. *Lorsqu'on traite par l'eau distillée bouillante* pendant 20 à 25 minutes le foie, le canal digestif, etc., d'un individu qui a succombé à un empoisonnement par un sel de cuivre, si ce sel n'a pas encore été complétement éliminé, *la dissolution aqueuse contiendra* une partie *du composé cuivreux qui existait dans les viscères, et qui est légèrement soluble dans l'eau ;* si l'on évapore ce *décoctum* jusqu'à siccité, et que l'on carbonise par l'acide azotique le produit desséché, on pourra, en traitant le charbon par l'acide azotique, dissoudre le cuivre d'empoisonnement renfermé dans ce charbon. Jamais, au contraire, *en agissant de même* avec les organes d'un individu non empoisonné, c'est-à-dire en opérant sur le charbon *non incinéré, on ne retirera la moindre trace du cuivre qu'ils contiennent naturellement.*

Ici encore M. Gaultier de Claubry a fait une objection sans portée (*V. Médecine légale* de Briand, page 670, 4ᵉ édition) :
« A la vérité, M. Orfila, dit-il, a bien voulu prouver que l'ébul-
« lition avec l'eau n'enlèverait jamais le *cuivre normal*, qu'on
« ne pouvait l'obtenir qu'en détruisant les produits organiques ;
« mais en supposant *bien établi* que le cuivre accidentel ne
« puisse jamais être extrait par l'eau, il n'en resterait pas moins
« cette difficulté que certains composés de ce métal formant avec

« des produits de l'organisation *des combinaisons sur les-*
« *quelles l'eau n'a pas d'action*, il faudrait prouver que l'on
« peut distinguer l'un de l'autre.» La réponse sera facile : 1° plusieurs centaines d'expériences ont déjà prouvé que l'on ne peut
enlever la moindre trace du cuivre naturel par l'eau bouillante,
pourvu que le *décoctum* évaporé jusqu'à siccité et carbonisé *ne
soit pas incinéré* (*V*. page 439); 2° quelles sont donc *ces combinaisons sur lesquelles l'eau n'a pas d'action*; je défie
M. Gaultier de Claubry d'en citer une seule qui ne soit pas *légèrement* soluble dans ce liquide; mes expériences ont été faites
tour-à-tour avec des précipités résultant de l'action de plusieurs
matières organiques sur des sels de cuivre, *et ces précipités
avaient été parfaitement lavés*, ou bien avec des foies, des
rates, etc., d'animaux que l'on avait tués avec un sel de cuivre;
constamment l'eau bouillante a dissous une quantité d'un composé cuivreux, faible, sans doute, mais suffisante pour que son
existence pût être démontrée dans la dissolution.

Est-il permis de juger, *d'après la* QUANTITÉ *de cuivre obtenue dans une expertise médico-légale, que ce métal provient plutôt d'un empoisonnement que de celui qui existe
naturellement dans le corps de l'homme ?* Avant de résoudre
cette question, voyons quels sont les résultats des expériences
tentées par MM. Hervy et Devergie, et qui sont loin d'être assez
nombreuses pour que l'on puisse adopter ces résultats sans réserve : 1° la proportion de cuivre naturellement contenu dans le
corps de l'homme augmente avec l'âge; elle est extrêmement faible chez l'enfant nouveau-né; à trente ans, elle est quatre à
cinq fois plus grande; 2° le cuivre est en proportion variable dans
l'estomac et les intestins de l'homme et de la femme adultes;
cette proportion *ne dépasse* pourtant pas 46 millièmes pour
les intestins; cependant ce chiffre ne repose pas sur un nombre
suffisant d'expériences pour qu'on puisse l'établir comme un
terme invariable; 3° une maladie prolongée, pendant laquelle
l'alimentation ne s'opère pas, paraît apporter une grande différence dans le poids du métal obtenu; 4° cette différence vient à
l'appui de la supposition la plus naturelle à faire sur la source de
ce métal dans l'économie animale, à savoir, qu'il y est introduit

par la viande et les végétaux qui servent d'alimens (Devergie, *Médecine légale,* tome III, page 537, 2ᵉ édition).

On voit par ces données que l'on ne sait rien de positif sur la *quantité* de cuivre naturellement contenu dans nos viscères, et qu'il y aurait, par conséquent, témérité à répondre affirmativement à la question que j'ai posée plus haut. On dira, sans doute, que la proportion de cuivre *naturel* étant ordinairement très faible, si l'on en trouve beaucoup dans un organe déterminé, le foie, par exemple, *après l'avoir incinéré,* tout portera à croire que cette forte proportion provient du cuivre d'empoisonnement et non du cuivre naturel. A cela, je répondrai qu'il faut éviter d'incinérer les viscères, pour y chercher le cuivre d'empoisonnement, par les motifs énoncés plus haut, et parce qu'il est préférable d'agir avec l'eau bouillante ; que si l'on voulait à toute force suivre ce mauvais procédé, il pourrait certainement arriver que l'on trouvât une quantité de cuivre tellement abondante dans la cendre que *tout porterait à croire* que ce cuivre provient d'un empoisonnement, sans que pourtant on pût l'affirmer. Mais aussi, après avoir fait cette légère concession, je dirai que l'on se créerait les plus grands embarras, si l'on érigeait en principe qu'il faut procéder par *incinération;* combien de fois, en effet, n'arriverait-il pas que la quantité de cuivre recueillie, après un empoisonnement, serait très minime, parce que déjà une partie du poison cuivreux aurait été éliminée ou par d'autres motifs ; quel parti prendrait-on alors? Evidemment on ne pourrait pas dire que ce cuivre provient plutôt d'un empoisonnement que de celui qui existe naturellement dans nos viscères. En me résumant sur ce point, j'établirai donc que, dans beaucoup de cas, l'expert ne saurait *affirmer,* d'après la *quantité* de cuivre extraite d'un organe, que ce métal provient d'un empoisonnement, tandis qu'il peut le faire constamment en agissant avec l'eau distillée bouillante, comme je l'ai prescrit à la page 439.

De l'acétate de cuivre neutre.

Comment peut-on reconnaître que l'empoisonnement a eu lieu par l'acétate de cuivre ?

L'acétate de bi-oxyde de cuivre (*verdet cristallisé, cristaux de Vénus*) est sous forme de rhomboïdes d'un vert foncé ou pulvérulent, inodore, d'une saveur styptique, efflorescent et soluble dans l'eau, tandis que le vert de gris dont je parlerai bientôt ne se dissout qu'en partie dans ce liquide. Si l'on verse de l'acide sulfurique concentré sur de l'acétate de cuivre pulvérisé et que l'on ajoute quelques gouttes d'eau, il est décomposé ; il se dégage des vapeurs d'acide acétique ayant une odeur de vinaigre très fort, et il se forme du sulfate de cuivre. Chauffé graduellement et jusqu'au rouge dans un tube de verre étroit, long de 20 à 28 centimètres, il décrépite et fournit de l'acide acétique (vinaigre radical), de l'acétone et d'autres produits volatils semblables à ceux que donnent plusieurs acides végétaux, placés dans les mêmes conditions ; il reste du cuivre métallique au fond du tube.

Dissolution aqueuse concentrée. Elle est verte, transparente, d'une saveur styptique et précipite en bleu par la potasse, la soude et l'ammoniaque (bi-oxyde hydraté) ; ce dernier réactif dissout le précipité avec la plus grande facilité et donne de l'acétate ammoniaco-cuivreux d'un beau bleu. L'acide sulfhydrique gazeux ou liquide la précipité en brun noirâtre (sulfure de cuivre), le cyanure jaune de potassium et de fer en brun marron, si l'on ajoute de l'eau (cyanure de cuivre et de fer), l'acide arsénieux et les arsénites solubles en vert (arsénite de cuivre, vert de Scheele, vert de Schweinfurt) ; ce précipité, se dissolvant très bien dans quelques gouttes d'acide acétique concentré ne se manifesterait pas si l'acétate était acide. Il suffit de plonger une lame de fer bien décapée dans une dissolution concentrée d'acétate de cuivre légèrement acidulée par de l'acide chlorhydrique, pour qu'à l'instant même le fer soit recouvert d'une couche de cuivre. Le phosphore solide agit de même. L'acide sulfurique concentré en dégage de l'acide acétique reconnaissable à son odeur.

Dissolution très étendue incolore ou à peine colorée en bleu. Elle offre une saveur styptique et se comporte avec le cyanure jaune de potassium et de fer et avec la lame de cuivre comme la précédente. L'ammoniaque la bleuit, et l'acide sulfhydrique la brunit, à moins qu'elle ne soit *excessivement* étendue. Quant à la potasse, la soude, l'acide arsénieux, les arsénites et l'acide sulfurique, ils sont sans action sur elle, si elle est très diluée; si l'on voulait obtenir avec ces agens les réactions indiquées plus haut il faudrait concentrer la dissolution. J'ai voulu savoir lequel du cyanure jaune de potassium et de fer ou de la lame de fer était plus avantageux pour déceler les plus légères traces de ce sel. M. Devergie avait avancé que la lame de fer était impuissante pour découvrir le cuivre dans une liqueur qui contiendrait moins d'un six millième de sel en dissolution, tandis que le cyanure accuserait la présence du composé cuivreux, alors même que la liqueur n'en renfermerait qu'un quatre-vingt millième. Il faut s'entendre; si l'on verse dans 50 grammes d'eau distillée un *seizième* de goutte d'une dissolution concentrée d'acétate de cuivre, et qu'après avoir agité, on partage la liqueur en deux parties égales, on verra que la moitié qui sera traitée par le cyanure jaune de potassium et de fer, sera à peine colorée en rose pâle, au bout de vingt-quatre heures, sans qu'il se soit formé de précipité et qu'en faisant évaporer le mélange jusqu'à siccité, on n'obtiendra qu'une légère couche insignifiante de matière d'un gris clair tirant un peu vers le rose pâle, que personne n'oserait affirmer être du cyanure de cuivre et de fer, tandis que la lame de fer plongée dans l'autre moitié de la dissolution, *évaporée jusqu'à ce qu'elle soit réduite à un gramme*, en aura séparé du cuivre métallique, après vingt-quatre heures de contact, si le gramme de liqueur avait été préalablement acidulé par une goutte d'acide chlorhydrique : c'est faute d'avoir concentré la dissolution excessivement étendue, avant d'y plonger la lame de fer, que M. Devergie a donné la préférence au cyanure.

Au lieu d'une lame de fer on se sert de préférence de la moitié d'une aiguille fine que l'on suspend à l'aide d'un cheveu dans la liqueur préalablement acidulée; ce moyen est tellement sensible qu'il permet de déceler du cuivre dans des liquides alimentaires dont on fait impunément usage, tels que le vin, le cidre, etc.

J'ai dit que, pour réussir dans ces cas, il fallait que la liqueur suspecte fût *légèrement* acidulée; il importe de démontrer maintenant qu'il y aurait des inconvéniens graves à rendre la liqueur *trop sensiblement acide*, et qu'il est avantageux de préférer l'acide chlorhydrique à l'acide sulfurique pour l'aciduler. L'expérience suivante ne laisse aucun doute à cet égard. J'ai versé six gouttes d'une dissolution concentrée d'acétate de cuivre dans 48 grammes d'eau ; le mélange, partagé en six parties égales, a été placé dans six verres ; chacun des liquides a été acidulé, le n° 1 par une goutte d'acide sulfurique, le n° 2 par quatre gouttes, le n° 3 par huit, le n° 4 par douze, le n° 5 par vingt gouttes du même acide, le n° 6 par soixante gouttes d'acide chlorhydrique. Six lames de fer parfaitement décapées, plongées dans les six liqueurs, n'ont pas tardé à se recouvrir de cuivre rouge; partout où l'acide était en proportion sensible, il se dégageait du gaz hydrogène ; ce dégagement était assez rapide dans la liqueur n° 5. Au bout de trois ou quatre heures, on voyait au fond des liqueurs les plus acides, du *cuivre en limaille*, et alors la lame de fer noircissait en se recouvrant d'oxyde noir de fer. Le lendemain, la lame plongée dans la liqueur n° 5 était *noire* et fortement corrodée ; dans les n°° 1, 2, 3 et 4, on apercevait encore çà et là quelques portions rougeâtres entourées d'oxyde noir de fer. La lame mise en contact avec l'acide chlorhydrique était la *seule* qui fût recouverte dans *presque toute son étendue* d'une couche de cuivre rouge, quoique déjà elle offrît çà et là quelques points noirs.

Du vert de gris artificiel (mélange d'acétate de cuivre neutre, de bi-oxyde de cuivre, de cuivre métallique, de rafles de raisin et d'autres corps étrangers).

Le vert de gris artificiel est solide, d'un vert bleuâtre, formé d'une multitude de petits cristaux soyeux et argentins, sans odeur et d'une saveur forte, styptique. La chaleur et l'acide sulfurique concentré agissent sur lui comme sur l'acétate neutre. L'eau distillée *froide* le dissout en partie ; la dissolution, d'une couleur bleue, contient tout l'acétate de bi-oxyde que renfermait le vert de gris, tandis que la portion indissoute, d'un *bleu verdâtre*, est formée de bi-oxyde de cuivre *hydraté* et des autres corps insolubles qui entrent dans la composition du vert de gris.

L'eau distillée *bouillante* dissout également l'acétate de bi-oxyde cuivre neutre, et donne une liqueur bleue; mais la portion indissoute, d'un brun plus ou moins foncé, renferme du bi-oxyde de cuivre *anhydre brun* et les autres matières insolubles; évidemment, l'eau bouillante a déshydraté le bi-oxyde de cuivre hydraté. Quelle que soit la température de l'eau avec laquelle on a agi, la dissolution partage toutes les propriétés de l'acétate neutre de cuivre. Quant à la partie *indissoute,* il suffira pour la reconnaître de la traiter à froid par de l'acide sulfurique moyennement étendu, qui dissoudra le bi-oxyde de cuivre en le transformant en sulfate (*voy.* ce mot) et de mettre en contact, avec l'acide azotique pur, la portion de la matière déjà épuisée par l'acide sulfurique étendu; en effet l'acide azotique attaquera le cuivre métallique, donnera de l'azotate de cuivre (*voy.* ce mot) et laissera les rafles de raisin et les autres impuretés.

Dissolution aqueuse de vert de gris ou d'acétate de bi-oxyde de cuivre, mêlée à des liquides alimentaires ou médicamenteux, à la matière des vomissemens ou bien aux substances qui pourraient exister dans le canal digestif au moment de la mort. Parmi les liquides alimentaires il en est un certain nombre qui ne sont point précipités par cet acétate, tels sont le vin, la dissolution de gélatine, le bouillon, etc., tandis que l'albumine, le thé et souvent la matière des vomissemens sont troublés par ce sel. Cette différence me conduit naturellement à indiquer deux procédés d'analyse, un pour chacun de ces cas.

Premier cas. *Le sel n'a point été précipité par le liquide alimentaire et il est en dissolution.* Au lieu de perdre une portion de la liqueur, en l'essayant par les réactifs propres à faire reconnaître l'acétate de bi-oxyde de cuivre, on la fera traverser par un courant de gaz acide sulfhydrique qui y fera naître un précipité brun noirâtre de sulfure de cuivre lequel se déposera au bout d'un certain temps; ce précipité, bien lavé sur un filtre, après avoir été desséché, sera traité à une douce chaleur dans une capsule de porcelaine par deux fois son poids d'acide azotique pur et concentré, qui le transformera aussitôt en sulfate de bi-oxyde de cuivre, en dégageant de l'acide azoteux; on évaporera jusqu'à siccité et l'on traitera le sulfate desséché et privé de toute matière organique par de l'eau distillée bouillante qui le dissoudra ; il sera facile de le reconnaître.

Si le mélange alimentaire dont je parle, quoique contenant de l'acétate de bi-oxyde de cuivre en dissolution, était épais, visqueux, et que par cela même on pût craindre que le sel cuivreux ne fût point précipité par l'acide sulfhydrique, il faudrait avant de le faire traverser par ce gaz, le chauffer jusqu'à la température de l'ébullition pour coaguler une portion de la matière animale ; quelquefois même il pourrait être nécessaire, après avoir filtré la liqueur qui surnagerait le *coagulum* de précipiter une autre portion de matière organique, en y versant deux fois son volume d'alcool concentré. En agissant ainsi on ne court aucun risque de confondre le cuivre qui proviendrait d'un empoisonnement avec celui qui peut exister *naturellement* dans le vin et dans d'autres liquides *qui n'auraient pas séjourné dans des vases de cuivre* et qui auraient été pris comme alimens, parce que la proportion de ce dernier dans ces liquides alimentaires est tellement faible que l'acide sulfhydrique ne peut pas le précipiter.

Il n'en serait pas de même si le vin ou les autres liquides *avaient séjourné dans des vases de cuivre* et qu'ils tinssent en dissolution une quantité plus ou moins notable d'un sel cuivreux : on conçoit que dans ce cas le vin ou les autres liquides seraient empoisonnés par le sel cuivreux, tout comme si, par malveillance, on avait mêlé ce sel au vin. Dans ce cas, l'expert serait aidé dans la solution du problème, par la connaissance qu'il aurait du séjour prolongé du vin dans des vases de cuivre, et par les accidens qu'auraient pu déterminer ce vin et les autres liquides : n'est-il pas vrai, par exemple, que du vin, qui aura séjourné dans des vases de cuivre, pourra tenir en dissolution une assez grande quantité d'un sel cuivreux pour donner avec le gaz sulfhydrique un précipité de sulfure de cuivre brun noirâtre, sans en renfermer cependant assez pour occasionner une intoxication ? Il est évident que, si un individu qui aurait bu de ce vin, eût éprouvé les symptômes de l'empoisonnement par un sel cuivreux, qu'il eût succombé ou non, il serait difficile d'attribuer ces symptômes au cuivre contenu dans le vin ingéré ; tout porterait à croire, au contraire, que les accidens éprouvés par le malade, devraient être attribués à un toxique cuivreux administré comme poison et que le cuivre obtenu par l'analyse proviendrait à-la-fois de ce toxique et du vin ingéré. Le problème serait insoluble si le vin qui aurait séjourné dans des vases de cuivre, contenait une quantité de ce métal telle que non-seulement il serait abondamment précipité par le gaz sulfhydrique, mais qu'il serait encore susceptible de développer les symptômes de l'empoisonnement ; car en définitive ces boissons accidentellement empoisonnées ne diffèrent pas de celles qui auraient pu être administrées par la malveillance. Dans cette circonstance difficile l'expert ne pourrait éclairer le magistrat, qu'en lui faisant connaître, d'après la quantité du sel cuivreux renfermé dans une portion de vin semblable à celui qui aurait été avalé, si cette quantité, pouvait ou non donner lieu à des accidens graves.

Admettons actuellement le cas où la proportion du sel cuivreux contenu dans le liquide alimentaire ou dans les autres matières liquides et *administré comme poison* serait *tellement faible* que le gaz acide sulfhydrique ne pourrait pas le découvrir, et qu'il faudrait pour le déceler recourir à la moitié d'une aiguille fine comme je l'ai dit à la page 443, pourrait-on conclure alors, d'après l'existence seule du cuivre, que celui-ci provient d'un empoisonnement ? Non certes, car il pourrait aussi bien provenir du vin, de la bière et d'autres liquides alimentaires qui contiennent une très petite quantité de cuivre, que l'aiguille met en évidence et qu'elle seule peut même déceler. Il faudrait dans ce cas se tenir en garde et ne pas *affirmer* ; on se bornerait à dire que le cuivre obtenu par ce moyen *peut provenir d'un sel cuivreux* administré comme poison ; le commémoratif, les symptômes éprouvés par le malade et les altérations cadavériques seraient ensuite invoqués pour décider s'il y a eu ou non empoisonnement, si l'intoxication est probable, etc. Tels sont les vrais principes ; aussi me garderai-je bien d'adopter l'opinion de M. Devergie, qui, en parlant des conséquences à tirer de l'emploi de l'aiguille, et pour éluder la difficulté que je viens de soulever, l'a tranchée d'une manière qui n'est pas soutenable. « Il

« faudra, dit-il, pour être en droit de déclarer qu'il y a eu em-
« poisonnement, pouvoir déceler la présence du poison par les
« réactifs ordinaires des sels de cuivre (lame de fer, cyanure
« jaune de potassium et de fer, etc.) et ne pas *conclure* lorsque,
« pour faire reconnaître l'existence du cuivre, il aura fallu re-
« courir à ce moyen si sensible qui consiste à suspendre à l'aide
« d'un cheveu la moitié d'une aiguille fine au milieu du liquide
« préalablement acidulé » (*Médecine légale,* tome III, p. 526,
2ᵉ édition). Ainsi, voici une déclaration d'impuissance *pour un
certain nombre de cas* d'empoisonnement, dans lesquels je
maintiens que l'intervention de l'expert peut être fort utile, dans
les limites que je viens de lui assigner. Je dis pour un certain
nombre de cas ; en effet n'est-il pas évident pour tout le monde
que ces cas se présenteront toutes les fois qu'il ne restera que
des traces du sel cuivreux administré comme poison, soit parce
que ce sel aura été expulsé presqu'en totalité par les vomissemens et par les selles, déjections qui auront pu être soustraites,
soit parce qu'il aura été en partie absorbé et que l'on ne pourra
expérimenter que sur les liquides trouvés dans le canal digestif
après la mort et dont la proportion sera excessivement faible ?
Une pareille opinion ne soutient pas le plus léger examen. J'en
dirai autant de la recommandation faite par le même auteur,
lorsqu'il dit à l'occasion de ce problème, « qu'il y a lieu de se
« mettre à l'abri de toute supposition relative au cuivre naturelle-
« ment contenu *dans le corps de l'homme.* » Évidemment ce
cuivre, que l'on ne parvient à extraire des *tissus du canal digestif* qu'à l'aide d'agens énergiques, ne peut se trouver dans la
matière des vomissemens ni dans celles que l'on recueille dans le
canal digestif. M. Devergie eût été dans le vrai, si, comme je
l'ai fait, il eût dit qu'il y avait lieu de se mettre à l'abri de toute
supposition relative au cuivre *naturellement* contenu dans *certaines substances alimentaires.*

Deuxième cas. *L'acétate de bioxyde de cuivre a été précipité par le liquide alimentaire ou par la matière des vomissemens et il n'est plus en dissolution.* Ce cas est on ne peut plus
rare, parce qu'alors même que la précipitation dont je parle s'est
effectuée, il reste presque toujours dans la liqueur une certaine

quantité du sel cuivreux que l'on reconnaîtra par les moyens qui viennent d'être indiqués ; mais je suppose que cela ne soit pas et que tout le cuivre se trouve précipité. Il faut savoir, comme un fait qui domine la question, que j'ai démontré dans mon travail sur l'empoisonnement par le cuivre (*V. Mémoires de l'Académie royale de médecine*, t. VIII°, année 1840), *que les divers précipités obtenus à l'aide d'un sel de cuivre et d'une matière organique sont légèrement solubles dans l'eau bouillante ; il en est de même du toxique cuivreux qui, après avoir été absorbé, se trouve dans le foie, dans les tissus du canal digestif*, etc. Cela étant, il ne s'agit dans l'espèce que de faire bouillir avec de l'eau distillée pendant 20 ou 25 minutes, les précipités dont je m'occupe, aussi bien que les dépôts obtenus en coagulant les liquides par la chaleur ou l'alcool (*Voy.* page 439) ; la dissolution aqueuse sera filtrée et évaporée jusqu'à siccité dans une capsule de porcelaine ; le produit desséché sera ensuite carbonisé par son poids d'acide azotique concentré et pur, mélangé d'un quinzième de chlorate de potasse cristallisé (1). Pour cela, on introduira dans une capsule de porcelaine, que l'on placera sur un feu doux, un poids d'acide concentré marquant 41 degrés à l'aréomètre, égal à celui de la matière coagulée sur laquelle on opère, et qui devra être aussi desséchée que possible ; on mêlera avec cet acide *un quinzième*, en poids, de chlorate de potasse et l'on ajoutera peu à peu et à des intervalles d'une minute environ, quelques fragmens de la matière coagulée ; il se dégagera aussitôt des vapeurs blanches, puis du gaz bi-oxyde d'azote ; la liqueur entrera en ébullition et les divers fragmens ne tarderont pas à se dissoudre. En agissant ainsi, il est rare qu'il se forme assez de mousse pour entraver l'opération ; tandis qu'il s'en produit souvent une énorme quantité quand on a mis *à-la-fois*

(1) J'ai fait connaître le premier le procédé de carbonisation par l'acide azotique (*voy.* le tome VIII des *Mémoires de l'Académie de médecine*, année 1840). Le 13 juin 1842, M. Millon, à l'occasion d'un travail sur cet acide, lu à l'Institut, a annoncé que les matières organiques étaient plus promptement et plus complètement carbonisées, quand l'acide azotique était mélangé d'une petite quantité de chlorate de potasse. Ce fait est parfaitement exact, comme le prouvent les expériences que j'ai tentées sur des foies d'animaux empoisonnés par le tartre stibié, les sels de cuivre, etc.

toute la matière dans la capsule ; dans ce cas, pour empêcher celle-ci de déborder et de se répandre au-dehors, on retire le vase du feu et on agite la matière jusqu'à ce que la mousse soit à-peu-près affaissée ; alors on continue à chauffer. Dès que la liqueur, qui d'abord était d'un jaune clair, puis orangée, aura acquis une couleur rouge foncé et se sera épaissie, on peut s'attendre à la voir se carboniser sur une partie de la circonfé-rence ; mais on aurait tort de retirer la capsule du feu, par cela seul que la matière est noire dans quelques-uns de ses points, par exemple, dans ceux qui ont été desséchés les premiers ; il ne faut enlever le vase du feu qu'au moment peu éloigné où la carbonisation sera accompagnée du dégagement d'une fumée épaisse, quelquefois tellement intense que l'observateur aurait de la peine à apercevoir le charbon qui se produit presque in-stantanément au milieu de la capsule, quoiqu'il offre pourtant un volume assez considérable. Après avoir laissé refroidir le vase, on enlève le charbon, on le pulvérise dans un mortier de verre ou de porcelaine très propre, et on le fait bouillir pendant vingt ou vingt-cinq minutes avec de l'acide azotique étendu de son volume d'eau ; on filtre ; la liqueur incolore, jaunâtre ou jaune, contenant de l'azotate de cuivre, sera évaporée jusqu'à siccité pour chasser l'excès d'acide ; le produit traité par l'eau distillée bouillante, fournira un *solutum* dont on précipitera le cuivre, soit à l'aide d'une lame de fer, soit à l'aide de l'acide sulfhydri-que (*V*. page 442).

Vert de gris ou acétate de cuivre se trouvant à la sur-face du canal digestif. Après avoir étendu ce canal, on sépa-rera attentivement, à l'aide d'un canif, toutes les particules ver-dâtres ou bleuâtres qui pourraient se trouver à sa surface, ainsi que le mucus qui serait mélangé avec le vert de gris ; les tissus seront alors lavés pendant dix à douze minutes avec de l'eau dis-tillée froide, afin de détacher ce qui pourrait rester de vert de gris sur l'estomac et sur les intestins. Cette eau de lavage sera réunie au premier liquide, et traitée comme il a été dit à la page 445.

Acétate de cuivre absorbé et contenu dans le canal di-gestif, dans le foie, la rate et les reins. Les cadavres ne devant être ouverts au plus tôt que vingt-quatre heures après la mort, et l'expérience m'ayant démontré que ce temps suffit pour qu'une certaine quantité d'acétate de cuivre soit portée, par l'effet de l'imbibition cadavérique, jusqu'à la surface du foie, de la rate et des reins, on devra couper l'un de ces organes en petits fragmens, et surtout le foie, et le laisser pendant une heure ou deux dans de l'eau distillée *froide*, qui dissoudra la totalité du sel cuivreux *imbibé* et une très petite proportion de celui qui aurait pu être absorbé pendant la vie. A plus forte raison les choses se passeraient-elles comme je l'indique, si l'autopsie cadavérique n'était faite que plusieurs jours après la mort. On filtrera la dissolution aqueuse obtenue, et on la soumettra aux opérations indiquées à l'occasion des liquides provenant des vomissemens (*V*. page 445).

Si, à la suite du traitement des viscères par l'eau *froide*, on n'avait pas obtenu du cuivre, on ferait bouillir ces viscères coupés en petits fragmens avec de l'eau distillée pendant une ou deux heures, et l'on agirait sur le *décoctum* comme il vient d'être dit; ce *décoctum* contiendra du cuivre si les divers organes renfermaient encore une préparation cuivreuse provenant d'un empoisonnement; en effet, je me suis assuré, par des expériences nombreuses, 1° que l'on obtient constamment ces résultats en opérant sur le foie des chiens morts empoisonnés par l'acétate ou le sulfate de cuivre, soit que l'on tente l'analyse immédiatement après la mort ou long-temps après; 2° qu'on ne retire pas, au contraire, un atôme du cuivre dit *normal* en agissant, comme il vient d'être dit, avec l'acide azotique et le chlorate de potasse, sur une dissolution obtenue, soit à froid, soit en faisant bouillir pendant une ou plusieurs heures, avec de l'eau distillée, le foie d'un homme adulte, pourvu que l'on n'ait pas *incinéré* le charbon avant de le soumettre à l'action de l'acide azotique étendu d'eau; en sorte qu'il est possible d'affirmer que le métal obtenu n'est pas le cuivre dit *normal*. Il n'en serait pas ainsi si le charbon eût été incinéré; car alors même que le foie n'aurait été soumis à l'action de l'eau bouillante que pendant une ou deux heures, celle-ci aurait dissous une quantité notable de matière organique, dans laquelle se trouverait nécessairement le cuivre qui fait partie essentielle de cette portion de matière. Tant que le charbon fourni par cette matière n'est pas incinéré, l'acide azotique affaibli avec lequel on agit sur lui n'attaque pas ce cuivre ; il en est tout autrement dès que ce charbon est réduit en cendres (*V*. page 439).

Je ne prétends pas qu'il suffise d'une ou de deux heures d'ébullition pour dissoudre la totalité de la préparation cuivreuse contenue dans le foie d'un animal empoisonné, puisque, même au bout de six heures d'ébullition, ce viscère n'est pas complétement dépouillé de cette préparation ; je veux seulement établir qu'en agissant comme je conseille de le faire, on dissout une assez grande quantité de ce composé pour mettre son existence hors de doute.

Il est nécessaire d'employer, pour ces expériences, de l'acide azotique purifié sans l'intervention de l'azotate d'argent, de crainte qu'il ne contînt quelquefois du *cuivre ;* l'acide du commerce peut renfermer aussi du fer et du cuivre.

Il faut filtrer les diverses liqueurs avec du papier ne contenant point de cuivre. On sait que le papier gris ordinaire a fourni à M. Hiest Reynaert des quantités assez notables de ce métal, que le papier joseph lui en a aussi donné des traces, et qu'il a suffi de tremper à chaud deux feuilles de papier gris ordinaire dans de l'acide sulfurique étendu pour que le liquide se comportât avec les divers réactifs comme les sels de cuivre. Évidemment, si l'on eût filtré avec un pareil papier une assez grande masse d'un liquide suspect plus ou moins acide, le liquide aurait pu dissoudre le cuivre du papier, et cela d'autant mieux qu'en général ces sortes de filtrations s'opèrent lentement par suite de la présence de la matière organique, et que le liquide aurait eu le temps d'agir sur le papier. Il importe donc d'essayer attentivement les papiers à filtre lorsqu'on cherche un composé cuivreux, et de les rejeter s'ils contiennent du cuivre, pour recourir au papier Berzelius, et à son défaut au *verre pilé* ou au *sable pur lavé,* car le fil et le coton pourraient aussi renfermer du cuivre. Il suffira, pour faire l'essai dont je parle, de filtrer à plusieurs reprises, à travers un même filtre, une liqueur aqueuse assez fortement acidulée par l'acide sulfurique, et beaucoup plus acide que la liqueur suspecte sur laquelle on doit agir; si la liqueur, après avoir passé plusieurs fois sur le filtre, ne donne aucune trace de cuivre par les réactifs les plus sensibles, on pourra sans aucune crainte faire usage du papier.

Il y aurait des inconvéniens graves à traiter par des acides énergiques, ou à *incinérer* le foie et les autres viscères, les dépôts et les *coagulum* dont j'ai fait mention à la page 449, au lieu de les soumettre à l'action de l'eau bouillante; en effet, tous ces organes et tous ces dépôts fournissent *une portion du cuivre* qu'ils contiennent ou qu'ils peuvent contenir *naturellement* lorsqu'on les carbonise par l'acide azotique, et donnent la *totalité* de ce métal si on les incinère. Dans quel embarras l'expert ne se trouverait-il pas dès-lors pour décider si le métal obtenu, que je supposerai en *proportion* faible, provient d'un empoisonnement, ou bien s'il fait partie de celui qui existe ou qui peut exister naturellement dans ces matières? Dira-t-on qu'il serait possible de trancher la question en ayant égard à la *quantité* de cuivre recueilli? Je crois avoir combattu cette opinion assez victorieusement, à la page 440, en parlant du cuivre naturellement contenu dans le corps de l'homme, pour n'être pas obligé d'insister davantage sur ce point, et pour n'avoir pas besoin de réfuter l'assertion émise en juillet 1840 par M. Lefortier (*Annales d'hygiène*), qui, après avoir confirmé ce que j'avais établi depuis long-temps, savoir: que les sels solubles de cuivre sont en partie transformés par les alimens et par nos tissus en divers composés légèrement solubles dans l'eau, dit que *l'incinération doit toujours être employée pour rechercher les toxiques cuivreux* dans les cas de chimie légale.

Acétate de bi-oxyde de cuivre ou vert de gris dans un cas d'exhumation juridique.

Expérience. Le 8 novembre 1826, on enterra à 1 mètre environ de profondeur une boîte mince de sapin contenant un estomac dans lequel étaient enfermés 65 grammes de vert de gris, des morceaux de viande, un blanc d'œuf et de la soupe maigre. L'exhumation de la boîte eut lieu le 7 août 1827. Les matières contenues dans l'estomac étaient vertes; après les avoir coupées en petits fragmens et les avoir fait bouillir dans de l'eau distillée, on vit que la dissolution filtrée ne présentait avec les réactifs aucun des caractères des sels de cuivre ; il en était de même de la liqueur obtenue en faisant bouillir l'estomac dans l'eau. L'acide chlorhydrique faible ayant été mis en contact avec toutes les parties vertes, celles-ci devinrent grisâtres et d'un aspect gras ; après avoir agité pendant quelques minutes, on filtra : la dissolution chlorhydrique était d'un bleu verdâtre et précipitait en brun marron par le cyanure jaune de potassium et de fer, en noir par l'acide sulfhydrique et en bleu par la potasse et la soude ; l'ammoniaque la bleuissait.

D'où il suit, 1° que par son séjour avec les matières animales dans la terre, le vert de gris se décompose, et que le bi-oxyde de cuivre forme avec le gras des cadavres une sorte de matière savonneuse insoluble dans l'eau ; 2° que dans un cas d'empoisonnement de ce genre il serait possible de démontrer la présence de ce bi-oxyde à l'aide de l'acide chlorhydrique affaibli, sauf ensuite à tenir compte, avant de se prononcer sur l'existence d'un empoisonnement, de toutes les difficultés qui ont été signalées aux pages 439 et 446.

Acétate de cuivre introduit dans le canal digestif après la mort.

Expérience 1re. Un petit chien a été pendu à midi ; immédiatement après, on a introduit dans le rectum environ 4 grammes de vert de gris pulvérisé, et on a fait l'ouverture du cadavre quarante-huit heures après. Le canal intestinal offrait son aspect ordinaire, excepté dans les deux derniers travers de doigt placés immédiatement au-dessus de l'anus ; l'intérieur de cette portion du rectum contenait tout le poison employé ; les tuniques qui le composent étaient un peu épaissies et d'une couleur bleu verdâtre, en sorte que le vert de gris paraissait s'être intimement combiné avec les membranes. *Il n'y avait aucune trace d'inflammation ni d'ulcération.*

Expérience 2e. A neuf heures du matin, on a introduit dans le rectum d'un carlin bien portant 2 grammes 60 centigrammes de vert de gris pulvérisé ; deux jours après on lui en a remis 1 gramme 50 centigrammes. L'animal est tombé dans l'abattement et a expiré à la fin du huitième jour. *Ouverture du cadavre.* L'estomac offrait, près du pylore, deux taches noirâtres formées par du sang extravasé dans le chorion de la membrane muqueuse ; la moitié inférieure du colon et le commencement du rectum présentaient plusieurs plaques rouges de la grandeur de petits pois ; le reste du canal digestif était sain, excepté la fin du rectum ; on voyait un peu au-dessus de l'anus deux ulcères larges comme des pièces de 50 centimes, à bords épais, relevés, séparés entre eux par une multitude d'autres petits ulcères. Les parties de cette portion d'intestin non ulcérées étaient chamarrées de taches d'un vert bleuâtre foncé, et d'autres d'une couleur rouge.

Expérience 3°. Un chien caniche a été pendu à midi ; une heure et demie après, on a introduit dans le rectum 4 grammes de vert de gris pulvérisé ; on a fait l'ouverture du cadavre le lendemain à deux heures : il n'y avait que la partie inférieure du rectum où le vert de gris avait été appliqué dont les tuniques fussent teintes en bleu verdâtre par le poison : on ne découvrait pas la moindre trace de rougeur ; le reste était dans l'état naturel.

Expérience 4°. On a introduit du vert de gris dans le rectum de deux cadavres humains, vingt-quatre heures après la mort ; on en a fait l'ouverture trente-six heures après, et on a observé les mêmes phénomènes que dans l'expérience précédente.

Conclusion. V. page 34.

Symptômes de l'empoisonnement par l'acétate de bi-oxyde de cuivre et par le vert de gris.

Les accidens développés par ces toxiques se manifestent tout-à-coup ou plusieurs heures après leur ingestion. Dans ce dernier cas, ils sont produits par des alimens cuits dans des casseroles mal étamées, et ils ne se font sentir que lorsque déjà ces alimens sont à moitié digérés ou complétement digérés ; dans l'autre cas, les effets suivent de près l'introduction du poison dans l'estomac, parce que le plus ordinairement ce poison est donné dans un liquide alimentaire et qu'il n'est pas retenu par des substances solides, dans lesquelles il serait uniformément disséminé.

Presque immédiatement après l'ingestion de l'un de ces sels, administré seul ou dans une boisson quelconque, on observe les symptômes suivans : saveur âcre, styptique, métallique, cuivreuse ; aridité et sécheresse de la langue et de toutes les parties de la bouche ; sentiment de strangulation ; bientôt après il y a des rapports cuivreux, des nausées et des vomissemens opiniâtres ; puis le malade rend une quantité prodigieuse de salive dans laquelle on peut constater la présence d'un composé cuivreux ; ce symptôme, que MM. Flandin et Danger ont *donné comme nouveau,* en 1843, était décrit depuis un temps immémorial par les auteurs, sous le nom de *crachotement continuel* (*V*. ma *Toxicologie générale*, 1re édition, publiée en 1814). L'estomac ne tarde pas à être tiraillé, et il est souvent fort douloureux ; le malade éprouve des coliques atroces ; les déjections alvines sont très fréquentes, quelquefois sanguinolentes et noirâtres, avec ténesme et débilité ; l'abdomen est ballonné et douloureux ; le pouls est petit, irrégulier, serré et fréquent, la chaleur de la peau le plus souvent n'est pas plus intense que dans l'état naturel ; il y a des sueurs froides, de l'anxiété précordiale, de la dyspnée et des syncopes ; le malade est tourmenté par une soif ardente et il urine fort peu. Indépendamment de ces accidens, il survient une céphalalgie plus ou moins violente, des vertiges, de l'abattement, une grande faiblesse dans les membres, des crampes et des convulsions ; quelquefois la gangrène s'empare des intestins, ce que l'on reconnaît à la cessation presque subite de la douleur, à la petitesse et à l'excessive faiblesse du pouls qui est filiforme et imperceptible, à la fréquence des hoquets et à l'abondance des sueurs froides. Quelques heures suffisent pour amener la mort des malades. Parmi les symptômes que je viens de décrire, ceux que l'on remarque le plus généralement sont les vomissemens et les coliques ; il peut même se faire qu'il ne s'en manifeste pas d'autres, si la dose du toxique avalé est faible.

Les effets produits par des *casseroles mal étamées* ressemblent beaucoup aux précédens et cela doit être. Que s'est-il passé pendant que les alimens séjournaient dans une casserole en cuivre en partie dépouillée de l'étamage que recouvrait celui-ci ; le cuivre s'est oxydé, et si les alimens contenaient de l'acide acétique, de l'acide oxalique, de l'acide citrique, etc., il a pu se former de l'acétate, de l'oxalate ou du citrate de cuivre ; on voit donc qu'il n'est pas exact de dire que l'intoxication occasionnée par des alimens cuits dans des casseroles mal étamées soit toujours produite par du vert de gris, car elle peut être due aussi bien à de l'acétate, qu'à de l'oxalate ou à du citrate de cuivre, voire même à de l'oxyde de ce métal ; il est des cas où elle est le résultat de l'ingestion d'un *savon cuivreux* ; que l'on fasse fondre, par exemple, du beurre dans une casserole en cuivre mal étamée et qu'on la laisse refroidir ; les parties de la casserole, dans lesquelles le cuivre est mis à nu, s'oxyderont, et bientôt après les acides du beurre se combineront avec l'oxyde de cuivre pour former du margarate, du stéarate, du butyrate, du caprate, etc., d'oxyde de cuivre. Quoi qu'il en soit, huit, dix, douze ou quinze heures après avoir mangé des mets ainsi empoisonnés, les individus éprouvent une céphalalgie intense, de la faiblesse et des tremblemens dans les membres, des crampes, des douleurs abdominales, des nausées, des vomissemens, des évacuations alvines, des sueurs abondantes, et ils rendent une quantité considérable de salive. Le pouls est petit, inégal et très fréquent. Ordinairement les malades se rétablissent s'ils ont été convenablement secourus, parce que les alimens ne renferment qu'une petite quantité d'oxyde de cuivre ; il en serait autrement si la dose du sel cuivreux ou de l'oxyde de cuivre ingérée avait été très forte. Dans tous les cas, les symptômes qui persistent le plus sont les douleurs à l'épigastre et les coliques.

Lésions de tissu produites par l'acétate de bi-oxyde de cuivre et par le vert de gris.

En ouvrant immédiatement après la mort les cadavres des chiens que j'avais empoisonnés avec l'un ou l'autre de ces sels et qui avaient succombé une, trois ou cinq heures après l'ingestion du toxique, j'ai remarqué que les muscles ne donnaient aucun signe de contractilité ; la membrane muqueuse de l'estomac, enduite d'une couche bleuâtre, contenait une portion de la matière ingérée ; cette couche était dure, comme racornie, et lorsqu'on la raclait, on apercevait au-dessous la membrane muqueuse d'une couleur rouge ou rosée. La trachée-artère et les bronches étaient remplies d'une écume blanche ; les poumons étaient crépitans et présentaient quelques points rosés qui se détachaient sur un fond pâle. Le cœur ne battait plus.

Chez l'homme on a vu le canal alimentaire distendu par une grande quantité de gaz, l'estomac enflammé et très épais dans sa substance, surtout vers le pylore ; quelquefois le contour de cette ouverture était tellement gonflé que celle-ci était presque oblitérée. Les intestins grêles étaient enflammés dans toute leur étendue et dans certains cas gangrénés, et percés en un ou en plusieurs points ; alors le liquide qu'ils renfermaient s'était épanché dans la cavité de l'abdomen. Les gros intestins ont été trouvés distendus outre mesure dans quelques points et rétrécis dans d'autres. Le rectum a été quelquefois le siége d'ulcérations étendues et même de perforations. Laporte, chirurgien de Paris, a vu un homme tué en quelques heures par une boule de cire chargée de vert de gris qu'il avala par mégarde ; son estomac offrit une eschare très considérable (*Encyclopédie méthodique, médecine*, tome v, première partie, page 247).

Action de l'acétate de bi-oxyde de cuivre et du vert de gris sur l'économie animale.

Il résulte des nombreuses expériences tentées par Drouard et par moi et des observations recueillies chez l'homme :

1° Que ces composés sont absorbés, et qu'on peut constater leur présence dans le foie, dans la rate, dans les reins, etc., soit qu'ils aient été introduits dans le canal digestif, soit qu'on les ait appliqués sur le tissu cellulaire sous-cutané ou sur la peau ulcérée.

2° Qu'ils existent aussi dans le *sang* des animaux empoisonnés, malgré l'assertion contraire de MM. Flandin et Danger, qui n'ont pas craint d'annoncer que les poisons, avec lesquels on avait tué des animaux *ne se trouvaient jamais dans le sang*, et qui à l'occasion des poisons cuivreux, notamment, ont osé dire qu'on n'en découvrait pas dans le sang, à quelque époque de la maladie que l'on saignât les chiens, et alors même que l'on analyserait tout le sang que l'on pourrait recueillir après la mort des animaux empoisonnés.

3° Que les accidens auxquels ils donnent naissance doivent être attribués à l'inflammation qu'ils développent dans les tissus du canal digestif et surtout à l'action qu'ils exercent, après avoir été absorbés, sur le système nerveux et probablement aussi sur les organes de la circulation et de la respiration.

4° Qu'après avoir séjourné pendant un certain temps dans l'économie animale, ils sont éliminés avec la salive et peut-être aussi par la membrane muqueuse du canal digestif ; jusqu'à présent, il a été impossible de *prouver* qu'ils soient éliminés avec l'urine.

5° Que l'acétate de bi-oxyde de cuivre exerce une action plus énergique que le vert de gris.

Du sulfate de bi-oxyde de cuivre (couperose bleue).

Comment peut-on reconnaître que l'empoisonnement a eu lieu par le sulfate de bi-oxyde de cuivre ?

Sulfate de bi-oxyde de cuivre sans mélange. Il est solide pulvérulent, ou bien cristallisé en rhomboïdes, ou en prismes à quatre faces, d'une couleur bleue s'il contient de l'eau, tandis qu'il est blanc et en poudre s'il a été desséché en le faisant chauffer dans un creuset ; sa saveur est âcre, métallique, styptique ; il est inodore. L'acide sulfurique concentré, versé sur le sulfate de cuivre pulvérisé, ne produit aucun phénomène sensible, ce qui n'a pas lieu avec l'acétate du même métal (*V.* page 442). Il est très soluble dans l'eau : la *dissolution concentrée* se comporte avec la potasse, la soude, l'ammoniaque, le cyanure jaune de potassium et de fer, l'acide sulfhydrique, l'arsénite de potasse, le phosphore et le fer, comme l'acétate de cuivre dissous dans une petite quantité d'eau (*V.* page 442). L'*eau de baryte*, versée dans cette dissolution, la décompose, et y fait naître un précipité d'un *blanc bleuâtre* très abondant, composé de bi-oxyde de cuivre hydraté bleu et de sulfate de baryte blanc : aussi suffit-il d'ajouter à ce précipité quelques gouttes d'acide azotique pur pour opérer la dissolution du bi-oxyde de cuivre, et il reste du sulfate de baryte blanc : ce caractère peut servir à distinguer le sulfate de cuivre de l'acétate, de l'azotate et du chlorure du même métal. Si la dissolution aqueuse du sulfate de cuivre était *très étendue,* on la reconnaîtrait en y versant de l'acide sulfhydrique, de l'ammoniaque et mieux encore du cyanure de potassium ; ici, comme pour l'acétate, le meilleur moyen de constater la présence du cuivre consiste à plonger une lame de fer dans la dissolution légèrement acidulée ; au reste, l'acide sulfhydrique colorerait la dissolution *étendue* en brun clair, et laisserait déposer, au bout d'un certain temps, du sulfure de cuivre noir ; l'ammoniaque lui communiquerait une couleur bleue sans y occasionner de précipité ; enfin, le cyanure jaune de potassium et de fer la colorerait en rouge, et l'on obtiendrait au bout de quelques heures un précipité brun marron (*V*. page 443). La potasse et la soude ne précipitent point la dissolution de sulfate de cuivre très étendue.

Sulfate de cuivre dissous et mêlé avec des liquides qui ne l'ont point décomposé, ou qui ne l'ont décomposé qu'en partie. Sulfate de cuivre absorbé et se trouvant dans le foie, dans la rate, dans les reins, dans la salive, etc. Les liquides dont je parle sont : le vin, le *décoctum* de café, les liquides vomis, etc. Tout ce que j'ai établi aux pages 445 et suiv., relativement à la difficulté de découvrir par les réactifs le vert de gris qui aurait été mêlé à ces sortes de liquides, trouve ici son application : le même procédé doit être mis en usage.

Je ferai observer de nouveau que la présence du cuivre métallique suffit pour affirmer qu'il y a une préparation de ce métal dans la matière soumise à l'analyse, mais qu'elle est insuffisante pour prouver que cette préparation est du sulfate de cuivre : peu importe ; le point essentiel est de constater l'existence d'un composé cuivreux. Quelques auteurs, il est vrai, ont conseillé de traiter les matières suspectes par le chlorure de baryum dissous, et de prononcer qu'il y avait du sulfate de cuivre, si l'on obtenait un précipité blanc de sulfate de baryte insoluble dans l'eau et dans l'acide azotique ; mais il suffit de réfléchir un instant pour s'apercevoir combien ce caractère est peu concluant ; en effet, les matières alimentaires contiennent souvent des sulfates de soude, de chaux, etc., qui donnent, avec le chlorure de baryum, un précipité blanc de sulfate de baryte.

Sulfate de bi-oxyde de cuivre dans du pain. En 1829 les bourgmestres et les échevins de la ville de Bruges me prièrent de leur faire connaître le mode d'analyse le plus convenable pour démontrer la présence du sulfate de bi-oxyde de cuivre dans du pain ; depuis douze ans environ, les boulangers belges, ajoutaient une certaine quantité de ce sel à la farine, dans le but d'obtenir du pain d'une plus belle apparence, et les chimistes belges qui avaient été consultés jusqu'alors n'étaient point parvenus à déceler le sel cuivreux, en agissant même sur du pain préparé avec de la farine qu'ils avaient eux-mêmes sophistiquée avec ce sulfate. Persuadé que le résultat négatif de leurs recherches tenait à ce qu'ils s'étaient bornés à *carboniser* le pain et à traiter le charbon obtenu, par l'eau et par d'autres agens, je poussai l'action du feu plus loin ; *j'incinérai* le pain et je fis bouillir la cendre avec de l'acide azotique étendu de son poids d'eau ; il se forma aussitôt de l'*azotate de cuivre* bleu, facile à reconnaître (*Archives générales de médecine*, tome xix).

Il importe d'autant plus d'examiner cette question que M. Kuhlmann nous a appris depuis, que les boulangers belges ont continué à altérer la farine en mettant pour chaque pain, plein la tête d'une pipe de dissolution de sulfate de bi-oxyde de cuivre, que cette sophistication a déjà été pratiquée en France et que dans certains cas, ainsi que l'a vu M. Thieulen, la farine obtenue avec du blé dont la mouture avait eu lieu avec des pièces en cuivre, fournissait un pain contenant quelques parcelles de cuivre ; ce métal s'oxydait pendant la fermentation de la pâte et donnait naissance à des taches vertes de forme étoilée, au centre desquelles on voyait le plus souvent une parcelle de cuivre métallique. L'usage du pain ainsi préparé a développé chez plusieurs habitans de la Rochelle des accidens d'empoisonnement, que l'on a vus cesser aussitôt qu'aux pièces de cuivre *usées*, dont on s'était servi, on a substitué des pièces neuves (*Journal de pharmacie*, août 1838).

Caractères du pain mélangé de sulfate de bi-oxyde de cuivre. Je ne parlerai pas du cas où l'on trouverait un petit cristal de ce sel dans le morceau de pain soumis aux recherches analytiques, comme cela est arrivé à M. Kuhlmann ; le problème est alors tellement facile qu'il ne doit pas m'occuper ici. Je supposerai, au contraire, que la proportion de sulfate est *tellement minime* que le grain n'offre pas la plus légère teinte bleue, qu'il ne se colore pas en rouge brun par le cyanure jaune de potassium et de fer, ni en bleu par l'ammoniaque, et qu'en le traitant par l'eau distillée bouillante, la dissolution ne fournit avec les agens chimiques aucune des réactions des sels de cuivre. Il faut alors *carboniser* le pain par l'acide azotique pur et concentré, mêlé d'un quinzième de son poids de chlorate de potasse cristallisée (*voy.* p. 449) et faire bouillir le charbon pendant un quart d'heure avec de l'acide azotique étendu de son volume d'eau : lorsque la dissolution est refroidie on la filtre, après l'avoir étendue d'eau, et on la fait évaporer jusqu'à siccité pour obtenir de l'azotate de cuivre facile à reconnaître. On réussirait aussi bien, en incinérant le pain dans un creuset chauffé jusqu'au rouge ; la cendre obtenue serait bleue et il suffirait de la traiter par l'acide azotique pour déceler dans la dissolution azotique la présence du cuivre ; mais comme il faut plusieurs heures pour incinérer 100 ou 150 grammes de pain, il est préférable de carboniser celui-ci par l'acide azotique. L'expérience m'a souvent démontré qu'en agissant par l'un ou l'autre de ces procédés sur 200 gram. de pain *non additionné* d'un sel de cuivre, le charbon ou la cendre ne fournissaient aucune trace de cuivre lorsqu'on les traitait par l'acide azotique étendu de son volume d'eau et bouillant.

Si le pain contenait une *proportion plus notable* de sulfate de cuivre, il pourrait offrir une teinte bleue et se colorer en rouge brun par le cyanure jaune de potassium et de fer, si toutefois il n'était pas *bis;* il faudrait encore dans ce cas carboniser le pain par l'acide azotique. Que se passe-t-il pendant l'incinération de ce pain ? Tout porte à croire que les phosphates de potasse et de soude qu'il peut contenir sont transformés en phosphate de cuivre, que celui-ci est ramené à l'état de phosphure de cuivre par suite de l'action que le charbon exerce sur lui et que ce phosphure absorbe, pendant l'incinération, l'oxygène de l'air et se convertit en phosphate de cuivre bleu.

Sulfate de bi-oxyde de cuivre dans un cas d'exhumation juridique. Le 12 mars 1826, on a exposé à l'air, dans un bocal à large ouverture, des intestins plongés dans une dissolution de 12 gr. de sulfate de bi-oxyde de cuivre dans 2 litres d'eau. Le 18 juin suivant, le mélange exhalait une odeur des plus fétides ; la liqueur filtrée était d'un vert bleuâtre sale, et précipitait en brun marron par le cyanure jaune de potassium et de fer, et en noir par les sulfures solubles ; elle bleuissait par l'ammoniaque. Voulant savoir jusqu'à quel point la dissolution conservait tout le sulfate de cuivre qui y avait été mis, on en a étendu une portion de quinze fois son volume d'eau, et l'on s'est assuré qu'alors les réactifs ci-dessus mentionnés agissaient à peine sur elle, tandis qu'une partie de la même dissolution, qui avait été mise à part le 12 mars, *avant de la mêler avec les intestins*, précipitait instantanément par ces réactifs, même lorsqu'elle était étendue de 200 volumes d'eau. Il devenait alors indispensable de rechercher si les matières solides ne contiendraient pas l'oxyde de cuivre qui paraissait avoir été séparé de la dissolution. Ces matières, ayant été parfaitement lavées pour leur enlever le sulfate de cuivre avec lequel elles auraient pu être mêlées, furent desséchées et calcinées; le charbon résultant, indépendamment de ce qu'il offrait çà et là des points rougeâtres de cuivre métallique, étant traité par l'acide azotique à chaud, fournit de l'azotate de cuivre parfaitement reconnaissable.

Sulfate de cuivre très étendu d'eau. Le 15 juillet 1826, on introduisit dans un bocal à large ouverture, contenant une portion d'un canal intestinal, 30 centigrammes de sulfate de bi-oxyde de cuivre dissous dans 1 litre et demi d'eau. Le 2 août suivant, le mélange exhalait une odeur très fétide; la liqueur était *presque incolore*, et ne contenait plus de sel cuivreux, puisqu'elle ne changeait pas même de couleur par l'addition du cyanure jaune de potassium et de fer, de l'ammoniaque, ni de l'acide sulfhydrique. Les intestins, lavés, desséchés et calcinés, fournissaient un charbon qui, étant traité par l'acide azotique, donnait de l'azotate de cuivre.

Ces expériences prouvent, 1° que, lorsqu'il est mélangé avec des matières animales, le sulfate de bi-oxyde de cuivre dissous se précipite de manière à ce qu'il n'en reste plus dans la liqueur au bout d'un certain temps; 2° qu'à la vérité cette précipitation n'est pas tellement rapide qu'on ne puisse pas trouver une portion de sel en dissolution, même au bout de plusieurs mois, si l'on a agi sur quelques décigrammes de sulfate de bi-oxyde; 3° que dans tous les cas où il ne serait plus possible de découvrir le sel cuivreux dans la liqueur, il faudrait dessécher les matières solides et les carboniser par l'acide azotique mêlé d'un quinzième de chlorate de potasse (*voy.* p. 449).

Symptômes et lésions de tissu déterminés par le sulfate de bi-oxyde de cuivre (*voy.* p. 455).

Action de ce sel sur l'économie animale.

Je me suis assuré par de nombreuses expériences, contrairement à l'opinion de MM. Campbell et Smith, que le sulfate de bi-oxyde de cuivre introduit dans l'estomac ou appliqué sur le tissu cellulaire du col de chiens, est absorbé et qu'il peut être décelé dans le foie et dans plusieurs autres organes ; l'*urine* trouvée dans la vessie d'un de ces animaux, s'est comportée avec les agens propres à faire découvrir les sels de cuivre de manière à me permettre, non pas d'affirmer, mais de soupçonner qu'elle renfermait des traces de ce métal. Indépendamment des effets que détermine la portion de sel absorbée et qui prouvent son action délétère sur la membrane muqueuse de l'estomac d'abord, puis sur celle du gros intestin et le système nerveux, le sulfate de bi-oxyde de cuivre altère la texture des parties qu'il touche, les enflamme et va même jusqu'à les cautériser.

Du sulfate de bi-oxyde de cuivre ammoniacal.

Comment peut-on reconnaître que l'empoisonnement a eu lieu par le sulfate de cuivre ammoniacal ?

Il est ordinairement liquide, d'une couleur bleue intense, et d'une odeur ammoniacale ; il verdit le sirop de violettes ; mis en contact avec l'eau de baryte, il se comporte comme le sulfate de bi-oxyde de cuivre ; la dissolution d'acide arsénieux y fait naître sur-le-champ un précipité vert composé d'acide arsénieux et de bi-oxyde de cuivre, tandis que le sulfate de cuivre ne fournit ce précipité qu'au bout de vingt ou vingt-cinq minutes ; l'acide sulf-hydrique, le cyanure jaune de potassium et de fer, le phosphore et le fer agissent sur lui comme sur le sulfate de cuivre ; la potasse et la soude le décomposent, en dégagent l'ammoniaque, et précipitent du bi-oxyde de cuivre bleu. Il agit sur l'économie animale comme les autres sels cuivreux ; seulement il est plus irritant et plus énergique à raison de l'ammoniaque qu'il renferme.

De l'azotate de bi-oxyde de cuivre.

Comment peut-on reconnaître que l'empoisonnement a eu lieu par l'azotate de cuivre ?

L'azotate de cuivre est solide, pulvérulent ou cristallisé, inodore et d'une belle couleur bleue ; sa saveur est âcre et très caustique. Lorsqu'on le met sur des charbons ardens, il se dessèche; bientôt après, l'acide azotique se décompose, cède de l'oxygène au charbon, et il reste du bi-oxyde de cuivre : cette décomposition a lieu avec bruit et scintillation. L'eau dissout l'azotate de cuivre à toutes les températures. Si la *dissolution est concentrée*, elle se comporte avec l'acide sulfhydrique, la potasse, la soude, l'eau de baryte, l'ammoniaque, le cyanure jaune de potassium et de fer, l'arsénite de potasse, etc., comme l'acétate de cuivre dissous (*voy.* p. 442); lorsqu'on la mêle avec de l'acide sulfurique concentré, elle est décomposée, cet acide s'empare du bi-oxyde de cuivre, et il se dépose des cristaux de sulfate de cuivre. Si la *dissolution* aqueuse de cet azotate était *très étendue*, on la reconnaîtrait aux caractères que j'ai indiqués à l'occasion du sulfate de cuivre très étendu (*voy.* p. 459).

Symptômes et lésions de tissu développés par ce poison.

Ils sont analogues à ceux que déterminent les autres préparations cuivreuses (*voy.* p. 455).

Du cuivre ammoniacal.

Comment peut-on reconnaître l'empoisonnement produit par ce corps?

Le cuivre ammoniacal est formé d'ammoniaque et d'oxyde de cuivre. Il est liquide, d'un bleu foncé, et d'une odeur ammoniacale; il est précipité comme le sulfate de cuivre par l'acide sulfhydrique, le cyanure jaune de potassium et de fer, l'arsénite de potasse, la potasse et la soude; l'eau de baryte y fait naître un précipité de bi-oxyde de cuivre bleuâtre, entièrement soluble dans l'acide azotique pur, caractère qui ne permet pas de le confondre avec le sulfate de cuivre ammoniacal (*V.* p. 459 et 464). Il ne fournit point avec l'azotate d'argent un précipité de chlorure d'argent, ce qui le distingue du bi-chlorure de cuivre. Evaporé jusqu'à siccité et mis sur les charbons ardens, il ne fuse point, comme le fait l'azotate de cuivre.

III.   30

Du bi-chlorure de cuivre.

Il est solide, vert et très sapide. L'acide sulfurique concentré le décompose avec effervescence et dégagement de vapeurs blanches épaisses d'acide chlorhydrique et le transforme en sulfate de bi-oxyde. Il est très soluble dans l'eau ; la dissolution *concentrée* est verte, tandis qu'elle est bleue si elle est *étendue*. L'acide sulfhydrique, l'ammoniaque, le cyanure jaune de potassium et de fer, l'arsénite de potasse et le fer se comportent avec ces dissolutions, comme l'acétate de cuivre (*V*. page 442). L'azotate d'argent y fait naître un précipité de chlorure d'argent blanc, caillebotté, insoluble dans l'eau et dans l'acide azotique froid et bouillant, soluble dans l'ammoniaque. Il agit sur l'économie animale comme les autres sels solubles de cuivre.

Du carbonate de bi-oxyde de cuivre vert (vert-de-gris naturel).

Comment peut-on reconnaître que l'empoisonnement a eu lieu par du carbonate de bi-oxyde de cuivre vert ?

Le carbonate de bi-oxyde de cuivre vert qui se forme spontanément à la surface des vases de cuivre rouge, de laiton, d'airain et des pièces de monnaie, est pulvérulent, insipide et insoluble dans l'eau ; on sait que l'eau, qui séjourne dans des fontaines de cuivre, reste sans altération, et ne donne à l'analyse chimique aucune trace de ce métal, alors même que la surface de la fontaine est enduite de ce carbonate ; il n'en serait pas de même si l'eau contenait une quantité sensible d'acide carbonique, qui jouit de la propriété de le dissoudre. Le carbonate de bi-oxyde de cuivre se dissout *avec effervescence* dans l'acide sulfurique étendu d'eau ; il se dégage du gaz acide carbonique, et il se forme du sulfate de cuivre, facile à reconnaître. Chauffé jusqu'au rouge avec du charbon dans un creuset, il laisse du cuivre métallique. Il se dissout facilement dans l'ammoniaque à laquelle il communique une couleur bleue.

Lorsqu'on administre à des chiens du bœuf mélangé avec

quelques décigrammes de carbonate de cuivre, celui-ci est dissous par les acides qui font partie des sucs gastriques, et le sel soluble qui en résulte exerce sur les animaux la même action toxique que les autres composés solubles de cuivre. C'est en partie au carbonate de bi-oxyde de cuivre qui se trouve à la surface des pièces de monnaie, des bassines en cuivre, qu'il faut rapporter certains accidens éprouvés par ceux qui avaient avalé de ces pièces de monnaie, ou qui avaient mangé de l'oseille, des confitures de pommes, de coings, de groseilles, de verjus et d'autres matières *acides* préparées dans les bassins dont j'ai parlé.

Du phosphate de bi-oxyde de cuivre.

Le phosphate de bi-oxyde de cuivre est pulvérulent, *bleu*, insipide, insoluble dans l'eau froide ; l'eau bouillante le transforme en phosphate acide soluble et en phosphate basique insoluble *vert*. Les acides forts dissolvent celui-ci aussi bien que le phosphate *bleu*, et les dissolutions se comportent avec les réactifs comme les sels solubles de cuivre (*V*. page 442). M. Lefortier s'est assuré que les deux phosphates insolubles bleu et vert, introduits dans l'estomac des chiens, déterminaient des vomissemens et d'autres accidens, parce qu'ils étaient transformés en phosphates solubles par les liquides acides contenus dans ce viscère (*Annales d'hygiène*, juillet 1840).

Du protoxyde de cuivre.

Le protoxyde de cuivre est pulvérulent, rouge quand il est anhydre, jaune s'il est hydraté, insoluble dans l'eau, soluble dans l'ammoniaque qu'il colore en bleu, s'il a le contact de l'air, tandis que la dissolution est incolore si elle a été faite en vases clos ; l'acide chlorhydrique le dissout également, après l'avoir transformé en protochlorure de cuivre blanc, soluble dans un léger excès d'acide. Il agit sur l'économie animale comme le phosphate, parce que comme lui il est changé dans l'estomac, à la faveur des acides qui s'y trouvent, en un sel soluble (*Ann. d'hyg.*, 1840).

30.

Du bi-oxyde de cuivre.

Le bi-oxyde de cuivre est solide, d'un brun noirâtre, s'il est anhydre et bleu quand il est hydraté ; il est insipide, insoluble dans l'eau, et soluble dans l'ammoniaque qu'il bleuit ; l'acide sulfurique le dissout *sans effervescence*, ce qui le distingue du carbonate de bi-oxyde, et donne du sulfate de bi-oxyde facile à reconnaître (*V*. page 459). Il est vénéneux, parce qu'il se transforme dans l'estomac en un sel soluble de cuivre.

C'est à cet oxyde qu'il faut surtout attribuer les empoisonnemens déterminés par les pièces de monnaie de cuivre oxydées, par des confitures préparées dans des vases de cuivre également oxydés, par des corps gras que l'on a fait chauffer dans du cuivre *pur*, et que l'on a laissés refroidir avant de les transvaser ; dans ce dernier cas, les corps gras ont favorisé l'oxydation du cuivre. On explique encore, par la formation de cet oxyde, aux dépens de l'oxygène de l'air, les effets nuisibles du vin que l'on a fait bouillir avec du cuivre, et de toutes les liqueurs alcooliques et en même temps légèrement acides (vin, bière, cidre, etc.), qui ont été en contact avec les contours des robinets en cuivre fixés aux tonneaux qui renferment ces liqueurs. La mort qui a suivi quelquefois de près, l'emploi de potions préparées avec des minoratifs très doux, mais que l'on avait laissées pendant quelque temps dans les vases en cuivre qui avaient servi à les confectionner, ne reconnaissait pas d'autre cause que l'oxydation du cuivre et la dissolution du bi-oxyde formé, dans les acides contenus dans les minoratifs (tamarins, etc.).

Du vin, du vinaigre et des savons cuivreux.

Les meilleurs vins étant constamment acides, il est évident qu'on ne saurait les conserver dans des vases en cuivre exposés à l'air, sans qu'il y ait oxydation d'une portion de ce métal et formation d'un sel soluble de cuivre ; à plus forte raison cela aura-t-il lieu avec les vins d'une qualité inférieure qui sont ordinairement plus acides que les premiers. Quant au vinaigre qui serait placé dans un vase de cuivre, on conçoit qu'il dissolve en peu de temps une quantité considérable de métal, s'il a le contact de l'air. Ces diverses dissolutions seront reconnues à l'aide des réactifs indiqués en parlant de l'acétate de cuivre (*V*. page 442).

Les savons et les savonnules cuivreux, étant décomposés à une chaleur rouge dans un creuset, laisseront du cuivre métallique; d'un autre côté, ils seront décomposés par les acides sulfurique, azotique et acétique étendus d'eau, qui formeront avec le bi-oxyde de cuivre qu'ils renferment des sels de cuivre solubles et facilement reconnaissables.

Question médico-légale concernant les sels de cuivre.

MM. Barruel et Chevallier ont été requis pour déterminer si du bouillon gras dans lequel on avait trouvé un sel de cuivre avait été empoisonné lorsqu'il était encore dans une marmite en fonte où il avait été préparé, ou bien si le sel de cuivre avait été ajouté au bouillon après que celui-ci aurait été retiré de la marmite. Les experts ont adopté cette dernière opinion, qu'ils ont fondée sur ce que la marmite en fonte ne contenait aucune trace de cuivre à sa surface, tandis que la même marmite s'était recouverte d'une couche brillante de cuivre rouge, lorsqu'on y avait laissé, pendant huit heures, neuf livres de bouillon gras refroidi, tenant 30 grammes de *sulfate de cuivre en dissolution*, et que le bouillon alors, au lieu de contenir du sulfate de cuivre, renfermait du sulfate de fer (*Annales d'hyg. et de méd. légale*, janvier 1830).

On ne conçoit pas qu'à l'occasion de cette réponse, si conforme aux vrais principes de la science, M. Devergie cherche à apporter des restrictions en établissant que si, au lieu de bouillon *gras*, il eût été question de bouillon *aux herbes* ou d'une *liqueur acide*, les choses se seraient passées autrement. Il est certain que, dans ce dernier cas, le cuivre eût été plus promptement précipité que dans l'espèce qui fait l'objet de la consultation médico-légale si le sel cuivreux avait été ajouté à la liqueur pendant que celle-ci était encore dans la marmite, et les experts qui auraient vu le cuivre déposé sur le fer auraient répondu tout autrement qu'ils ne le firent.

§ IV.

Des préparations de plomb. — De l'acétate de plomb
(sel ou sucre de saturne).

Comment peut-on reconnaître que l'empoisonnement a eu lieu par l'acétate de plomb ?

Acétate de plomb neutre solide. Il est blanc, pulvérulent ou cristallisé en parallélipipèdes aplatis ou en aiguilles, inodore, et doué d'une saveur sucrée, styptique. Mis sur des charbons ardens, il se boursoufle, se décompose, répand une fumée qui a l'odeur de vinaigre, et laisse de l'oxyde de plomb d'un jaune tirant plus ou moins sur le rouge : quelquefois même on aperçoit du plomb métallique brillant ; c'est lorsqu'on anime la combustion du charbon au moyen d'un soufflet, et que la température se trouve assez élevée pour que le charbon enlève l'oxygène à une portion d'oxyde ; chauffé dans un creuset avec du charbon, après avoir été desséché, il fournit du plomb métallique. Si l'on verse de l'acide azotique concentré sur de l'acétate de plomb pulvérulent, il se forme de l'azotate de plomb, et l'acide acétique se dégage en répandant l'odeur de vinaigre. Il se dissout très bien dans l'eau *distillée ;* l'eau de fontaine et surtout l'eau de puits, dans lesquelles il existe des sulfates et des carbonates solubles, commencent par le décomposer en partie, en donnant naissance à du sulfate et à du carbonate de plomb insolubles, puis dissolvent la portion d'acétate qui n'a pas été décomposée.

Acétate de plomb dissous dans l'eau. Dissolution concentrée. Elle est limpide, incolore, inodore, d'une saveur sucrée, styptique ; elle verdit le sirop de violettes. La potasse, la soude, l'ammoniaque, les eaux de chaux, de baryte et de strontiane, la décomposent, se combinent avec l'acide, et y font naître un précipité blanc de protoxyde de plomb hydraté, qui jaunit à mesure qu'on le dessèche ; il suffit de faire rougir un mélange de cet oxyde sec et de charbon pendant vingt minutes dans un creuset, pour obtenir du plomb métallique. Si l'on verse de l'acide *sulfurique* dans cette dissolution, il se dégage de l'acide acétique, et il se précipite sur-le-champ du sulfate de plomb blanc ;

les sulfates solubles la précipitent également en blanc, mais sans dégager d'acide acétique. L'acide sulfhydrique et les sulfures solubles la décomposent aussi et y font naître un précipité de *sulfure* de plomb *noir*. L'acide chromique et les chromates solubles précipitent cette dissolution en jaune serin : le précipité est du chromate de plomb. L'iodure de potassium la précipite également en jaune serin (iodure de plomb). Si l'on verse du carbonate de soude dans l'acétate de plomb dissous, on obtient sur-le-champ de l'acétate de soude, qui reste en dissolution, et du carbonate de plomb blanc insoluble, qui se précipite. L'acide carbonique ne la trouble point si elle est bien neutre. Le zinc précipite instantanément le plomb, d'abord sous forme d'une poudre noire, puis en lames très brillantes.

Dissolution aqueuse d'acétate de plomb très étendue. On démontrera la présence du plomb en y faisant passer un courant de gaz acide sulfhydrique qui en précipitera du sulfure de plomb noir ; on reconnaîtra celui-ci à l'aide de l'acide azotique très étendu d'eau et bouillant, qui en séparera le soufre et donnera de l'azotate de plomb soluble, facile à caractériser, après avoir été filtré, puisqu'il se comporte avec les sulfates et les carbonates solubles, l'iodure et le chromate de potassium, les alcalis et le zinc comme l'acétate (*V*. page 470). Quoique le gaz acide sulfhydrique soit le réactif le plus sensible pour déceler les sels de plomb, il se pourrait à la rigueur que la dissolution d'acétate fût tellement diluée que cet acide n'accusât pas la présence du plomb ; il faudrait alors évaporer la dissolution pour la concentrer jusqu'au point où elle serait précipitée par le gaz sulfhydrique.

Sous-acétate de plomb (*acétate de plomb basique*). Il est cristallisé en lames opaques et blanches, ou bien il est en masses d'une forme confuse ; le plus souvent cependant il est liquide et constitue l'*extrait de saturne*. Dans cet état, il est transparent, jaunâtre, d'une saveur très styptique et sucrée, et il verdit fortement le sirop de violettes. Les réactifs, employés pour découvrir l'acétate de plomb neutre, agissent tous de la même manière sur celui-ci, à l'exception de l'acide carbonique qui fait naître dans l'*extrait de saturne* un précipité blanc de carbonate de plomb ; tandis qu'il ne trouble pas l'acétate *parfaitement neutre* ; aussi peut-on rendre laiteux et même précipiter abondamment l'acétate basique en y insufflant à l'aide d'un tube de verre, de l'air qui sort des poumons, et qui contient une plus grande quantité d'acide carbonique que l'air inspiré. L'eau *distillée* ne trouble l'extrait de saturne qu'autant que celui-ci aurait été préparé avec du vinaigre de vin ; dans ce cas le vinaigre contient de l'acide tartrique et du tartrate de plomb ; c'est ce sel que l'eau distillée précipite. *Si la dissolution d'acétate de plomb basique, avait été affaiblie par de l'eau distillée*, on agirait sur elle avec l'acide sulfhydrique, comme il a été dit en parlant de la dissolution étendue d'acétate neutre ; l'acide carbonique en précipiterait aussi du carbonate de plomb blanc.

Acétate de plomb neutre ou basique mélangé à des liquides alimentaires ou médicamenteux, à la matière des comissemens ou à celle que l'on trouve dans le canal digestif. S'il est vrai que la plupart des liquides végétaux et animaux décomposent l'acétate de plomb et le transforment en un produit insoluble, il est également vrai que quelques-uns de ces liquides ne lui font subir aucune altération, et que d'autres ne le décomposent que partiellement : il peut donc arriver que l'on soit obligé de démontrer sa présence dans certaines *boissons*, telles que les *vins* et le *café*, dans les *liquides vomis*, ou dans ceux que l'on trouve dans le *canal digestif* après la mort de l'individu ; et l'on remarque alors ce que j'ai déjà eu occasion de faire observer tant de fois, c'est-à-dire que par son mélange avec des liquides colorés, l'acétate de plomb peut fournir, avec les réactifs, des précipités d'une nuance différente de celle qu'il aurait donnée s'il eût été simplement dissous dans l'eau. La gélatine n'est point troublée par les acétates de plomb ; le lait, le bouillon, l'albumine, la bile, le vin rouge, etc., les précipitent, au contraire, plus ou moins abondamment ; l'acétate basique est surtout décomposé par ces liquides. S'il arrivait que la précipitation du sel de plomb fût tellement complète qu'il fût impossible de déceler sa présence dans la dissolution, on serait obligé d'analyser le précipité : or, voici un fait important sanctionné par des expériences nombreuses que j'ai tentées. *Lorsqu'on fait bouillir ce précipité*

avec de l'eau distillée pendant une heure, on obtient un solu-
tum de matière organique et d'un composé plombique, et il
suffit de faire évaporer jusqu'à siccité ce *solutum* et de le carboniser par l'acide azotique pour retirer du charbon, un sel de
plomb, tandis que le lait, le bouillon et les autres liquides organiques, *non additionnés* d'acétate de plomb, traités de la même
manière, *ne fournissent jamais* un sel plombique.

Cela étant, voici comment il faudrait procéder à la recherche des
acétates de plomb, mélangés comme je viens de le supposer. Si
les matières suspectes sont *liquides*, on les fait bouillir pendant
quelques minutes dans une capsule de porcelaine pour coaguler,
en partie du moins, la matière organique ; si elles sont *épaisses*
ou *presque solides* on les étend d'eau avant de les faire chauffer. On filtre la liqueur, et on la fait traverser par un courant de gaz acide sulfhydrique ; s'il se forme un précipité de
sulfure de plomb noir, on traite celui-ci par l'acide azotique
affaibli (*V.* page 471). Si, au contraire, le gaz sulfhydrique
est sans action sur cette liqueur, on la fait évaporer jusqu'à siccité, et l'on carbonise le produit de l'évaporation par de l'acide
azotique, mêlé d'un quinzième de son poids de chlorate de potasse (*voy.* page 449) ; le charbon obtenu, traité pendant un
quart d'heure environ par de l'eau régale étendue de son volume
d'eau et bouillante, cédera à l'acide le plomb qu'il pourrait contenir, et dissoudra également la petite proportion de sulfate de
plomb qui aurait pu se former par suite de la transformation de
l'acide sulfhydrique en acide sulfurique ; la dissolution filtrée et
évaporée jusqu'à siccité, laissera un sel de plomb facile à reconnaître. MM. Flandin et Danger ont voulu substituer l'acide sulfurique à l'acide azotique que j'avais proposé pour carboniser la
matière organique ; mais M. Lassaigne a péremptoirement prouvé que cette fois encore ces experts avaient commis une erreur
grave, puisqu'en agissant comparativement par les deux procédés sur des matières contenant *la même proportion* d'un composé plombique, on obtient beaucoup plus de plomb lorsqu'on a
traité par l'acide azotique que dans le cas où l'on s'est servi d'a-
cide sulfurique (*V. Journal de Ch. méd.*, tome x, année 1844).

Le *coagulum* qui s'est produit en chauffant les matières suspectes jusqu'à l'ébullition, après avoir été desséché, sera également carbonisé par l'acide azotique mêlé d'un quinzième de son poids de chlorate de potasse, et le charbon sera soumis au traitement qui vient d'être indiqué en parlant des matières *liquides*.

Acétate de plomb se trouvant à la surface du canal digestif. Après avoir attentivement enlevé les matières contenues dans ce canal, et dont je me suis occupé dans le paragraphe précédent, on lave l'intérieur de ce canal, à plusieurs reprises, avec de l'eau distillée pour dissoudre la portion d'acétate de plomb, qui pourrait, à la rigueur, se trouver à la surface de ce canal ; on fait bouillir les eaux de lavage pour coaguler tout ce qui est coagulable, et après avoir filtré, on agit séparément sur la portion liquide et sur le *coagulum*, comme il a été dit à l'occasion des mélanges alimentaires.

Ici se présente un fait curieux et important que j'ai décrit pour la première fois en 1839 (V. *Annales d'hyg.*). Je voulais déterminer expérimentalement la date de l'empoisonnement par un sel soluble de plomb (acétate ou azotate) ; je pensais, avec raison, que les effets produits par le contact de ces sels avec l'estomac devaient se montrer avec des apparences diverses, suivant qu'on les observait peu de temps, plusieurs heures ou plusieurs jours après l'intoxication, et je ne désespérais pas, en étudiant les changemens qui pourraient successivement être constatés dans l'estomac, d'arriver à résoudre le problème que je m'étais posé. Il est résulté de ce travail que l'acétate et l'azotate de plomb donnés aux chiens laissent dans l'estomac des *traînées de points blancs* ou d'une substance blanche plus ou moins adhérente à la surface interne de l'estomac, quoique des vomissemens aient eu lieu et que *plusieurs jours* se soient écoulés depuis l'administration des composés plombiques ; ces portions de substance blanche ne sont autre chose que de l'acétate de plomb décomposé ou combiné avec les tissus, et il est important de les recueillir pour agir directement sur elles. Voici, au reste, les conclusions que j'ai tirées de mes expériences :

1° Qu'il suffit de deux heures pour que l'acétate et l'azotate de plomb, donnés à petite dose, développent sur la membrane muqueuse de l'estomac des chiens vivans, et quelquefois même sur celle des intestins, une altération *particulière,* visible à l'œil nu, et qui consiste en une série de petits points d'un blanc mat, tantôt réunis dans le sens de la longueur et formant des espèces de traînées sur les plis de la membrane, tantôt disséminés sur toute la surface du tissu. Ces points, évidemment composés de matière organique et d'une préparation de plomb, adhèrent intimement à la membrane muqueuse dont on ne peut pas les séparer, même en grattant pendant long-temps avec un scalpel : ils fournissent instantanément et à froid, par l'acide sulfhydrique, du sulfure noir de plomb ; ils sont insolubles dans l'eau distillée froide ou bouillante et décomposables à la température ordinaire par l'acide azotique faible, avec production d'azotate de plomb.

2° Que l'on remarque la même altération chez les chiens qui ont vécu quatre jours et qui n'avaient été sous l'influence des mêmes sels de plomb, aux mêmes doses, que pendant deux heures ; que toutefois les points blancs, évidemment moins nombreux, ne sont plus visibles qu'à la loupe ; d'où il suit que, s'ils ont été en partie décomposés ou absorbés par un acte vital, il n'a pas suffi de quatre jours pour les faire disparaître complétement ; qu'en tout cas, l'acide sulfhydrique les noircit à l'instant même, et il ne faut pas plus d'une demi-heure d'ébullition avec de l'acide azotique à 30 degrés, étendu de son volume d'eau, pour former avec l'estomac et les intestins une quantité notable d'azotate de plomb.

3° Qu'en laissant vivre pendant dix-sept jours des chiens soumis à l'action de ces poisons, donnés aux mêmes doses, on ne découvre plus la moindre trace de *points blancs,* et que l'immersion du canal digestif dans un bain d'acide sulfhydrique ne développe plus de points noirs, même au bout de quatre heures ; mais qu'alors encore, si l'on fait bouillir les tissus pendant une demi-heure avec de l'acide azotique à 30 degrés étendu de son volume d'eau, il se produit une assez grande quantité d'azotate de plomb pour qu'il soit permis de penser qu'on aurait pu retrouver une partie du plomb ingéré, même un mois après l'empoisonnement, en employant l'acide azotique.

4° Qu'il est dès-lors incontestable que le composé blanc de plomb et de matière organique qui s'était d'abord formé disparaît au bout d'un certain temps, probablement après avoir été décomposé; qu'en tout cas, une portion du plomb qu'il renfermait reste combinée avec les tissus de l'estomac pendant un temps plus ou moins long.

5° Que l'on peut, d'après les caractères que présente l'estomac des chiens soumis pendant deux heures seulement à l'action de 2 grammes d'acétate de plomb et que l'on a laissés vivre, sinon déterminer rigoureusement l'époque à laquelle l'empoisonnement a eu lieu, du moins indiquer approximativement cette époque. En effet, suivant que la vie des animaux empoisonnés s'est plus ou moins prolongée, on trouve dans la *première période* de la maladie des traînées et des points blancs visibles à l'œil nu; dans la *deuxième période*, ces points ne sont visibles qu'à la loupe et noircissent par l'acide sulfhydrique; ils sont en outre moins nombreux; enfin le caractère de la *troisième période* consiste dans la disparition des points blancs, dans l'absence de coloration noire par l'acide sulfhydrique et dans la possibilité d'obtenir de l'azotate de plomb en faisant bouillir pendant une demi-heure l'estomac avec de l'acide azotique étendu de son volume d'eau.

6° Que si la dose d'acétate de plomb était plus forte ou plus faible que celle qui vient d'être indiquée (*voy.* 5°), et que l'animal eût été sous l'influence du sel plus ou moins de deux heures, on observerait également les trois périodes dont j'ai parlé; mais alors leur durée ne serait pas la même que dans l'espèce qui fait l'objet de ce travail.

7° Que l'altération dont il s'agit se forme indépendamment de tout acte vital, puisqu'elle s'est développée dans un estomac détaché du corps et déjà froid.

8° Qu'elle a été constatée par moi une fois au bout de dix-sept jours d'inhumation, et une autre fois trente-huit jours après l'exposition de l'estomac à l'air, et qu'elle était encore tellement visible dans les deux cas, qu'il n'est pas douteux qu'on ne puisse l'apercevoir plusieurs mois plus tard.

Il suit de ce qui précède, qu'après avoir lavé le canal digestif avec de l'eau distillée pour enlever l'acétate de plomb qui pourrait se trouver à sa surface, l'expert plongera toutes les portions du canal digestif où se trouvent des points blancs dans de l'acide azotique marquant 30 degrés et étendu de trois fois son poids d'eau. Après une heure d'action *à froid*, le plomb contenu dans ces points sera dissous, et l'on aura de l'azotate de plomb qu'il suffira de faire évaporer jusqu'à siccité et de dissoudre dans l'eau pour le reconnaître à l'aide des réactifs ; que si par hasard cet azotate était mélangé de beaucoup de matière organique, ce qui n'est pas présumable, il faudrait le carboniser par l'acide azotique et le chlorate de potasse, et agir sur le charbon, comme je l'ai dit à la page 473, en parlant du *dépôt* organique (1).

Acétate de plomb absorbé et contenu dans les tissus du canal digestif, dans le foie, la rate et les reins. S'il y a eu empoisonnement, et que ces organes retiennent encore un composé plombique, après avoir coupé ces viscères en petits morceaux, on les fera bouillir pendant une heure dans une capsule de porcelaine avec de l'eau distillée à peine acidulée par de l'acide acétique pur ; la dissolution *contiendra une quantité suffisante de ce composé* pour qu'on puisse en démontrer la présence, tandis que ces organes à l'*état normal*, traités de la même manière, ne fourniront à l'eau acidulée *aucune trace du plomb qu'ils renferment naturellement.* On filtrera, et après avoir évaporé la liqueur filtrée jusqu'à siccité, on carbonisera le produit de l'évaporation par un mélange d'acide azotique et de chlorate de potasse, comme il a été dit à la p. 449. Le charbon obtenu sera traité à chaud par l'acide azotique affaibli, et l'on obtiendra de l'azotate de plomb facile à reconnaître (*V.* page 470).

On compromettrait gravement le succès de l'opération, si l'on n'évitait pas les écueils que je vais signaler : 1° *il ne faut ni in-*

(1) Je n'aurais jamais cru si je ne l'avais entendu à Riom, à propos de la recherche médico-légale de l'acétate de plomb, que M. Rognetta pût aller jusqu'à dire : « Il « faut de la simplicité dans les expertises ; toutes ces expériences chimiques sont « compliquées et souvent inutiles ; ainsi, dans l'affaire Pouchon, à quoi bon d'y « recourir, puisqu'à l'ouverture des cadavres *on trouve des masses de plomb dans* « *l'estomac et l'empoisonnement est de suite reconnu ?* » Or, *il n'existe jamais de plomb métallique dans l'estomac* ; on découvre dans ce viscère des points blancs, ou bien la membrane muqueuse est grisâtre par suite de la combinaison du sel de plomb avec le tissu organique, et il est impossible de mettre le plomb à nu sans décomposer ce tissu et sans avoir recours à ces expériences chimiques dont l'ignorance seule a pu contester l'utilité.

cinérer les organes coupés en morceaux, *ni les carboniser* par le mélange d'acide azotique et de chlorate de potasse; car les cendres ou le charbon obtenus, traités par l'acide azotique affaibli, céderaient à celui-ci *une portion ou la totalité du plomb qu'ils renferment naturellement*, tandis qu'on n'a pas cela à craindre si l'on ne carbonise, comme je l'ai prescrit, que le *decoctum* aqueux et légèrement acidulé de ces mêmes organes. On sait qu'en 1838, la Cour d'assises de Dijon mit en jugement le docteur Rittinghausen accusé d'avoir empoisonné son ami, le docteur Schneider, en lui administrant un composé de plomb et de cuivre; entre autres chefs d'accusation, le ministère public faisait valoir l'expertise pratiquée à Dijon, de laquelle il résultait que les organes de Schneider contenaient du plomb et du cuivre. Consulté par Rittinghausen, je démontrai dans un mémoire dont je donnai lecture à l'Académie, qu'on était loin d'avoir prouvé que Schneider fût mort empoisonné (V. *Bulletin de l'Académie*, octobre 1838), quoiqu'à cette époque l'attention des médecins légistes n'eût pas encore été appelée sur l'existence du plomb dans les organes de l'homme. Aujourd'hui, que les travaux de MM. Hervy et Devergie ont mis l'existence de ce métal hors de doute, dans le corps de l'homme non empoisonné, il est aisé de voir que les experts de Dijon, en traitant le canal digestif de Schneider par de *l'eau régale bouillante*, et en agissant sur la dissolution, n'avaient décelé que le plomb et le cuivre qui existent *naturellement* dans nos organes. À coup sûr, les résultats eussent été tout autres, si au lieu de soumettre le canal digestif à l'action d'un acide aussi puissant que l'eau régale, on les eût simplement fait bouillir dans de l'eau distillée aignisée d'acide acétique. Je dirai plus loin, en exposant avec détail l'affaire Pouchon, que, faute d'avoir traité par ce dernier liquide les organes qui firent l'objet des recherches analytiques des experts, ceux-ci rendirent beaucoup plus difficile la solution du problème qui leur était demandée, et qu'ils m'empêchèrent *d'affirmer* que cet homme eût succombé à un empoisonnement par un composé plombique;

2° *Il ne faut pas incinérer* davantage le charbon provenant de la dissolution des organes dans de l'eau acidulée par l'acide acétique, parce que cette dissolution renferme une quantité notable de la matière organique du foie, de la rate, du canal digestif, etc., et qu'il existe nécessairement dans cette portion de matière organique une proportion quelconque du plomb naturellement contenu dans le corps de l'homme ; ce plomb serait attaqué par l'acide azotique affaibli, si le charbon eût été incinéré, tandis que l'expérience prouve qu'il ne le serait pas si l'on s'était borné à traiter par cet acide, le charbon obtenu en carbonisant par le mélange d'acide azotique et de chlorate de potasse, la dissolution aqueuse à peine acidulée par l'acide acétique;

3° Il faut s'assurer avant tout *que le papier à filtre* dont on s'est servi dans les recherches analytiques, ne *contient pas de plomb*. On trouve aujourd'hui dans le commerce des papiers joseph, même fort beaux, qui renferment une proportion de plomb *souvent plus considérable* que celle que l'on retire des organes des animaux empoisonnés par un sel plombique : aussi m'est-il souvent arrivé, avant d'avoir porté mon attention sur ce point et en me servant de pareils papiers, d'obtenir du plomb, alors même que je traitais par l'eau bouillante *seulement* des organes d'animaux *non empoisonnés;* il suffisait même de faire filtrer rapidement à travers ces papiers de l'eau aiguisée d'acide chlorhydrique ou d'acide acétique pour que la liqueur précipitât abondamment en noir par l'acide sulfhydrique. A combien d'erreurs graves ne s'exposerait-on pas si l'on méconnaissait l'importance d'un pareil résultat ! On devra donc employer de préférence du papier Berzélius, qui ne contient pas de plomb, ou bien, si l'on est obligé de faire usage d'un autre papier plombique, il faudra commencer par débarrasser celui-ci du plomb qu'il renferme en le lavant à plusieurs reprises avec de l'eau faiblement aiguisée d'acide chlorhydrique ; on ne devrait pas cependant réitérer trop souvent ces lavages, de crainte d'amincir le papier au point où il se déchirerait si facilement qu'il ne serait plus propre à filtrer ; il faudrait les cesser dès que la dissolution chlorhydrique ne serait plus affectée par l'acide sulfhydrique. Dans tous les cas, et quelque soit le papier dont on voudra faire usage, il ne faudra jamais négliger de l'essayer par cet agent avant de l'employer.

Acétate de plomb dans l'urine. L'existence du plomb dans

l'urine des chevaux empoisonnés par ce sel a été mise hors de doute par les expériences de M. Ausset, chef des travaux chimiques de l'École d'Alfort (*Bulletin de l'Académie*, t. vi, p. 283). De mon côté, je faisais voir, à-peu-près en même temps, que l'urine d'une jeune fille qui avait avalé de 30 à 40 grammes du même sel, contenait également du plomb. On constatera la présence de ce métal dans *l'urine*, en faisant évaporer celle-ci jusqu'à siccité et en carbonisant par l'acide azotique le produit de l'évaporation ; on traitera le charbon, en partie incinéré, par l'eau distillée bouillante pour dissoudre les sels solubles dans ce liquide, puis on fera agir, à une douce chaleur, sur la portion insoluble dans l'eau, de l'acide azotique étendu de deux parties d'eau, afin de dissoudre le plomb ; la dissolution contiendra de l'azotate de plomb, facile à reconnaître (*V.* p. 470).

Acétate de plomb dans le cas où l'on aurait administré un sulfate soluble comme contre-poison. On sait que les sulfates solubles transforment rapidement l'acétate de plomb en sulfate insoluble ; il est donc permis de supposer que dans le cas où un individu empoisonné par de l'acétate de plomb aurait pris du sulfate de soude, de potasse, de magnésie, etc., on ne trouverait plus d'acétate de plomb ni dans la matière de vomissemens, ni dans le canal digestif, mais bien du sulfate de ce métal. Admettons qu'il en soit ainsi. On ramassera attentivement la totalité de la poudre blanche qui se sera déposée des matières vomies ou qui tapissera quelques portions du canal digestif, et après l'avoir lavée, on la fera bouillir pendant une heure dans une capsule de porcelaine avec du bi-carbonate de potasse pur ; si le sel pulvérulent est du sulfate de plomb, on obtiendra du sulfate de potasse soluble et du *carbonate de plomb insoluble ;* on décomposera celui-ci par de l'acide acétique affaibli pour former de l'acétate de plomb soluble, facile à reconnaître. Si, contre toute attente, on n'avait pas recueilli du sulfate de plomb pulvérulent, on carboniserait par l'acide azotique et le chlorate de potasse (*V.* p. 449) les matières vomies, celles qui auraient été extraites du canal digestif, ainsi que les eaux de lavage obtenues en lavant le canal digestif avec de l'eau distillée et en râclant légèrement sa surface interne ; le charbon serait ensuite traité pendant une heure par une dissolution bouillante de bi-carbonate de potasse qui transformerait, en grande partie du moins, le sulfate de plomb en carbonate ; ce dernier étant insoluble resterait dans le charbon, et il suffirait de faire bouillir celui-ci pendant quelques minutes avec de l'acide azotique étendu d'eau pour obtenir de l'azotate de plomb soluble.

Acétate de plomb dans un cas d'exhumation juridique. — Expériences. Le 29 mars 1826, on a dissous 12 grammes d'acétate de plomb dans deux litres d'eau distillée, et on les a introduits dans un grand bocal où l'on avait préalablement mis de la chair musculaire, un morceau de foie et quelques portions d'un canal intestinal ; le vase a été exposé à l'air. Le 9 avril suivant, il n'y avait plus d'acétate de plomb en dissolution, car la liqueur filtrée ne se colorait pas par l'acide sulfhydrique ; mais en desséchant le précipité gris noirâtre qui s'était formé, ainsi que la matière animale qu'il contenait, et en le calcinant assez fortement, on en retirait du plomb métallique.

Le 18 juillet 1826, on introduisit dans un bocal à large ouverture, exposé à l'air, 30 centigrammes d'acétate de plomb dissous dans un litre et demi d'eau distillée, et mêlé avec environ le tiers d'un canal intestinal. Quatre jours après, il n'existait plus un atome de sel en dissolution, et les matières solides fournissaient une quantité sensible de plomb.

Il est donc évident que ce ne serait pas dans la liqueur que l'on trouverait l'acétate de plomb, qui, après avoir été dissous, aurait été en contact avec les tissus du canal digestif, car il suffit de fort peu de temps pour que cette liqueur n'en conserve plus de traces.

Du carbonate de plomb (céruse, blanc de plomb).

Le carbonate de plomb est solide, pulvérulent ou en masses très dures, blanc, insipide et inodore. Il fournit du plomb métallique quand on le décompose par du charbon, dans un creuset, à une température élevée, tandis qu'il laisse de l'oxyde jaune ou rouge, s'il est chauffé seul, de la même manière. Il est insoluble dans l'eau et entièrement soluble dans l'acide azotique s'il est pur. La dissolution se comporte avec l'acide sulfhydrique, les sulfates, l'iodure et le chromate de potassium, le zinc, etc., comme l'acétate de plomb dissous (*V*. p. 470). Si le carbonate de plomb était mélangé de sulfate de baryte, comme cela a souvent lieu, l'acide azotique ne dissoudrait pas ce dernier sel que l'on pourrait reconnaître en le calcinant avec du charbon (*V.* page 170). Si, au contraire, il était mélangé à de la chaux ou à du carbonate de chaux, l'acide dissoudrait la totalité du mélange; il suffirait alors de faire passer dans la dissolution un courant de gaz acide sulfhydrique, pour précipiter le plomb à l'état de sulfure noir; le liquide surnageant le précipité contiendrait de l'azotate de chaux, dont on démontrerait aisément la présence, à l'aide du carbonate de potasse dissous, lequel ferait naître un précipité de carbonate de chaux blanc, dont on retirerait aisément la chaux, en le calcinant, après l'avoir lavé.

Je dirai, en parlant de la falsification des alimens solides et liquides, comment il faudrait opérer pour déceler la présence du carbonate de plomb dans la farine que les boulangers auraient sophistiquée, dans le dessein de la rendre plus lourde et plus blanche.

De l'eau imprégnée de plomb.

Comment peut-on reconnaître que l'empoisonnement est produit par de l'eau imprégnée de plomb?

L'eau qui a été transmise par des aqueducs de plomb, ou qui est tombée sur des toits couverts de ce métal, peut tenir en dissolution une assez grande quantité de carbonate ou de protoxyde de plomb hydraté pour déterminer des accidens graves; il en est de même de celle que l'on a gardée pendant long-temps dans des vases de plomb exposés à l'air, ou que l'on a puisée avec des seaux de ce métal. Barruel et Mérat ont retiré 64 gr. de carbonate de plomb cristallisé de six voies d'eau laissées pendant deux mois dans une cuve pneumato-chimique doublée en plomb (Mérat, *Traité de la colique métallique*, 2ᵉ édit., p. 98). Elle est transparente, incolore et inodore comme l'eau ordinaire; sa saveur est quelquefois légèrement sucrée et styptique. Les sulfates, l'acide sulfhydrique, les chromates et les alcalis agissent sur elle comme sur la dissolution d'acétate de plomb (*voy.* p. 470). Les acides en dégagent de l'acide carbonique avec effervescence, lorsque le plomb y est à l'état de carbonate, ce qui arrive fréquemment.

Du vin et de la bière imprégnés de plomb.

Le vin aigri qui séjourne sur de la litharge très divisée peut en dissoudre une assez grande quantité pour devenir vénéneux, sans perdre sensiblement sa couleur, s'il était coloré ; il acquiert une saveur astringente légèrement sucrée. Si la quantité de protoxyde de plomb dissous était notable, le vin rouge serait décoloré ; le vin non aigri, dans lequel il existe toujours une certaine quantité d'acide libre, dissoudrait beaucoup moins de litharge que le vin aigri. Barruel et Mérat ont prouvé qu'une bouteille de vin peut dissoudre 1 gramme 50 centigrammes de litharge. Les vins blancs lithargyrés fournissent, avec les réactifs, des précipités semblables à ceux que j'ai décrits en parlant de l'acétate de plomb (*voy.* p. 470). Quant aux vins rouges, il suffit, pour y déceler le plomb, de les faire traverser par un courant de gaz acide sulfhydrique et de traiter le sulfure de plomb noir obtenu par l'acide azotique, comme il a été dit à la p. 471. On aurait tort de faire usage, dans ce cas, des réactifs tels que les alcalis, les sulfures alcalins, etc., pour déceler le plomb dans ces liquides, parce qu'ils modifient par eux-mêmes la couleur du vin rouge et qu'ils pourraient induire les experts en erreur.

La *bière* peut contenir un sel de plomb, lorsqu'elle a fermenté dans des vases de ce métal. Dans son traité sur le plomb, Percival dit avoir vu des accidens produits par cette liqueur ainsi altérée. On constaterait la présence du sel plombique par l'acide sulfhydrique, comme avec le vin rouge.

Des bonbons colorés par du chromate de plomb.

On commencera par détacher le plus que l'on pourra de la matière colorante qui est à la surface des bonbons, en tenant ceux-ci dans l'eau distillée, pendant qu'avec un pinceau très doux on frottera cette surface : le chromate de plomb déposé et lavé sera décomposé à une douce chaleur par du carbonate de potasse dissous ; il se formera du chromate de potasse soluble et du carbonate de plomb insoluble : on reconnaîtra celui-ci, soit en en retirant le plomb à l'aide du chalumeau, soit en le dissolvant dans l'acide azotique pour former un acétate, dont les caractères ont été indiqués à la p. 470. Quant au chromate de potasse, on y versera un sel de plomb soluble, qui y fera naître un précipité de chromate de plomb jaune, lequel, étant lavé et légèrement chauffé avec de l'acide chlorhydrique, fournira du chlorure de chrome vert soluble.

Du phosphate, du borate, de l'oxalate, du tartrate, du tannate et du sulfate de plomb.

J'admettrai volontiers que ces divers sels, qui sont *tous insolubles dans l'eau distillée*, ne soient par cela même pas vénéneux, quand ils sont administrés à des individus dans l'estomac desquels il n'existerait aucun acide libre, ni aucune trace de chlorure de sodium ; mais comme c'est là une hypothèse qui ne se réalisera jamais chez l'homme et que j'ai prouvé en 1843 que les acides et le chlorure de sodium dissolvent plus ou moins facilement tous ces sels et dès-lors les rendent vénéneux, il importe de les étudier. Il résulte de mes expériences, 1° que la plupart de ces sels, mais surtout le borate et le tannate, sont dissous lorsqu'on les met en contact pendant quelque temps, et souvent pendant trois ou quatre minutes seulement, avec de l'eau aiguisée d'acide acétique ou chlorhydrique ; 2° que si quelques-uns d'entre eux ne sont pas abondamment dissous, ils le sont néanmoins dans une proportion assez sensible pour que l'on conçoive qu'ils puissent donner lieu à des symptômes d'empoisonnement ; 3° que ceux qui ne sont dissous que lentement et en petite proportion par l'eau acidulée dont je parle, deviennent beaucoup plus solubles dans cette eau additionnée de chlorure de sodium ; 4° enfin, que ce dernier sel, employé seul, peut également dissoudre la plupart de ces sels.

Ces diverses dissolutions seront aisément reconnues pour des dissolutions plombiques à l'aide du gaz acide sulfhydrique, de l'iodure de potassium et des autres réactifs déjà mentionnés à l'article *acétate de plomb* (*voy.* p. 470). Sans doute, ces agens n'indiqueront pas si le sel plombique dissous est plutôt un phosphate qu'un borate, etc. ; mais cette recherhe n'est que d'un intérêt secondaire ; le point essentiel est de constater qu'il existe dans la dissolution un sel plombique ; toutefois, si l'on voulait pousser l'analyse assez loin pour résoudre ce problème, il faudrait évaporer les dissolutions jusqu'à siccité et faire bouillir pendant une heure le produit desséché avec du bicarbonate de potasse pur dissous dans l'eau distillée ; on obtiendrait du carbonate de plomb insoluble et du phosphate, du borate, de l'oxalate, du tartrate, du tannate ou du sulfate de potasse, qu'il serait aisé de reconnaître aux caractères distinctifs de ces divers genres de sels (*voy. mes Élémens de chimie*).

De l'iodure de plomb.

L'iodure de plomb est solide, d'un jaune doré, soluble dans 1235 parties d'eau froide et dans 194 parties d'eau bouillante, cristallisable en paillettes hexagonales régulières. L'acide azotique concentré en sépare l'iode à froid et forme de l'azotate de plomb ; il suffit en effet d'ajouter de l'eau pour dissoudre ce sel, qui se comporte avec les réactifs comme les sels plombiques. Le chlore agité avec de l'iodure de plomb fournit instantanément de l'iode brun et du chlorure de plomb blanc qui se précipitent, et du chlorure d'iode qui communique à la liqueur une couleur jaune rougeâtre ; en chauffant ce mélange à la température de l'ébullition, l'iode se volatilise sous forme de belles vapeurs violettes, le chlorure d'iode se dégage, et à mesure qu'il se volatilise la liqueur se décolore ; enfin le chlorure de plomb se dissout, en sorte qu'on peut démontrer sa présence dans la dissolution *incolore* que l'on obtient après quelques minutes d'ébullition.

Des oxydes de plomb.

Comment peut-on reconnaître que l'empoisonnement a eu lieu par les oxydes de plomb?

Protoxyde. Il peut être sec ou combiné avec l'eau : dans ce dernier cas, il est blanc. Le protoxyde sec porte le nom de *mas-*

sicot ou de *litharge*. Le premier est jaune et pulvérulent ; l'autre est sous forme de petites écailles rougeâtres ou jaunâtres. Lorsqu'on fait rougir, pendant quinze ou vingt minutes, dans un creuset, un mélange de protoxyde de plomb et de charbon, on obtient du plomb métallique. L'acide azotique, chauffé avec le protoxyde dont je parle, le dissout sans produire de peroxyde *puce ;* l'azotate résultant précipite comme l'acétate de plomb par les réactifs indiqués à la page 470.

Minium. Il est d'un beau rouge, très pesant, et se comporte avec le charbon comme le précédent. L'acide azotique le décompose, même à froid, et le fait passer en partie à l'état de *bi-oxyde puce* insoluble dans l'acide, et en partie à l'état de *protoxyde*, qui se dissout dans l'acide azotique ; en sorte que l'on obtient de l'azotate de plomb facile à reconnaître, après avoir filtré la liqueur, en la traitant par les réactifs propres à déceler les sels de plomb (*voy*. p. 470).

Des alimens cuits dans des vases de plomb ou dans des vases étamés avec un mélange d'étain et de plomb.

Lorsqu'on fait cuire des alimens *acides* dans des vases de plomb, ce métal s'oxyde, et l'oxyde formé se combinant avec l'acide produit un sel vénéneux. Si ce sel est soluble on le reconnaîtra à l'aide des réactifs indiqués en parlant de l'acétate de plomb ; s'il est insoluble (oxalate, tartrate, etc.), on le traitera par le bicarbonate de potasse, comme il a été dit à la p. 485, ou bien, si l'on veut se borner à démontrer l'existence d'un composé plombique, on carbonisera les alimens avec de l'acide azotique et du chlorate de potasse (*voy*. p. 449).

Si les alimens ont été cuits dans des vases étamés avec de l'étain et du plomb, on constatera facilement la présence de ces deux métaux en traitant à une douce chaleur dans un tube de verre par l'acide azotique concentré, l'étamage pulvérisé ; on obtiendra de l'azotate de plomb soluble et du bioxyde d'étain blanc insoluble (*voy*. p. 470 et l'article d'étain pour les caractères du bi-oxyde).

Ces étamages peuvent-ils être nuisibles à la santé, par suite de la dissolution d'une portion du plomb qu'ils renferment et qui aurait été opérée par les acides contenus dans certains alimens? Proust a fait à cet égard un travail dont les résultats me paraissent inadmissibles. Voici comment il s'est exprimé dans le t. LVII des *Annales de chimie*, p. 84. « Les étamages chargés de plomb jusqu'à parties égales ne peuvent être dangereux, puisqu'il suffit au plomb d'être allié à l'étain pour qu'il ne puisse se dissoudre ni dans le jus de limon ni dans le vinaigre, les deux acides dont l'activité pourrait inspirer plus de méfiance. L'étain, plus oxydable que le plomb, se dissout exclusivement dans ces acides, et s'oppose à ce que le second soit attaqué. Le plomb ne pourrait s'approprier un atome d'oxygène sans que l'étain ne le lui enlevât à l'instant.

« Le plomb, lorsqu'il est allié d'étain à parties égales et au-delà, ne peut jamais prendre les devans sur le second, s'oxyder et se dissoudre avant lui. Ce même alliage pris intérieurement et à une dose bien plus forte que celle que pourrait avaler toute une famille, lors même que l'étamage ne durerait pas huit jours, n'est pas en état d'exposer, même légèrement, la santé : aussi n'y en a-t-il pas un seul exemple avéré. »

Ces expériences ne s'accordent guère avec celles que j'ai tentées et dont je vais donner un extrait : 1° J'ai exprimé le jus de deux citrons dans une casserole en cuivre que j'avais étamée avec parties égales de plomb et d'étain, et j'ai ajouté 800 grammes d'eau; après trois jours de contact à froid, j'ai filtré et j'ai fait évaporer la liqueur jusqu'à siccité ; le produit carbonisé par l'acide azotique a laissé un charbon que j'ai maintenu pendant dix minutes à une chaleur rouge dans la capsule où il avait été fait ; les cendres provenant de cette opération contenaient de l'oxyde d'étain et un peu d'oxyde de plomb; car traitées par l'acide azotique bouillant, elles m'ont fourni une dissolution renfermant une petite proportion de plomb; en effet, la liqueur précipitait en jaune par l'iodure de potassium, en brun par l'acide sulfhydrique, et en blanc par le sulfate de potasse; le bi-oxyde d'étain blanc n'avait pas été dissous; mais je me suis assuré de son existence en le dissolvant dans l'acide chlorhydrique. 2° J'ai laissé pendant plusieurs jours 800 grammes d'eau et 100 grammes d'acide acétique dans une casserole étamée avec parties égales de plomb et d'étain, j'ai fait évaporer jusqu'à siccité la liqueur filtrée; le produit carbonisé par l'acide azotique a fourni un charbon que j'ai incinéré; la cendre, mise en contact avec l'acide azotique étendu et bouillant, m'a donné de l'azotate de plomb dans la liqueur, et il est resté du *bi-oxyde d'étain*. D'où il résulte que l'étamage fait avec parties égales de plomb et d'étain peut céder du plomb à des liqueurs acides et par suite occasionner des accidens toxiques.

Des sirops et des eaux-de-vie clarifiés avec l'acétate de plomb.

Cadet de Gassicourt parle dans un article des *Variétés médicales*, du danger qu'il y a à s'adresser aux épiciers pour des sirops de miel ou de raisin clarifiés, ainsi que pour les eaux-de-vie rendues incolores. Cette clarification s'opérant à l'aide de l'acétate de plomb, il est de la plus haute importance de ne laisser aucune trace de ce sel dangereux dans la liqueur, et c'est une précaution que ne peuvent pas prendre ces préparateurs étrangers à la chimie : aussi M. Boudet a-t-il reconnu la présence d'une assez grande quantité de plomb dans ces boissons livrées aveuglement au commerce (*Journal géné. de Méd.*, rédigé par Sédillot, t. XLIV, p. 321).

L'acétate de plomb contenu dans ces boissons sera facilement reconnu par les réactifs que j'ai indiqués en faisant l'histoire de ce sel (*voy.* p. 470).

Des émanations saturnines et du plomb métallique.

Les effets délétères des émanations saturnines sont incontestables, quoique celles-ci soient insaisissables par nos réactifs. Wilson et Dubois se sont trompés en disant que l'on apercevait dans le canal intestinal des traces de poussière saturnine ; il en est de même de Spangenberg, qui prétendait avoir observé des globules de matières fécales recouvertes de litharge. Mérat et Barruel n'ont point trouvé de plomb dans l'urine ni dans les excrémens d'un individu qui avait succombé à cette maladie. Le sang extrait de la veine cave, du cœur droit et de la veine porte d'un homme mort à la suite de colique de plomb et d'encéphalopathie saturnine, n'a fourni aucune trace de plomb à M. Chevallier. Il en a été de même de l'urine et de la salive de plusieurs malades, analysées par M. Guibourt. M. Devergie dit avoir retiré plus de plomb de plusieurs viscères d'individus morts de la colique des peintres, que des mêmes viscères pris chez des personnes qui avaient succombé à d'autres maladies. Avant d'admettre ce résultat, il faudrait que des expériences beaucoup plus nombreuses que celles qui ont été tentées jusqu'à ce jour, nous eussent fait connaître quelle est la plus forte proportion de plomb que l'on peut obtenir des divers organes de l'économie animale à *l'état normal;* jusque-là je dirai que l'assertion de mon confrère peut être exacte, mais qu'elle n'est pas prouvée. Je ferai la même réserve pour ce qui concerne la quantité notable de plomb que M. Devergie dit avoir obtenue des muscles du mollet d'un individu qui avait succombé à une *arthralgie saturnine.*

Dans deux cas d'*encéphalopathie saturnine,* MM. Guibourt et Devergie sont parvenus à découvrir du plomb en quantité notable dans le cerveau, quoique les procédés suivis par ces deux expérimentateurs ne fussent pas les mêmes; mais nous savons que le cerveau à l'*état normal* contient du plomb; il ne faut donc pas considérer comme démontré un fait qui ne repose que sur un aussi petit nombre d'expériences.

Quant au plomb métallique en masse ou en poudre grossière, il ne se transforme dans le canal digestif ni en oxyde ni en sel, et il peut être pris impunément. Leroux en a donné à un chien, sans accident aucun, jusqu'à 120 grammes.

Symptômes produits par les divers composés de plomb.

Dès l'année 1814 j'ai établi, je crois péremptoirement, que les symptômes développés par une *petite dose* d'un sel de plomb introduit dans l'estomac ou par des *émanations saturnines,* diffèrent sensiblement de ceux qu'occasionne une forte dose du même sel; de là la nécessité d'examiner séparément ces deux ordres de faits.

A. Symptômes déterminés par des émanations saturnines ou par une petite dose
d'un sel de plomb introduit dans l'estomac.

Ceux qui manient les préparations de plomb ou qui vivent dans une atmosphère imprégnée d'émanations saturnines sont souvent exposés à contracter la maladie qui a été désignée sous le nom de *maladie de plomb*, laquelle revêt des formes diverses, caractérisées par des symptômes particuliers à chacune d'elles ; la *colique*, l'*arthralgie*, la *paralysie*, l'*anesthésie* et l'*encéphalopathie saturnines* constituent en effet des affections tellement distinctes que sur cent individus soumis à l'action des mêmes émanations saturnines, les uns sont pris de coliques, les autres d'arthralgie, ceux-ci de paralysie, ceux-là d'encéphalopathie ; quelquefois, il est vrai, l'une de ces maladies vient compliquer l'autre, ou bien se développe quelque temps après l'invasion de celle-ci. Si l'on remonte à la cause immédiate de ces affections on voit que la colique se manifeste lorsque les émanations saturnines ont exercé leur influence délétère sur le système des viscères contenus dans l'abdomen, que l'*arthralgie*, la *paralysie* et l'*anesthésie* sont les résultats de l'atteinte portée à l'appareil nerveux rachidien, que les organes de la vie de relation soient le siége de douleurs vives, qu'il y ait perte du mouvement, ou bien que le sentiment soit aboli ; l'*encéphalopathie* enfin a pour origine une lésion de l'encéphale accompagnée de délire, de convulsions, etc. On voit donc que dans tous les cas c'est le système nerveux qui est affecté ; pour le système nerveux de la vie *intérieure*, dit M. Tanquerel des Planches, dans son excellent ouvrage sur les maladies saturnines, on n'observe que l'exaltation de l'action nerveuse ; pour le système nerveux de la vie de *relation*, au contraire, les phénomènes de sensibilité et de mobilité peuvent être tantôt exaltés, tantôt abolis.

Les individus les plus exposés à la *maladie de plomb* sont : les peintres, les barbouilleurs, les plombiers, les potiers de terre, les faïenciers, les lapidaires, les imprimeurs, les vitriers, les ciseleurs, les joailliers, les cartiers, les essayeurs, les verriers, les passetalonniers, les cordonniers, les doreurs, les fabricans de produits chimiques et de couleurs, les chapeliers, etc. Il est rare que chez les individus qui *absorbent* des émanations saturnines, il ne se manifeste, avant l'invasion de la *colique*, de l'*arthralgie*, etc., une série de symptômes que l'on a considérés comme étant les prodromes de la *maladie de plomb* et comme constituant en quelque sorte une *intoxication saturnine primitive.*

Ces prodromes sont : 1° la coloration bleuâtre, d'un gris ardoisé, de la portion des gencives la plus voisine des dents ; celles-ci sont d'un brun très foncé à leur base, tandis que leur sommet est d'un brun plus clair tirant sur le jaune ou le vert ; ces nuances paraissent être dues à du sulfure de plomb ; 2° une saveur sucrée, styptique, astringente, ou à-la-fois fétide et styptique ; une haleine également fétide ; 3° l'ictère *saturnin* ; la peau est d'un jaune sale ou terreux, ou, si l'ictère est moins prononcé, d'un jaune pâle légèrement cendré ; la conjonctive, l'urine, les matières fécales offrent aussi une couleur jaune ; 4° l'amaigrissement saturnin, qui est général, mais surtout à la face, laquelle offre alors des rides sensibles.

Colique des peintres ou colique saturnine. Le symptôme le plus important, celui qui caractérise la maladie, c'est la douleur. Elle siége le plus habituellement à l'ombilic, moins souvent à l'épigastre ou à l'hypogastre ; le plus ordinairement c'est une sensation violente de tortillement, qui, loin d'augmenter en général à la pression, diminue le plus souvent lorsqu'on comprime l'abdomen. Qu'il me soit permis, à cette occasion, de relever en peu de mots, les fautes grossières débitées en 1843 dans l'affaire Pouchon, devant la Cour d'assises de Riom par M. Rognetta et par M. Flandin qui adopta les idées émises par son collègue ; on jugera du degré de confiance que doivent inspirer des experts qui poussent à un pareil point l'ignorance des faits. « *Dans l'in-* « *toxication saturnine,* dit M. Rognetta, *les douleurs exis-* « *tent dans la partie* inférieure *du ventre ;* elles sont sourdes, « vagues, irradiatives. » Or, M. Tanquerel a constaté chez cent soixante-sept malades que la douleur occupait la *région de l'es-* *tomac,* et que chez cinq cent soixante-treize individus elle se faisait sentir en même temps dans *plusieurs points* du ventre (voy. *Traité des maladies de plomb,* publié en 1839). « *Les*

« *cris perçans que Pouchon a poussés jusqu'à la mort, et qui*
« *ont fait accourir les voisins à son secours, ne se rencon-*
« *trent pas dans l'empoisonnement par le plomb.* » Or,
M. Tanquerel dit : Si l'accès de colique est très douloureux, les
malheureux malades poussent des cris *déchirans,* des gémisse-
mens affreux ; quelquefois une sorte de mugissement, suivant la
remarque de Stoll ! ! !

Dans la colique saturnine, la *constipation* est après la douleur
le phénomène le plus habituel ; les selles manquent en général
pendant plusieurs jours ; cependant il y a quelquefois *du dévoi-*
ment. On observe *fréquemment* la rétraction ou la dépression
du ventre ; quelquefois cependant il est *plus gros, plus déve-*
loppé, plus saillant que de coutume, sans être ballonné ; dans
un bon nombre de cas, il n'est ni volumineux ni déprimé. Écoutons
sur ce point la déposition de M. Rognetta appuyée par M. Flandin :
« *Constamment* le corps est constipé et le *ventre rétréci* comme
« chez les ouvriers *dans les fabriques de céruse,* chez les pein-
« tres, etc. » Et plus bas : « *Constamment* l'homme empoisonné
« d'une manière aiguë ou *chronique* par les composés de plomb
« présente la *constipation.* » Or M. Tanquerel dit : *trente-trois*
malades allaient régulièrement à la selle ; vingt-cinq ont eu le
dévoiement pendant les deux premiers jours de la maladie, et
dix-neuf en ont eu *pendant toute la durée de l'affection.*

Dans la colique saturnine les nausées apparaissent beaucoup
plus souvent que les vomissemens, qu'elles précèdent toujours ;
toutefois ceux-ci existent assez fréquemment. Les matières vomies sont d'un vert porracé, d'une consistance visqueuse, d'une
odeur fétide, *sui generis,* d'une amertume extrême, *érugi-*
neuse, que certains malades disent être analogue à celle du
plomb, d'autres à celle du vert-de-gris, etc. Il y a le plus souvent des *éructations* de gaz d'une odeur fétide et d'une saveur
amère ; dans des cas fort rares, cette saveur est comme sucrée.
Quand la colique est très intense, il y a souvent du hoquet. Au
début de la maladie, la surface de la langue est nette ; mais, au
bout de quelques jours, un enduit blanchâtre, peu épais et fort
adhérent, se montre presque constamment. L'haleine a une odeur
toute caractéristique. Ordinairement la salive est alcaline, comme

dans l'état de santé. De plus, communément la soif est assez vive. Il est excessivement rare que l'appétit soit conservé; cependant quelques malades demandent à manger au milieu des plus atroces douleurs. Assez souvent l'envie d'uriner se fait sentir, et pourtant il n'y a point d'excrétion d'urine pendant le paroxysme, ou bien elle sort goutte à goutte; dans les cas où l'on observe un obstacle à l'excrétion de l'urine, et qu'elle est suivie de douleur, le liquide sécrété est plus rouge qu'à l'état normal. Les testicules, le cordon spermatique, la verge, l'utérus, le vagin et les reins peuvent être le siége de douleurs, de tiraillemens, de dilacération ou de constriction. Il est rare que la respiration soit parfaitement tranquille pendant tout le cours d'une colique violente; le plus souvent elle s'accélère pendant la durée des douleurs du ventre; dans quelques cas elle est entrecoupée, suffocante, quelques malades éprouvent des palpitations, une petite toux nerveuse, fatigante, et même des symptômes analogues à ceux de l'angine de poitrine. Au moment des accès, la voix peut être comme étouffée. La jaunisse accompagne quelquefois la colique des peintres; dans ce cas le sang est altéré par le plomb, en sorte que cet ictère ne peut pas être confondu avec celui que M. Tanquerel a désigné sous le nom de *saturnin*. Le pouls est ralenti, ou tout au plus il offre son rhythme normal; il est excessivement dur; on l'a vu quelquefois irrégulier, rémittent pour ainsi dire. Le plus souvent la peau conserve sa chaleur normale. Les forces paraissent anéanties ou plutôt opprimées par la violence de la douleur. On observe très promptement une diminution de la nutrition générale lorsque la colique dure pendant quelque temps. Il existe une altération profonde des traits de la face, laquelle annonce la plus vive souffrance et la plus grande anxiété. Ordinairement l'intelligence n'est pas troublée : seulement le malade, maîtrisé par la douleur, ne peut faire un usage aussi étendu que dans l'état normal de ses facultés intellectuelles. Presque toujours, lorsque la colique est intense, il y a insomnie complète.

Écoutons sur ce point la déposition de M. Rognetta : « Il y a « *toujours délire* dans les cas d'empoisonnement de ce genre « que la science possède, et Pouchon a conservé la netteté de l'intelligence jusqu'à la fin. » Or dans le seul cas d'empoisonnement par l'acétate de plomb suivi de mort et rapporté par M. Tanquerel, *l'intelligence a été conservée intacte.*

Arthralgie saturnine. Les phénomènes qui caractérisent l'arthralgie saturnine sont, d'après M. Tanquerel des Planches, la douleur, la perversion de la contractilité et la lésion des fonctions correspondant aux organes affectés. La douleur forme à elle seule presque toute l'affection ; les membres, le tronc et la tête peuvent en être le siége ; le plus souvent ce sont les membres inférieurs qui sont affectés ; puis viennent les membres supérieurs, les lombes, les parois thoraciques, le dos et la tête ; presque toujours cette douleur est dilacérante, contusive, ou bien composée d'élancemens excessivement douloureux qui se produisent brusques et rapides comme des secousses électriques ; elle ne subsiste point en général au même degré d'une manière continue ; ordinairement elle éprouve des exacerbations, surtout pendant la nuit ; elle est souvent diminuée par la pression lente et graduée, surtout au moment des paroxysmes. Elle s'accompagne encore de quelques symptômes locaux ; ainsi les muscles sont affectés de spasmes, de contractions ou crampes, de rigidité, d'une sorte d'état tétanique, ou bien ils sont agités de tremblement ou d'un frémissement plus ou moins intense ; ces muscles peuvent former des tumeurs inégales et très dures, et le membre se trouver déformé. Le mouvement communiqué ou spontané de la partie qui est le siége de l'arthralgie aggrave souvent la douleur. Assez souvent les malades fuient la chaleur de leur lit ; s'ils souffrent dans les pieds, ils descendent précipitamment pour les rafraîchir sur le parquet ; il en est au contraire qui évitent le froid. Le pouls conserve habituellement sa souplesse et sa régularité normale. Il n'y a point de trouble dans la sécrétion urinaire, ce qui établit une différence entre les douleurs siégeant dans les masses musculaires et celles qui occupent la région des reins dans le cas de colique saturnine. Si les parois thoraciques sont douloureuses, les mouvemens respiratoires peuvent être gênés. Les malades dont la face est sillonnée par des névralgies saturnines font des grimaces involontaires, et leurs traits sont grippés. La sécrétion du mucus nasal se supprime. Si le mal se porte sur le cou, on observe un torticolis. Il y a insomnie si les douleurs sont violentes. Du reste, toutes les autres fonctions sont en bon état dans le cas d'arthralgie simple.

Paralysie saturnine. Si les émanations saturnines ont porté leur action stupéfiante sur un muscle soumis à l'empire de la volonté, il y a perte du mouvement de la partie atteinte. La paralysie peut être partielle ou générale dans un membre. Le plus ordinairement la paralysie des membres supérieurs existe avec celle des membres inférieurs, de l'appareil vocal et du tronc. Excepté dans les cas de paralysie générale, ce sont toujours les muscles de la partie postérieure du membre qui sont uniquement privés de contractilité dans la paralysie des extrémités thoraciques, tandis que pour les extrémités abdominales ce sont les muscles de la partie antérieure du membre qui sont affectés. Les divers degrés de la paralysie saturnine consistent en un simple engourdissement, en un tremblement léger, ou en une perte complète du sentiment; la sensibilité peut persister dans les membres jusqu'à leur atrophie; quelquefois cependant elle est affaiblie ou abolie (*anesthésie saturnine*); mais le plus souvent elle est exaltée (*arthralgie saturnine*). L'amaurose et la surdité compliquent rarement la paralysie du mouvement. Le pouls est en général faible, mou, facile à déprimer et très lent. La nutrition devient languissante dans les parties paralysées. Si la paralysie est bornée à un ou deux muscles seulement, leur atrophie tranche singulièrement avec les muscles des parties voisines, qui, n'étant pas malades, ont conservé tout leur relief. A l'état extrême d'émaciation succèdent des infiltrations partielles ou générales des membres, sur lesquels on ne tarde pas à voir de larges eschares ou plaques gangréneuses. Assez rarement les sécrétions des membranes muqueuses deviennent plus considérables, et rendent les malades sujets aux écoulemens muqueux et à de copieuses expectorations; toutefois les parties paralysées sont assez souvent baignées, le matin, par des sueurs extrêmement abondantes et visqueuses. Lorsque les fonctions cérébrales sont troublées, ou lorsque des douleurs ont lieu dans le voisinage de l'épine, ce sont des phénomènes morbides dépendans de l'encéphalopathie et de l'arthralgie saturnines.

Anesthésie saturnine. Si le plomb porte son action stupéfiante sur le principe de la sensibilité des organes de la vie de relation, sans que pour cela ils cessent d'entrer en action d'après des déterminations volontaires, il y a *anesthésie saturnine*, qui peut être bornée à la peau ou s'étendre aux parties sous-jacentes ; d'autres fois ce sont les organes des sens, comme la vue, qui perdent la faculté de transmettre les impressions qu'ils éprouvent de la part des agens extérieurs. L'anesthésie apparaît moins fréquemment que la paralysie. Sur vingt-trois cas d'anesthésie observés par M. Tanquerel, quatre fois la maladie occupait la profondeur des organes où elle siégeait ; sept fois la perte de la sensibilité se trouvait bornée à la peau ; enfin, douze fois l'œil avait perdu la faculté de percevoir les rayons visuels. Dans les onze cas d'anesthésie superficielle et profonde, trois fois il y eut paralysie du mouvement des muscles correspondans à l'anesthésie ; quatre fois l'abolition de la sensibilité et de la motilité occupait des points différens ; enfin, quatre fois la perte de la sensibilité existait seule. Une seule fois l'amaurose et l'anesthésie de la peau d'un membre coïncidaient chez le même individu.

Encéphalopathie saturnine. Lorsque les composés de plomb ont porté leur action sur l'encéphale, il se manifeste des désordres fonctionnels, auxquels on donne le nom d'*encéphalopathie saturnine.* Il peut y avoir tour-à-tour exaltation, abolition ou perversion des fonctions confiées au cerveau. Ainsi, on observe tantôt un délire variable par sa physionomie ; tantôt la maladie cérébrale se révèle par des mouvemens brusques, désordonnés, c'est-à-dire des convulsions ; tantôt on voit un assoupissement, un affaissement général de toutes les facultés intellectuelles, sensoriales et locomotrices, enfin un coma qui peut aller jusqu'au carus le plus profond. Un de ces accidens cérébraux peut se montrer seul pendant toute la durée de la maladie. Dans d'autres cas, ils se succèdent les uns aux autres, se groupent de plusieurs manières, et par leurs transitions ou combinaisons variées représentent l'ensemble des divers troubles qui constituent l'encéphalopathie. M. Tanquerel, à qui j'ai emprunté tous ces détails, établit les divisions suivantes : 1° forme délirante ; 2° forme comateuse ;

3° forme convulsive ; 4° forme délirante, comateuse et convulsive réunies (1).

L'action délétère des émanations saturnines *sur les animaux* peut être prouvée par le fait suivant : les animaux qui habitent autour des chaudières dans lesquelles on fait évaporer des préparations de plomb deviennent mornes au bout de quelques jours, perdent l'appétit et rendent difficilement leurs excrémens ; cet état empire en peu de temps ; leurs urines ne tardent pas à être sanguinolentes ; quelquefois ils vomissent du sang, et leurs excrémens en sont teints ; leur agonie est marquée par un tournoiement continuel dans lequel ils expirent, ayant le ventre aplati latéralement, et étant tout efflanqués. Un de ces animaux, après avoir séjourné pendant quelque temps dans les magasins de *minium*, mourut dans des convulsions horribles ; ses membres étaient fortement contractés ; les griffes sortaient d'entre les doigts ; il n'y avait de remarquable à l'intérieur qu'une contraction un peu marquée des intestins : tous les autres organes étaient sains.

Si après avoir étudié les effets *des émanations saturnines* sur l'homme et sur les animaux, nous examinons ceux que déterminent les préparations de plomb administrées *à petites doses,* nous verrons, qu'à peu de chose près, *ils sont les mêmes*. Les faits suivans ne laissent aucun doute à cet égard : 1° on administre à deux femmes atteintes de flueurs blanches de l'acétate de plomb à dose *médicamenteuse ;* elles sont atteintes de colique saturnine (James) ; 2° Tissot a vu trois fois la colique métallique chez des phthisiques auxquels on administrait de l'acétate de plomb, dans le but d'arrêter les sueurs et la diarrhée ; 3° le vin lithargiré et l'eau tenant du plomb en dissolution ont souvent occasionné la colique saturnine et quelquefois la paralysie (Bourdelin et Vantroostwyk) ; 4° un malade, soumis à la médication plombique, éprouva la colique, l'arthralgie et la paralysie saturnines (*V*. ma *Toxicologie générale,* t. I, p. 671, 4° édit.).

(1) *Traité des maladies de plomb*, 2 vol. Paris, 1839.

B. Symptômes déterminés par une forte dose d'un sel de plomb
introduit dans l'estomac.

Ces symptômes peuvent être réduits aux suivans : saveur sucrée, astringente, styptique, sentiment de constriction à la gorge ; douleurs vives à l'épigastre et bientôt après dans les autres régions de l'abdomen, qui n'est pas ordinairement déprimé, comme dans la colique saturnine ; ces douleurs, loin de s'apaiser, augmentent par la pression ; nausées, vomissemens très fréquens, jaunâtres, verdâtres ou noirâtres, déjections alvines, quelquefois sanguinolentes ; tremblement des membres qui ne tardent pas à être agités de légers mouvemens convulsifs ; plus tard, convulsions, resserrement dans les membres et dans les mains ; vertiges simulant l'ivresse, ou bien intégrité des facultés intellectuelles. Soif ardente, chaleur à la peau, pouls accéléré, quelquefois fort, mais le plus souvent petit et serré ; respiration entrecoupée et fréquente, surtout dans la dernière période de l'empoisonnement ; urine rare. La mort survient au bout de quelques heures ou après quelques jours, si les malades ne sont pas convenablement secourus. Déjà malheureusement la science a enregistré quelques exemples d'empoisonnement de ce genre qui ont eu une issue funeste ; aussi traiterai-je avec le dédain qu'elle mérite cette assertion émise à Riom par MM. Rognetta et Flandin, savoir : *que les sels solubles de plomb peuvent être administrés à l'homme à des doses considérables sans produire des phénomènes extrêmement graves.*

C. Symptômes déterminés par les sels de plomb appliqués à l'extérieur.

Les faits surabondent pour établir que les préparations de plomb, appliquées à l'extérieur ou sur des membranes muqueuses, peuvent donner lieu à des accidens semblables à ceux qui sont occasionnés par les mêmes composés introduits dans l'estomac ou absorbés sous forme d'émanations. Je me bornerai à citer les suivans : 1° M. Tanquerel a vu la colique et l'arthralgie saturnine survenir chez une femme atteinte d'une hémorrhagie utérine, qui pendant quatre jours avait subi douze injections d'eau de Goulard ; 2° le même auteur cite l'observation d'un homme qui fut en proie aux mêmes maladies, pour avoir fait usage de plusieurs collyres dans lesquels on avait fait entrer 2 grammes d'acétate de plomb dissous dans 128 grammes de liquide ; 3° Percival a vu une colique de plomb occasionnée par l'application d'eau de Goulard sur un membre brûlé avec de l'eau bouillante ; il entrait dans ce topique 32 grammes d'acétate de plomb et 64 grammes d'eau. Le même auteur a observé plusieurs autres cas de colique occasionnés par des topiques où entraient des préparations de plomb ; mais dans tous ces cas, les médicamens étaient appliqués sur des exutoires. Baker relate un cas de colique de plomb qui est survenu après l'application d'un onguent composé de calomélas et de préparations saturnines, sur la peau des cuisses, dépouillée de son épiderme à la suite d'une maladie qui avait tous les caractères d'un pemphigus. M. Duchesne raconte qu'un garçon brasseur, brûlé sur une grande surface par de l'eau bouillante, et pansé avec du cérat de Goulard, éprouva bientôt les symptômes de la colique des peintres ; le cérat simple, appliqué seul, fit cesser les accidens. M. Taufflieb de Barr a rapporté l'histoire d'une colique de plomb déterminée par l'usage de bandelettes de diachylon gommé, appliquées dans le but de combattre un vaste *ulcère* qui s'étendait à presque toute la jambe ; le malade avait consommé dans l'espace de onze semaines 14 mètres carrés de sparadrap avant d'avoir éprouvé les atteintes de la colique saturnine : chaque mètre carré contenait exactement 19 grammes d'oxyde de plomb, de manière que la quantité totale d'oxyde employé avant l'invasion de la colique saturnine correspondait à 266 grammes ; mais la moitié seulement du sparadrap employé avait été réellement en contact avec la surface dénudée, l'autre moitié ayant dépassé les bords de l'ulcère. Après la guérison de cette première colique, le malade appliqua de nouveau le sparadrap pendant environ quinze jours ; au bout de ce temps, une seconde attaque de colique survint, mais cette fois elle fut accompagnée de paralysie saturnine.

*Lésions de tissu développées par les préparations
saturnines.*

Colique saturnine. Sur quarante-neuf cadavres d'individus
qui avaient succombé à cette maladie, vingt n'offraient aucune
altération sensible du canal digestif; chez les vingt-neuf autres
on voyait tantôt des ramollissemens partiels ou des épaississe-
mens partiels ou généraux de ce canal, tantôt un développement
considérable des glandes de Brunner, ou un *tassement* ou *retrait
du tube digestif;* on n'a observé celui-ci que seize fois sur
quarante-neuf. Or, ces phénomènes pathologiques, excepté le
dernier, sont loin d'appartenir exclusivement à la colique saturnine, en sorte que l'on peut dire qu'ils ne sont pas le résultat de
lésions anatomiques appréciables à nos sens, et quand on constate la présence de quelques lésions matérielles, celles-ci ne
sont que des effets, des accidens éprouvés pendant la vie. Quant
aux inflammations dont le canal digestif aurait été le siége, il
n'est pas prouvé que les individus atteints de colique saturnine,
chez lesquels une ou plusieurs des membranes de ce canal
étaient phlogosées, ne fussent pas en proie à une inflammation
gastro-intestinale qui compliquait la maladie.

Arthralgie et *paralysie saturnines.* On n'a trouvé à la suite
de ces maladies aucune lésion appréciable.

Encéphalopathie. En résumant les soixante-douze cas de cette
maladie où les cadavres ont été examinés, on voit que vingt-et-
une fois on a trouvé un aplatissement, un tassement des circonvo-
lutions cérébrales, avec augmentation ou diminution de cohésion
de la pulpe cérébrale, augmentation ou diminution du volume de
l'encéphale ; que dans dix-neuf cas on a constaté une coloration
jaune de la substance cérébrale ; que dans les trente-deux autres
cas l'autopsie n'a révélé aucun fait notable du système nerveux ; on
voyait seulement quelquefois une légère infiltration séreuse, une
injection sanguine des méninges, une diminution de consistance
surtout de la substance blanche cérébrale, sans changement de
couleur, ou bien enfin une décoloration de la matière cérébrale.
Il est aisé de voir que les altérations, dont il s'agit, sont produites

par les symptômes de l'encéphalopathie et qu'elles sont insuffisantes pour rendre raison des phénomènes observés pendant la vie (Tanquerel, ouvrage cité).

Préparations de plomb introduites dans l'estomac. L'acétate de plomb, introduit dans l'estomac à la dose de quelques grammes, détermine l'inflammation d'une ou de plusieurs parties de ce viscère ; tantôt la membrane muqueuse est simplement phlogosée à sa face libre ; tantôt l'inflammation s'étend jusqu'à la face au moyen de laquelle elle adhère à la tunique musculeuse : dans ce cas elle est souvent d'un rouge très foncé, et les autres membranes de l'estomac participent plus ou moins à l'inflammation. On remarque quelquefois, dans l'intérieur de cet organe, des points ou des taches noires, de volume et de grandeur variables, qui dépendent presque toujours de l'extravasation d'une certaine quantité de sang veineux, ou de l'injection des vaisseaux sanguins par le même fluide. Enfin, j'ai vu, dans l'estomac des animaux qui avaient pris une forte dose de dissolution d'acétate de plomb et qui n'avaient point vomi, un enduit membraneux assez épais, d'une couleur cendrée, se détachant facilement en grumeaux, dont l'origine paraissait due à la combinaison d'une partie de l'acétate de plomb avec les fluides muqueux, bilieux et autres contenus dans ce viscère. La membrane muqueuse sous-jacente à cet enduit était d'un gris foncé dans toute son épaisseur, et semblait avoir exercé la même action sur l'acétate de plomb. Le même phénomène avait lieu dans tout le trajet du canal intestinal. On conçoit aisément que les autres préparations de plomb produiront des altérations analogues lorsqu'elles seront avalées en assez grande quantité pour occasionner la mort.

Il faut noter toutefois que, dans certains cas, l'acétate de plomb a donné lieu à une mort prompte, sans avoir occasionné l'inflammation des membranes du canal digestif ; j'en ai rapporté un exemple dans ma *Toxicologie générale,* page 666, tome I, 4ᵉ édition.

Action des préparations de plomb sur l'économie animale.

Il résulte des nombreuses observations recueillies chez l'homme et des expériences tentées sur les animaux : 1° que les personnes qui manient habituellement des composés de plomb éprouvent presque toujours, au bout d'un temps variable, des affections graves, telles que la colique de plomb, l'arthralgie, la paralysie, l'anesthésie ou l'encéphalopathie *saturnines ;* quelquefois aussi plusieurs de ces maladies se trouvent réunies chez un même individu ;

2° Que les effets funestes de ces composés sont évidemment le résultat, non pas d'une inflammation de quelques-uns de nos organes, mais bien de l'absorption de leurs émanations et de leur action sur le système nerveux et probablement sur le grand sympathique pour la colique, sur le système nerveux rachidien pour l'arthralgie, la paralysie et l'anesthésie, et sur le cerveau pour l'encéphalopathie ;

3° Que les sels solubles de plomb injectés dans les veines sont vénéneux, mais qu'ils sont beaucoup moins actifs que plusieurs autres poisons minéraux, et qu'ils paraissent exercer une action spéciale sur les intestins dont ils déterminent une inflammation lente ; peut-être agissent-ils aussi sur les poumons ;

4° Qu'ils sont absorbés quand on les introduit dans le canal digestif et qu'ils produisent des effets fort différens suivant qu'ils ont été pris à des doses faibles ou fortes. Dans le premier cas, ils ne développent d'accidens que quelque temps après leur administration, et ces accidens sont ordinairement la colique des peintres, l'arthralgie, la paralysie, l'anesthésie ou l'encéphalopathie saturnines. Si, au contraire, la dose a été forte, ils donnent lieu presque immédiatement après leur ingestion à des symptômes analogues à ceux que déterminent les poisons irritans (*voy.* p. 41), et la mort peut survenir au bout quelques heures, alors même qu'on laisse aux animaux la faculté de vomir. Les animaux qui avalent de l'acétate de plomb solide, à la dose de 40 à 50 grammes, et qui en rejettent une partie par le vomissement, succombent à-la-fois à l'inflammation des tissus du canal digestif et à une affection du système nerveux qu'il est impossible de qualifier. Si cette forte dose d'acétate de plomb était dissoute dans l'eau, et que le sel restât assez de temps dans l'estomac pour que l'absorption eût lieu, les effets meurtriers dépendraient plutôt de cette action sur le système nerveux que de l'inflammation qu'il développerait. Quand les sels de plomb n'ont pas été pris à assez forte dose pour tuer en peu de temps, et qu'elle a été cependant suffisante pour déterminer des accidens immédiats, ils se bornent, en général, à exciter des vomissemens, à augmenter les déjections alvines, et à occasionner des douleurs dans un ou plusieurs points de l'abdomen;

5° Qu'ils peuvent également être absorbés lorsqu'ils sont appliqués sur la peau dépouillée de son épiderme, sur les membranes muqueuses de l'œil, du vagin, etc., et qu'ils développent alors le plus communément la colique, l'arthralgie, la paralysie, l'anesthésie ou l'encéphalopathie saturnines.

Questions médico-légales concernant les préparations de plomb.

Je vais examiner un grand nombre de questions médico-légales qui ont été agitées devant les Cours d'assises du Puy et de Riom dans l'affaire Pouchon jugée en 1843; ce sera un complément utile de ce que je viens de dire sur l'empoisonnement par les préparations de plomb.

1° *Est-il vrai*, comme l'a dit M. Dupasquier, professeur de chimie à Lyon, *qu'il ait extrait du plomb et de l'étain de quatre échantillons de potasse* à l'alcool qu'il avait examinés? J'ai soulevé le premier au Puy la question relative à l'existence *possible* d'une faible proportion de plomb dans la potasse qui avait été employée par MM. Barse, Reynaud et Porral, pour faire l'analyse des organes de Pouchon. M. Dupasquier, chargé par la défense de rédiger un mémoire contre l'expertise de ces messieurs, n'avait aucunement songé à mettre en avant un pareil argument; ce n'est qu'en appel, à Riom et trois mois après que son attention avait été éveillée sur ce point par mes observations, qu'il est venu articuler un fait qui, *s'il était vrai*, aurait une immense gravité non-seulement pour l'affaire Pouchon, mais encore pour les expertises du même genre qui pourraient être faites ultérieurement. Mais il n'en est rien; la présence du plomb dans la potasse à l'alcool constitue une *exception* assez rare, comme l'ont démontré tous ceux qui ont examiné la question de près depuis le procès Pouchon, et comme je l'avais dit dans ma déposition au Puy, et il est vraisemblable qu'en analysant les quatre échantillons de potasse à l'alcool, M. Dupasquier s'est trompé et qu'il a pris pour du plomb et de l'étain, l'argent, le fer et le cuivre qui peuvent exister dans cette potasse. Lorsqu'on sait comment on procède à la préparation de la potasse à l'alcool dans les grands laboratoires où l'on prépare cet alcali pour le débiter ensuite dans le commerce, on reconnaît facilement combien il doit être *rare* de trouver de la potasse plombique ; en effet, on fait bouillir du carbonate de potasse avec de la chaux et de l'eau dans une chaudière en *tôle*, on filtre et l'on évapore la dissolution alcaline dans une bassine d'argent et rarement de *cuivre ;* on conçoit que la potasse ainsi préparée puisse contenir du fer, de l'argent et du cuivre, mais non du plomb. Mais, dira-on, l'évaporation de la liqueur alcaline a pu être faite dans une chaudière de cuivre étamée avec un étamage composé d'étain et de plomb ; d'ailleurs le carbonate de potasse *pouvait* renfermer une certaine quantité de plomb ; donc vous ne pouvez pas établir *à priori* que la potasse ne sera jamais plombique. Aussi j'admets qu'à la rigueur cela peut être, et c'est parce que je l'admets, que j'ai soulevé la question dans ma déposition au Puy ; mais je maintiens que l'existence du plomb dans ce réactif, constitue une exception très rare.

Quoi qu'il en soit, l'expert se tiendra sur ses gardes, et lorsqu'il emploiera de la potasse à l'alcool pour un cas d'empoisonnement, il devra l'essayer en saturant 200 grammes de cette potasse dissoute dans l'eau distillée *pure* par de l'acide acétique également *pur*, et en faisant passer dans la dissolution un courant de gaz acide sulfhydrique gazeux : il se déposera un précipité noir peu abondant dont il faudra déterminer la nature après l'avoir bien lavé pour savoir si ce précipité est formé de sulfure de plomb, de cuivre ou d'argent ou d'un mélange de ces sulfures.

Au reste, dans l'affaire Pouchon on ne put pas savoir si la potasse qui avait servi à l'expertise contenait ou non du plomb ; c'est ce qui résulta de la lecture en pleine audience du rapport rédigé au Puy par MM. Barse, Reynaud, Porral, Dupasquier et moi. Et pourtant MM. Rognetta, Flandin et Danger, avec une mauvaise foi insigne, venaient de soutenir devant la Cour que ce rapport fournissait la preuve de l'existence du plomb dans la potasse ! ! !

L'eau distillée peut-elle contenir du plomb ? Elle en renferme quelquefois des *traces*, en sorte qu'il est indispensable de l'essayer avant de la faire servir à la recherche médico-légale du plomb. En général, les eaux distillées qui contiennent du plomb sont celles qui ont été obtenues avec de l'eau plombique, c'est-à-dire avec de l'eau tenant en dissolution du carbonate acide de plomb; car il est bien rare que de l'eau non plombique distillée dans des alambics étamés fournisse de l'eau distillée plombique. Quoi qu'il en soit, il importe de savoir que la proportion de plomb contenue dans une eau *distillée* plombique, est infinitésimale (1) ; on peut s'assurer de ce fait en soumettant à la distillation de l'eau tenant en dissolution une assez forte proportion de carbonate acide de plomb, et en opérant avec précaution ; les 95/100 d'eau qui passeront dans le récipient se coloreront à peine en brun clair par l'acide sulfhydrique, tandis que les 5/100 restant dans la cornue donneront par ce réactif un abondant précipité de sulfure noir de plomb. Lorsqu'on voudra savoir si l'eau est plombique, on en prendra deux ou trois litres, on y fera passer un courant de gaz acide sulfhydrique lavé, et l'on attendra qu'il se soit déposé un précipité noir de sulfure de plomb ; si l'eau est à peine colorée par son contact avec le gaz, ce qui a ordinairement lieu, on devra quelquefois attendre deux ou trois jours pour que le précipité soit déposé ; dans certaines circonstances, il faudra même chauffer la liqueur et l'évaporer jusqu'au tiers ou au quart de son volume pour que le dépôt se forme.

3° *Le plomb contenu dans les lavemens que Pouchon avait pris* dix-huit mois *avant la maladie qui l'a entraîné au tombeau a-t-il pu rester niché dans les pores des membranes de l'intestin,* comme l'a annoncé M. Rognetta dans sa déposition à Riom ? Quand on connaît l'action que les sels de plomb exercent sur les tissus organiques, on ne peut pas dire que le plomb

____

(1) Si l'eau distillée *pure* avait été conservée pendant long-temps dans des vases plombiques, elle pourrait contenir une plus grande quantité de plomb, surtout si elle avait eu le contact de l'air.

reste niché dans les pores ; mais, sans tenir compte de cette erreur, par trop grave, rappelons qu'alors même qu'au bout de 17 mois le composé du sel de plomb et du tissu eût encore existé dans les intestins de Pouchon, ce qui n'est aucunement prouvé, et ce qu'il est difficile d'admettre, cela ne pourrait pas servir à expliquer la présence du plomb dans les matières vomies par Pouchon en 1843 ; car apparemment M. Rognetta ne suppose pas que cet homme ait rendu avec les vomissemens *une portion de ses intestins ! !*

4° *Une salade dans laquelle on aura mis de la céruse aura-t-elle une saveur plus forte que celle dans laquelle on aura introduit une égale quantité d'acétate de plomb ?* Cette question, posée à M. Rognetta par le procureur général, fut résolue affirmativement par l'expert, qui s'écria avec un aplomb imperturbable : *ce serait encore pire !* Cette réponse paraîtra incroyable, quand tout le monde sait, excepté M. Rognetta, que la céruse n'a point de saveur.

5° *Les sels insolubles de plomb, tels que l'oxalate, le phosphate, le borate, le tannate et le sulfate sont-ils vénéneux ?* M. Dupasquier, après avoir tenté quelques expériences sur les chiens, de concert avec M. Rey, a conclu que ces sels peuvent être pris à haute dose et n'agissent pas autrement que le sable fin. Cette opinion ne soutient pas le plus léger examen, dans tous les cas où l'estomac de l'homme, à qui l'on a administré l'un de ces sels, contient un ou plusieurs acides ou bien du chlorure de sodium (*voy.* p. 484).

6° *Les sels de plomb insolubles et inertes peuvent-ils, à l'instar des sels saturnins solubles, contracter avec les tissus du canal digestif une combinaison chimique ?* Quoique cette question n'ait pas été soulevée aux débats, j'ai cru devoir m'en occuper ici à raison de son importance, et pour lui donner d'avance une solution, dans le cas où elle serait agitée ultérieurement devant les tribunaux. Je n'hésite pas à répondre par l'affirmative, après avoir tenté les expériences suivantes : A. J'ai appliqué sur un point d'un intestin rectum, parfaitement lavé, 1 gr. d'oxalate de plomb qui ne contenait aucune trace de sel de plomb *soluble;* trois jours après, la partie de l'intestin touchée par le sel, et les portions qui l'entouraient offraient çà et là des points noirs, colorés ainsi par du sulfure de plomb qui s'était formé aux dépens de l'acide sulfhydrique dégagé pendant la putréfaction du tissu organique ; on voyait, en outre, sur d'autres points de la même partie, l'intestin rendu opaque, d'un blanc mat et plus épais que partout ailleurs : en coupant attentivement et en isolant les portions mattes, et en les lavant à grande eau pour détacher tout l'oxalate qui pouvait y adhérer, on les voyait conserver le même aspect. Si, dans cet état, on les traitait par l'acide acétique faible, à une douce chaleur, on obtenait de l'acétate de plomb, que l'on pouvait transformer en sulfure noir à l'aide de l'acide sulf-hydrique.

B. Dès que j'ai prouvé que le borate, le phosphate, le tartrate, l'oxalate, le tannate, et même le sulfate de plomb, se dissolvent *sensiblement* dans de l'eau très légèrement acidulée, tenant en dissolution une faible quantité de chlorure de sodium, et que plusieurs d'entre eux, comme le borate et le tannate, sont rapidement dissous par l'eau *à peine* aiguisée d'acide acétique (*voy.* p. 484), il est évident qu'il suffira de la présence de quelques traces d'acide et de chlorure de sodium dans le canal digestif, et d'un contact assez prolongé entre les tissus de ce canal et le sel insoluble, pour que celui-ci se dissolve en partie, et agisse sur la matière organique comme le ferait un sel de plomb soluble.

Je dois cependant faire observer que si le fait dont je parle est *possible*, il ne se réalise pourtant pas *dans toutes les circonstances* : en effet, j'ai administré à un chien à jeun 30 grammes de sulfate de plomb parfaitement lavé ; à la fin du deuxième jour, le chien n'étant pas empoisonné et ne paraissant pas sensiblement malade, je l'ai pendu et j'ai lavé le canal digestif coupé en morceaux, jusqu'à ce que l'eau de lavage ne contînt aucune matière étrangère : le tissu ayant été alors traité par l'acide acétique faible bouillant a fourni une liqueur que j'ai filtrée et évaporée jusqu'à siccité ; le produit carbonisé a laissé un charbon qui, ayant été traité par les agens appropriés, n'a donné *aucune trace de plomb*. Ce résultat négatif tient sans doute à ce que j'avais employé le sel de plomb insoluble *le plus inattaquable* par les sucs contenus dans le canal digestif, à ce que ceux-ci ne renfermaient pas, ou renfermaient à peine, du chlorure de sodium, et probablement aussi à ce que le sulfate qui avait été expulsé promptement par les selles (l'animal avait une légère diarrhée avant l'expérience) n'avait pas été en contact avec les tissus de ce canal pendant un temps suffisant. Que l'on se place dans des conditions opposées à celles-ci, que l'on suppose, par exemple, l'ingestion du borate ou du tannate de plomb chez un individu dans le canal digestif duquel il y aura une quantité sensible, quoique faible, d'acide et de chlorure de sodium, et que ces sels ne soient pas promptement expulsés par les selles, et je ne doute pas un instant qu'il ne se produise la combinaison chimique dont je parle.

7° *Est-il vrai*, comme l'a annoncé M. Flandin dans les débats sur l'affaire Pouchon, *que les réactifs ne précipitent pas les dissolutions acides de plomb*, ou comme il l'a imprimé depuis, *que l'acide sulfurique ne précipite pas ou ne précipite pas sûrement et complétement ces dissolutions ?* Rien n'est plus faux. Que l'on dissolve *cinq centigrammes* d'azotate de plomb dans *quarante grammes d'acide azotique* à un équivalent d'eau, c'est-à-dire dans l'acide le plus concentré qui existe, et comme la dissolution ne peut s'opérer qu'en ajoutant une certaine quantité d'eau, que l'on verse sur l'acide la proportion de ce liquide strictement nécessaire pour que le sel se dissolve, on aura une dissolution *excessivement* acide, puisqu'elle contiendra *huit cents fois* autant d'acide à un équivalent d'eau qu'il y a de sel de plomb dissous : eh, bien, l'acide sulfurique *précipitera* cette dissolution en blanc (sulfate de plomb) ; l'acide sulfhydrique, de son côté, s'il est employé en assez grande quantité, précipitera *instantanément* en noir (sulfure de plomb) une dissolution dans laquelle il y aurait quatre cents fois autant d'acide azotique que de sel de plomb.

8° *Est-il vrai, que si le corps de l'homme non empoisonné contient du plomb et du cuivre, il n'y ait plus de toxicologie ?* Telle est l'assertion, plus qu'étrange, émise par M. Flandin devant la Cour d'assises de Riom. On se demande ce qu'a voulu dire ce médecin ; serait-ce par hasard, comme il l'a déjà imprimé, que l'existence des poisons dans l'économie animale est incompatible avec l'état de santé? Mais le cuivre et le plomb à l'état métallique, combinés avec nos tissus, ne seront pas apparemment plus nuisibles que ne le sont le phosphore, la soude et les acides libres qui existent chez l'homme et qui sont de *vrais poisons*. Aurait-il voulu dire qu'il serait impossible de distinguer dans une expertise si le plomb et le cuivre obtenus proviendraient d'un empoisonnement, ou bien s'ils appartiendraient à ce cuivre et à ce plomb *dits normaux ?* Dans ce cas, nous répondrions à M. Flandin qu'il peut se rassurer, car il ne serait pas difficile de se fixer sur l'origine de ce plomb et de ce cuivre; mais j'irai plus loin, j'admettrai pour un instant, ce qui n'est pas, que l'on ne puisse pas parvenir à distinguer le plomb et le cuivre *dits normaux* de ceux qui auraient été extraits à la suite d'un empoisonnement présumé, j'avoue que je ne vois pas comment cela annullerait la toxicologie, et quelle portée cela pourrait avoir dans les empoisonnemens par l'arsenic, l'antimoine, les acides, les alcalis, les poisons végétaux, etc.!!! J'ajouterai, pour mieux faire ressortir le ridicule d'une pareille annonce, que la toxicologie n'est pas encore effacée du rang des sciences, quoiqu'il soit parfaitement démontré qu'il existe du cuivre dans le corps de l'homme à l'état naturel.

9° *Est-il vrai,* comme l'a donné à entendre M. Flandin à Riom, *que le plomb extrait du cadavre de Pouchon pût provenir du sous-acétate de plomb dont on s'était servi pour précipiter la matière organique, alors que l'on cherchait si les liquides suspects, contenaient ou non des toxiques végétaux* et les experts du Puy *avaient-ils commis une omission grave,* en n'indiquant pas la *quantité* de matières suspectes sur lesquelles ils avaient agi, *la proportion* d'acétate de plomb employé, etc. ? On se demande si tout cela est sérieux; en effet tous les chimistes et tous les médecins légistes savent que l'on emploie du sous-acétate de plomb jusqu'à ce que le liquide organique *ne précipite plus,* sans que jamais on ait songé à le peser, et que l'on procède ensuite à la décomposition du sous-acétate excédant par un courant d'acide sulfhydrique qui précipite tout le plomb à l'état de sulfure, en sorte qu'il ne reste plus la moindre trace de ce métal dans la liqueur : or, c'est ce qui a été fait par MM. Reynaud, Porral et Barse. Où sont donc les conséquences graves?

10° *Quelle foi doit-on ajouter aux observations présentées devant la Cour d'assises de Riom par M. Flandin et Danger, au sujet de l'emploi des vases en fonte, dans la recherche médico-légale des composés toxiques de plomb?* Si les expériences qui ont motivé ces observations eussent été exactes, je serais disposé à leur accorder une certaine valeur; mais comme elles ne le sont pas sur les points les plus essentiels, il faut regarder les observations de ces messieurs comme non avenues; au reste les détails dans lesquels je vais entrer, ne laisseront aucun doute sur la vérité de cette assertion. Voici l'objection faite par MM. Flandin et Danger: « Lorsqu'on laisse séjour-
« ner dans un vase de fonte, soit de l'eau contenant du plomb, soit
« toutes autres substances contenant de l'acétate de plomb, ou
« toute autre combinaison de plomb en dissolution, l'expérience
« démontre que le métal, le plomb, *cesse bientôt de faire partie*
« *des liquides* contenus dans le vase de fonte : le métal s'est
« revivifié, et de plus, il s'est appliqué sur les parois du vase ;
« il a même pénétré très profondément partout, dans les pores
« et entre les fissures. Lorsqu'une chaudière a été ainsi péné-
« trée, un lavage, le décapage même, faits avec le sable et l'acide
« azotique, peuvent bien enlever le plomb appliqué à la surface;
« mais ni le lavage ni le décapage au sable et à l'acide ne peu-
« vent donner de garanties suffisantes pour qu'on puisse assurer
« qu'on ait atteint les molécules de plomb qui ont pénétré dans
« les pores et entre les fissures. Mais, objectera-t-on, si le dé-
« capage au sable et à l'acide n'atteint que la superficie, et nulle-
« ment les portions de plomb qui ont pénétré plus avant, après
« un décapage bien fait, cette chaudière sera très propre à faire
« des carbonisations, car si le décapage n'enlève plus rien, le
« plomb qui reste dans les pores et les fissures de la chaudière
« ne pourra en sortir pendant l'acte de la carbonisation, pour
« venir comme par enchantement se mêler aux substances que
« l'on carbonise. Eh bien! c'est cependant ce qui a lieu. Il y a
« plus, quand on carbonise, non-seulement le plomb mécanique-
« ment retenu dans les pores de la fonte peut en sortir, mais le

« plomb que la fonte peut retenir à l'état d'alliage peut lui-même
« sortir pour venir se mêler aux matières que l'on carbonise. »

J'examinerai tout-à-l'heure la valeur de cette objection, mais
pour mieux en faire apprécier la portée, je dirai que d'après ces
messieurs, la potasse et l'eau employées par les experts du Puy
contenaient du plomb, qu'en faisant bouillir les organes de
Pouchon dans la chaudière avec cette potasse et cette eau, le
plomb qu'elles renfermaient s'était déposé à la surface de la chaudière, et avait pénétré la fonte, qu'en récurant avec du sable et de
l'acide azotique, on avait dissous le plomb qui était à la surface, et
que si on n'en avait pas trouvé dans la dissolution azotique, c'est que
celle-ci était par trop acide (j'ai déjà fait justice de cette assertion); et enfin, que lorsqu'on avait carbonisé dans la chaudière ainsi
récurée, on avait fait sortir le plomb qui avait pénétré la fonte, de
telle sorte que le métal trouvé en définitive dans le charbon, n'é-
tait autre que celui qui avait été fourni *par la potasse et par
l'eau*. Et comme ces messieurs prévoyaient bien qu'on leur ob-
jecterait que dans l'expérience *faite à blanc,* et en procédant
de la même manière que pour les organes de Pouchon, on n'avait
point retiré de plomb, ils avaient ajouté ce qui suit :

« On dira, que dans une opération consécutive faite sur les or-
« ganes d'un cadavre déterré exprès, opération qui sert de con-
« tre-épreuve à la précédente, on n'a pas rencontré de plomb :
« *cela est fort simple à expliquer*. On avait durant la pre-
« mière carbonisation, chauffé la chaudière jusqu'à 300° ou 400°;
« on pouvait avoir fait sortir tout le plomb des pores de la fonte
« qui le recélaient. Il eût été possible néanmoins qu'on eût
« trouvé encore cette seconde fois du plomb. »

Quelque spécieuse que paraisse, au premier abord, l'objection
de MM. Danger et Flandin, il sera facile de démontrer qu'elle ne
soutient pas le plus léger examen surtout dans l'espèce. J'admettrai d'abord avec eux, ce qui est un fait généralement connu, que la fonte aurait dû précipiter du plomb d'une dissolution
plombique, et que ce plomb précipité devait se trouver en partie
à la surface de la chaudière, et en partie dans les pores de celle-
ci; j'accorderai aussi qu'en carbonisant une matière organique
dans cette chaudière à 300° ou 400° on eût dû faire sortir le

plomb qui s'était placé dans les pores de la chaudière ; mais il ne me sera pas difficile de prouver : 1° que la potasse et l'eau n'ont pas fourni à la chaudière le plomb trouvé en analysant les organes de Pouchon ; 2° qu'en supposant qu'il en fût ainsi, le plomb contenu dans la dissolution n'aurait *pas bientôt cessé de faire partie de cette dissolution,* comme on l'a avancé ; 3° que dans cette même supposition, en récurant la chaudière avec du sable et de l'acide azotique, MM. Reynaud, Porral et Barse auraient *dû* obtenir de l'azotate de plomb, et qu'ils n'en ont pas obtenu ; et qu'à cet égard, l'explication donnée par MM. Flandin et Danger est inadmissible ; 4° que les résultats négatifs de l'expérience *faite à blanc,* loin d'être *fort simples à expliquer,* comme le prétendent MM. Flandin et Danger, sont *inexplicables* par leur hypothèse, et qu'ils prouvent *jusqu'à l'évidence* qu'il existait du plomb dans les organes de Pouchon.

A. *La potasse et l'eau n'ont pas fourni à la chaudière le plomb trouvé dans les organes de Pouchon.* J'ai déjà dit, pour ce qui concerne *la potasse,* combien il était rare que cet alcali obtenu par l'alcool contînt du plomb, parce qu'on le prépare dans des vases de tôle, de cuivre ou d'argent, qui ne lui fournissent point de plomb, et parce qu'en admettant qu'il en renfermât, il ne pourrait en contenir que des atomes ; d'ailleurs, il n'est pas établi que celui qui a été employé par M. Barse fût plombique. Mais ce qui tranche la question d'une manière irrévocable, c'est que, dans l'expérience faite à blanc, M. Barse a calciné *avec la même potasse* une quantité de charbon *double* de celle qui avait été fournie par les organes de Pouchon, et qu'il n'a pas trouvé la moindre trace de ce métal.

Ce n'est pas sérieusement que l'on avance que *l'eau distillée* a fourni le plomb, car rien n'a pu faire soupçonner que l'eau dont s'était servi M. Barse fût plombique, et il serait absurde de vouloir faire provenir la proportion *considérable* de plomb retiré en analysant les organes de Pouchon, de la quantité *infinitésimale* de plomb qui se trouve dans les eaux distillées, lorsque par hasard celles-ci en contiennent ; d'ailleurs, j'ajouterai qu'en faisant *l'expérience à blanc,* M. Barse a employé la *même* eau distillée, et que pourtant il n'a pas obtenu de plomb.

B. *En supposant que le plomb eût été fourni par la potasse et par l'eau, MM. Danger et Flandin prétendent que tout le métal contenu dans la dissolution eût* bientôt *cessé de faire partie de cette dissolution.* Ici, il y a exagération évidente, car, en faisant bouillir pendant *trois heures* dans une chaudière de fonte 1 gramme d'acétate de plomb dissous dans un litre d'eau distillée, et en renouvelant l'eau à mesure qu'elle s'évapore, on voit, après avoir filtré la liqueur, que celle-ci se colore par l'acide sulfhydrique. Si l'ébullition n'a duré qu'une heure, la dissolution retient encore une quantité notable de plomb.

C. *En récurant la chaudière avec du sable et de l'acide azotique, cet acide, s'il eût contenu du plomb, aurait été précipité par l'acide sulfurique employé par M. Barse.* Je ne reviendrai pas sur ce sujet que j'ai déjà traité (*V.* page 511); évidemment MM. Danger et Flandin se sont encore trompés sur ce point.

D. *Les résultats négatifs de l'expérience faite à blanc, loin d'être fort simples à expliquer comme le prétendent MM. Flandin et Danger, sont inexplicables par leur hypothèse, et ils prouvent jusqu'à l'évidence qu'il existait du plomb dans les organes de Pouchon.* Vous prétendez que le plomb retiré du charbon produit par la calcination des intestins de Pouchon provenait de la chaudière qui en avait gardé dans ses pores, après le récurage à l'acide azotique, et suivant vous ce plomb gardé par la chaudière avait été fourni *primitivement à celle-ci par la potasse ou par l'eau* et peut-être *par ces deux substances.* Admettons pour un instant qu'il en soit ainsi : alors comment expliquez-vous que le charbon produit par la calcination des intestins et des autres organes du cadavre de l'individu *non empoisonné* n'ait pas fourni de plomb après avoir été calciné dans un creuset de Hesse avec *la même potasse* et traité par *la même eau* distillée ; vous voyez que je ne fais pas intervenir la chaudière de fonte, parce que je vous accorde qu'ayant servi une première fois pour carboniser les intestins de Pouchon, elle avait pu fournir *tout le plomb* qu'elle avait retenu dans ses pores ; mais je vous demande comment vous pouvez soutenir qu'en calcinant *dans un creuset* avec la *même potasse*, et en traitant par la même *eau distillée* une quantité de charbon *double* de celle que l'on avait obtenue avec les intestins de Pouchon, vous ne deviez pas recueillir le plomb qui, suivant vous, existait dans cette potasse et dans cette eau. Ce sont là des niaiseries qui ne supportent pas le plus léger examen.

Mais il y a mieux : l'expérience capitale sur laquelle ces messieurs se fondent *est loin de donner toujours les résultats qu'ils annoncent ;* en effet, je ne les ai pas obtenus dans deux tentatives que j'ai faites : 1° j'ai tué un chien avec 3o grammes d'acétate de plomb dissous dans 150 grammes d'eau ; l'estomac, après avoir été lavé à grande eau pendant deux jours, et jusqu'à ce que les eaux de lavage ne se colorassent plus par l'acide sulfhydrique, a été traité dans une chaudière de fonte neuve pendant une heure et demie par 20 grammes de potasse à l'alcool et un litre d'eau distillée à la température de l'ébullition : la liqueur filtrée, saturée par de l'acide acétique et soumise à l'action de l'acide sulfhydrique, a fourni une quantité notable de sulfure de plomb. On voyait à la surface de la chaudière, sur son fond, du plomb métallique ; j'ai récuré ce vase avec du sable et de l'acide azotique, et je me suis assuré que cet acide avait dissous le plomb métallique ; j'ai alors lavé la chaudière à grande eau, et à plusieurs reprises : dans cet état, lorsqu'elle était très propre, brillante et comme neuve, j'ai procédé à la carbonisation de l'estomac d'un individu qui était mort d'une *pneumonie*, en poussant la chaleur jusqu'à ce que le fond de la capsule fût rouge cerise. Le charbon obtenu à cette température était friable et bien sec ; je l'ai traité d'abord par de l'eau mélangée avec le quart de son poids d'acide azotique à un équivalent d'eau ; après un quart d'heure d'ébullition, j'ai vu que la dissolution *ne contenait point de plomb ;* alors je l'ai fait bouillir avec de l'acide azotique moins affaibli, et voyant que j'obtenais *le même résultat*, je l'ai soumis à l'action de l'eau régale bouillante, et je *n'ai pas dissous un atome de plomb*. Cependant il y avait au fond de la chaudière des plaques formées par une légère couche de plomb métallique ; j'ai alors fait agir sur ce fond et à chaud de l'acide azotique pur et moyennement étendu, et j'ai obtenu une petite quantité d'azotate de plomb. Il est donc certain que dans cette expérience le plomb, qui avait en quelque sorte suinté des pores de la chaudière pendant la carbonisation, *ne se retrouvait point dans le charbon* provenant de la décomposition de l'estomac par le feu.

2° J'ai fait bouillir pendant deux heures et demie dans une chaudière de fonte neuve, 2 grammes d'acétate de plomb dissous dans un litre d'eau distillée : le liquide a été renouvelé à mesure qu'il s'évaporait ; j'ai décanté et récuré fortement la chaudière avec du sable et de l'acide azotique, puis j'ai lavé à grande eau. Le vase étant très propre, j'ai carbonisé à une chaleur *rouge*, l'estomac, le gros intestin et une partie de l'intestin grêle d'un adulte qui n'était pas mort empoisonné ; j'ai laissé refroidir et j'ai retiré le charbon que j'ai successivement traité dans une capsule de porcelaine par l'acide azotique étendu, par le même acide presque concentré et par l'eau régale ; *les dissolutions ne contenaient aucune trace de plomb*. Cependant le fond de la chaudière présentait çà et là des plaques plus ou moins larges qui offraient *la couleur du plomb* ; j'ai fait bouillir dans cette chaudière de l'acide azotique moyennement étendu, et *j'ai obtenu* une petite quantité *d'azotate de plomb*.

Il est évident que dans ces deux expériences les choses sont loin de s'être passées comme l'ont annoncé MM. Danger et Flandin ; il semble même qu'il ne puisse pas en être autrement ; en effet, le plomb qui suinte en quelque sorte, des pores de la chaudière, quand celle-ci est rouge, ne contracte aucune combinaison avec le charbon, et ne s'oxyde pas au milieu de ce dernier corps. Laisse-t-on refroidir la chaudière, le plomb qui avait été fondu se solidifie, s'applique en partie sur la fonte formant une couche mince, de manière qu'en retirant le charbon *refroidi*, on n'enlève pas la plus légère trace de plomb.

11° *Dans un cas d'empoisonnement par des préparations de plomb, est-il indifférent de chercher à démontrer l'existence du plomb en carbonisant ensemble le foie et une portion du canal digestif, ou en carbonisant ces organes séparément ?* Non ; il est préférable d'agir séparément sur chacun de ces organes. Supposons, en effet, qu'après avoir carbonisé

12.

dans une même opération le foie et le canal digestif, on ait recueilli du plomb, on dira avec raison que l'on ne peut pas établir *d'une manière certaine* que ce métal provient d'une portion du composé toxique *qui, après avoir été absorbé*, se trouverait dans les tissus du foie et du canal digestif, car ce plomb pourrait aussi bien provenir d'un sel insoluble et *non vénéneux* qui, au moment de la carbonisation, aurait tapissé la surface interne du canal digestif. Au contraire, si l'opération a été faite *séparément* sur le canal digestif et sur le foie, et que l'on ait extrait du plomb de ce dernier viscère, on conclura, sans crainte de se tromper (si l'on ne prouve pas que le composé plombique a été porté au foie, après la mort, par suite d'une imbibition cadavérique), que le toxique plombique avait été absorbé pendant la vie et avait pu occasionner la mort, tandis que dans l'autre cas on ne pourra pas affirmer qu'il en soit ainsi, attendu qu'on ne saura pas au juste si le plomb obtenu a été fourni par le foie, plutôt que par un composé plombique insoluble et *non vénéneux* qui aurait été introduit par mégarde dans l'estomac ou dans le gros intestin.

§ V.

Des préparations d'étain. — Du protochlorure d'étain.

Comment peut-on reconnaître l'empoisonnement par le protochlorure d'étain ?

Protochlorure d'étain pur. Il est blanc, en petites aiguilles réunies par faisceaux, d'une saveur fortement styptique, déliquescent et rougissant le papier de tournesol. Mis sur les charbons ardens, il se volatilise en partie et répand une fumée d'une odeur piquante ; chauffé avec de la potasse et du charbon, à une température rouge, il est décomposé et laisse du chlorure de potassium et de *l'étain* métallique ; si l'on n'employait pas du charbon, on n'obtiendrait que de l'oxyde d'étain, quoi qu'en ait dit M. Devergie. Il est entièrement soluble dans l'eau distillée.

Dissolution aqueuse de protochlorure d'étain. Elle est incolore, transparente et susceptible d'être décomposée par tous les agens qui peuvent lui céder de l'oxygène; ainsi l'air atmosphérique, surtout à chaud, la trouble en la transformant en sous-chlorure d'oxyde d'étain blanc insoluble; l'acide sulfureux liquide donne son oxygène au métal, et le soufre se précipite avec une couleur laiteuse tirant un peu sur le jaune. Le bi-chlorure de mercure lui cède du chlore et le fait passer à l'état de bi-chlorure d'étain soluble, tandis qu'il est réduit à du protochlorure de mercure d'abord, puis à du mercure métallique; aussi le précipité qui se produit en premier lieu est-il blanc, puis il devient gris noirâtre. Le chlorure d'or le change en bi-chlorure d'étain soluble, et il se précipite du stannate d'or ou du pourpre de Cassius. L'acide sulfhydrique et les sulfures solubles y font naître un dépôt de sulfure d'étain, couleur de chocolat. Le cyanure jaune de potassium et de fer le précipite en blanc légèrement jaunâtre; l'azotate d'argent en sépare sur-le-champ du chlorure d'argent blanc, caillebotté, insoluble dans l'eau et dans l'acide azotique froid ou bouillant. La potasse, la soude et l'ammoniaque, en précipitent de l'oxyde d'étain blanc, facilement soluble dans un excès de potasse et de soude; l'oxyde déposé, lavé, desséché et calciné avec du charbon à une température rouge, fournit de l'étain métallique.

Sel d'étain du commerce (*mélange de protochlorure d'étain, de sous-oxychlorure et d'un sel ferrugineux*). Il offre les mêmes propriétés physiques que le précédent, si ce n'est qu'il est légèrement jaunâtre; il se comporte comme celui qui est pur, avec les charbons ardens, la potasse et le charbon, l'air, l'acide sulfureux, les chlorures de mercure et d'or, l'azotate d'argent et les alcalis; toutefois, ces derniers en précipitent l'oxyde avec une couleur jaunâtre, à cause du fer qu'il renferme. Les sulfures solubles donnent, au lieu d'un précipité chocolat, une dépôt noirâtre formé de sulfure d'étain et de sulfure de fer. Le cyanure jaune de potassium et de fer le précipite en blanc jaunâtre, qui ne tarde pas à bleuir, parce qu'il se produit du bleu de Prusse (cyanure de fer). L'eau distillée ne le dissout pas en entier, quelle que soit la température; en effet, le sous-oxychlorure qu'il contient est insoluble dans ce liquide.

Protochlorure d'étain pur ou du commerce, mêlé à des li-

quides alimentaires, à la matière des vomissemens et à celle que l'on trouve dans le canal digestif. Quoique le thé, le café, le vin, l'albumine, la gélatine, le lait et la bile précipitent instantanément ces protochlorures, il n'en faut pas moins admettre qu'il pourra se présenter des cas où ils restent *en partie* dans les dissolutions suspectes. En les cherchant dans ces dissolutions, on se préoccupera fort peu de démontrer que le sel y est à l'état de chlorure, attendu qu'il existe dans une foule de liqueurs semblables à celles dont je m'occupe un ou plusieurs chlorures, et que l'on ne pourrait pas facilement conclure que le chlorure dont on aurait prouvé l'existence est plutôt du chlorure d'étain que du chlorure de sodium ou de potassium ; ce qu'il importe, et ce à quoi il faut s'attacher, c'est d'établir d'une manière irrécusable que ces liqueurs contiennent de l'étain. Pour cela, après avoir coagulé les matières suspectes, à la chaleur de l'ébullition, on filtrera, on fera évaporer le liquide filtré jusqu'à siccité, et on carbonisera le produit desséché à l'aide de l'acide azotique et du chlorate de potasse (*V*. p. 449). Le charbon traité à chaud pendant vingt minutes par un mélange de vingt parties d'acide chlorhydrique et d'une partie d'acide azotique, donnera une dissolution que l'on évaporera jusqu'à siccité pour chasser l'excès d'acide ; le résidu sera dissous dans l'acide chlorhydrique étendu de deux fois son volume d'eau ; le *solutum*, filtré et traversé par un courant de gaz acide sulfhydrique, fournira un précipité de *bisulfure d'étain jaune*. Si ce précipité, au lieu d'offrir cette couleur, était d'un jaune brunâtre, il faudrait, après l'avoir bien lavé, le faire chauffer pendant quelques minutes avec un peu d'acide azotique concentré qui détruirait la matière organique qu'il pourrait contenir, et laisserait un résidu contenant de l'étain ; en effet, l'acide chlorhydrique étendu de son poids d'eau, que l'on ferait bouillir avec ce résidu, donnerait une liqueur qui, étant filtrée et soumise à l'action du gaz acide sulfhydrique, fournirait un beau précipité jaune de *bisulfure d'étain*, facile à reconnaître à ses divers caractères, et surtout parce qu'en le faisant bouillir avec de l'acide chlorhydrique, il se transformerait en bichlorure d'étain et en gaz acide sulfhydrique.

Si les recherches faites sur les liquides dont je parle étaient infructueuses, il faudrait carboniser, comme il vient d'être dit, les dépôts restés sur les filtres, ainsi que les matières solides qui pouvaient faire partie des vomissemens ou se trouver dans le canal digestif.

Protochlorure d'étain absorbé et contenu dans le canal digestif, dans le foie, la rate, l'urine, etc. On coupe en petits morceaux ces organes, et on les fait bouillir pendant une heure dans une capsule de porcelaine avec de l'eau distillée, aiguisée d'acide chlorhydrique ; le *décoctum,* filtré et évaporé jusqu'à siccité, fournit un produit que l'on carbonise par l'acide azotique et le chlorate de potasse, comme je l'ai indiqué à l'occasion des liqueurs suspectes (*V*. p. 449). Quant à *l'urine,* on la chauffe dans une capsu e de porcelaine jusqu'à ce qu'elle soit sèche, et l'on carbonise par l'acide azotique pur et concentré le résidu de l'évaporation ; on fait bouillir le charbon pendant quelques minutes avec de l'acide chlorhydrique mélé d'un quarantième de son poids d'acide azotique ; la dissolution, étendue d'eau, filtrée et évaporée jusqu'à siccité, laisse un résidu qu'il suffit de dissoudre dans l'acide chlorhydrique faible, pour que le gâz acide sulfhydrique en sépare aussitôt du *bisulfure d'étain* jaune facile à reconnaître (*V*. p. 518).

Protochlorure d'étain dans un cas d'exhumation juridique.

Expérience. Le 10 juillet 1826, on mit dans un bocal à large ouverture, contenant environ le tiers d'un canal intestinal, 8 grammes de protochlorure d'étain dissous dans un litre et demi d'eau. Le 2 août suivant, le mélange répandait une odeur très fétide. Le liquide filtré et mis en contact avec l'acide sulfhydrique et les sulfures ne se colorait même pas, tandis qu'en desséchant séparément les intestins et une matière grisâtre floconneuse qui s'était précipitée, on retirait par la calcination de ces matières de l'étain métallique ; d'où il suit qu'il suffit de fort peu de temps pour que les matières animales rendent le sel d'étain complétement insoluble.

Du bichlorure d'étain.

Le bichlorure d'étain est solide, cristallisé en aiguilles blanches, d'une saveur styptique, et déliquescent ; l'acide sulfurique le décompose, et en dégage des vapeurs blanches d'acide chlorhydrique. Lorsqu'on le dessèche et qu'on le calcine dans un creuset avec de la potasse et du charbon, il est décomposé et fournit de l'étain métallique et du chlorure de potassium. Il se dissout dans l'eau : la dissolution est incolore, transparente, et rougit l'*infusum* de tournesol ; elle n'éprouve aucune altération de la part de l'air, ni de l'acide sulfureux, ni du chlorure d'or. L'acide sulfhydrique *concentré* la précipite en jaune : le précipité est légèrement soluble dans l'ammoniaque ; la dissolution ammoniacale perd sa couleur jaune, mais reste opaline, ce qui n'a pas lieu avec le sulfure d'arsenic. L'azotate d'argent y fait naître un précipité blanc. Le zinc en sépare l'étain à l'état métallique.

Des oxydes d'étain.

Comment peut-on reconnaître que l'empoisonnement a eu lieu par les oxydes d'étain ?

Il existe deux oxydes d'étain. Ils sont solides, blancs à l'état d'hydrate ; le protoxyde est d'un gris noirâtre lorsqu'il a été desséché. Chauffés jusqu'au rouge dans un creuset avec du charbon, ils sont décomposés, perdent leur oxygène, qui transforme le charbon en gaz acide carbonique, ou en gaz oxyde de carbone, et l'étain est mis à nu (1). Ils se dissolvent dans l'acide chlorhydrique à l'aide de la chaleur, et forment des chlorures solubles qui jouissent de propriétés différentes (*V*. p. 516 et 519). Lorsqu'on fait bouillir le *protoxyde* d'étain avec de l'acide azotique, celui-ci est décomposé ; il cède une portion de son oxygène à l'oxyde, qui passe à l'état de bi-oxyde insoluble dans l'acide azotique, et il se dégage du gaz bi-oxyde d'azote (gaz nitreux). Le *bi-oxyde* d'étain, traité par le même agent, n'éprouve aucune altération, et n'en fait éprouver aucune à l'acide.

(1) L'étain offre une couleur semblable à celle de l'argent ; il est malléable, et fait entendre, lorsqu'on le plie en différens sens, un craquement particulier que l'on a appelé le cri de l'étain. Il est très fusible. Si on le fait bouillir avec de l'acide azotique, il se transforme en bi-oxyde blanc, insoluble dans cet acide, soluble dans l'acide chlorhydrique (*voy. bichlorure d'étain*, p. 119).

Symptômes de l'empoisonnement par le protochlorure d'étain.

Une saveur austère, métallique, insupportable ; un sentiment de constriction à la gorge, des nausées, des vomissemens répétés ; une douleur vive à l'épigastre, qui s'étend bientôt à toutes les autres régions de l'abdomen ; des déjections alvines abondantes, une légère difficulté de respirer ; le pouls petit, serré et fréquent ; des mouvemens convulsifs des muscles des extrémités et de ceux de la face ; quelquefois la paralysie, tels sont les symptômes effrayans auxquels le protochlorure d'étain donne lieu : ils sont presque toujours suivis de la mort.

Lésions de tissu produites par le protochlorure d'étain introduit dans l'estomac.

Les lésions développées par ce sel ressemblent beaucoup à celles que déterminent d'autres poisons irritans, notamment le sublimé corrosif. La membrane muqueuse de l'estomac et des premières portions des intestins grêles est ordinairement d'une couleur rouge foncé, presque noire, durcie, serrée, tannée, difficile à enlever, ulcérée dans quelques points ; quelquefois elle est d'un rouge de sang. La membrane musculeuse est assez souvent d'un rouge vermeil. J'ai remarqué aussi de petites taches noires formées par du sang veineux extravasé entre ces deux membranes, et provenant de quelques petits vaisseaux déchirés par la violence de l'inflammation.

Action des préparations d'étain sur l'économie animale.

Les sels d'étain introduits dans l'estomac irritent et enflamment vivement les tissus avec lesquels ils sont mis en contact ; ils sont absorbés et portent principalement leur action sur le système nerveux. Injectés dans les veines, ils agissent même avec plus d'énergie, et semblent exercer une action spéciale sur les poumons. M. *Poumet*, partant de ce point que l'on peut faire avaler impunément à des chiens 2 *grammes* de protochlorure d'étain, et que cette dose est suffisante pour réduire à l'état métallique un gramme de sublimé corrosif et annihiler ses propriétés toxiques, a proposé ce protochlorure comme un antidote du sublimé; son mémoire, approuvé par l'Institut, a reçu une récompense honorable (Voyez *Annales d'hygiène,* juillet et octobre 1845). Dès que j'eus connaissance de ce travail et bien avant sa publication, je m'élevai contre l'emploi d'un corps aussi vénéneux, qu'il faudrait pouvoir prendre presque immédiatement après l'empoisonnement, que l'on ne peut se procurer que trop tard, et dont il serait dangereux de faire usage en toute occasion.

§ V.

Des préparations de bismuth. — De l'azotate de bismuth.

Comment peut-on reconnaître que l'empoisonnement a eu lieu par l'azotate de bismuth?

L'azotate de bismuth est *solide*, blanc, cristallisé ou en poudre, inodore, doué d'une saveur styptique, caustique, désagréable. Mis sur des charbons ardens, il se boursoufle et se décompose en gaz acide azoteux jaune orangé, et en oxyde jaune de bismuth qui reste sur les charbons. Lorsqu'on verse de l'acide sulfurique concentré sur cet azotate pulvérulent, il se dégage des vapeurs blanches d'acide azotique. Traité par l'eau distillée, il se partage en deux parties bien distinctes, l'une soluble, est de l'azotate acide; l'autre, insoluble, est du sous-azotate (blanc de fard).

Dissolution concentrée d'azotate acide. Elle est incolore, transparente, inodore, douée de la même saveur que celle de l'azotate, et rougit l'eau de tournesol. L'acide sulfhydrique et les sulfures la décomposent, et y font naître un précipité noir de sulfure de bismuth que l'on distinguera de tout autre sulfure en le décomposant à l'aide d'une douce chaleur et de l'acide azotique faible; en effet il se déposera du soufre et la liqueur filtrée contiendra de l'azotate de bismuth. L'ammoniaque, la potasse et la soude décomposent la dissolution d'azotate de bismuth, s'emparent de l'acide, et en précipitent l'oxyde blanc hydraté; il suffit de mêler cet oxyde avec du charbon pulvérisé, et de faire rougir le mélange pendant vingt ou vingt-cinq minutes dans un creuset pour le décomposer, et obtenir le bismuth métallique (1). *L'eau*

(1) Le bismuth est solide, d'un blanc jaunâtre, lamelleux, brillant, fragile et très fusible; il se dissout aisément dans l'acide azotique; chauffé avec le contact de l'air, il absorbe l'oxygène et passe à l'état d'oxyde jaune anhydre.

distillée, versée en grande quantité dans cette dissolution, n'occasionne point de changement remarquable d'abord ; mais au bout de quelque temps la liqueur se trouble, et il se dépose du sous-azotate de bismuth blanc ; la liqueur contient alors de l'azotate *très acide* de bismuth ; d'où il suit que l'eau a décomposé la dissolution : presque tout l'acide est resté dans la liqueur avec un peu d'oxyde, tandis que la majeure partie de l'oxyde s'est précipitée avec un peu d'acide. Le zinc précipite le bismuth de sa dissolution azotique.

Dissolution très acide, et par conséquent très étendue *d'azotate de bismuth.* Elle se comporte avec la potasse, l'ammoniaque, l'acide sulfhydrique et les sulfures, comme la dissolution concentrée ; elle rougit fortement l'eau de tournesol : l'eau distillée *ne la trouble point.*

Mélanges d'azotate acide de bismuth et de liquides alimentaires ou de la matière des vomissemens ou de celles que l'on trouve dans le canal digestif. Le vin, la bière, le cidre, les infusions de thé et de café, l'albumine, le lait, la bile et la matière des vomissemens sont précipités par ce sel, qui ne trouble pas au contraire la dissolution de gélatine. Si, contre toute attente, il s'agissait de déceler un sel de bismuth *dissous* dans une matière suspecte, il faudrait évaporer celle-ci jusqu'à siccité et carboniser le produit par de l'acide azotique mélangé d'un quinzième de son poids de chlorate de potasse (*voy.* p. 449) ; on ferait ensuite bouillir le charbon avec de l'acide azotique étendu de son poids d'eau ; le *solutum* filtré et traité par l'eau distillée, donnerait de l'azotate acide de bismuth soluble et du sous-azotate blanc insoluble, faciles à reconnaître (*voy.* p. 522).

Le plus ordinairement, il faudra chercher le bismuth dans les précipités qui auront été produits par suite de l'action des matières organiques sur l'azotate de ce métal. Après avoir lavé les dépôts, on les desséchera, puis on les carbonisera comme il vient d'être dit en parlant des mélanges liquides.

Si toutes ces recherches ont été infructueuses, on fera bouillir pendant un quart d'heure avec de l'acide azotique étendu de vingt à vingt-cinq parties d'eau distillée l'estomac, les intestins, le foie, la rate, etc., coupés en petits morceaux ; la dissolution filtrée sera évaporée jusqu'à siccité et le produit sera carbonisé par de l'acide azotique mélangé d'un quinzième de son poids de chlorate de potasse. Ce procédé est de beaucoup préférable à celui qui a été conseillé par M. Devergie et qui consiste à détruire la matière organique par le chlore.

S'il s'agissait de démontrer la présence d'un sel de bismuth dans l'urine, on évaporerait celle-ci jusqu'à siccité et l'on carboniserait le produit comme il vient d'être dit.

Sous-azotate de bismuth (blanc de fard). Il est solide, blanc, floconneux, ou sous forme de paillettes nacrées; il est inodore et insoluble dans l'eau. Il se dissout à merveille dans l'acide azotique, dont la température est un tant soit peu élevée, et donne de l'azotate acide. Mis sur les charbons ardens, il se décompose et fournit du gaz acide azoteux, reconnaissable à son odeur, et de l'oxyde jaune de bismuth. L'acide sulfurique concentré le décompose, et en dégage l'acide azotique sous forme de vapeurs blanches. Mêlé avec du charbon pulvérisé, et calciné pendant une demi-heure dans un creuset chauffé jusqu'au rouge, il cède son oxygène au charbon, et laisse du bismuth métallique.

Sous-azotate de bismuth mêlé à de la crème de tartre. Le docteur Kerner, de Weinsperg, a rapporté, dans le tome v des *Annales de Heidelberg*, une observation d'empoisonnement suivi de mort, et occasionné par 8 grammes de blanc de fard mélangé de crème de tartre et suspendu dans l'eau. On démontrerait la présence du bismuth dans un pareil mélange en le traitant par la potasse, qui transformerait la crème de tartre en tartrate de potasse très soluble, et qui laisserait indissoute la préparation de bismuth; en filtrant, on obtiendrait celle-ci sur le filtre, et on la reconnaîtrait en la dissolvant dans l'acide azotique (*V.* p. 522).

Blanc de fard mêlé avec de la farine (voy. FALSIFICATION DE LA FARINE, à la fin de ce tome).

Symptômes déterminés par l'azotate de bismuth.

Des angoisses, des anxiétés très alarmantes (1), des nausées, des vomissemens, la diarrhée ou la constipation, des coliques,

(1) On lit dans les *Mémoires de l'Académie des sciences de Berlin*, année 1753,

une chaleur incommode dans la poitrine, des frissons vagues, des vertiges et de l'assoupissement, tels sont les symptômes auxquels l'emploi de ce sel a donné lieu chez l'homme. Mes expériences font voir qu'il peut rendre la respiration très difficile, et que la mort est quelquefois précédée de mouvemens convulsifs.

Lésions de tissu produites par l'azotate de bismuth.

Le canal digestif est enflammé dans toute son étendue, mais particulièrement l'estomac, le duodénum et le rectum. Dans le cas d'empoisonnement rapporté par Kerner, et dont j'ai déjà parlé, les amygdales, la luette, la base de la gorge, l'épiglotte, la membrane interne du larynx étaient gangrénées. L'œsophage présentait une couleur livide sans traces d'inflammation. L'estomac était fortement enflammé, surtout dans son grand cul-de-sac ; la membrane muqueuse était comme macérée et se détachait avec la plus grande facilité de la tunique nerveuse, qui était pleine de papilles d'un rouge pourpre. Tout le canal intestinal, fortement distendu par des gaz, était plus ou moins enflammé ou gangréné ; on remarquait surtout la gangrène vers le rectum ; d'ailleurs la tunique muqueuse se détachait dans tous ses points avec la plus grande facilité. L'extrémité inférieure de la moelle épinière et l'intérieur des ventricules du cœur étaient également enflammés. Les poumons étaient sains, mais la trachée était parsemée de points noirâtres. Il n'y avait rien d'anormal dans l'encéphale ni dans les reins (J. Kerner, Heidelberg, *Klinische Annalen*, tome v, page 248).

Action des composés de bismuth sur l'économie animale.

Ces composés irritent et enflamment vivement les tissus avec lesquels ils sont mis en contact. Je me suis assuré qu'ils sont absorbés et qu'ils portent particulièrement leur action sur le système nerveux et sur le cœur. Injectés dans les veines ils agissent plus énergiquement encore que lorsqu'ils sont introduits dans le canal digestif.

un exemple qui nous apprend que ce sel a occasionné des angoisses et des anxiétés très remarquables.

§ VI.

Des préparations d'argent. — De l'azotate d'argent.

Comment peut-on reconnaître l'empoisonnement par l'azotate d'argent?

Azotate d'argent solide contenant de l'eau interposée. Il est blanc, cristallisé en lames minces, en rhombes ou pulvérulent, inodore, et doué d'une saveur amère, âcre, très caustique. Réduit en poudre et mêlé avec de l'acide sulfurique concentré, il est décomposé; il se forme du sulfate d'argent, et il se dégage des vapeurs blanches d'acide azotique. Si on le met sur des charbons ardens, il se boursoufle, se dessèche et se décompose; l'acide azotique cède une portion de son oxygène au charbon, qui brûle avec plus d'éclat, et il se dégage du gaz acide azoteux d'un jaune orangé; l'oxygène de l'oxyde d'argent se porte également sur le charbon et l'argent métallique mis à nu reste sur le charbon et acquiert le brillant qui le caractérise pour peu qu'on le frotte. Il se dissout rapidement dans l'eau distillée, et la dissolution jouit de propriétés caractéristiques que je vais faire connaître.

Azotate d'argent dissous dans l'eau; dissolution concentrée. Elle est transparente, incolore, inodore, et douée d'une saveur amère, âcre, très caustique; elle tache la peau en violet. La potasse et la soude pures, dissoutes dans l'eau distillée, en précipitent de l'oxyde d'argent olive, entièrement soluble dans l'acide azotique pur; il en est de même de l'eau de chaux préparée avec de la *chaux pure* et de l'eau distillée. L'ammoniaque ne la trouble point si on en emploie un excès, tandis qu'elle y détermine un léger précipité blanc qui passe au roux si on met peu d'alcali; ce précipité est soluble dans quelques gouttes d'ammoniaque: il se forme, dans ce cas, de l'azotate d'argent ammoniacal soluble. L'acide sulfhydrique et les sulfures la décomposent, et il se produit du sulfure d'argent noir, insoluble. L'acide chlorhydrique et les chlorures y font naître un précipité blanc de chlorure d'argent (*voyez* page 103 pour les caractères de ce précipité). L'acide chromique et les chromates solubles la décomposent; il se précipite du chromate d'argent d'un beau rouge de carmin, insoluble dans l'eau. Le phosphate de soude dissous dans l'eau y détermine la formation d'un précipité de phosphate d'argent jaune. Une lame de cuivre, la décompose instantanément et la liqueur bleuit à mesure que l'action a lieu ; le métal précipité est composé d'argent et d'un peu de cuivre.

Dissolution aqueuse d'azotate d'argent très étendue. On la reconnaîtrait en y versant du chlorure de sodium dissous, qui y ferait naître un précipité blanc de chlorure d'argent : celui-ci, lavé et mis, avec une lame de zinc, dans de l'eau acidulée par l'acide sulfurique, ne tarde pas à se décomposer et à fournir l'*argent métallique*; toutefois, si la proportion du chlorure sur laquelle on opère était excessivement petite, on n'apercevrait pas facilement l'argent en suivant ce procédé ; il faudrait alors décomposer le chlorure par le gaz hydrogène, en le plaçant, après l'avoir desséché, au milieu d'un tube de Sèvres, long de 8 à 9 centimètres, et d'un diamètre de 7 à 8 millimètres ; une des extrémités de ce tube est jointe, au moyen d'un bouchon de Liége et d'un tube recourbé, avec un flacon qui fournit du gaz hydrogène. A l'autre extrémité est adapté un tube recourbé, qui plonge dans l'eau pour laisser échapper le gaz hydrogène en excès et l'acide chlorhydrique qui se forme pendant l'opération. On chauffe avec une lampe à esprit-de-vin la partie du tube où se trouve le chlorure ; celui-ci fond, devient rougeâtre ; alors on fait arriver le gaz hydrogène, et il se dépose bientôt à la place où était le chlorure une couche d'argent métallique, que l'on dissout dans l'acide azotique, afin de constater qu'il s'est formé de l'azotate d'argent.

La pierre infernale, ou l'azotate d'argent neutre, desséché et fondu, est le plus ordinairement sous forme de cylindres bruns à l'extérieur, d'une couleur plus claire à l'intérieur, offrant des aiguilles rayonnées dans leur cassure. L'acide sulfurique, les charbons ardens et l'eau distillée agissent sur lui comme sur l'azotate d'argent cristallisé.

Azotate d'argent mêlé à des liquides alimentaires, à la matière des vomissemens, et à celle qui se trouve dans le canal digestif. Il est rare que l'on parvienne à démontrer dans une dissolution la présence de ce sel ainsi mélangé, parce qu'il est précipité par le vin rouge, la bière, le cidre, l'infusion de thé et de café, l'albumine, le bouillon concentré, le lait et la bile, tant à raison de la nature même de ces liquides que par les chlorures, les carbonates, les phosphates et les tartrates qu'ils peuvent contenir ; et alors même que l'on admettrait l'existence de l'azotate d'argent dans ces liquides, l'expérience prouve que les réactifs qui servent à le déceler quand il est simplement dissous dans l'eau, ne seraient souvent d'aucune utilité pour le découvrir, s'il était mélangé comme je le suppose ; ainsi du vin rouge, contenant un dixième d'azotate d'argent dissous, fournit avec le phosphate de soude un précipité violacé, au lieu d'un précipité jaune ; l'infusion de thé mêlée à un quinzième du même sel, passe successivement au jaune, au rouge et au noir sans perdre sa transparence, et lorsqu'on verse dans le mélange quelques gouttes d'acide chlorhydrique, on obtient un précipité jaune au lieu d'un précipité blanc ; ne serait-ce pas s'exposer à commettre les erreurs les plus graves que de borner ses recherches à l'emploi de pareils agens ? Il faut dans des cas pareils filtrer les matières suspectes et précipiter à l'état de chlorure, à l'aide du chlorure de sodium, l'argent qu'elles pourraient renfermer ; à la vérité, le précipité contiendrait du tartrate, du phosphate ou du carbonate d'argent, s'il existait dans ces matières un sel soluble de l'un de ces genres ; qu'importe : le précipité quelle que fût sa couleur, après avoir été bien lavé avec de l'eau distillée serait traité pendant une demi-heure par de l'acide azotique concentré, pur et bouillant, qui détruirait la matière organique et dissoudrait tous les sels d'argent, excepté le chlorure ; la dissolution argentique pourrait être reconnue à l'aide des réactifs indiqués à la page 526 ; mais il faudrait s'attacher surtout à prouver que la portion non dissoute est du chlorure d'argent (*V*. page 103).

Si, comme cela arrivera le plus souvent, il fallait chercher l'argent dans les dépôts restés sur le filtre, on les laverait bien avec de l'eau distillée et on les laisserait pendant quelques heures avec de l'ammoniaque liquide pure qui dissoudrait les sels d'argent insolubles et une quantité assez notable de matière organique : on filtrerait la dissolution ammoniacale et on la précipiterait par l'acide chlorhydrique ; le chlorure d'argent déposé serait facilement reconnu, surtout, si après l'avoir bien lavé on le laisait bouillir avec de l'acide azotique pur et concentré, qui jouit du double avantage de ne pas l'attaquer et de décomposer la matière organique qui l'altérait.

Si, malgré ce traitement par l'ammoniaque, les composés d'argent ne se trouvaient pas dans la dissolution, il faudrait carboniser par l'acide azotique et le chlorate de potasse (*V.* p. 449), les dépôts déjà épuisés par l'alcali volatil; le charbon obtenu fournirait de l'azotate d'argent soluble, si on le faisait bouillir pendant un quart d'heure avec de l'acide azotique pur étendu de son poids d'eau.

Recherches de l'azotate d'argent dans les tissus du canal digestif, du foie, de la rate, etc., ou dans l'urine. Après avoir coupé en petits morceaux les organes précités, on les laisserait pendant vingt-quatre heures dans de l'eau ammoniacale, et si la dissolution, traitée comme il vient d'être dit, ne contenait point d'argent, on carboniserait toutes les parties solides avec de l'acide azotique mêlé de chlorate de potasse; le charbon obtenu serait traité comme celui qui provenait des dépôts ci-dessus mentionnés. Quant à l'*urine*, après l'avoir évaporée jusqu'à siccité dans une capsule de porcelaine, on carbonise le produit et l'on continue à le chauffer dans la capsule; il suffira de laisser ce charbon en contact avec de l'ammoniaque liquide pendant une ou deux heures pour que celle-ci dissolve le *chlorure d'argent* que contenait l'urine; en effet, si l'on filtre la dissolution ammoniacale, et qu'on la sature par l'acide azotique pur, il se précipite du chlorure d'argent, mêlé, à la vérité, de matière organique; mais si après avoir bien lavé le dépôt avec de l'eau distillée on le fait bouillir avec de l'acide azotique concentré, la matière organique est détruite, et il ne reste que du chlorure d'argent pur, dont on peut facilement extraire le métal. Le charbon, épuisé par l'ammoniaque alors même qu'il avait été maintenu pendant une heure à une chaleur rouge et qu'il était presque incinéré, ne m'a jamais fourni de l'argent quand je l'ai fait bouillir avec de l'acide azotique.

Azotate d'argent dans le cas où l'on aurait administré un chlorure soluble comme contre-poison. Presque toujours dans ce cas la totalité de l'argent aura été transformée en chlorure insoluble qui se trouvera au fond des liquides tant il est lourd ; on le ramassera et on le lavera afin de le reconnaître comme il a été dit à la page 526. Si par hasard on n'apercevait pas ce chlorure au fond des vases, on traiterait les matières solides par l'ammoniaque, ainsi que je viens de le dire.

Azotate d'argent dans un cas d'exhumation juridique. Le 12 juillet 1826, on introduisit dans un bocal à large ouverture, exposé à l'air, 4 grammes d'azotate d'argent dissous dans un litre et demi d'eau distillée, et une portion d'un canal intestinal. Le 2 août suivant, ce mélange répandait une odeur des plus fétides ; la liqueur filtrée ne se colorait pas par l'acide sulfhydrique ; l'acide chlorhydrique et les chlorures solubles la troublaient à peine. En desséchant et en calcinant séparément les intestins et un précipité brunâtre floconneux qui s'était formé, on en retirait de l'argent métallique. L'azotate d'argent dissous est donc rapidement et complétement décomposé par les matières animales, en sorte que l'on serait probablement obligé de chercher à retirer le métal des matières solides, si on était appelé à se prononcer sur l'existence d'un empoisonnement par ce sel, quelque temps après l'inhumation.

Symptômes de l'empoisonnement par l'azotate d'argent.

Ils sont analogues à ceux qui ont été décrits à la page 72, en parlant des poisons irritans en général ; on observe quelquefois, en outre, que la peau des lèvres et le pourtour du menton sont tachés en pourpre, si le sel d'argent a été avalé à l'état liquide ; dans certains cas aussi la membrane muqueuse buccale est le siége d'eschares d'un blanc grisâtre, semblables à celles que produit sur la peau ulcérée l'azotate d'argent solide (pierre infernale).

Lésions de tissu déterminées par l'azotate d'argent.

Si l'azotate d'argent a été pris à une dose toxique et qu'il ait occasionné la mort, la membrane interne de l'estomac, d'un rouge foncé dans toute son étendue ou dans quelques-unes de ses parties seulement, peut ne pas être réduite en bouillie ; on voit, çà et là surtout lorsque le sel a été donné à l'état solide, des points scarifiés d'un blanc grisâtre ou d'un noir très foncé. Quelquefois cette membrane est entièrement détruite et laisse apercevoir la tunique musculeuse d'un rouge vif offrant un certain nombre d'eschares ; enfin il est des cas où toutes les tuniques ont été percées dans quelques points. L'intérieur de la bouche, le pharynx et l'œsophage sont quelquefois le siége d'altérations analogues.

Si l'azotate d'argent a été administré à faible dose et pendant long-temps, comme cela a lieu dans le traitement de l'épilepsie et dans quelques autres affections nerveuses, il colore la peau en olive foncée et cette couleur persiste. Sans chercher à déterminer quelle peut être la cause de cette coloration, je dois dire qu'elle a été attribuée à la présence de l'argent métallique très divisé ou d'un composé d'argent tel que l'oxyde et surtout le chlorure. S'il en était ainsi, il faudrait admettre que l'azotate d'argent introduit dans l'estomac n'est pas éliminé, en entier du moins, même plusieurs années après avoir été pris , fait qui ne serait pas sans importance dans certaines expertises médico-légales. A l'appui de cette opinion, ceux qui l'ont émise citent une observation que je crois devoir rapporter : une personne avait pris *pendant dix-huit mois* de l'azotate d'argent à l'intérieur pour combattre l'épilepsie ; au bout de ce temps il se déclara une maladie du foie qui la fit périr. A l'examen du cadavre on découvrit que tous les organes intérieurs avaient éprouvé à un degré variable le même changement de couleur que la surface cutanée (teinte bleuâtre). Brande soumit à l'analyse chimique le plexus choroïde et le pancréas et en retira *une quantité notable d'argent métallique* (*Rust's repertorium*, et *the London med. and phys. journal*, mai 1829).

Action de l'azotate d'argent sur l'économie animale.

Injecté dans les veines d'un chien à la dose de 3 à 4 centigrammes, l'azotate d'argent, dissous dans l'eau distillée, détruit immédiatement la vie en agissant sur les poumons et sur le système nerveux. S'il est introduit dans l'estomac à la dose de 2 à 3 grammes, il est absorbé et détermine une inflammation assez considérable ; on peut démontrer son existence dans le foie, dans l'urine, etc., des animaux à qui on en a fait prendre. Tout porte à croire que si, au lieu de faire avaler 2 ou 3 grammes de ce sel, on en administrait cinq ou six fois autant, la vie serait détruite en quelques heures ; l'estomac fortement enflammé, réagirait alors énergiquement sur le cerveau et les effets de cette réaction viendraient se joindre à ceux qui seraient le résultat de l'action délétère de la portion d'azotate d'argent absorbée.

Si l'azotate d'argent est appliqué à petites doses sur la peau, sur des plaies, sur le tissu cellulaire sous-cutané et sur des muscles, il se borne à brûler ces tissus, en sorte qu'il peut être employé comme caustique avec beaucoup de succès et sans danger.

§ VIII.

Des préparations d'or. — Du chlorure d'or.

Comment peut-on reconnaître l'empoisonnement par le chlorure d'or ?

Chlorure d'or solide contenant de l'acide chlorhydrique (muriate d'or). Il est en masses ou cristallisé en aiguilles d'un jaune foncé, inodore, et d'une saveur fortement styptique. L'acide sulfurique concentré le décompose et en dégage des vapeurs blanches, épaisses, d'acide chlorhydrique. Lorsqu'on le met sur des charbons ardens, il fournit de l'*or métallique*, du gaz chlorhydrique et du chlore ; il est déliquescent et excessivement soluble dans l'eau.

Dissolution concentrée. Elle est transparente, d'un jaune foncé, et d'une saveur styptique ; elle rougit l'eau de tournesol, et tache la peau en pourpre. La potasse et le cyanure ferruré de potassium ne la troublent point à la température ordinaire : le premier de ces réactifs y fait naître cependant un précipité d'oxyde brun noirâtre, si elle n'est pas très acide, et qu'on élève sa température jusqu'au degré de l'ébullition. L'ammoniaque en sépare des flocons d'un jaune rougeàtre, qui passent au jaune serin si on ajoute une plus grande quantité d'alcali volatil. L'acide sulfhydrique et les sulfures solubles la décomposent et en précipitent du sulfure d'or d'une couleur de chocolat foncé. Le sulfate de protoxyde de fer en précipite l'or sous forme d'une poudre brune, susceptible de prendre, par le frottement, tout l'éclat qui le caractérise : en outre, on voit à la surface du liquide des pellicules d'or excessivement minces. Elle est décomposée par l'azotate d'argent, qui transforme l'acide chlorhydrique en chlorure d'argent insoluble ; le précipité que l'on obtient est d'une couleur rougeàtre due probablement à l'oxyde d'or qu'il entraîne avec lui en partie ; en effet, l'ammoniaque dissout le chlorure d'argent, et laisse l'oxyde d'or que contenait ce précipité. Le protochlorure d'étain fait naître dans la dissolution d'or un précipité *pourpre*, pourpre *rosé*, ou pourpre *violet*, suivant qu'elle est plus ou moins concentrée, plus ou moins acide et qu'on l'emploie en plus ou moins grande quantité.

Dissolution aqueuse très étendue. Elle est transparente, d'un jaune clair ; l'acide sulfhydrique y fait naître un précipité brun, composé de soufre et d'or : si, après avoir lavé et desséché ce précipité, on le fait chauffer avec de la potasse solide, on obtient du sulfure de potassium et de l'or métallique. On peut d'ailleurs faire évaporer cette dissolution très étendue pour la concentrer et faire agir sur elle tous les réactifs qui servent à reconnaître la dissolution aqueuse concentrée.

Chlorure d'or mêlé à des liquides alimentaires, à la matière des vomissemens et à celle qui se trouve dans le canal digestif. L'albumine, la gélatine, le lait, la bile, le vin rouge, le thé, le café et plusieurs autres substances végétales astringentes, les matières vomies, etc., précipitent cette dissolution, la décomposent en la transformant en un produit insoluble ; quelquefois même on aperçoit de l'or à la surface des liquides ; d'où il suit que dans la plupart des cas, il est impossible de découvrir la moindre trace d'or dans la portion liquide de ces matières suspectes. Je supposerai toutefois qu'elles en contiennent ; pour le déceler, on filtre ces liqueurs, on les évapore jusqu'à siccité, et l'on carbonise le produit par l'acide azotique et le chlorate de potasse. La cendre charbonneuse obtenue sera mélangée d'*or métallique* souvent visible à l'œil nu. On séparera celui-ci, en traitant cette cendre à plusieurs reprises par de l'eau acidulée avec de l'acide azotique, qui dissoudra la plupart des sels qui entrent dans sa composition ; la portion non dissoute, si on la fait bouillir pendant un quart d'heure avec de l'eau régale, fournira un *solutum*, lequel étant filtré et évaporé jusqu'à siccité, laissera de l'or métallique pour peu qu'on le chauffe pendant quelques minutes dans la même capsule de porcelaine qui avait servi à le dessécher.

Si les liqueurs, dont je parle, ne contenaient point d'or, il faudrait carboniser les dépôts restés sur les filtres et agir sur le charbon, comme il vient d'être dit.

Chlorure d'or absorbé et existant dans les tissus du canal digestif, du foie, de la rate, etc., et dans l'urine. Après avoir coupé ces divers tissus en petits morceaux, on les dessèche, on les carbonise par l'acide azotique et le chlorate de potasse (*Voy.* page 449), puis on opère sur le charbon par l'eau et par l'eau régale (*V.* plus haut). Quant à la recherche du sel d'or dans l'*urine*, il suffit de faire évaporer celle-ci jusqu'à siccité, de carboniser le produit par le feu, et de traiter le charbon par l'eau régale bouillante.

Chlorure d'or dans un cas d'exhumation juridique.

Expérience. Le 10 juillet 1826, on mit dans un bocal à large ouverture des morceaux de foie et d'intestin et un litre d'eau tenant en dissolution 2 grammes de chlorure d'or ; on exposa le tout à l'air. Le 2 août, le mélange répandait une odeur très fétide ; la liqueur filtrée ne contenait plus de chlorure d'or en dissolution, puisqu'elle ne se colorait ni par l'acide sulfhydrique ni par les sulfures solubles ; les matières solides, desséchées et réduites en charbon par la chaleur, donnaient avec l'eau régale bouillante un *solutum* jaunâtre qui précipitait en pourpre par le protochlorure d'étain, en jaune par l'ammoniaque, en brun par l'acide sulfhydrique et par le sulfate de protoxyde de fer ; d'ailleurs le charbon offrait çà et là des points jaunâtres brillans qui étaient évidemment de l'or métallique. Il en est donc du chlorure d'or comme de l'azotate d'argent sous le rapport des altérations qu'il subit par suite d'une inhumation prolongée (*Voy.* page 530).

Symptômes et lésions de tissu produits par le chlorure d'or.

Appliqué sur les gencives sous forme de frictions, à la dose de 5 milligrammes, ce sel augmente la transpiration cutanée et la sécrétion de l'urine ; si la dose est plus forte, il occasionne une fièvre plus ou moins intense, et peut donner lieu à l'inflammation du canal digestif ou de quelque autre organe (Chrestien). Introduit dans l'estomac, il agit comme les poisons irritans (*V*. p. 72) ; mais alors son action est beaucoup moins intense que celle du sublimé corrosif. A l'ouverture des cadavres, on trouve le plus souvent la membrane muqueuse de l'estomac d'une couleur rosée, offrant çà et là plusieurs petits ulcères. Il est très vénéneux lorsqu'il est injecté dans les veines, et il paraît occasionner la mort en agissant sur les poumons.

Action du chlorure d'or sur l'économie animale.

1° Il détruit presque immédiatement la vie, en agissant sur les poumons lorsqu'il est injecté dans les veines ; 2° quand il est introduit dans l'estomac ou dans les intestins des chiens à la dose de 50 à 80 centigrammes en dissolution moyennement concentrée, il développe une inflammation plus ou moins vive de ce canal, mais il est infiniment moins actif que le sublimé corrosif, quoi qu'en ait dit M. Devergie, qui à coup sûr n'a jamais tenté d'expériences à ce sujet ; 3° il est absorbé et peut être retrouvé dans le foie et l'urine ; 4° administré à très petite dose en frictions sur la partie interne des joues, il excite puissamment les organes salivaires, produit une salivation abondante, et développe quelquefois des aphthes, et suivant quelques auteurs, de la céphalalgie, de la loquacité, du délire et une grande agitation nerveuse ; il paraît aussi irriter les parties génitales.

De l'or fulminant.

Comment peut-on reconnaître l'empoisonnement par l'or fulminant ?

L'or fulminant, composé d'oxyde d'or et d'ammoniaque, est solide, jaune, insipide, inodore, insoluble dans l'eau et décomposable par les acides forts. Il détonne fortement quand on l'expose à la flamme d'une bougie, ou qu'on le frotte subitement, ou bien qu'on l'expose au foyer d'une lentille sur laquelle tombent les rayons du soleil.

On a vu l'or fulminant pris à la dose de 20 à 30 centigrammes déterminer des vomissemens, des tranchées, la diarrhée, des spasmes, des convulsions, des anxiétés, des défaillances, une sueur froide des extrémités (*Plenck* et *Hoffmann*). *Rivinus* dit avoir trouvé des trous dans l'intestin d'un enfant empoisonné par ce corps.

<h2 style="text-align:center">§ IX.</h2>

Des préparations de zinc. — Du sulfate de zinc
(vitriol blanc).

Comment peut-on reconnaître l'empoisonnement par le sulfate de zinc ?

Sulfate de zinc pur. Il est en poudre ou en prismes à quatre pans transparens, d'une saveur styptique, efflorescens et très solubles dans l'eau. La *dissolution aqueuse concentrée* précipite *en blanc* : 1° par la potasse, la soude et l'ammoniaque ; l'oxyde déposé se dissout dans un excès d'alcali, et donne du zinc métallique lorsqu'on le calcine fortement avec du charbon ; 2° par l'acide sulfhydrique et par les sulfures solubles ; si la dissolution était sensiblement acide, le gaz sulfhydrique ne la troublerait pas ; 3° par le cyanure jaune de potassium et de fer ; 4° par les sels solubles de baryte qui déposent du sulfate de baryte blanc insoluble dans l'eau et dans l'acide azotique. L'infusion alcoolique de noix de galle lui communique un aspect laiteux sans la précipiter.

Sulfate de zinc du commerce solide. Il est sous forme de masses blanches grenues comme du sucre, souvent tachées de jaune (1), inodores, d'une saveur âcre, styptique, sans action sur

(1) Le sulfate de zinc du commerce contient toujours du sulfate de fer, et quelquefois du sulfate de cuivre.

l'acide sulfurique concentré, et fournissant du zinc métallique, lorsque, après les avoir mêlées avec de la potasse et du charbon pulvérisé, on les fait rougir pendant une demi-heure dans un creuset. Il se dissout très bien dans l'eau froide.

Dissolution concentrée. Elle est incolore, ou légèrement jaunâtre, d'une saveur styptique, inodore, et rougit l'eau de tournesol. L'ammoniaque en sépare l'oxyde d'un blanc *verdâtre*, que l'on peut facilement redissoudre dans un excès d'alcali, et qui ne change point de couleur à l'air. Si, au lieu d'en opérer la dissolution, on le dessèche, et qu'on le calcine avec du charbon à une température très élevée, on obtient du zinc métallique. Le cyanure de potassium ferruré la précipite en bleu foncé, et les sulfures en noir. L'infusion alcoolique de noix de galle y fait naître un précipité d'un violet foncé. Les sels solubles de baryte agissent sur elle comme sur le sulfate pur. L'eau de baryte y occasionne un précipité blanc composé de sulfate de baryte et d'oxyde de zinc; lorsqu'on traite ce précipité par l'acide azotique pur, l'oxyde de zinc est dissous, et il reste du sulfate de baryte blanc.

Sulfate de zinc mêlé à des liquides alimentaires, à la matière des vomissemens et à celle que l'on trouve dans le canal digestif. L'albumine, la gélatine, le lait, la bile, les sucs de l'estomac, précipitent plus ou moins abondamment le sulfate de zinc, tandis que l'eau sucrée et le vin rouge ne le troublent point. Il est rare lorsque le sel a été précipité, qu'il ait été entièrement transformé en un composé insoluble et qu'il n'en reste plus dans la liqueur ; aussi, l'expert doit-il chercher à découvrir dans celle-ci le sulfate de zinc qu'elle pourrait encore renfermer. Pour cela, on la fera bouillir pendant quelques minutes dans une capsule de porcelaine, afin de coaguler une partie de la matière organique; on filtrera et on évaporera la liqueur jusqu'à siccité ; il serait inutile d'essayer cette dissolution par les réactifs propres à faire reconnaître le sulfate de zinc pur ou du commerce, parce que ces agens, à raison de la couleur de cette dissolution et de la matière organique qu'elle contient, donneraient des résultats incertains. On carbonise ensuite le produit desséché de l'évaporation en le traitant par l'acide azotique mêlé d'un quinzième de son poids de chlorate de potasse (*V*. p. 449), et l'on fera bouillir le charbon pendant quelques minutes avec de l'acide chlorhydrique pur étendu de son volume d'eau; la liqueur étant filtrée et *saturée* par de la potasse pure, sera soumise à un courant de gaz acide sulfhydrique bien lavé, qui en précipitera du sulfure de zinc blanc ou d'un blanc jaunâtre; je rappelle que la précipitation n'aurait pas lieu si la liqueur, au lieu d'être neutre, était acide. Le sulfure de zinc obtenu, lavé et traité à chaud par de l'acide azotique pur et concentré se trouvera transformé en sulfate de zinc facile à reconnaître.

Le *coagulum* resté sur le filtre devra ensuite être examiné, si la liqueur dont je viens de parler n'avait point fourni du sulfure de zinc. On le fera bouillir pendant un quart d'heure avec de l'eau distillée aiguisée d'acide sulfurique, on filtrera, on évaporera la dissolution filtrée jusqu'à siccité, et l'on carbonisera le produit desséché comme il vient d'être dit.

Si les recherches faites sur les liquides alimentaires, sur les matières vomies et sur celles qui ont été retirées du canal digestif avaient été infructueuses, il faudrait soumettre l'estomac et les intestins pendant quelques minutes à l'action de l'acide sulfurique pur très étendu d'eau et bouillant. La dissolution filtrée, évaporée jusqu'à siccité et carbonisée, se comporterait comme les précédentes, si elle renfermait du sulfate de zinc.

Sulfate de zinc absorbé et contenu dans les tissus du canal digestif, dans le foie, la rate, les reins, etc. Après avoir coupé ces organes en petits morceaux, si on les fait bouillir pendant une heure avec de l'*eau distillée* dans une capsule de porcelaine, on obtiendra un *décoctum* qui, étant filtré et évaporé jusqu'à siccité, laissera un produit brunâtre; si ce produit est carbonisé par l'acide azotique concentré additionné de 1/15 de son poids de chlorate de potasse (*V*. p. 449), et que le charbon, bien sec et friable, soit chauffé avec de l'acide chlorhydrique étendu d'eau pendant vingt minutes, la dissolution filtrée contiendra du *chlorure de zinc* et un peu de chlorure de fer; en effet, il suffira de saturer la majeure partie de l'acide chlorhydrique libre par la potasse à l'alcool et de faire passer à travers la liqueur un courant de gaz acide sulfhydrique lavé, pour qu'il se précipite aussitôt du *sulfure de zinc d'un blanc légèrement jaunâtre*. Ce précipité, qui devrait être d'un blanc laiteux s'il était pur, renferme une petite quantité de sulfure de fer. Si, après l'avoir bien lavé, on le chauffe dans une petite capsule de porcelaine avec de l'acide azotique concentré, et qu'après avoir desséché la matière, on continue à la chauffer, le fer passera à l'état de sesqui-oxyde ; cette sur-oxydation du fer aura surtout lieu si l'on recommence deux ou trois fois le traitement par l'acide azotique concentré ; les choses étant dans cet état, si l'on chauffe le résidu coloré en jaune rougeâtre par de l'eau distillée aiguisée de quelques gouttes d'acide azotique, on dissoudra l'oxyde de zinc et une petite partie du sesqui-oxyde de fer ; la dissolution filtrée, mise en contact avec de l'ammoniaque liquide pure et concentrée, donnera un précipité blanc très légèrement jaunâtre ; en ajoutant un excès d'ammoniaque, l'oxyde de zinc sera dissous, et le sesqui-oxyde de fer sera précipité ; la liqueur, filtrée de nouveau, ne contiendra que de l'*azotate de zinc ammoniacal* ; en l'évaporant jusqu'à siccité et en chauffant jusqu'au rouge le produit, il ne restera que de l'oxyde de zinc facile à reconnaître en le dissolvant dans de l'acide chlorhydrique et en faisant réagir sur le *solutum* les agens propres à le caractériser.

Symptômes de l'empoisonnement par le sulfate de zinc.

On a constaté chez l'homme et chez les chiens qui avaient pris des doses assez fortes de sulfate de zinc, les symptômes suivans : un sentiment de strangulation, des nausées, des vomissemens abondans, la diarrhée, des douleurs à l'épigastre et dans d'autres parties de l'abdomen, la difficulté de respirer, la fréquence du pouls, la pâleur de la peau et le refroidissement des extrémités.

Lésions de tissu produites par le sulfate de zinc.

On ne trouve guère qu'une inflammation peu intense des tissus avec lesquels le sulfate de zinc a été immédiatement en contact ; quelquefois il existe du sang noir extravasé sur la membrane musculeuse de l'estomac et des intestins ; assez souvent la membrane muqueuse de l'estomac offre une teinte d'un vert sale.

Action du sulfate de zinc sur l'économie animale.

Il est essentiellement émétique et peut être donné à forte dose, sans inconvénient grave, si on laisse aux animaux la faculté de vomir. S'il n'est pas rejeté par les vomissemens, il tue les chiens en douze, quinze ou dix-huit heures, à la dose de 30 à 40 gram. Il est absorbé et peut être décelé dans le foie, la rate et les reins. Indépendamment de l'action locale irritante qu'il exerce, il parait agir en stupéfiant le cerveau, surtout quand il a été injecté dans les veines.

Du zinc métallique.

Peut-on employer impunément le zinc métallique à la construction des vases qui servent à préparer des alimens?

Vauquelin et Deyeux ont prouvé que ce métal, facilement altérable, est attaqué par l'eau, le vinaigre, les sucs de citron et d'oseille, le chlorhydrate d'ammoniaque, le chlorure de sodium et le beurre. Or, comme les composés qui résultent de l'action de quelques-uns de ces réactifs sur le zinc jouissent de propriétés émétiques et purgatives, il est prudent de remplacer ce métal par ceux dont les effets sur l'économie animale ne peuvent pas être redoutés.

1° L'eau qu'on a laissé séjourner dans des vases formés avec le zinc s'est décomposée en partie, et il s'est produit un oxyde blanc; l'eau surnageant cet oxyde avait une saveur métallique. 2° On a fait bouillir dans une casserole de zinc un mélange de 240 grammes d'eau distillée et de 12 grammes de vinaigre distillé : après huit minutes d'ébullition, la liqueur avait une saveur bien décidément âpre et métallique; elle contenait de l'acétate de zinc, dont la présence a été déterminée par des réactifs. 3° Pareille expérience a été faite avec un mélange de suc de citron, à la dose de 12 grammes sur 240 grammes d'eau; la liqueur, après huit minutes d'ébullition, avait une saveur à-peu-près semblable à la précédente, et il a été reconnu par les réactifs qu'elle contenait du citrate de zinc. 4° On a fait bouillir dans une casserole de ce métal, pendant dix minutes, 240 grammes d'eau avec 32 gramm. d'oseille hachée ; la liqueur ensuite ayant été filtrée, n'avait pas de saveur acide : on a même acquis la preuve qu'elle ne contenait pas de métal en dissolution ; mais on a remarqué des parcelles d'un précipité blanchâtre qui, recueilli et examiné, a présenté les caractères de l'oxalate de zinc. 5° Un mélange de 1 gramme de chlorhydrate d'ammoniaque et de 360 grammes d'eau a donné, après huit minutes d'ébullition, une liqueur qui contenait du zinc en dissolution, et dont la présence a été démontrée par les réactifs. 6° La même expérience, répétée avec du chlorure de sodium, à la dose de 6 grammes sur 360 grammes d'eau, a fourni une liqueur qui, traitée avec le cyanure jaune de potassium et de fer, a donné un précipité d'oxyde de zinc, mais peu abondant. 7° Enfin, on a fait un roux avec du beurre dans une casserole de zinc ; l'expérience terminée, on s'est aperçu que le fond du vase avait perdu de son poli, et qu'il s'était même formé, vers son milieu, un petit trou au travers duquel la friture avait suinté.

Il résulte de ces expériences que le zinc est attaqué par l'eau, les acides végétaux les plus faibles, quelques substances salines et le beurre. Or, comme dans la préparation des alimens on emploie souvent des acides végétaux qui peuvent faire passer ce métal à l'état salin, on conçoit aisément que les sels de zinc produisant sur l'économie animale des altérations plus ou moins sensibles, on ne saurait faire usage de ce métal pour les ustensiles destinés à préparer les alimens, à mesurer et à conserver les liquides (*Annales de Chimie*, t. LXXXVI).

On lit le fait suivant dans le *Journal de chimie méd.*, année 1838, p. 265 :

Un négociant de Gray (Haute-Saône) faisait usage pour le service de sa cave d'un vase de zinc d'une capacité d'environ 20 litres ; après y avoir laissé du vin pendant plusieurs heures, il se servit de ce vin pour son repas et pour celui de sa famille ; peu de temps après, il se manifesta des vomissemens, des coliques violentes qui cédèrent à l'usage des mucilagineux. Le vin contenait un sel de zinc.

MM. Devaux et Dejaer, médecins à Liége, ont tenté sur l'homme une série d'expériences relatives à l'emploi de l'acétate et du citrate de zinc. Ils ont tiré de leur travail les conclusions suivantes :

1° Que l'acétate de zinc, à la dose à laquelle il peut se trouver dans les alimens, et être avalé sans avertir de sa présence, ne peut exercer aucune action sur l'économie animale ; 2° qu'à une dose plus forte il acquiert une saveur insupportable qui ferait constamment rejeter un aliment dans lequel il pourrait se trouver ; 3° qu'à une dose extrêmement élevée, et telle qu'il est impossible de l'obtenir dans la préparation d'aucun aliment, il n'a pas encore de propriétés vénéneuses ; mais il devient un médicament d'une saveur désagréable, qui jouit de propriétés émétiques et légèrement purgatives, comme le bitartrate de potasse et divers sels qui se trouvent dans plusieurs alimens, et qui ne rentrent dans le domaine de la médecine qu'à une dose plus élevée que celle où on les emploie ordinairement dans la cuisine ; 4° que le citrate de zinc, donné à la dose de 2 grammes, et ensuite de 4 grammes, n'a déterminé aucun effet appréciable (*Procès-verbal de la séance publique de la Société établie à Liége,* année 1813).

Si l'on fait attention que MM. Devaux et Dejaer ont fait leurs essais sur des prisonniers espagnols, d'une bonne constitution et bien portans, qu'ils ne les ont pas tentés sur des individus faibles et dont le système nerveux est très irritable, et que d'ailleurs ils ne rapportent aucune expérience relative à l'emploi des dissolutions salines contenant du zinc, ni à celui du beurre chargé du même métal, on devra persister à ne pas employer le zinc pour les usages culinaires, ni pour mesurer et conserver les liquides.

§ X.

Des préparations de fer. — Du sulfate de protoxyde de fer.

Comment peut-on reconnaître l'empoisonnement par le sulfate de protoxyde de fer ?

Le sulfate de protoxyde de fer est pulvérulent ou cristallisé en prismes rhomboïdaux verts, transparens, d'une saveur styptique, analogue à celle de l'encre ; il s'effleurit à l'air et devient blanc à mesure qu'il perd de l'eau ; mais bientôt après, le protoxyde de fer absorbe de l'oxygène à l'air, et le sel se trouve transformé en partie en sous-sulfate de sesqui-oxyde de fer jaunâtre ou couleur d'ocre. Il est entièrement soluble dans deux fois son poids d'eau froide, s'il n'a pas été transformé en sous-sulfate de sesqui-oxyde; car, dans ce cas, il n'y a de dissous que la partie du sel qui est restée à l'état de sulfate de protoxyde. La dissolution aqueuse est verte, transparente, et subit promptement à l'air la même altération que le sel solide; la potasse, la soude et l'ammoniaque en précipitent du protoxyde de fer blanc qui, par le contact de l'air, passe successivement au vert et au jaune d'ocre (sesqui-oxyde); le cyanure jaune de potassium et de fer fait naître un précipité blanc qui bleuit à l'instant même (cyanure de fer, bleu de Prusse); le cyanure rouge de potassium et de fer y occasionne de suite un précipité d'un bleu foncé.

Il résulte des expériences de M. Smith et des miennes : 1° que le sulfate de protoxyde de fer introduit dans l'estomac des chiens à la dose de 8 à 10 grammes, les tue au bout de dix, quinze ou vingt-quatre heures ; 2° qu'il en est de même lorsqu'il est appliqué sous la peau de ces animaux, à la même dose; 3° qu'il détermine une irritation locale suivie de l'inflammation des parties avec lesquelles il a été mis en contact. Il est évidemment absorbé.

§ XI.

Des préparations de chrome. — De l'acide chromique, du bi-chromate de potasse et du chlorure de chrome, etc.

Comment peut-on reconnaître l'empoisonnement produit par ces préparations de chrome?

Acide chromique. Il est solide, d'un rouge de rubis foncé, très soluble dans l'eau et dans l'alcool ; la dissolution aqueuse précipite les sels de plomb et de bismuth en jaune, ceux de protoxyde de mercure en rouge orangé et ceux d'argent en pourpre. Si on la fait bouillir avec du sucre, de l'amidon, etc., elle est décomposée et fournit du protoxyde vert. L'acide chromique, chauffé avec de l'acide chlorhydrique, cède son oxygène à l'hydrogène de l'acide chlorhydrique, pour former de l'eau, et il se produit du chlorure de chrome *vert*.

Bi-chromate de potasse. Il est sous forme de prismes rectangulaires, d'une belle couleur rouge, d'une saveur fraîche, amère et désagréable; il est inaltérable à l'air, presque insoluble dans l'alcool et soluble dans environ dix fois son poids d'eau distillée à 60° c. La dissolution aqueuse rougit le tournesol et précipite les sels de plomb et de bismuth en jaune, ceux de protoxyde de mercure, en un beau rouge orangé, ceux d'argent, en pourpre. Chauffé avec de l'acide chlorhydrique, le bichromate de potasse fournit du chlorure de chrome vert et du chlorure de potassium; il se forme de l'eau, et il se dégage du chlore.

Chlorure de chrome. Il est vert, et offre une saveur douceâtre; il précipite en vert grisâtre par les alcalis et les carbonates alcalins, en vert par les sulfures, et par le cyanure ferruré de potassium, en brun par la noix de galle : l'acide sulfhydrique ne le trouble point. L'oxyde de chrome, séparé par les alcalis, fournit du chrome, si on le traite par du charbon à une température élevée.

Action de ces composés sur l'économie animale.

1° Le *bichromate de potasse* agit avec beaucoup plus d'énergie sur l'économie animale que le chlorure de chrome; ce qui paraît tenir à ce que le chrome est oxydé dans le chromate. Quatre grammes de ce sel introduit dans l'estomac des lapins occasionnent la mort au bout d'une demi-heure, tandis que 3 grammes 33 centigrammes de chlorure de chrome (équivalant à 4 grammes environ de bichromate de potasse) ne tuent les mêmes animaux que dans l'espace de 21 heures. 2° Le chromate de potasse détermine chez les chiens un prompt vomissement; séjournant plus long-temps dans l'estomac, il développe une inflammation qui, du reste, n'est ordinairement pas très considérable. 3° Il peut être injecté en très petite quantité dans le système veineux, sans produire d'effet sensible; injecté à plus forte dose, il occasionne le vomissement, l'inflammation de l'estomac et la mort; les animaux périssent même instantanément, si la quantité de chromate est plus considérable. 4° Appliqué sur le tissu cellulaire, il donne lieu à l'amaigrissement, à l'inflammation de la conjonctive, à la sécrétion d'un mucus purulent, et à la formation, dans le système bronchial, d'un mucus fibreux, coagulé, et coloré par du sang; il produit, en général, une espèce de cachexie qui se dénote, entre autres symptômes, par une affection exanthématique. 5° Il exerce une action sur le système nerveux, comme l'annoncent la paralysie, les convulsions, etc. : il paraît, en général, déterminer la mort en paralysant ce système.

Le chlorure de chrome agit d'une manière analogue, mais avec moins d'énergie, et il occasionne l'inflammation du poumon quand il est injecté dans les veines (Gmelin).

Lorsqu'on applique *l'acide chromique* sur le derme dénudé, il se forme un ulcère extrêmement douloureux; c'est sans aucun doute à la présence de cet acide libre dans les cuves des teinturiers qui emploient le bi-chromate de potasse que l'on doit attribuer les ulcérations douloureuses dont les ouvriers de Glascow sont atteints, et que le docteur Duncan a signalées le premier. Ces ulcérations s'étendent de plus en plus en profondeur, sans s'élargir, au point de traverser quelquefois l'épaisseur de l'avant-bras ou de la main; cet effet remarquable d'une forte solution de bi-chromate de potasse est bien connu à Maryland, où cette substance est manufacturée en grand; le docteur Baer l'a observé plus de vingt fois. Pour peu que l'épiderme fût enlevé, la solution produisait un ulcère douloureux, pénétrant, qui, en dépit de tout traitement, traversait l'épaisseur du membre, à moins que le malade ne fût promptement éloigné de l'atelier où la substance était préparée. Le docteur Baer dit même avoir vu se former des ulcères dans des parties du corps où il est sûr que la solution n'avait pu être appliquée immédiatement. Il pense qu'alors le mal était produit par l'acide chromique vaporisé et mêlé à l'atmosphère. D'un autre côté, la solution d'acide chromique la plus concentrée ne fait aucune impression sur la peau recouverte d'un épiderme intact.

Tout porte à croire que l'acide chromique introduit dans l'estomac agit comme les autres acides minéraux très irritans (Ducatel, Mémoire cité).

III.   35

Du molybdate d'ammoniaque.

Comment peut-on reconnaître que l'empoisonnement a eu lieu par le molybdate d'ammoniaque?

Le molybdate d'ammoniaque est sous forme d'une masse demi-transparente, soluble dans l'eau, douée d'une saveur styptique et piquante, incristallisable, et décomposable au feu en ammoniaque qui se volatilise *en partie*, et en bi-oxyde de molybdène bleu, dont on peut retirer le métal en le chauffant fortement avec du charbon dans un creuset brasqué. Mis en contact avec un cylindre d'étain et un peu d'acide chlorhydrique, le molybdate d'ammoniaque est décomposé; l'étain s'empare d'une partie de l'oxygène de l'acide molybdique, et il se précipite du molybdate de bi-oxyde de molybdène *bleu :* il se forme en même temps du bi-chlorure d'étain.

Action du molybdate d'ammoniaque sur l'économie animale. Introduit dans l'estomac des chiens, à la dose de 4 grammes, il détermine le vomissement et la diarrhée : 2 grammes dissous dans 45 grammes d'eau et donnés à un lapin n'occasionnèrent que de l'inappétence pendant les deux premiers jours; mais alors les battemens du cœur s'affaiblirent sensiblement, et l'animal mourut dans le courant du troisième jour, en proie à de violentes convulsions qui durèrent un quart d'heure; la membrane interne de l'estomac était le siége d'une violente inflammation. M. Gmelin pense qu'il y avait eu désoxydation de l'acide molybdique. Injecté dans la veine jugulaire des chiens de moyenne taille, à la dose de 50 centigrammes, il produit aussi le vomissement, la diarrhée, la faiblesse et la raideur des pattes postérieures; mais l'animal ne meurt pas (Gmelin).

Des sels d'urane.

Comment peut-on reconnaître que l'empoisonnement a eu lieu par les sels d'urane?

Les sels de bi-oxyde d'urane sont doués d'une saveur astringente forte, sans mélange de saveur métallique : ils sont jaunes on d'un blanc jaunâtre; la potasse fait naître dans leurs dissolutions un précipité d'uranate de potasse jaune. Les carbonates solubles les précipitent en jaune citron; l'acide sulfhydrique ne les trouble pas; les sulfures y produisent un dépôt noirâtre de sulfure d'urane; le cyanure ferruré de potassium y occasionne un précipité rouge de sang, et l'infusion de noix de galle un précipité chocolat.

Action de sels d'urane sur l'économie animale. Ces sels ont peu d'action sur l'estomac, et ne déterminent le vomissement qu'à haute dose. Les lapins ne les rejettent pas, et éprouvent une inflammation de l'estomac qui les fait périr. Introduits dans le système veineux, ils occasionnent promptement la mort, en détruisant l'irritabilité du cœur, et en coagulant le sang. Il est à remarquer toutefois que l'azotate d'urane ne coagule point le sang (Gmelin).

Des sels de cerium.

Comment peut-on reconnaître que l'empoisonnement a eu lieu par les sels de cerium?

Les sels solubles de protoxyde de cerium ont une saveur sucrée; ils sont tous précipités en blanc par le cyanure ferruré de potassium, et par l'oxalate d'ammoniaque; mais le premier précipité se dissout dans les acides azotique et chlorhydrique, tandis que le second y est insoluble. L'infusion de noix de galle et l'acide sulfhydrique ne les troublent point; mais les monosulfures les précipitent en blanc (sulfure). L'ammoniaque en sépare de l'oxyde de cerium blanc, dont on peut retirer le métal à l'aide du charbon, à une température élevée, dans un creuset brasqué.

Action des sels de cerium sur l'économie animale. Ces sels sont tellement peu actifs qu'ils n'ont pas même déterminé le vomissement chez les chiens auxquels on les a administrés. Injectés à forte dose dans le système veineux, ils tuent instantanément, non pas en détruisant l'irritabilité du cœur, ni en coagulant le sang, mais en donnant lieu à une congestion cérébrale (Gmelin).

35.

Des sels de manganèse.

Comment peut-on reconnaître que l'empoisonnement a eu lieu par les sels de manganèse?

Les sels de manganèse sont incolores ou rosés; la potasse, la soude et l'ammoniaque en séparent un oxyde blanc, qui ne tarde pas à jaunir et à brunir, en absorbant l'oxygène de l'air pour passer à l'état de bi-oxyde; chauffé avec du charbon dans un creuset brasqué, à une température très élevée, cet oxyde fournit le métal. Les carbonates, les phosphates, les borates solubles, et le cyanure ferruré de potassium, précipitent les sels de manganèse purs en blanc; l'acide sulfhydrique ne les trouble point, tandis que les sulfures les précipitent en blanc rosé.

Action des sels de manganèse sur l'économie animale. Le sulfate de manganèse, introduit à haute dose dans l'estomac des chiens, occasionne le vomissement. Les lapins le supportent assez bien : toutefois, si la dose est trop forte, il survient une inflammation de l'estomac, des convulsions, la paralysie et la mort. Appliqué sur le tissu cellulaire sous-cutané, le sulfate de manganèse est sans action. Injecté à petite dose dans le système veineux, il se borne à faire vomir : mais si la dose est plus forte, il tue instantanément en détruisant l'irritabilité du cœur, ou bien il détermine une forte paralysie apoplectique, dont l'animal se relève au bout de quelque temps, et qui finit cependant par amener la mort. Les symptômes qui se manifestent dans ce dernier cas sont le vomissement, l'inappétence et un grand abattement. L'estomac, l'intestin grêle, le foie, la rate, et même le cœur, offrent des traces non équivoques d'inflammation; tous les intestins et les gros vaisseaux sont fortement colorés par la bile (Gmelin).

Des sels de nickel.

Comment peut-on reconnaître que l'empoisonnement a eu lieu par les sels de nickel?

Les dissolutions de nickel sont vertes, d'une saveur d'abord sucrée et astringente, puis âcre et métallique ; la potasse, la soude et l'ammoniaque séparent un oxyde vert, très soluble dans l'ammoniaque (ammoniure bleu) ; l'oxyde précipité, traité par le charbon, à une température élevée, fournit le nickel. Les dissolutions de nickel sont précipitées en blanc jaunâtre, tirant au vert, par le cyanure ferruré de potassium, en flocons blanchâtres par l'infusion alcoolique de noix de galle, en noir par les sulfures et par l'acide sulfhydrique : celui-ci ne les précipite qu'autant qu'elles sont peu acides.

Action des sels de nickel sur l'économie animale. Le sulfate de nickel, introduit dans l'estomac des chiens, occasionne le vomissement. Il tue subitement si on l'injecte à assez forte dose dans le système veineux ; si la quantité est moins considérable, il produit le vomissement et la diarrhée, l'amaigrissement, l'affaiblissement du corps, une cachexie générale, etc. Les lapins à qui on a administré le même sel, périssent au milieu des convulsions, et à l'ouverture des cadavres on trouve que l'estomac a été enflammé. Le sulfate de nickel peut être appliqué impunément sur le tissu cellulaire sous-cutané ; il ne détermine même pas le vomissement (Gmelin).

Des sels de cobalt.

Comment peut-on reconnaître que l'empoisonnement a eu lieu par les sels de cobalt ?

Presque tous les sels de cobalt sont d'une couleur rosé. La potasse, la soude et l'ammoniaque en précipitent un oxyde bleu, dont on peut retirer le métal à l'aide du charbon et d'une température élevée ; cet oxyde se dissout dans l'ammoniaque en fournissant un liquide rouge, si le sel de cobalt est pur. L'acide sulfhydrique ne les précipite point ; les sulfures les précipitent en noir, le cyanure ferruré de potassium en vert d'herbe, et les carbonates, les phosphates, les arséniates et les oxalates, en rose.

Action des sels de cobalt sur l'économie animale. Ils agissent comme les sels de nickel, avec cette différence qu'ils occasionnent des vomissemens lorsqu'on les met en contact avec le tissu cellulaire sous-cutané (Gmelin).

Des sels de platine.

Comment peut-on reconnaître que l'empoisonnement a eu lieu par les sels de platine?

Le chlorure de platine est en cristaux bruns déliquescens, très solubles dans l'eau, et décomposables par le feu en laissant du platine; mais le plus souvent il est sous forme d'un liquide jaune, s'il est étendu, et brun quand il est concentré, d'une saveur styptique désagréable : ce solutum fournit avec la potasse et les sels de potasse un précipité jaune serin cristallin, grenu, dur, adhérent aux parois du verre. L'ammoniaque et les sels ammoniacaux le précipitent également en jaune serin ; ces précipités ne se forment qu'autant que les dissolutions sont moyennement concentrées. La soude et les sels de soude ne troublent le chlorure de platine qu'autant que les dissolutions sont très concentrées ; l'iodure de potassium, étendu de beaucoup d'eau, lui communique une teinte jaune qui se fonce peu-à-peu, et qui, au bout de dix à quinze minutes, à une couleur rouge vineuse : ce caractère est un des plus sensibles pour découvrir un sel de platine. Le sulfate de protoxyde de fer ne précipite point le chlorure de platine; l'acide sulfhydrique et les sulfures le précipitent en noir, et le cyanure ferruré de potassium en jaune serin.

Action des sels de platine sur l'économie animale. Les sels de platine, introduits dans l'estomac, ou injectés dans le système veineux, donnent lieu à des vomissemens violens, à une diarrhée dysentérique, et à une inflammation de l'estomac et des intestins : les désordres sont plus marqués lorsque ces sels sont injectés dans les veines, que quand ils sont introduits dans l'estomac : en effet, dans ce dernier cas, l'inflammation est bornée à l'estomac et à l'intestin grêle, tandis que, dans l'autre, elle intéresse en outre le colon et la vessie. Appliqués sur le tissu cellulaire sous-cutané, les sels dont il s'agit ont peu ou point d'action, puisque 8 grammes de chlorhydrate ammoniaco de platine ont à peine déterminé le vomissement; et encore pourrait-on supposer que ce symptôme était le résultat de la grande irritation produite par la plaie, qui était fort considérable (Gmelin).

Des sels de palladium.

Comment peut-on reconnaître que l'empoisonnement a eu lieu par les sels de palladium ?

Les sels de protoxyde de palladium sont rouges ou jaunes brunâtres ; la potasse en précipite un oxyde hydraté orangé, dont on peut retirer le métal par une calcination violente. L'acide sulfhydrique et les sulfures les précipitent en brun noirâtre, le cyanure ferruré de potassium en jaune ; le fer, le zinc, le cuivre et le sulfate de protoxyde de fer en séparent le palladium.

Action des sels de palladium sur l'économie animale. Le chlorure de palladium, introduit dans l'estomac des chiens, occasionne le vomissement et la diarrhée ; il détermine la mort des lapins, après avoir donné lieu à une inflammation de l'estomac, dont la marche n'est pas très rapide ; la vessie est également enflammée, et il y a sécrétion d'urine sanguinolente. Injecté dans le système veineux, même à très petite dose, il tue presque instantanément, en détruisant l'irritabilité du cœur, et en coagulant le sang (Gmelin).

Des sels d'iridium.

Comment peut-on reconnaître que l'empoisonnement a eu lieu par les sels d'iridium ?

Quoique l'iridium puisse former plusieurs séries de sels par la combinaison des acides avec les quatre oxydes qu'il fournit, suivant M. Berzélius, on ne connaît qu'un petit nombre de ces sels. Le sulfate de *tritoxyde* de Berzélius est jaune, incristallisable, soluble dans l'eau et dans l'alcool ; la dissolution aqueuse, de couleur orange, n'est point précipitée par les alcalis ; toutefois, le chlorure de baryum y fait naître un précipité de sulfate de baryte coloré en jaune de rouille par le tritoxyde d'iridium. Tous les sels à simple base d'iridium, calcinés avec de la potasse, donnent de l'iridium métallique.

Action des sels d'iridium sur l'économie animale. Les sels d'iridium peu solubles sont sans action ; ceux qui se dissolvent mieux se bornent à faire vomir et à purger les chiens ; quant aux lapins, comme ils ne peuvent point vomir, ils périssent probablement par suite de l'inflammation de l'estomac et des intestins grêles. Injectés dans le système veineux, les sels dont je parle paraissent ne rien produire d'abord ; mais plus tard la mort arrive subitement, probablement par suite de l'anéantissement de l'irritabilité du cœur (Gmelin).

Des sels de rhodium.

Comment peut-on reconnaître que l'empoisonnement a eu lieu par les sels de rhodium ?

Les sels de rhodium sont d'un rouge intense, jaunes ou bruns, si leurs dissolutions sont concentrées, et roses si elles sont étendues. Les carbonates alcalins, l'acide sulfureux et le cyanure ferruré de potassium ne les troublent point ; les alcalis caustiques en précipitent, au bout d'un certain temps, un oxyde jaune verdâtre ; le zinc et le fer en précipitent le rhodium à l'état métallique.

Action des sels de rhodium sur l'économie animale. Le chlorure de rhodium et de sodium, introduit dans l'estomac, n'exerce aucune action nuisible ; il est très peu actif lorsqu'il est injecté dans les veines, puisque les animaux ne périssent, même lorsqu'il a été employé à forte dose, qu'au bout de quatre à cinq jours, et l'on ne découvre, après la mort, qu'une légère inflammation de l'estomac, de l'intestin grêle et des poumons (Gmelin).

Du peroxyde d'osmium (acide osmique).

Comment peut-on reconnaître que l'empoisonnement a eu lieu par le peroxyde d'osmium ?

Le peroxyde d'osmium est incolore, transparent, très brillant et cristallisable ; il a une saveur très caustique, analogue à celle de l'huile de girofle ; il a une odeur très désagréable ; il est flexible comme la cire, plus fusible qu'elle et *très volatil.* Il est très soluble dans l'eau ; cette dissolution bleuit par l'infusion de noix de galle ou par une lame de zinc. Il noircit sur-le-champ lorsqu'il est en contact avec des matières organiques humides.

Action du peroxyde d'osmium sur l'économie animale. La dissolution d'oxyde d'osmium dans l'eau peut être introduite impunément, à la dose de 8 grammes, dans le système veineux des chiens : 60 grammes de cette liqueur, injectés dans la veine jugulaire des mêmes animaux, ont déterminé une évacuation alvine ordinaire, l'inappétence, des vomissemens de matières écumeuses, de la fatigue, la difficulté de respirer, de légères convulsions, et la mort au bout d'une heure. À l'ouverture du cadavre, faite immédiatement après, on vit que les poumons étaient remplis d'un liquide séreux qui les paralysait et jetait le désordre dans ses dépendances : le ventricule droit du cœur, ainsi que le foie, les reins, la rate et les veines de l'abdomen étaient gorgés d'un sang noir, liquide, qui ne se coagula que long-temps après. On ne découvrit nulle part de traces d'inflammation.

Introduite dans l'estomac des chiens à la dose de 40, 48 à 60 grammes, la dissolution d'osmium agit essentiellement comme émétique, en sorte qu'elle est presque entièrement rejetée sans occasionner d'incommodité notable ; la portion qui n'est pas vomie, et qui traverse le canal intestinal est réduite à l'état métallique par les fluides animaux, et sort avec les excrémens sous forme de flocons noirs qui sont de l'osmium métallique (Gmelin).

§ XII.

De l'empoisonnement produit par des mélanges de substances vénéneuses.

Depuis quelques années, les recueils scientifiques ont fait mention d'empoisonnemens occasionnés par des mélanges d'acide arsénieux et de laudanum, d'azotate de protoxyde de mercure et de vert de gris, etc.; les symptômes et les lésions de tissu déterminés par ces mélanges ont été décrits par les médecins qui les avaient observés ; mais personne, que je sache, ne s'est occupé de la partie chimique de ces empoisonnemens composés. J'ai cru devoir étudier ce sujet avec d'autant plus de soin, que des phénomènes remarquables, et j'oserai dire inattendus, se sont présentés à mon observation. Plusieurs fois des poisons que l'on n'aurait pas crus susceptibles de se décomposer, ont fortement réagi les uns sur les autres, en sorte que lorsqu'on les cherchait par des réactifs propres à les déceler séparément, on ne découvrait que le produit de ces réactions, c'est-à-dire les composés qui s'étaient formés. Je n'hésite pas à le dire, l'expert le plus versé dans les opérations chimiques, s'il avait à reconnaître un empoisonnement par quelques-uns des mélanges dont je vais faire mention, commettrait les erreurs les plus graves, s'il ne possédait pas les données qui font la base de ce travail ; il pourrait, par exemple, conclure, d'après un certain nombre d'expériences, qu'un individu a été empoisonné par un mélange d'acide arsénique et de protochlorure de mercure ou de mercure métallique, tandis que l'empoisonnement aurait eu lieu par du sublimé corrosif et de l'acide arsénieux, ou bien que l'empoisonnement a été déterminé par de l'acide antimonique (peroxyde), mélangé de protoxyde de mercure et tartrate de protochlorure de mercure, lorsqu'il n'y a eu d'avalé que du sublimé corrosif et de l'émétique. Je pourrais multiplier les citations, si celles-ci ne suffisaient pas pour faire sentir toute l'importance de ces recherches.

Je déterminerai, d'une part, quels sont les effets des principaux réactifs sur des mélanges des poisons minéraux les plus importans, et j'agirai, pour chacun de ces mélanges, avec des dissolutions concentrées. Ce problème résolu, je m'occuperai des moyens de séparer les poisons qui constituent le mélange ; et si ce but ne peut pas être atteint, du moins je donnerai les procédés qui permettent d'apprécier la nature et les proportions des métaux ou des oxydes métalliques qui constituent ces poisons (1).

(1) Mes expériences ont été faites avec des réactifs purs, et je mets d'autant plus d'empressement à le déclarer, qu'ayant eu l'occasion d'en répéter un certain nombre, en employant des dissolutions et des réactifs que l'on considérait comme purs, et qui ne l'étaient pas, je n'ai pas toujours obtenu les résultats énoncés. Je dois encore prévenir que dans la partie analytique des opérations auxquelles je me suis livré, j'ai eu principalement pour but de faire connaître la *nature* des poisons, et non pas d'en déterminer *les proportions d'une manière rigoureuse.* Si telle eût été mon intention, j'aurais eu souvent recours à d'autres méthodes que celles que j'ai

Mélange de sublimé corrosif et d'acide arsénieux.

Dissolution concentrée. Trois volumes de sublimé corrosif et autant d'acide arsénieux. L'acide *sulfhydrique* y fait naître un précipité jaune sale avec quelques parcelles noires (mélange de sulfure jaune d'arsenic et de sulfure de mercure noir) ; en ajoutant de l'ammoniaque, on dissout le sulfure d'arsenic, et il ne reste que du sulfure de mercure noir. Le *sulfate de cuivre ammoniacal* précipite la dissolution en jaune verdâtre : c'est un mélange d'arsénite de cuivre vert et du précipité blanc que fait naître l'excès d'ammoniaque du réactif dans le sublimé. L'*azotate d'argent*, s'il est acide, produit un précipité blanc de chlorure d'argent ; mais si on ajoute un peu d'ammoniaque, le dépôt devient légèrement jaunâtre, parce qu'il se forme de l'arsénite d'argent.

La *potasse* caustique fournit un précipité *blanc*, qui devient *noir* si l'on ajoute un excès d'alcali ; tandis que le sublimé seul précipiterait en jaune, et que l'acide arsénieux ne serait point troublé par cet alcali. Le premier de ces précipités, celui qui est blanc, est formé de protochlorure de mercure et d'arséniate de protoxyde de mercure ; le précipité noir est du mercure métallique et du protoxyde noir : d'où il suit que l'acide arsénieux s'est transformé en acide arsénique, tandis que le sublimé corrosif se trouve réduit à l'état de protochlorure d'abord, puis à l'état de mercure. Voici les expériences qui mettent cette assertion hors de doute : si, après avoir lavé le précipité blanc, on le laisse sécher sur un filtre, on verra qu'il est d'un blanc jaunâtre ; traité par l'acide azotique faible à froid, il se dissoudra en partie (l'arséniate de protoxyde de mercure), et la dissolution précipitera en noir par la potasse ; la portion non dissoute, lavée, desséchée et chauffée dans un tube de verre, se sublimera comme le protochlorure de mercure, et le produit de la sublimation offrira toutes les propriétés de ce protochlorure.

proposées. Je ne l'ai point fait, parce que cela m'a semblé inutile, et parce que les méthodes dont je veux parler ne seraient pas à la portée des experts peu habitués à ce genre de recherches.

Si l'on examine la liqueur dans laquelle se sont formés d'abord le protochlorure de mercure, puis le mercure métallique, on verra qu'elle est très alcaline ; si on la sature par l'acide chlorhydrique pur, après l'avoir filtrée, qu'on l'évapore jusqu'à siccité, et qu'on dissolve le produit de l'évaporation dans l'eau, on obtiendra un *solutum* que le sulfate de cuivre précipitera en bleu (arséniate), et dans lequel l'azotate d'argent fera naître un précipité blanc de chlorure d'argent mélangé *d'arséniate d'argent rouge :* donc, par suite de l'action de la potasse sur le mélange de sublimé et d'acide arsénieux, une partie de cet acide se transforme en acide arsénique.

L'ammoniaque versée dans la dissolution concentrée de sublimé et d'acide arsénieux y fait naître un précipité blanc, beaucoup plus soluble dans l'ammoniaque que ne l'est le précipité fourni par cet alcali et le sublimé corrosif sans mélange.

Une lame de cuivre se comporte avec cette dissolution comme avec le sublimé corrosif.

Analyse. On lit dans le tome cinquième des *Archives générales de médecine* une observation rapportée par Julia Fontenelle, dans laquelle il s'agit d'un élève en pharmacie qui avala, dans le dessein de se suicider, 4 grammes de sublimé corrosif, mêlé à 6 grammes d'acide arsénieux. On séparera aisément le sublimé corrosif de l'acide arsénieux, en traitant la poudre ténue par l'éther sulfurique à froid, et en agitant de temps en temps dans un flacon à l'émeri bien bouché ; le sublimé seul sera dissous ; on décantera la liqueur, et on l'évaporera pour obtenir le bi-chlorure à l'état solide. Le même moyen devrait être employé si les deux poisons étaient dissous dans l'eau, l'éther jouissant de la propriété d'enlever à ce liquide une grande partie du bichlorure de mercure qu'il tient en dissolution, et n'agissant pas sur le solutum arsenical.

Mélange de sublimé corrosif et d'acétate de cuivre.

Dissolution concentrée. Trois volumes de sublimé corrosif et autant d'acétate. L'acide *sulfhydrique* la précipite en noir, la *potasse* en beau vert ; ce dernier précipité est un mélange de bi-oxyde de mercure jaune et de bi-oxyde de cuivre bleu. Si l'on traite le mélange de ces deux oxydes par un peu d'ammoniaque, on dissout celui de cuivre, et l'on obtient de l'acétate ammoniaco cuivreux bleu soluble, et du chlorure ammoniaco-mercuriel blanc insoluble. Le *cyanure ferruré de potassium* produit dans cette dissolution concentrée un précipité brun marron, mélangé de parcelles blanchâtres. Une *lame de cuivre* se comporte comme si le sublimé était seul ; une *lame de fer* en sépare du cuivre, pourvu que la dissolution soit légèrement acidulée.

Analyse. On traite le mélange pulvérulent par l'éther, qui dissout du bichlorure sans dissoudre l'acétate de cuivre ; on agit par conséquent comme il a été dit à l'occasion du mélange de sublimé corrosif et d'acide arsénieux.

Mélange de sublimé corrosif et d'acétate de plomb.

Dissolution concentrée. Trois volumes de sublimé et autant d'acétate. L'acide sulfhydrique y fait naître un précipité noir de sulfure de mercure et de sulfure de plomb ; la potasse en sépare les oxydes de mercure et de plomb ; le mélange est blanc mêlé de jaune, et devient jaunâtre, puis rouge, par un excès d'alcali : alors tout le protoxyde de plomb a été redissous. L'ammoniaque précipite en blanc, ainsi que l'acide sulfurique et les sulfates ; les chromates solubles en jaune, et l'iodure de potassium en rouge clair capucine (mélange d'iodure de plomb jaune et de bi-iodure de mercure carmin). Une lame de cuivre brunit dans cette dissolution comme dans le sublimé, et devient blanche, brillante, argentine, par le frottement.

Analyse. On séparera le sublimé corrosif de l'acétate de plomb au moyen de l'éther (*V*. page 556).

Mélange de sublimé corrosif et de tartrate de potasse et d'antimoine.

Dissolution concentrée. Trois volumes de sublimé et autant de tartrate. La liqueur se trouble dans l'instant même, et continue à blanchir lorsqu'on y ajoute de l'eau ; le précipité blanc ramassé se trouve être un mélange de beaucoup de protochlorure et d'un peu de tartrate de protoxyde de mercure ; en effet, qu'on le traite par l'acide azotique faible à froid, on ne dissoudra que le tartrate de mercure ; et en versant de la potasse dans la dissolution azotique, on obtiendra de l'oxyde noir de mercure et un mélange d'azotate et de tartrate de potasse. La portion non dissoute par l'acide azotique est du protochlorure de mercure, comme on peut s'en convaincre en la sublimant dans un tube de verre, après l'avoir lavée et desséchée. Si, au lieu de traiter le précipité blanc par l'acide azotique faible, on le chauffe dans un tube de verre, on obtient du protochlorure de mercure qui se sublime, du charbon, et un atome de mercure métallique provenant de la petite quantité de tartrate de mercure qui a été décomposée. Il résulte de ces faits que le protoxyde d'antimoine de l'émétique passe à un degré d'oxydation supérieur, c'est-à-dire à l'état d'acide *antimonique*, aux dépens de l'oxygène de l'eau et le sublimé corrosif se trouve réduit à l'état de protochlorure et de tartrate de protoxyde de mercure insolubles. La liqueur doit donc contenir et contient en effet de l'acide antimonique, comme je vais l'établir en parlant de l'action de la potasse sur le mélange de sublimé et d'émétique.

Si l'on verse dans le mélange trouble et étendu d'eau de l'acide *sulfhydrique*, la liqueur devient rouge, comme si l'émétique était seul ; mais elle ne tarde pas à déposer un précipité olive, qui est un mélange de sulfure rouge d'antimoine et de sulfure noir de mercure. L'infusion alcoolique de noix de galle ne précipite ce mélange en gris blanc jaunâtre qu'autant qu'il n'est pas étendu de beaucoup d'eau. L'iodure de potassium, employé en très petite quantité, le précipite en jaune, qui passe de suite au rose clair, et qui devient d'un beau rouge carmin par l'addition d'une petite quantité d'iodure : ce précipité paraît plus soluble dans un excès d'iodure de potassium que le bi-iodure de mercure préparé en décomposant un sel de bi-oxyde de mercure par l'iodure de potassium.

La *potasse* fournit, avec ce mélange trouble, un précipité *noir* abondant, tandis que le sublimé seul précipite en jaune, et l'émétique en blanc par cet alcali. Ce précipité est du protoxyde noir de mercure, et il suffit de le mettre sur un filtre et de le dessécher pour apercevoir le mercure métallique, même à l'œil nu ;

d'où il suit que le protochlorure et le tartrate de protoxyde ont été décomposés par la potasse et par le protoxyde d'antimoine, et que celui-ci, en se suroxydant, a dû passer à l'état d'acide antimonique : la liqueur doit donc contenir du chlorure, du tartrate et de l'antimoniate de potassium et de la potasse en excès. On peut s'assurer que telle est sa composition en la faisant évaporer jusqu'à pellicule ; le chlorure de potassium seul cristallisera (on sait combien le tartrate de potasse cristallise difficilement) et pourra être facilement séparé. La liqueur contenant du tartrate, de l'antimoniate de potasse et de la potasse, sera saturée avec ménagement par l'acide sulfurique affaibli, qui précipitera l'acide antimonique, facile à reconnaître après l'avoir filtré et lavé. La nouvelle liqueur filtrée, composée de tartrate et de sulfate de potasse, sera décomposée par l'eau de chaux, qui en précipitera du tartrate de chaux blanc.

L'ammoniaque fait naître dans le mélange de sublimé et d'émétique un précipité gris noirâtre qui semble formé d'un mélange de blanc et de noir ; ce précipité doit contenir du protoxyde de mercure, et il doit s'être passé quelque chose d'analogue à ce qui a lieu avec la potasse.

Une lame de cuivre placée dans cette dissolution brunit et devient blanche, brillante, argentine, par le frottement, comme avec le sublimé.

Analyse. On traitera le mélange de sublimé corrosif et d'émétique par l'éther, qui dissoudra une grande partie du premier et n'agira pas sur l'autre (*voy.* page 556).

Mélange de parties égales de sublimé corrosif et de quelques acides.

Dissolution de bichlorure de mercure et acide sulfurique. Il se forme un précipité blanc cristallin de bichlorure de mercure : l'acide sulfurique s'est borné à enlever l'eau qui tenait le sublimé en dissolution ; aussi suffit-il d'ajouter un peu de ce liquide pour redissoudre le bichlorure. Cette dissolution rougit le tournesol, et précipite en noir par l'acide sulfhydrique, en jaune par la potasse, en rouge carmin par l'iodure de potassium, en blanc par le cyanure jaune de potassium et de fer, en blanc jaunâtre par l'eau de baryte, et le précipité se dissout en partie dans l'acide azotique (il ne reste que du sulfate de baryte blanc). L'ammoniaque ne la trouble point; le cuivre est terni sur-le-champ et devient blanc, brillant, argentin, par le frottement.

Dissolution de sublimé corrosif et acide azotique. Elle rougit fortement le tournesol; l'acide sulfhydrique, la potasse, l'iodure de potassium et le cyanure de potassium et de fer la précipitent comme si le sublimé était seul; l'ammoniaque ne la trouble point, tandis qu'elle précipite le bichlorure de mercure en blanc : le cuivre est terni sur-le-champ par le mercure qui se dépose; mais bientôt après, si l'acide azotique n'est pas trop étendu, il se dégage du gaz bi-oxyde d'azote qui passe à l'état d'acide azoteux orangé par l'action de l'air.

Dissolution de sublimé corrosif et acide phosphorique. Elle rougit le tournesol. L'acide sulfhydrique la précipite en noir, la potasse en jaune, et l'eau de chaux en blanc (phosphate de chaux), à moins que la proportion de sublimé ne soit très forte, car alors le précipité est jaune (bi-oxyde de mercure mêlé de phosphate de chaux). L'azotate d'argent y fait naître un précipité blanc de chlorure d'argent qui devient jaune par places (phosphate d'argent) quand on y ajoute de la potasse; une lame de cuivre est ternie sur-le-champ, et elle devient blanche, brillante, argentine, par le frottement.

Analyse des mélanges de sublimé et d'acides sulfurique, azotique ou phosphorique. On saturerait les acides libres par la potasse, dont on se garderait bien d'employer un excès; on évaporerait à siccité, puis on chaufferait : le bichlorure de mercure se sublimerait, et il resterait du sulfate, de l'azotate ou du phosphate de potasse, dans lesquels on déterminerait aisément la présence et la proportion des acides.

Dissolution de sublimé et acide oxalique. Elle rougit le tournesol, et précipite en noir par l'acide sulfhydrique, en jaune par la potasse, en rouge carmin par l'iodure de potassium; l'eau de chaux la précipite en blanc (oxalate de chaux), à moins qu'il n'y ait beaucoup de sublimé, car alors il se forme d'abord un précipité blanc qui se ramasse au fond du verre, et quelques instans après il se dépose du bi-oxyde de mercure jaune qui reste sur l'autre précipité, jusqu'à ce que l'on agite la liqueur. L'azotate d'argent fournit avec le mélange de sublimé et d'acide oxalique un précipité blanc soluble dans l'ammoniaque, et en partie soluble dans l'acide azotique qui dissout l'oxalate d'argent et laisse le chlorure de ce métal ; une lame de cuivre est ternie par cette dissolution, et prend par le frottement un aspect brillant et argentin.

On analyserait ce mélange en saturant l'acide oxalique par la potasse et en traitant par l'alcool qui dissoudrait le sublimé, et n'agirait pas sensiblement sur l'oxalate : ce sel serait ensuite décomposé par l'acétate de plomb qui donnerait de l'oxalate de plomb insoluble, dont on retirerait l'acide oxalique par les procédés ordinaires.

Mélange d'azotate de protoxyde de mercure et de vert de gris.

On lit dans le numéro d'avril 1831 du *Journal d'Édimbourg* qu'un garçon boucher périt au bout de trois heures, pour avoir avalé sept parties de mercure dissous dans huit d'acide azotique et mélangé d'*un peu* de vert de gris (Observation rapportée par M. Bigsley).

Dissolution concentrée. Trois volumes d'azotate de mercure et autant d'acétate de cuivre. A peine ce mélange est-il fait, qu'il se produit un précipité blanc d'acétate de protoxyde de mercure, et il reste en dissolution de l'azotate de bi-oxyde de cuivre, facile à reconnaître. On détermine la nature du précipité en en traitant une portion par l'acide sulfurique pour en dégager l'acide acétique, et une autre portion par la potasse qui en sépare une masse noire (protoxyde de mercure), de laquelle il est aisé de retirer du mercure métallique, après l'avoir desséchée. Il résulte de ce qui précède que les experts n'auront jamais à expérimenter sur un mélange de pareilles dissolutions concentrées. Si, au lieu d'agir ainsi, on triture du *vert de gris* avec de *l'azotate de protoxyde de mercure* solide, et qu'on y ajoute de l'eau distillée, on verra, après avoir filtré, que la liqueur est formée d'azotate de bi-oxyde de cuivre et d'une petite quantité de sel de protoxyde de mercure; en effet, une lame de cuivre en séparera du mercure métallique, et l'ammoniaque y fera naître un précipité bleu qui ne sera pas entièrement soluble dans un excès de cet alcali. La portion non dissoute par l'eau contient de l'acétate de protoxyde de mercure, et tout l'oxyde de cuivre du vert de gris qui n'était pas combiné avec l'acide acétique. Ce précipité, bien lavé et traité par la potasse à froid, fournira de l'acétate de potasse soluble et de l'oxyde noir de mercure mélangé d'oxyde de cuivre. Si on filtre, la liqueur dégagera de l'acide acétique par l'acide sulfurique, tandis que les deux oxydes restés sur le filtre, s'ils sont desséchés et chauffés dans un tube de verre, donneront de l'oxygène, du mercure métallique et un résidu de bi-oxyde de cuivre.

Si la dissolution formée de trois volumes d'azotate de protoxyde de mercure et d'autant d'acétate de cuivre est très étendue d'eau, elle se trouble à peine et précipite en noir par l'acide sulfhydrique, en olive très foncé, presque noir, par la potasse. Ce précipité, traité par l'ammoniaque, donne un sel ammoniaco-cuivreux bleu céleste, soluble, et du protoxyde noir de mercure insoluble. L'acide chlorhydrique précipite ce mélange en blanc, le cyanure jaune de potassium et de fer en brun marron, d'autant plus foncé que la proportion du sel cuivreux est plus forte, le chromate de potasse en cannelle clair, l'acide arsénieux en blanc verdâtre clair ; enfin une lame de fer en sépare du cuivre.

Mélange d'azotate de protoxyde de mercure et d'acide arsénieux.

L'acide arsénieux fournit, avec l'azotate de protoxyde de mercure, un précipité blanc insoluble dans l'acide arsénieux et soluble dans l'acide azotique. S'il s'agissait d'analyser une poudre composée de ces deux corps, on la traiterait par le carbonate de potasse qui fournirait de l'arsénite de potasse soluble et du carbonate de mercure insoluble; la liqueur serait acidulée et décomposée par un courant de gaz sulfhydrique, pour avoir du *sulfure d'arsenic;* le précipité serait chauffé et donnerait du mercure métallique.

Mélange d'azotate de protoxyde de mercure et d'acétate de plomb.

Dissolution concentrée, parties égales. Il se forme un précipité blanc d'acétate de protoxyde de mercure. Si on a préalablement étendu les liqueurs d'eau, la dissolution conserve sa transparence. La potasse la précipite en noir mêlé de blanc, qui, par l'agitation, devient olive clair, l'acide sulfhydrique en noir, l'acide chlorhydrique en blanc (protochlorure de mercure), l'iodure de potassium en jaune verdâtre sale, le chromate de potasse en jaune orangé, le cyanure jaune de potassium et de fer en blanc ; une lame de cuivre brunit et devient blanche, brillante, argentine, par le frottement.

On analyserait un pareil mélange en l'étendant d'eau, et en y versant de l'acide chlorhydrique qui précipiterait le sel de mercure à l'état de protochlorure, et qui formerait, avec le plomb, du protochlorure soluble dans la quantité d'eau que contient la dissolution.

Mélange d'azotate de protoxyde de mercure et d'émétique.

Dissolution concentrée ou affaiblie. Elles se décomposent mutuellement, et il en résulte un précipité blanc de tartrate de protoxyde de mercure. S'il s'agissait d'analyser un pareil mélange pulvérulent, il faudrait le traiter par le carbonate de potasse, qui le transformerait en carbonate de mercure et en oxyde d'antimoine insolubles et en azotate et tartrate de potasse solubles : le précipité bouilli avec l'acide azotique fournirait de l'azotate de bioxyde de mercure soluble et de l'oxyde d'antimoine insoluble. Quant à la liqueur, on la traiterait par l'eau de chaux qui précipiterait l'acide tartrique à l'état de tartrate de chaux, et laisserait dans la dissolution de l'azotate de potasse, de la potasse et l'excès de chaux ; on l'évaporerait jusqu'à siccité, et on la distillerait avec de l'acide sulfurique pour obtenir de l'acide azotique.

Mélange d'azotate de bi-oxyde de mercure et d'acide arsénieux.

L'acide arsénieux précipite en blanc la dissolution d'azotate de

36.

bi-oxyde de mercure, à moins qu'il n'y ait un excès d'acide ; dans ce dernier cas, le liquide est transparent et précipite en jaune par la potasse, en rouge carmin par l'iodure de potassium , en blanc par l'ammoniaque, et le dépôt se dissout dans un excès de cet alcali ; le sulfate de cuivre ammoniacal le précipite en jaune verdâtre (mélange d'arséniate de cuivre vert et de chlorhydrate ammoniaco-mercuriel blanc). L'acide sulfhydrique fournit un précipité qui d'abord paraît jaune, mais qui se dépose promptement en ajoutant plus d'acide, et alors il est noir mêlé de jaune. Si l'on traite par l'ammoniaque le mélange de ces deux sulfures, celui d'arsenic est dissous, et il ne reste que du sulfure noir de mercure. Une lame de cuivre est ternie, et devient brillante, argentine par le frottement.

On analyserait le mélange d'azotate de bi-oxyde de mercure et d'acide arsénieux comme celui qui est formé d'azotate de protoxyde et du même acide.

Mélange d'azotate de bi-oxyde de mercure et d'acétate de cuivre.

La dissolution aqueuse et concentrée de vert de gris (acétate de cuivre) se trouble légèrement lorsqu'on la mélange avec de l'azotate de bi-oxyde de mercure dissous ; mais au bout de quelques heures il se forme un précipité d'acétate de bi-oxyde de mercure de couleur jaune sale. La liqueur, examinée avant que le précipité soit formé , précipite en jaune verdâtre par la potasse : si on traite par l'ammoniaque les deux oxydes précipités, on obtient de l'azotate ammoniaco-cuivreux bleu céleste soluble, et de l'azotate ammoniaco-mercuriel blanc insoluble. L'acide sulfhydrique précipite cette liqueur en noir, le cyanure jaune de potassium et de fer en brun marron, d'autant plus clair que la proportion du sel mercuriel est plus faible, et l'iodure de potassium en rouge carmin ; une lame de cuivre noircit sur-le-champ, et devient brillante, argentine par le frottement.

Lorsqu'on a laissé réagir l'azotate de bi-oxyde de mercure et l'acétate de cuivre assez long-temps pour qu'il se soit formé un précipité, la liqueur contient de l'azotate de bi-oxyde de cuivre et une quantité notable d'acétate de bi-oxyde de mercure non précipité ; en effet, si on la précipite par un excès d'ammoniaque, on obtient de l'azotate ammoniaco-cuivreux bleu soluble et du bi-oxyde de mercure insoluble. La portion d'acétate de mercure précipité dégage de l'acide acétique lorsqu'on la traite par l'acide sulfurique, et la potasse en sépare du bi-oxyde de mercure jaune. Lorsqu'on triture de l'azotate de bi-oxyde de mercure et du vert de gris pulvérisés, et qu'on ajoute de l'eau distillée, on obtient de l'azotate de bi-oxyde de cuivre et de l'acétate de bi-oxyde de mercure dissous, et un précipité composé d'acétate de bi-oxyde de mercure et de l'oxyde de cuivre qui était en excès dans le vert de gris. On analysera ce liquide et ce précipité comme ceux qui se produisent en triturant le vert de gris avec de l'azotate de protoxyde de mercure.

Mélange d'azotate de bi-oxyde de mercure et d'acétate de plomb.

Lorsqu'on mêle parties égales des dissolutions concentrées de ces deux sels, on voit que la liqueur conserve sa transparence et qu'elle précipite en blanc par les sulfates, en jaune par la potasse, en blanc par l'ammoniaque, en noir par l'acide sulfhydrique ; l'iodure de potassium y produit un précipité mélangé de jaune et de carmin ; une lame de cuivre est noircie et devient brillante, argentine par le frottement.

On analyserait un pareil mélange en l'étendant d'eau et en y versant de l'acide sulfurique qui ne précipiterait que le plomb à l'état de sulfate, et laisserait du sulfate de bi-oxyde de mercure en dissolution.

Mélange d'azotate de bi-oxyde de mercure et de tartrate de potasse antimonié.

Ces deux sels se décomposent mutuellement et donnent naissance à un précipité blanc abondant. S'il s'agissait de reconnaître un pareil mélange pulvérulent, il faudrait le décomposer par le carbonate de potasse, et agir comme il a été dit à l'occasion de l'azotate de protoxyde de mercure mélangé d'émétique (*voy.* p. 563).

Mélange d'acide arsénieux et d'acétate de plomb.

Dissolution concentrée. Trois volumes d'acide arsénieux et autant d'acétate. L'acide sulfhydrique précipite ce mélange en noir (sulfure de plomb, mêlé d'un peu de sulfure d'arsenic), la potasse en blanc, et l'oxyde de plomb déposé se dissout dans un excès d'alcali ; l'acide sulfurique et les sulfates en blanc (sulfate de plomb) ; l'iodure et le chromate de potassium en jaune (iodure et chromate de plomb), le sulfate de cuivre ammoniacal en vert clair, mêlé de blanc (mélange d'arsénite de cuivre et de protoxyde de plomb) ; l'azotate d'argent y fait naître un précipité blanc qui conserve cette couleur, même en y ajoutant de la potasse.

Analyse. On fera bouillir le mélange pulvérulent avec du *carbonate* de potasse dissous, et l'on obtiendra de l'oxyde de plomb non dissous et une liqueur composée d'arsénite et d'acétate de potasse, que l'on reconnaîtra comme je le dirai à l'occasion du mélange d'acide arsénieux et d'acétate de cuivre (*V.* p. 567). L'oxyde de plomb insoluble sera dissous par l'acide azotique faible, et la dissolution sera aisément reconnue aux caractères qui distinguent les sels de plomb solubles.

Mélange d'acide arsénieux et d'émétique.

Dissolution concentrée. Trois volumes d'acide arsénieux et autant d'émétique. L'acide sulfhydrique précipite en rouge orangé, qui devient plus clair par l'addition de quelques gouttes d'acide chlorhydrique : ce précipité, composé de sulfure d'arsenic et de sulfure d'antimoine, se dissout entièrement dans l'ammoniaque, et la liqueur est jaune rouge, couleur de vin généreux d'Espagne. La potasse précipite ce mélange en blanc, surtout au bout de quelques secondes (oxyde d'antimoine). Le sulfate de cuivre ammoniacal fournit un précipité vert ; l'infusion alcoolique de noix de galle se comporte comme avec l'émétique seul ; l'azotate d'argent donne un précipité blanc qui passe au jaune par l'addition de la potasse, et qu'un excès d'alcali rend violet très foncé, presque noir ; le précipité blanc est composé de tartrate d'argent et d'arsénite de ce même métal, tous deux de couleur blanche; le dépôt jaune qu'y fait naître la potasse est de l'arsénite d'argent jaune (1), mêlé de tartrate d'argent; enfin le précipité violet très foncé contient de l'argent métallique, l'oxyde d'argent ayant été désoxydé pour transformer l'acide arsénieux en acide arsénique et le protoxyde d'antimoine en acide antimonique.

Analyse. On fera bouillir avec du carbonate de potasse le mélange solide ou dissous, et l'on obtiendra de l'arsénite et du tartrate de potasse solubles et de l'oxyde d'antimoine insoluble: celui-ci sera dissous par l'acide chlorhydrique, et le sel produit jouira des caractères du chlorure d'antimoine. Quant à la liqueur, composée d'arsénite et de tartrate de potasse, on la traitera par l'acide sulfhydrique et quelques gouttes d'acide chlorhydrique qui en précipiteront du sulfure jaune d'arsenic. La dissolution filtrée contiendra encore de l'acide tartrique, dont on pourra démontrer l'existence en traitant par la chaux, qui donnera un précipité de tartrate de chaux, susceptible de fournir de l'acide tartrique par l'acide sulfurique.

On pourra d'ailleurs, ce qui est préférable, extraire l'arsenic et l'antimoine à l'aide de l'appareil de Marsh et les reconnaître comme il a été dit aux pages 264 et 269.

Mélange d'acide arsénieux et d'acétate de cuivre.

Dissolution concentrée. Trois volumes d'acide arsénieux et autant d'acétate de cuivre. Si l'acétate de cuivre n'est pas acide, il y a décomposition et précipitation d'arsénite de cuivre; la liqueur conserve au contraire sa transparence, pour peu que l'acétate soit avec excès d'acide. L'acide sulfhydrique précipite en noir, le cyanure jaune de potassium et de fer en brun mar-

(1) Il est assez remarquable, tandis que les arsénites précipitent l'azotate d'argent en *jaune* (arsénite d'argent), de voir l'acide arsénieux précipiter l'azotate d'argent en *blanc*; ce précipité blanc qui est peu abondant, quelle que soit la quantité d'acide arsénieux employé, mis sur des charbons ardens, répand une vapeur blanche, d'une odeur alliacée; il noircit dans l'eau bouillante, et la dissolution contient de l'acide arsénieux; la portion non dissoute paraît être de l'argent.

ron, et l'azotate d'argent en jaune (arsénite), qui paraît verdâtre avant d'être ramassé. La *potasse* y fait naître un précipité vert d'arsénite de cuivre, lequel se dissout dans un excès d'alcali ; alors la liqueur est verte : un plus grand excès d'alcali la fait passer au bleu sans lui enlever sa transparence ; mais quelque temps après, la dissolution devient opaline et ne tarde pas à laisser déposer un précipité vert qui, au bout de quelques heures, devient rougeâtre et se trouve être du *protoxyde de cuivre* : d'où il suit qu'en définitive l'acide arsénieux a fini par absorber de l'oxygène au bi-oxyde de cuivre, qu'il a réduit à l'état de protoxyde, tandis qu'il s'est transformé en acide arsénique, qui reste dans la dissolution à l'état d'arséniate mêlé d'acétate de potasse : cette liqueur est incolore. L'*ammoniaque* fournit également un précipité vert d'arsénite de cuivre soluble dans un excès d'ammoniaque, en donnant une dissolution d'un *bleu céleste*. Une lame de fer en sépare du cuivre, pour peu que la liqueur soit acidulée.

Analyse. On fera bouillir avec de la potasse dissoute dans l'eau distillée le mélange pulvérulent on la dissolution aqueuse de vert de gris et d'acide arsénieux ; on obtiendra de l'acétate et de l'arsénite de potasse solubles et du bi-oxyde de cuivre insoluble. On reconnaîtra facilement celui-ci en le dissolvant dans l'acide azotique. Quant à la liqueur, on la distillera dans des vaisseaux clos avec une petite quantité d'acide sulfurique, qui en dégagera de l'acide *acétique,* reconnaissable à son odeur ; on cessera la distillation lorsque la liqueur sera réduite au tiers environ : cette liqueur sera ensuite étendue d'eau et traitée par l'acide sulfhydrique, qui y produira un précipité de sulfure jaune d'arsenic.

Mélange d'acide arsénieux et d'alun.

En 1828, la Cour royale d'Amiens eut à s'occuper d'une affaire d'empoisonnement par l'arsenic ; les experts s'étant bornés à constater la présence de ce poison, la défense s'appuya sur ce que l'accusé avait acheté chez un pharmacien, pour *enchauler* son blé de semence, un mélange de *deux parties d'alun* et d'une d'acide arsénieux ; elle ajoutait que les experts n'ayant pas reconnu la présence de l'alun dans les liquides soumis à leurs recherches, on devait en conclure que le crime n'avait pas été le fait de celui qu'on en accusait (*Journal de chimie médicale,* tome IV).

Dissolution concentrée. Trois volumes d'alun et d'acide arsénieux. Cette liqueur rougit fortement le tournesol ; elle précipite en jaune par l'acide sulfhydrique, en jaune par l'azotate d'argent, si on ajoute un peu d'alcali, en vert par le sulfate de cuivre ammoniacal, en blanc par l'eau de chaux, et le précipité est insoluble dans la potasse, en blanc par la potasse qui redissout l'alumine précipitée, si elle est employée en excès.

Analyse. S'il s'agissait de reconnaître un pareil mélange, on le ferait dissoudre dans l'eau distillée bouillante, puis on y verserait un excès d'acide sulfhydrique qui précipiterait sur-le-champ et sans addition d'acide (attendu qu'il y en a un excès dans l'alun) tout l'acide arsénieux à l'état de sulfure jaune ; la liqueur filtrée contiendrait l'alun non décomposé ; on la ferait évaporer et cristalliser, et on reconnaîtrait aisément ce sel.

Mélange d'acide arsénieux et d'autres acides.

Acide sulfurique et acide arsénieux. Le papier de tournesol est fortement rougi ; l'eau de baryte est précipitée en blanc, et le précipité n'est qu'en partie soluble dans l'acide azotique ; l'eau de chaux ne trouble point la liqueur, tandis qu'elle précipiterait l'acide arsénieux seul ; l'acide sulfhydrique précipite en jaune et le sulfate de cuivre ammoniacal en vert, pourvu qu'on en emploie une quantité suffisante. Si on fait bouillir le mélange des deux acides avec du mercure, on obtient du gaz acide sulfureux, lorsque la liqueur est convenablement concentrée.

Acide azotique et acide arsénieux. La liqueur rougit fortement le tournesol, et précipite en jaune par l'acide sulfhydrique, en vert par le sulfate de cuivre ammoniacal, s'il est employé en excès ; l'eau de chaux ne la trouble point ; le cuivre métallique en dégage du gaz bi-oxyde d'azote au bout de quelques minutes, surtout à une douce chaleur.

Acide chlorhydrique et acide arsénieux. Le tournesol est fortement rougi; la liqueur précipite en jaune par l'acide sulfhydrique, en vert par le sulfate de cuivre ammoniacal, en blanc par l'azotate d'argent; l'eau de chaux ne la trouble point.

Acide phosphorique et acide arsénieux. Ce mélange rougit le tournesol avec énergie; il précipite en jaune par l'acide sulfhydrique, en vert par le sulfate de cuivre ammoniacal, en blanc par l'eau de chaux, et le précipité se redissout dans un excès du mélange, en jaune par l'azotate d'argent et quelques gouttes d'alcali.

Acide oxalique et acide arsénieux. Le papier de tournesol est fortement rougi par ce mélange, qui précipite en jaune par l'acide sulfhydrique, en vert ou en bleu par le sulfate de cuivre ammoniacal, suivant que l'acide arsénieux ou l'acide oxalique dominent, en blanc par l'eau de chaux, et le dépôt n'est point soluble dans un excès de mélange; en blanc par l'azotate d'argent (oxalate d'argent); en ajoutant de la potasse à ce précipité, il devient jaune sale, tandis que l'ammoniaque le redissout complétement; la potasse ne détermine point dans le mélange de ces deux acides la formation de cristaux d'oxalate acide, parce que la liqueur est trop étendue.

Mélange d'acétate de cuivre et d'acétate de plomb.

Dissolution concentrée. Trois volumes d'acétate de cuivre et autant d'acétate de plomb. L'acide sulfhydrique précipite en noir, le cyanure jaune de potassium et de fer en brun marron très clair, mêlé de points blanchâtres, l'acide sulfurique et les sulfates en blanc, les chromates solubles en jaune, à moins qu'on n'en mette un excès, car alors le précipité est jaune rougeâtre et même couleur de cannelle (mélange de chromate de plomb jaune et de chromate de cuivre cannelle foncé); la potasse, si elle est employée en suffisante quantité, fait naître un précipité blanc bleuâtre, et il reste en dissolution de l'acétate ammoniaco-cuivreux bleu céleste. Une lame de fer sépare du cuivre métallique, si la liqueur est acidulée.

Analyse. On traitera le mélange par le carbonate de potasse dissous, qui donnera naissance à de l'acétate de potasse soluble et à un mélange de bi-oxyde de cuivre et de protoxyde de plomb. Ces deux oxydes seront dissous dans l'acide azotique, et les azotates résultans décomposés par de l'acide sulfurique, qui, s'il n'est pas employé en excès, fournira du sulfate de cuivre soluble, et du sulfate de plomb blanc insoluble : celui-ci lavé, desséché et calciné avec de la potasse et du charbon, donnera du plomb métallique. Quant à la liqueur dans laquelle il y a de l'acétate de potasse, on la traitera par l'acide sulfurique pour en obtenir l'acide acétique (*V*. p. 568).

Mélange d'acétate de cuivre et de tartre émétique.

Ces dissolutions, même lorsqu'elles sont très étendues, se décomposent et fournissent un précipité bleu verdâtre de tartrate de cuivre, en sorte qu'il est impossible que les experts soient jamais dans le cas d'expérimenter sur un mélange dissous pareil. S'il s'agissait de reconnaître une poudre composée de ces deux sels, on la ferait bouillir avec du carbonate de potasse dissous, pour obtenir une liqueur composée de tartrate et d'acétate de potasse et un résidu d'oxyde de cuivre et d'oxyde d'antimoine. La dissolution serait distillée dans un appareil convenable, avec une petite quantité d'acide sulfurique qui en dégagerait de l'acide acétique ; la liqueur contenue dans la cornue et à moitié évaporée, dans laquelle se trouverait de l'acide tartrique, serait traitée par la chaux, et transformée en tartrate insoluble, dont on retirerait l'acide tartrique par l'acide sulfurique. Les deux oxydes de cuivre et d'antimoine, si on les fait bouillir avec de l'acide azotique, donneront un *solutum* d'azotate de cuivre, et de l'oxyde d'antimoine non dissous, facile à reconnaître en le dissolvant dans l'acide chlorhydrique, ou en le décomposant par le charbon.

Mélange d'acétate de cuivre et d'acide phosphorique.

L'acide phosphorique précipite ce sel en bleu clair, et redissout le précipité s'il est employé en suffisante quantité. La dissolution de phosphate acide précipite par l'acide sulfhydrique, la potasse, le cyanure jaune de potassium et de fer, comme les sels de cuivre; l'eau de chaux la précipite en blanc bleuâtre, et l'azotate d'argent en jaune, pourvu qu'on l'emploie en quantité suffisante.

Mélange d'azotate de cuivre et d'acide oxalique.

L'acide oxalique précipite en bleu; mais il n'y a point de précipité sur-le-champ, si les dissolutions sont étendues. L'acide sulfhydrique précipite ces dernières en noir, la potasse en bleu, l'ammoniaque en bleu; un excès de ce dernier alcali redissout l'oxyde en donnant une liqueur d'un bleu céleste, le cyanure jaune en brun marron, l'eau de chaux en blanc très légèrement bleuâtre, et l'azotate d'argent en blanc, qui devient olive par l'addition de la potasse.

Mélange d'acétate de plomb et de tartre émétique.

Ces dissolutions sont décomposées, et il en résulte du tartrate de plomb insoluble et de l'acétate de potasse; d'où il suit qu'on n'aura pas à reconnaître un mélange de ces deux sels dissous. Si les deux sels étaient pulvérulens, on les ferait bouillir avec du carbonate de potasse dissous, qui donnerait de l'oxyde de plomb et de l'oxyde d'antimoine insolubles, et de l'acétate et du tartrate de potasse dissous. La dissolution serait reconnue comme il vient d'être dit à la page 571. Quant aux deux oxydes, après les avoir bien lavés, on les ferait bouillir avec de l'acide azotique qui dissoudrait seulement celui de plomb.

Mélange d'acétate de plomb et d'azotate d'argent.

Si les dissolutions sont concentrées, on obtient un précipité cristallin, soluble dans l'eau. Ce *solutum* précipite en noir par l'acide sulfhydrique, en jaune serin par la potasse (ce qui est d'autant plus extraordinaire, que l'acétate de plomb précipite en blanc, et le sel d'argent en olive par le même alcali), en blanc par les sulfates, en rouge brique mêlé de jaune par les chromates, en jaune par les iodures, en blanc par l'ammoniaque et par l'acide chlorhydrique.

On analyserait ce mélange en l'étendant d'eau, et en y versant de l'acide chlorhydrique qui précipiterait l'argent à l'état de chlorure ; le chlorure de plomb resterait en dissolution.

Mélange de tartre émétique et d'azotate d'argent.

Les dissolutions se décomposent réciproquement si elles sont concentrées ; étendues d'eau, elles conservent leur transparence et précipitent en chocolat par l'acide sulfhydrique, et en noir par la potasse ; ce précipité est formé d'argent métallique et d'une certaine quantité d'oxyde d'antimoine ; d'où il suit que l'oxyde d'argent a perdu son oxygène, qui s'est porté sur une portion d'oxyde d'antimoine qu'il a fait passer à l'état d'acide antimonique. L'eau de chaux précipite ces dissolutions en olive clair qui devient violet foncé, les acides chlorhydrique et sulfurique en blanc, la noix de galle en blanc grisâtre sale, le chromate de potasse en brique sale foncé, tandis que le chromate d'argent est rouge brique vif. On explique cette différence par l'action que l'émétique exerce sur le chromate de potasse, avec lequel il fournit un liquide vert foncé, composé d'oxyde de chrome *vert*, de potasse, d'acide antimonique et d'acide tartrique ; d'où il suit que l'acide chromique a été décomposé par le protoxyde d'antimoine qui lui a enlevé une partie de son oxygène.

On analyserait ce mélange au moyen du carbonate de potasse qui précipiterait les deux oxydes ; l'acide azotique bouillant dissoudrait celui d'argent et laisserait du peroxyde d'antimoine.

Mélange d'émétique et de plusieurs acides.

Les acides sulfurique, azotique, chlorhydrique et phosphorique, précipitent la dissolution d'émétique en blanc. L'acide *oxalique* ne la trouble point. Ce mélange est précipité en rouge par l'acide sulfhydrique, en blanc par l'eau de chaux, en blanc, mais lentement, par la potasse ; l'azotate d'argent y fait naître un précipité qui se dissout complétement dans l'ammoniaque, quoique le précipité que produit l'émétique dans l'azotate d'argent ne soit que partiellement soluble dans cet alcali (le tartrate d'argent se dissolvant dans l'ammoniaque, tandis que l'oxyde d'antimoine y est insoluble).

Mélange de laudanum liquide de Sydenham et d'acide arsénieux.

Le docteur Jennings a rapporté dans le n° d'avril 1831, du *Med. and. surg. Jour. d'Edinburgh*, qu'une femme périt empoisonnée pour avoir pris en une seule fois 8 grammes d'acide arsénieux et 69 grammes de laudanum.

Dissolution concentrée d'acide arsénieux et laudanum, parties égales. Ce mélange précipite en jaune par l'acide sulfhydrique, en vert par le sulfate de cuivre ammoniacal, en jaune par l'azotate d'argent et la potasse, en blanc jaunâtre par l'ammoniaque, comme si le laudanum était seul ; le sesqui-chlorure de fer rougit fortement la liqueur : indépendamment de ces caractères, ce mélange offrirait toutes les propriétés physiques du laudanum de Sydenham. On y démontrerait la présence d'une préparation arsenicale en le précipitant par l'acide sulfhydrique ; le dépôt de sulfure d'arsenic et de matière organique, bien lavé sur un filtre, et traité par l'eau ammoniacale, céderait le sulfure d'arsenic à l'ammoniaque ; en sorte qu'en faisant évaporer la liqueur ammoniacale, on obtiendrait du sulfure d'arsenic, dont on retirerait l'arsenic, comme il a été dit à la p. 201.

Si l'empoisonnement avait eu lieu avec un mélange de laudanum et d'acide arsénieux solide, il faudrait savoir que, même au bout de vingt-quatre heures, le laudanum ne dissout à froid qu'une petite quantité d'acide arsénieux, et que, par conséquent, celui-ci serait resté en grande partie au fond du vase, et pourrait être facilement séparé par la filtration. Quant à la liqueur, on la traiterait par l'acide sulfhydrique, comme il vient d'être dit, pour obtenir du sulfure d'arsenic.

Mélange de laudanum de Sydenham et de sublimé corrosif.

Dissolution concentrée de sublimé et laudanum, parties égales. Il se forme un précipité. Si la dissolution de bichlorure est étendue d'eau, elle conserve sa transparence et précipite en jaune, qui finit par noircir par l'acide sulfhydrique, en jaune verdâtre foncé ou en olive clair par la potasse, en jaune clair par l'ammoniaque, en jaune aurore et pas en rouge par l'iodure de potassium, en blanc par l'azotate d'argent (chlorure d'argent); enfin le sesqui-chlorure de fer la colore en rouge. S'il s'agissait de démontrer la présence du sublimé corrosif dans ce mélange, on le traiterait par l'éther sulfurique, qui, à l'aide d'une légère agitation, dissoudrait du sublimé, et viendrait former une couche à la surface du liquide; on séparerait aisément cette couche de l'autre, en plaçant le tout dans un entonnoir, et en laissant écouler le liquide qui forme la couche inférieure.

Mélange de laudanum de Sydenham et d'acétate de cuivre.

Dissolution concentrée d'acétate et laudanum, parties égales. La liqueur, d'un vert jaunâtre, conserve sa transparence; toutefois, si on augmentait la proportion de laudanum, elle précipiterait en brun jaunâtre; elle exhale l'odeur de laudanum; l'acide sulfhydrique la précipite en noir, l'ammoniaque en vert (le précipité est redissous par un excès d'alcali, et la liqueur est verte), le cyanure jaune de potassium et de fer en brun marron; la potasse verdit le mélange, et fait naître un précipité vert, soluble dans un excès de potasse; les sels de sesqui-oxyde de fer communiquent une couleur rouge foncé. Une lame de fer en précipite du cuivre, pourvu que la liqueur soit légèrement acidulée.

Mélange de laudanum de Sydenham et de tartrate de potasse antimonié.

Dissolution concentrée d'émétique et laudanum, parties égales. La liqueur offre l'odeur et la couleur du laudanum; l'acide sulfhydrique la précipite en jaune, la noix de galle en gris jaunâtre, l'ammoniaque en jaunâtre et l'acide sulfurique en blanc; le sesqui-chlorure de fer y fait naître un précipité jaune sale (on sait que l'émétique est précipité par le même sel de fer). On démontrerait la présence d'une préparation antimoniale, en précipitant la liqueur par l'acide sulfhydrique, et en séparant le métal par les moyens ordinaires, du sulfure déposé.

Mélange de laudanum de Sydenham et d'azotate d'argent.

Dissolution concentrée d'azotate d'argent et laudanum, parties égales. Cette liqueur conserve la transparence, l'odeur et la couleur du laudanum ; elle précipite en noir par l'acide sulfhydrique, en olive très foncé par la potasse, en blanc par l'acide chlorhydrique ; le sesqui-chlorure de fer rougit la liqueur et la précipite ; le dépôt de chlorure d'argent une fois formé, la liqueur qui surnage offre la couleur rouge que l'acide méconique développe dans les sels de fer. Une lame de cuivre en sépare l'argent.

Mélange de laudanum de Sydenham, d'acétate de plomb ou d'azotate de bismuth.

Ces sels, même lorsqu'ils sont étendus de beaucoup d'eau, précipitent assez abondamment par le laudanum, pour que je puisse me dispenser de m'occuper de pareils mélanges.

Il ne sera pas inutile, en terminant, de nous livrer à quelques considérations générales sur le travail qui fait l'objet de ces recherches. On a pu voir que dans la solution des divers problèmes relatifs à des mélanges de poisons, il sera souvent difficile, pour ne pas dire impossible, de soupçonner ces mélanges, si l'accusation ne vient pas au secours des experts, en indiquant que l'accusé était en possession de plusieurs poisons, ou qu'il en a acheté un certain nombre. Sans doute l'on pourra se guider quelquefois d'après les propriétés physiques des mélanges, telles que la couleur, la saveur, etc. ; l'action des réactifs, qui sera différente de ce qu'elle est lorsqu'on agit avec une seule des substances vénéneuses connues, sera aussi un puissant auxiliaire. Quelquefois cependant ces réactifs fourniront des résultats propres à déconcerter les experts peu attentifs ; ainsi, lorsque, par suite de l'action de ces réactifs, les deux poisons se trouvent décomposés, comme, par exemple, le sublimé corrosif et l'acide arsénieux, que l'on traite par la potasse (*voy*. p. 555), il faut bien se garder de repousser l'idée de la possibilité d'un empoisonnement par ces deux toxiques, puisque au contraire la transformation de ces deux substances vénéneuses en protochlorure ou en protoxyde de mercure, et en acide arsénique, est une preuve de leur existence simultanée dans la liqueur.

Mais si le problème dont je m'occupe est embarrassant lorsqu'il s'agit de constater la nature d'un mélange de deux poisons que je suppose solides ou dissous, *sans addition d'aucune autre substance*, il en sera bien autrement lorsque des matières colorées, des liquides provenant de vomissemens, etc., se trouvent unis à ces poisons : il faudra alors chauffer jusqu'à l'ébullition pour coaguler une partie de la matière organique, puis filtrer, et agir sur les liquides filtrés comme je viens de le dire (*voy*. mon Mémoire dans le *Journ. de chimie médicale,* n° de mars 1832).

Du verre et de l'émail en poudre.

Le verre et l'émail en poudre sont-ils vénéneux ? Je réponds par la négative, si ces substances ont été réduites en poudre fine avant d'avoir été avalées ; elles *peuvent* au contraire lorsqu'elles sont en fragmens aigus irriter et blesser plus ou moins fortement les parois internes du canal alimentaire dans lequel elles auraient été introduites. M. Lesauvage pense, au contraire, qu'elles sont constamment inertes : dans mon opinion, cependant cet expérimentateur a été un peu trop absolu, lorsqu'il a dit que *dans aucun cas* les fragmens de verre *pointus* ne donneraient lieu à des accidens fâcheux. Voici, au reste, les conclusions de son travail :

« Il résulte, dit-il, de mes expériences : 1° que le verre et les substances analogues n'ont, sur les organes digestifs des animaux vivans, aucune propriété chimique, et que les matières fluides ou gazeuses contenues dans ces mêmes organes n'exercent non plus aucune action chimique sur les substances vitriformes ; 2° que c'est par erreur et en se fondant sur des préjugés, que des

III.

37

auteurs, d'ailleurs recommandables, ont cru que ces mêmes substances jouissaient de propriétés particulières et très actives; 3° qu'on a plutôt imaginé qu'observé les effets mécaniques des fragmens irréguliers du verre sur le tube intestinal, et encore moins constaté ceux de la poudre plus ou moins fine de cette même substance; 4° que c'est avec la prévention de ces vraisemblances qu'on a recueilli les faits que l'on croyait propres à démontrer cette opinion, et par conséquent que ces faits n'ont point été vus avec un esprit dégagé de préjugés; 5° que de ces mêmes faits, les uns ne sont point authentiques, n'ayant point été vus par ceux qui les rapportent, et que l'on reconnaît dans l'histoire des autres des symptômes évidens de maladies connues; 6° que l'on n'est point embarrassé maintenant pour citer des faits nombreux d'ingestion, non-seulement de verre et de diamant, mais encore de fragmens considérables de ces mêmes substances avalés sans accident; 7° que les expériences faites à dessein sur les animaux vivans mettent hors de doute, non-seulement que ces substances ne sont point capables de léser mécaniquement les voies alimentaires, mais encore qu'elles ne produisent pas même la plus légère irritation; 8° qu'une expérience que chacun peut faire facilement et sans danger sur soi-même, prouve que ces substances ne produisent aucune sensation douloureuse (1). »

On reconnaîtrait le verre en poudre fine, en le faisant fondre dans un creuset ou mieux encore sur un morceau de charbon à l'aide du chalumeau; bientôt on obtiendrait un culot de verre, tandis que les substances organiques avec lesquelles on aurait pu le mêler seraient décomposées par la calcination. Le verre, une fois isolé, serait chauffé dans un creuset avec une quantité suffisante de potasse pure pour obtenir une masse soluble dans l'eau; la dissolution aqueuse (liqueur de cailloux), mêlée avec la proportion d'acide sulfurique nécessaire pour saturer l'excès de potasse, laisserait déposer de l'acide silicique, sous forme de gelée.

(1) *Dissert. soutenue à l'École de méd. de Paris*, par M. Lesauvage. Août 1819.

FIN DE LA Ire PARTIE DU TROISIÈME VOLUME.

IMPRIMÉ CHEZ PAUL RENOUARD, RUE GARANCIÈRE, N. 5.

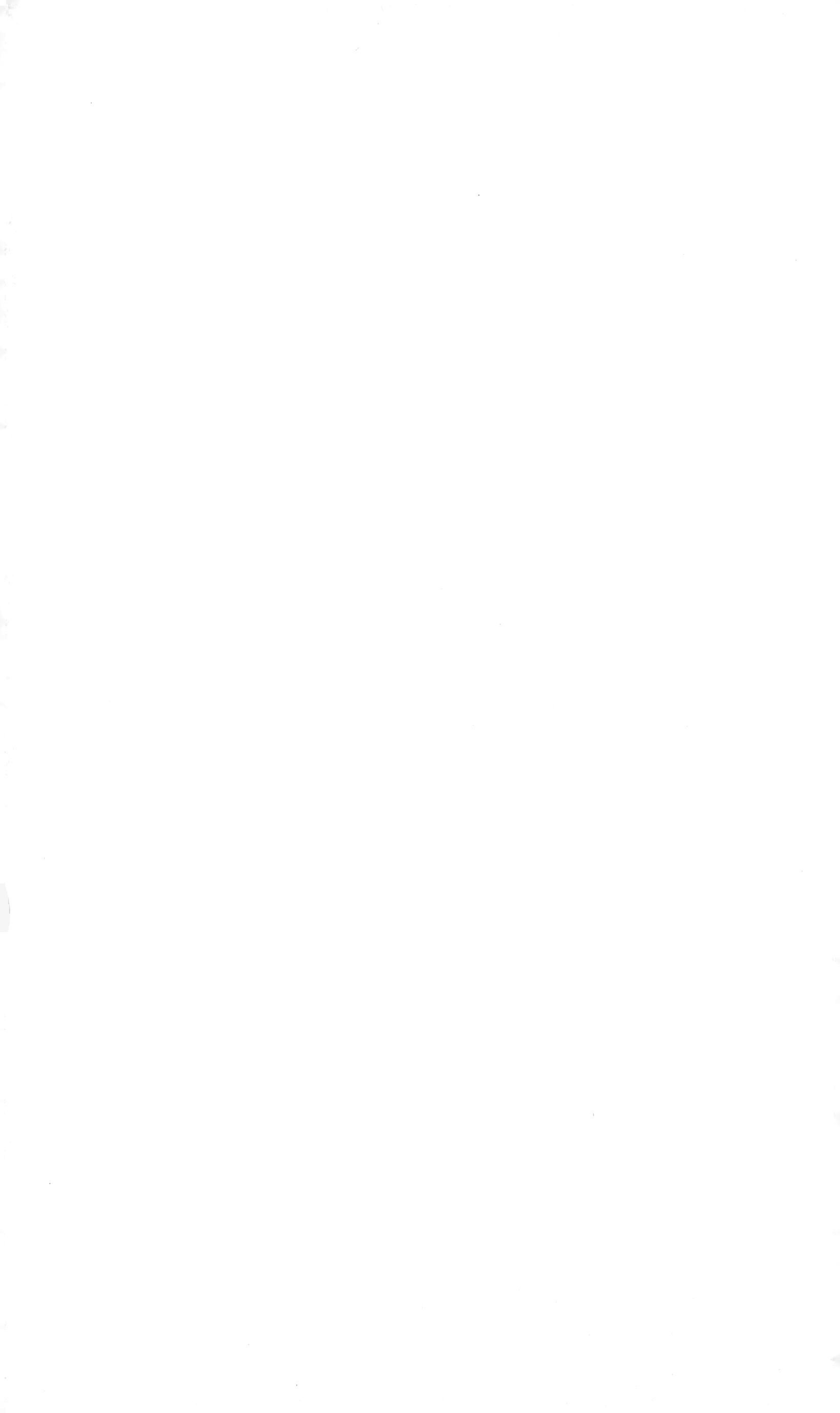